康复医学系列丛书

呼吸康复

主　审　励建安

主　编　张鸣生

副主编　郑则广　郭　琪

编　者（以姓氏笔画为序）

Rik Gosselink 比利时鲁汶大学运动科学与康复学院

Seong Woong Kang 韩国延世大学医学院附属世福兰思医院

王德强 滨州医学院附属医院

邓景元 西安交通大学第一附属医院

白定群 重庆医科大学附属第一医院

朱惠莉 复旦大学附属华东医院

李建军 中国康复研究中心北京博爱医院

杨少华 桂林医学院附属医院

何予工 郑州大学第一附属医院

何成奇 四川大学华西医院

张　冲 广西中医药大学第一附属医院

张巧俊 西安交通大学第二附属医院

张鸣生 广东省人民医院

陆　晓 南京医科大学第一附属医院

陈荣昌 广州医科大学附属第一医院　广州呼吸健康研究院

郑则广 广州医科大学附属第一医院　广州呼吸健康研究院

赵明明 广西壮族自治区第三人民医院

胡昔权 中山大学附属第三医院

恽晓平 中国康复研究中心北京博爱医院

徐开寿 广州市妇女儿童中心

郭　琪 天津医科大学　泰达国际心血管病医院

黄　臻 广州市番禺中心医院

梁　崎 中山大学附属第一医院

梁忠明 贵阳市第三人民医院

曾　斌 广东省人民医院

潘翠环 广州医科大学附属第二医院

人民卫生出版社

图书在版编目（CIP）数据

呼吸康复 / 张鸣生主编 .—北京：人民卫生出版社，2018

（康复医学系列丛书）

ISBN 978-7-117-27497-5

Ⅰ. ①呼… Ⅱ. ①张… Ⅲ. ①呼吸系统疾病 – 康复医学 Ⅳ. ①R560.9

中国版本图书馆 CIP 数据核字（2018）第 246652 号

人卫智网	www.ipmph.com	医学教育、学术、考试、健康，购书智慧智能综合服务平台
人卫官网	www.pmph.com	人卫官方资讯发布平台

版权所有，侵权必究！

康复医学系列丛书——呼吸康复

主　　编：张鸣生
出版发行：人民卫生出版社（中继线 010-59780011）
地　　址：北京市朝阳区潘家园南里 19 号
邮　　编：100021
E - mail：pmph @ pmph.com
购书热线：010-59787592　010-59787584　010-65264830
印　　刷：北京顶佳世纪印刷有限公司
经　　销：新华书店
开　　本：787 × 1092　1/16　　印张：24
字　　数：599 千字
版　　次：2019 年 8 月第 1 版　2021 年12月第 1 版第 2 次印刷
标准书号：ISBN 978-7-117-27497-5
定　　价：159.00 元

打击盗版举报电话：010-59787491　E-mail：WQ @ pmph.com

（凡属印装质量问题请与本社市场营销中心联系退换）

主审简介

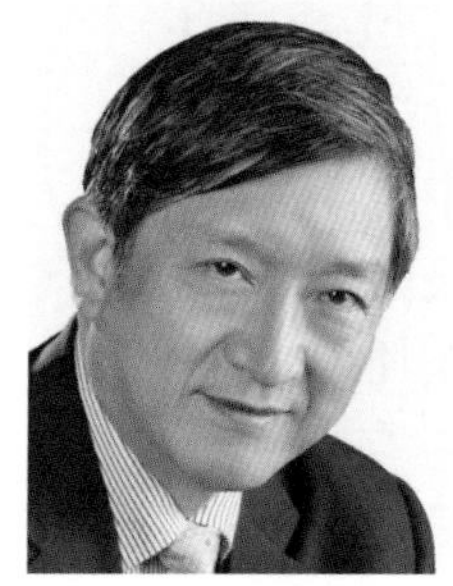

励建安，教授，主任医师，博士生导师。美国医学科学院国际院士。南京医科大学第一附属医院康复医学中心主任，南京医科大学康复医学院首任院长。1983 年获得南京医科大学运动医学硕士学位。1988—2001 年分别在澳大利亚、美国学习。

目前担任国际物理医学与康复医学学会前任主席，国家卫生计生委能力建设和继续教育康复医学专家委员会主任委员，国家卫生计生委脑卒中防治工程专家委员会副主任委员，中国非公立医疗机构协会康复医学专业委员会主任委员，中国老年医学学会副会长，中国健康促进与教育协会运动与康复分会主任委员，华夏医学科技奖理事会副理事长，江苏省康复医学会会长，《中国康复医学杂志》主编，*Journal of Rehabilitation Medicine* 副主编。

擅长心血管康复、神经瘫痪康复（脊髓损伤、脑瘫、脑损伤）、运动分析和运动控制障碍。曾主持国家自然科学基金 4 项，国家“十一五”课题子课题 2 项，国家“十二五”支撑项目子课题 1 项，国际合作项目 6 项，江苏省科技支撑项目课题 2 项，1 项教学课题，1 项科普课题。以第一作者或通讯作者身份在国内外学术期刊发表论文 365 篇，包括 SCI 文章 35 篇；主编、副主编、参编教材和专著 64 部。已培养硕士 40 人、博士 23 人；在读博士后 2 人、博士 16 人、硕士 5 人。获中华医学科技奖三等奖 1 项，江苏省科技进步二等奖 2 项和三等奖 1 项，江苏医学奖二等奖和三等奖各 1 项，2010 年获得中国科协“全国优秀科技工作者”称号，2014 年获得第九届“中国医师奖”，国家优秀教师称号，国家卫生计生委脑卒中筛查与防治工程委员会“突出贡献奖”，被江苏省卫生计生委授予“江苏省医学突出贡献奖”。2016 年获江苏省卫生计生委“江苏省医学突出贡献奖”和江苏省医学会“终身医学成就奖”，南京医科大学名医称号。2017 年被中国科学技术协会特聘为全国康复医学“首席科学传播专家”。

主编简介

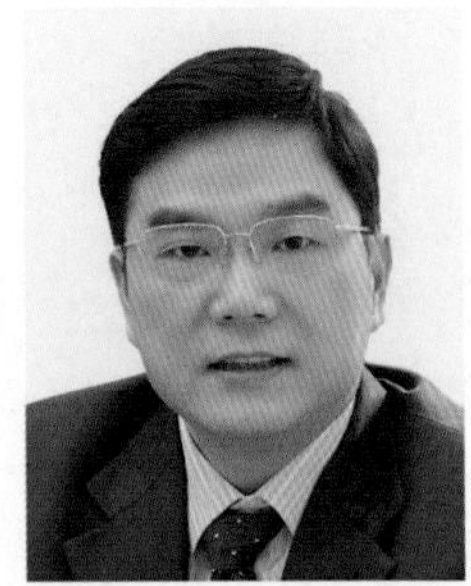

张鸣生　二级主任医师、医学博士、教授、博士生导师，广东省人民医院资深主任。在多个学术团体中担任重要职务：现任中华医学会物理医学与康复学分会全国委员，中华医学会老年医学分会老年康复学组组长，中国医师协会康复医师分会常务委员，中国医院协会康复医学管理专业委员会候任副主任委员，广东省医学会物理医学与康复学分会第十一届委员会前任主任委员，广东省医院协会康复医学管理专业委员会第二届主任委员，国家康复医学专业质控中心专家，广东省康复医学科医疗质量控制中心主任兼专家组组长，广东省康复医学发展研究会会长，广东省医师协会康复医师分会副主任委员，广州市康复医学会会长，广东省残疾人康复协会副会长，国家科学技术奖评审专家，国际物理与康复医学会（ISPRM）国家学会会员，中国康复医学会理事，中国康复医学会康复医疗机构管理专业委员会副主任委员。任《中国临床解剖学杂志》《中国康复医学杂志》编委等。

大学毕业后从事康复医学专业工作30年，擅长脑卒中、颅脑外伤、脊髓损伤、周围神经损伤、颈椎病、腰腿痛、颈腰椎间盘突出、骨关节疾病、慢性疼痛、糖尿病等疾病的康复医疗，尤其擅长各种急慢性呼吸系统疾病的康复治疗。在国家级专业杂志发表论文40余篇，SCI论文10余篇。承担过多项科研课题，其中国家自然科学基金2项，广东省自然科学基金3项，广东省科技计划3项，广州市科委课题2项，主持研制“呼吸电刺激训练仪”曾投入临床应用，并获得国家发明专利2项。

副主编简介

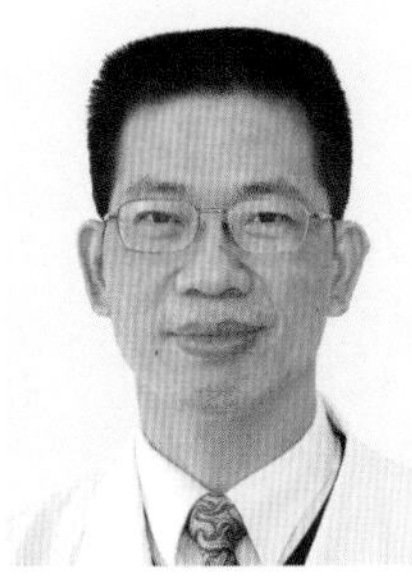

郑则广　广州医科大学附属第一医院/广州呼吸疾病研究所教授、主任医师、医学博士、博士生导师。担任中华医学会呼吸病学分会呼吸治疗学组副组长、中国康复医学会呼吸康复专业委员会第一届常务委员、中国康复医学会呼吸康复专业委员会危重康复学组副组长、中国医师协会呼吸医师分会慢阻肺工作委员会第一届委员、中国残疾人康复协会肺康复专业委员会常务委员、广东省胸部疾病学会呼吸康复专业委员会主任委员等。

主要研究方向:慢阻肺诊治、呼吸康复治疗和误吸诊治。曾负责国家自然科学基金等多个课题,是“973”计划课题组主要成员,参与国家“863”计划等课题,发表论文65篇,ERJ(影响因子10.5)等SCI论文9篇,获发明专利14项、实用新型专利35项,开发了适合危重症患者使用的郑氏卧位康复操,开展肺康复的临床治疗及其科研,获2003年度广州市科技进步一等奖、2004年度教育部科技进步二等奖和2009年国家科技进步二等奖;2017年度中国康复医学科技成果三等奖;2008年广东省五一劳动奖章获得者;2010年、2012年、2014年和2016年连续4次获得广州市职工发明创新大奖赛(2年1次评比)优胜奖;2013年度第三届广州医师奖;被聘为《中国实用内科杂志》《中华生物医学工程杂志》《国际呼吸杂志》《中华结核和呼吸杂志》等杂志编委。

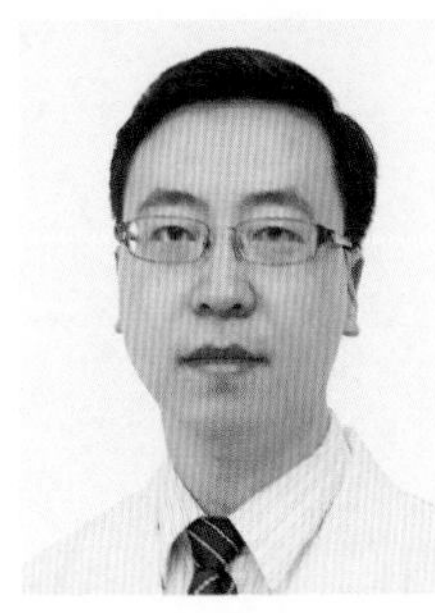

郭琪　天津医科大学康复医学系教授、博士生导师、副主任,泰达国际心血管病医院康复医学科主任。

2010年9月从日本东北大学医学部辞职,作为学科带头人被天津医科大学引进,至今致力于发展国内以心肺为主的脏器康复的教学、科研和临床工作。迄今为止,以第一作者和通讯作者发表论文50余篇(其中SCI论文20余篇,合计影响因子超过70),主译出版译著2部,参编临床指南教材1部,副主编“十三五”规划教材1部,参编原著8部。共主持包括国家自然科学基金在内的科研项目10余项,获得经费资助400余万元。在国内外20余个学术团体兼职理事、副主任委员、常务委员等职务。

出版说明

2016年10月发布的《"健康中国2030"规划纲要》将"强化早诊断、早治疗、早康复"作为实现全面健康的路径,提出了加强康复医疗机构建设、健全治疗–康复–长期护理服务链等一系列举措。康复需在全面健康中发挥更加重要的作用,但从整体上来说,康复专业人员少、队伍年轻、缺少经验成为了该领域发展的瓶颈。通过出版的途径,有效发挥现有专家资源的优势,加强经验总结、促进学术推广,无疑是进一步提升从业人员的业务水平、解决当前瓶颈问题的重要举措。

正是瞄准于上述目标,同时也是基于目前国内康复医学领域学术著作积淀少,已有的图书在系统性、权威性、实用性等方面需要进一步加强的现实,人民卫生出版社在充分调研的基础上,策划了本套康复医学系列丛书。该套书由国际物理医学与康复医学学会前任主席、中华医学会物理医学与康复学分会前任主任委员励建安教授担任总主编,由国内相关领域的权威专家担任分册主编。全套书包括16个分册,内容涉及颅脑损伤康复、重症康复、糖尿病康复、呼吸康复、心脏康复、脊柱康复、骨与关节康复、脑卒中康复、儿童康复、老年康复、烧伤康复、工伤康复、周围神经疾病康复、脊髓损伤康复、疼痛康复、妇产康复。各分册间注重协调与互补,在科学性、前沿性的前提下,每个分册均突出内容的实用性,在内容的取舍方面强调基础理论的系统与简洁,诊疗实践方面的可操作性。

本套丛书不仅有助于满足康复医师、康复治疗师的需求,对相关专业人员也有重要的指导意义。

康复医学系列丛书编委会

编委会主任委员 （总主编） 励建安

编 委 会 委 员 （以姓氏笔画为序）

王　强　朱　兰　刘宏亮　江钟立
许光旭　孙丽洲　李晓捷　励建安
吴　军　张鸣生　陈　刚　岳寿伟
周谋望　郑洁皎　胡大一　俞卓伟
贾子善　殷国勇　郭铁成　唐　丹
黄国志　黄晓琳　燕铁斌

编 委 会 秘 书　任晓琳

康复医学系列丛书目录

序号	书名	编者
1	脑卒中康复	**主　编**　贾子善　燕铁斌 **副主编**　宋为群　窦祖林　吴　毅
2	颅脑损伤康复	**主　编**　黄晓琳 **副主编**　张　皓　范建中
3	脊柱康复	**主　编**　岳寿伟 **副主编**　何成奇　张长杰
4	脊髓损伤康复	**主　编**　许光旭　殷国勇 **副主编**　蔡卫华　刘元标
5	呼吸康复	**主　编**　张鸣生 **副主编**　郑则广　郭　琪
6	心脏康复	**主　编**　胡大一 **副主编**　孟晓萍　王乐民　刘遂心
7	糖尿病康复	**主　编**　江钟立 **副主编**　孙子林　陈　伟　贺丹军
8	周围神经疾病康复	**主　编**　王　强　郭铁成 **副主编**　王惠芳　张长杰　杨卫新
9	骨与关节康复	**主　编**　周谋望　刘宏亮 **副主编**　谢　青　牟　翔　张长杰
10	妇产康复	**主　编**　孙丽洲　朱　兰 **副主编**　丁依玲　瞿　琳　陈　娟
11	儿童康复	**主　编**　李晓捷 **副主编**　唐久来　马丙祥
12	老年康复	**主　编**　郑洁皎　俞卓伟 **副主编**　王玉龙　黄　钢
13	重症康复	**主　编**　刘宏亮　周谋望 **副主编**　何成奇　范建中　张长杰
14	疼痛康复	**主　编**　黄国志 **副主编**　曲文春　王家双　刘桂芬　陈文华
15	烧伤康复	**主　编**　吴　军 **副主编**　于家傲　虞乐华　李曾慧平　沈卫民　武晓莉
16	工伤康复	**主　编**　唐　丹　陈　刚 **副主编**　赵玉军　欧阳亚涛　席家宁　刘　骏　刘宏亮

序言

呼吸康复指以患者健康状态的综合评估为基础，以预防能导致和（或）加重呼吸系统症状的各种诱因或原因，或以改善呼吸系统症状为目标，所确定的各种个体化非药物综合管理措施，包括运动、心理教育、宣教、消除加重诱因等。作为非药物治疗方法之一，GOLD将呼吸康复对慢性阻塞性肺疾病的治疗价值和地位提高到等同于药物治疗。目前不但适于慢性阻塞性肺疾病患者，也适于能导致或表现有咳痰、呼吸困难症状的病理状态，如慢性气管疾病、肺间质纤维化、呼吸衰竭、心功能不全、神经脊髓疾病、运动受限、误吸、心理障碍和围手术期等。很多慢性阻塞性肺疾病患者药物治疗方法有限，疗效不理想，经过康复治疗后能显著改善生活质量；支气管扩张的患者通过咳嗽排痰训练，能提高气道分泌物的廓清能力，减少急性发作的次数；还有一些气管插管困难拔管的患者，经过系统的康复训练后能顺利拔管，康复出院。更重要的是，呼吸康复可明显减少各种慢性气管疾病急性发作的频率。日本、欧美发达国家很重视呼吸康复，因呼吸康复能够达到药物治疗的效果，同时节约大量医疗费用。近几年，全国各地各级医院都有开展呼吸康复业务的愿望。

目前，我国在呼吸康复方面的发展相比国外明显滞后，缺乏系统的理论知识与技术方法。祖国医学在呼吸康复上有不少宝贵经验，但缺乏整理和提高。为了培养呼吸康复领域更多的人才，主编集合了一批国内外著名的呼吸康复专家，编写了《呼吸康复》一书。《呼吸康复》内容包括呼吸康复的患者评估与对象选择，呼吸康复功能评估，呼吸康复训练措施，患者自我管理、营养支持与心理干预，呼吸系统疾病的康复策略，非呼吸系统疾病的康复策略和呼吸康复项目管理等内容。全面介绍了呼吸康复的基本理论、基本技术和基本操作，评估方法和呼吸康复技术的实施。特别还提到导致咳嗽和（或）呼吸困难等呼吸系统症状的相关疾病、胸腹部手术围手术期、危重症患者的康复措施及新进展。相信本书能很好地帮助临床医师、康复医师、治疗师以及护理人员开展呼吸康复治疗，为广大医务人员、医学生、研究生、研究人员和患者家属学习呼吸康复理论和技术提供参考。

我十分感谢为该书出版付出辛勤劳动的各位专家，相信本书的出版将为我国呼吸康复事业的规范发展起到推动作用。

钟南山
国家呼吸系统疾病临床医学研究中心主任
2019年5月8日

前言

我国已经提前进入老龄化社会，由此导致慢性疾病、肿瘤性疾病发病人群大增，其中各种原因导致的呼吸功能障碍尤为突出，而我国康复资源，特别是肺功能康复专业人员与设备紧缺，供需关系失衡，市场缺口巨大。

呼吸康复是通过详尽的医学评估，结合患者社会经济条件与康复意愿，制定个体化、多学科综合性康复措施，并有机结合药物、营养、心理等相关学科的长期干预方案。其目的在于减轻肺内与肺外疾病、衰老等因素对患者的呼吸功能造成的不良影响，改善各种症状，抑制或逆转功能退化与疾病进展，改善身心状态与职业状况，不仅着眼于疾病急性加重的住院期，还包括院外的长期防治工作，延长患者寿命，提高其生存质量。

呼吸康复应采取多学科综合康复模式，康复团队中应包含临床医师、康复医师、物理治疗师、作业治疗师、运动治疗师、营养师、护理人员，必要时还应涵盖言语吞咽治疗师、社工，并邀请家属积极参与其中，从而形成最大合力，为患者提供全方位的康复服务，使其最大限度恢复功能，重返社会。正因如此，本书邀请多个相关专业人员，从临床、药理、康复、护理、心理等不同角度出发，全方位地展示了目前呼吸康复综合评估与治疗的基础知识与国内外最新进展，向读者展示呼吸康复的全面脉络，为临床医师提供了呼吸康复入门指导，也为康复医师、康复治疗和护理人员提供了进一步深入学习的参考书、教科书。

本书是在励建安教授的倡议、组织、监督下完成的，在编写过程中得到了国内外多名同道专家的大力支持与配合。本书若能促进呼吸康复整体水平的提高及呼吸康复更好地普及、发展，将是编者最大的欣慰。

由于作者水平有限，经验不多，书中难免有不足与错误之处，望广大读者、同行批评指正！

张鸣生

2019年5月10日

目录

第一章 呼吸康复概述

第一节 呼吸康复的历史

呼吸康复是针对合并呼吸功能障碍的各类疾病患者及老龄化人群而开展的综合性、个体化康复治疗措施的总称。一般来说，呼吸康复并不能显著或改善患者的肺功能参数，但却能明显减轻或消除患者呼吸困难、气促、咳嗽乏力等症状，促进呼吸道分泌物排出，同时改善患者外周肌群功能，提升其运动耐受性，减轻患者焦虑或抑郁等不良情绪，提高生存质量。目前，已经有多种疾病将呼吸康复列入其规范化治疗措施之中，其作用地位并不亚于传统的药物治疗。而回顾历史，在过去的数十年间，呼吸康复快速发展，迅速从经验医学过渡到循证医学，其发展历史大致可分为以下几个阶段：

(一) 20 世纪 70 年代以前

在这一时期，临床医师开始注意到呼吸康复技术对慢性呼吸系统疾病患者的有益作用，但多数停留在个人经验的基础上。如 Alvan L Barach 首先对“呼吸系统疾病患者应卧床休息”的传统观点提出了质疑，并将氧气、氦气吸入治疗及运动训练应用于此类患者以减轻其呼吸困难症状，改善运动能力。在 20 世纪 60 年代，不少专家建议慢性阻塞性肺疾病患者进行综合性护理，其内容包括呼吸技巧训练、步行或其他形式的运动训练、氧疗及气道廓清治疗，如 Thomas L Petty 等人在 1974 年报道了使用综合护理措施的患者获得了呼吸道症状的缓解，并减少了对医疗资源的利用。部分研究还显示呼吸康复有助于提高生存质量。但这些研究大多基于个人观察，没有进行严谨的随机对照研究，证据力度不足。即便如此，在 1974 年，美国胸腔内科医师学会(American College of Chest Physicians)还是率先为呼吸康复作出了定义。随后，美国胸科协会在 1981 年出版了首份呼吸康复指南。

(二) 20 世纪 80 年代

在这一时期，学术界对呼吸康复疗法的作用提出了广泛质疑。其质疑的焦点在于“慢性呼吸系统疾病患者的运动能力受其肺功能的限制，而运动训练并没有改善其肺功能参数”。另外，慢阻肺患者的运动训练能否达到足够的强度，并因此而获得运动能力的改善也是争论的焦点。Belman MJ 等还比较了运动训练前后慢阻肺患者的肌肉活检样本，发现运动训练并没有改变患者的生物学标志物，如蛋白酶等。而持不同意见者则认为该研究中所选用的运动强度过低，导致训练前后各项指标变化不明显。

(三) 20 世纪 80 年代后

随着各种限时步行运动测试与呼吸疾病患者生存质量问卷(如 chronic respiratory questionnaire，CRQ)的广泛使用，对呼吸康复疗效的评价不再局限于肺功能参数的变化，呼吸康复的相关研究不断深入，其作用也逐渐得到认可。Casaburi R 等发现体能训练的效果存在剂量依赖性，为后续研究奠定了方向。Reardon J 等证实呼吸康复治疗能有效缓解患者的劳力性呼吸困难。Ries AL 等进行了当时最大样本量(共纳入 119 名患者)的临床研究，证实了综合性呼吸康复具有多种有益作用。Maltais F 则提出了慢阻肺患者合并外周骨骼肌功能障碍的观点，并证实呼吸康复能有效改善这一障碍。

与此同时，呼吸康复的内涵也得到延伸，患者自我教育 - 管理的作用也得到认可，包括减少 40% 因症状急性加重而导致的入院，降低 59% 的计划外患者就诊。

在 2001 年，慢性阻塞性肺疾病全球倡议（GOLD）正式将呼吸康复纳入慢阻肺患者的标准治疗，并在 2003 年将其提高至与药物治疗同等的地位。同年，美国国家肺气肿治疗研究项目（National Emphysema Treatment Trial，NETT）建议将呼吸康复推广至肺减容手术患者。自此之后，呼吸康复的适应疾病不断增加，相关的证据也不断累积，各项治疗措施也不断发展充实。如今，慢阻肺、支气管哮喘、脑卒中、脊髓损伤、胸腹部手术、机械辅助通气等多种疾病的相关指南或专家共识均将呼吸康复治疗列入其中。而肺间质疾病、运动神经元病、老龄化等领域的呼吸康复研究也进行得如火如荼。

在我国，呼吸康复历史源远流长。在《黄帝内经》中已经提出了“调息”、“吐纳”等理念，其根本实质也就是呼吸控制训练。我国的养生文化也正是以此为基础，提出了多种行之有效的呼吸康复措施，如气功、八段锦、太极拳等，在维护人民群众健康上功不可没。尤其是近 20 年，国内外关于气功、太极拳等传统健身技艺的研究不断深入，不少学者认为其具有重建生理性呼吸方式、调整呼吸频率、降低呼吸相关氧耗、增强核心肌群与外周大肌群力量与耐力、减轻焦虑抑郁等多种作用。

第二节 呼吸康复的定义

概念是人类在认识过程中，从感性认识上升到理性认识，把所感知的事物的共同本质特点抽象出来，加以概括，是本我认知意识的一种表达，形成概念式思维惯性。国外几个权威机构分别对呼吸康复提出了各自的概念定义。

1. Pulmonary rehabilitation is an evidence-based，multidisciplinary，and comprehensive intervention for patients with chronic respiratory diseases who are symptomatic and often have decreased daily life activities. Integrated into the individualized treatment of the patient，pulmonary rehabilitation is designed to reduce symptoms，optimize functional status，increase participation and reduce health care costs through stabilizing or reversing systemic manifestations of the disease.—2006 年 ATS/ERS。

2. Pulmonary rehabilitation can be defined as an interdisciplinary programme of care for patients with chronic respiratory impairment that is individually tailored and designed to optimise each patient's physical and social performance and autonomy. Programmes comprise individualised exercise programmes and education—2013 年 BTS。

3. pulmonary rehabilitation is a comprehensive intervention based on a thorough patient assessment followed by patient-tailored therapies which include，but are not limited to，exercise training，education，and behavior change，designed to improve the physical and emotional condition of people with chronic respiratory disease and to promote the long-term adherence to health-enhancing behaviors.—2015 年 ATS/ERS。

在这些概念定义中，我们需要把握这些关键词：

1. **综合性干预** 随着患者病情的变化与进展，呼吸康复可能被多次应用于同一名患者中。此时，呼吸康复的组成部分与焦点将根据患者的康复目标、功能障碍与失能情况、治疗人员的经验等多种因素而定。这一过程需要包括内科医师、护士、呼吸治疗师、物理治疗师、职业治疗师、心理辅导师、行为纠正者、运动治疗师、营养师及社会工作者共同参与，并制订、实施相应的个体化方案。当然，也需要充分考虑患者可获得的资源。

2. 患者的整体评估 为有效地针对每一名独立的、复杂的慢性呼吸系统疾病患者，我们首先需要对其进行整体的、详尽的、有效的评估。例如，慢阻肺患者的运动受限可能存在多种影响因素，如通气受限、外周肌肉萎缩、关节疾病、心功能不全、心理或认知障碍等。整体评估将有利于制订切合实际的康复目标，从而获得更显著的疗效。

3. 个体化治疗 慢性呼吸系统疾病患者具有不同的病史特点与病程进展，伴随不同的合并疾病，且其心理情绪状态、社会角色各异，这都需要我们对其进行个体化的精准康复，还要尽可能地将各种疗法，与患者进行无缝对接，贯穿其康复全过程。

4. 患者的参与 常言道“纸上得来终觉浅，绝知此事要躬行”。以往的呼吸康复将治疗模式定位为“医务人员”对“患者”的单向指导、训练，而忽视了患者对自身病情的管理主动性。不断累积的证据表明，虽然单独的“患者宣教 - 自我管理”干预治疗并不如运动训练的效果显著，但它能显著推动整个呼吸康复项目的顺利进行，提高患者依从性，纠正其不良行为，因此，正逐渐被广泛应用。

5. 体能水平与情感状态并重 慢性呼吸系统疾病患者不仅仅合并呼吸与肌肉功能障碍、体能下降，还常常伴随不同程度的焦虑、抑郁。在制订各类评估计划于干预措施时，需要同时兼顾患者的体能水平与情感状态。科学的运动训练不光有助于提升患者心肺适能，还能有效缓解其不良情绪，相应地，放松训练或认知行为疗法能在缓解焦虑抑郁的同时，也能提高患者对运动的耐受性，从而提高活动能力。因此，两种干预措施是相互促进的，处理好两者的关系将获得“1+1>2”的协同效应。

6. 促进患者的长期获益 目前的临床证据虽然仅能证实 6~12 周的呼吸康复治疗的良性作用，但尚不充分的证据已经提示继续进行呼吸康复治疗将令患者得到持续的获益，特别是在行为纠正方面。

根据上述的呼吸康复定义，我们认为，呼吸康复是由医师、治疗师、护理人员、患者本人及家庭成员、社会共同参与，需要对不同人员、部门、资源及时间进行有机整合才能为患者提供更有效的服务。

第三节 呼吸康复的现况与未来

事物是不断发展的，人类对世界的认识不断深化，医学也是如此，得益于近二十年不断探索，目前呼吸康复呈现出多个发展趋势。

（一）由多学科合作向交叉学科方向发展

康复并非简单的“按摩、理疗”，其涉及的知识面包括解剖学、生理学、病理学、药物学、护理学、医学物理学、运动学、营养学、精神心理学等学科，还涉及社会、经济、伦理等知识，呼吸康复也是如此。其知识面之广，问题复杂性之深，远远超乎想象！依靠单人匹马、单一专业知识背景人员去实施完成相关患者的综合全面呼吸康复是不可能的，也是不现实的。换一个角度，借用其他学科的知识理论与实践技能，尝试去理解同一个问题的复杂性与多样性，这是多学科合作的观点。但这种多学科合作仅仅是站在另一个角度去看同一个问题,仍未能突破其原有的学科界限,没有摆脱学科视角的方法论,只是克拉克的多学科研究多提倡了“最后的集体研究”罢了。

现代科学的特征是越来越专门化,科学分裂为无数学科,它们又不断产生新的亚学科,这种分科研究确实给西方科学带来可观的成就。然而过分专门化却使各科研究的范围日益狭小,也使科学进步的步伐放慢,其结果是,科学工作的成效本身成为了问题。而交叉学科合作是从研究对象本身的具体丰富性出发,立足于问题,采用一切有利于问题解决的策略,并根据解决问题的需要,将原生并分散于其他各学科的方法、技术和手段组织成有机的方法体系来解决问题。这个有机的方法体系,是所研究问题及其所属学科的独特方法体系,而不是其他有关的多个学科方法的机械杂凑,与多学科的概念相比,后者更强调打破原有的学科边界。譬如,慢性阻塞性肺疾病患者常常合并严重的虚弱、疲乏症状,呼吸系统病变未能提供很好的解释,单纯的药物治疗、常规内科护理未必有效,但从运动生理学、营养学的角度切入,深入理解制动或活动量下降对肌肉蛋白、心肺适能的影响,以及全身慢性炎症反应对蛋白质合成与消耗平衡的影响,就不难得出此类患者在常规药物治疗基础上仍需进行科学规律的主被动运动训练,并给予充分的营养支持治疗。

(二)运动康复的形式与内容

长期以来,运动都被看作呼吸康复治疗的基石。但是,目前仍没有关于呼吸功能障碍疾病患者特有的运动训练处方指南。大部分研究仍是基于美国运动医学学会的推荐为患者定制处方,而多年的临床实践也确实证实这一方案的可行性与有效性。总体而言,就其训练强度来说,在确保患者安全的前提下,运动训练负荷越高,改善越明显。但改善并不一定体现在患者的最大输出功率或摄氧量上,恒定功率下运动耐受时间似乎是更敏感的指标。

在有氧训练方面,步行与踏车运动均可作为患者的耐力运动形式。若以提高步行能力为目的,可能步行训练更为合适;而踏车运动更多地激活股四头肌,训练时血氧饱和度下降较轻微,似乎更合适于病情更差的患者。对于运动耐受性差的患者,间歇高强度运动训练通过短时间高负荷与低负荷或无负荷相间的运动形式,在患者耐受范围内显著提高运动耐受时间,令部分重症患者能重新接受有效的运动训练。而短的间歇运动期(小于 1 分钟)可使患者的相关症状控制在较低的水平;在实践中,间歇运动可看作为相应代谢负荷的自定节奏的家务劳作。而神经肌肉功能性电刺激已经积累了相当的研究文献,证实其可作为严重患者肌肉训练的一种替代性治疗。目前尚没有统一的治疗处方,其中小于 10Hz 的电刺激有助于激活Ⅰ型纤维,增强耐疲劳性而大于 30Hz 的电刺激可激活两种纤维,或选择性激活Ⅱ型纤维,使用 35~50Hz 电刺激有助于激活两种肌纤维,改善其肌力与耐力。在抗阻训练方面,其改善心肺适能的效果虽然不及有氧训练,但科学规律的训练能显著提高肌肉体积与力量,对减轻患者疲劳无力感、体重下降、改善身体构成成分等都有显著作用。而将肌肉力量的改善转化为运动能力改善的过程似乎依赖于力量训练负荷,大部分高强度抗阻训练(大于 80%1RM)能够改善患者的亚极量运动能力,而大部分中强度抗阻训练似乎没有显著改善作用。除上述两种类型的训练外,平衡与柔韧性训练的重要性也逐渐受到重视。

呼吸肌出现收缩力量与耐力下降是慢性呼吸系统疾病患者常见现象。针对这一情况,选择性使用呼吸肌训练将有助于改善患者的气促症状与运动耐受性。虽然目前还没有广受认可的处方原则,但在患者的选择方面,有限的证据提示已经出现最大吸气压显著下降的患者更易从呼吸肌训练中获益,而力量负荷应不低于 30% 最大吸气压。

（三）患者的自我管理

提高患者对自身疾病的认识是患者自我管理的重要内容，不仅可减轻其焦虑抑郁情绪，还能提高患者参与治疗的依从性，令治疗方案得到更积极的相应。康复治疗团队可通过小组活动、病友会等形式，普及相关知识，还可以指导患者将其自身经验进行分享，让更多的患者以第一人称视觉角度更深入了解疾病的发生、发展与治疗细节，这对患者来说比医务人员的说教更具有感性。

近年来，认知疗法已经开始试用于患者自我管理项目中。其核心措施包括操作性反射、认知变换、自我效能强化与激励机制的应用等。这些措施能有效地改变患者的行为模式，诱导更积极的心态，显著提高治疗的依从性与戒烟成功率。

另外，终末期患者的管理也是近年研究的新热点。在国外，这又被称为提前护理计划，主要针对终末期患者的在生命最后阶段的愿望。通过患者本人与专业照料者进行商讨，决定其终末期护理选择与实施方案。后者是指当患者提前决定当其因疾病或其他原因导致丧失判断能力时，应使用何种护理、措施对其进行治疗。虽然国内尚缺乏相关的法律基础，但国外少量的研究已经发现，这种措施能有效改变患者结局，并为其提供支持。

第四节　国内呼吸康复展望

国内呼吸康复起步较晚，面临着专业从业人员数量、质量参差不齐、普罗大众乃至相关专业医务人员对呼吸康复了解极其匮乏、政府投入资源有限等诸多困难。所幸的是，在众多专家、医务人员的不断支持、呼吁、推动下，呼吸康复的作用地位已经逐渐得到了解与重视，政府的投入不断增加，也涌现出一批迎难而上有志之士，矢志将呼吸康复带给有需要的患者。目前，国内不少机构已经开展了针对各种慢性呼吸系统性疾病、重症监护、神经肌肉疾病、重大手术、肿瘤等患者人群的呼吸康复治疗，项目的完整性、科学性正在不断改善，也出现了一批又一批的学习班、研讨会和治疗工作坊，你追我赶的学术争鸣方兴未艾。

（张鸣生）

第二章 呼吸康复的患者评估与对象选择

第一节 患 者 评 估

一、病史与体格检查

（一）问诊

问诊是医师通过对患者本人或知情的陪诊人员进行有目的的提问和回答，了解疾病的发生、发展和诊治经过等病史资料，经综合分析后作出初步诊断的一种诊断方法。

问诊是病史采集的重要手段。通过问诊获取的资料，如：疾病的发生、发展、诊治经过与疗效、加重和诱发因素，既往身体状况等信息，对疾病的初步诊断有重要意义；还可以指导医生进行体格检查、诊断性检查或特殊检查，从而进一步明确诊断。在某些疾病的早期，身体处于功能和病理生理改变阶段，缺乏器质性或组织、形态学方面的改变，此时可以通过患者陈述的特殊感受进行初步判断，并预测病情的进展和提前采取干预措施。问诊过程也是医患沟通、建立良好医患关系的最佳时机，掌握正确的方法和良好的沟通技巧不仅可以获取完整的疾病资料，同时还可以拉近医生与患者的距离，增加患者对医生的信任，提高依从性，甚至还可以起到一定的治疗作用。

肺康复是以团队形式来进行的，完善的病史资料是康复团队了解患者身体状况，促进成员之间的交流与协作的基础。问诊过程中医生会接触到患者的生活、工作、疾病等方面的资料，其中也包括患者不愿意讲的隐私，因此在肺康复团队中共享病例资料的同时各成员应严肃认真，一丝不苟，尊重隐私，保守秘密，对老年人和儿童应特别关心，不随意评价团队中的任何成员，利用问诊或康复治疗过程中的交流帮助患者树立信心，对家属进行有关疾病的教育和健康指导，从而提高其康复治疗的依从性，促使康复治疗趋于针对性，全面性和持续性。

问诊的内容

1. 一般项目　姓名、性别、年龄、籍贯、出生地、民族、婚姻状况、通讯地址、联系方式、工作单位、职业、入院日期、记录日期、病史陈述者及可靠程度。

2. 主诉　患者感受最主要的痛苦或最明显的症状和体征，也是本次就诊最主要的原因及持续时间。慢性疾病由于病程较长，病情较复杂，症状和体征较多，或者由于患者过多诉说导致重点不突出，此时应结合整个病史，综合分析后归纳出能反应患者目前就诊特点的主诉。

3. 现病史　疾病的发生、发展、演变和诊治经过：

(1) 起病情况与患病的时间：主要症状出现的部位、性质、持续时间和程度，缓解和加重因素。

(2) 主要症状的特点：每种疾病的起病或发作都有各自的特点，了解起病情况对诊断疾病具有重要的鉴别作用；

(3) 病因与诱因：本次发病有关的病因（如感染，外伤等）和诱因（如气候变化，环境污染，劳累，情绪波动等)。

(4) 病情的发展与演变：患病过程中主要症状发生的变化或新症状的出现；

(5) 伴随症状：通常主要症状可能伴有的有多个其他症状，是进行鉴别诊断的重要依据，提示可能出现的并发症。

(6) 诊治经过：此次就诊前接受过其他医疗单位的诊治，用药与效果；

(7) 病程中的一般情况：病后的精神、体力状态、食欲及食量的改变，睡眠与大小便的情况等。

4. 既往史　既往的健康状况和过去曾经患过的疾病，外伤手术史、预防接种、过敏史，特别是与目前所患疾病有密切关系的情况，如哮喘、支气管炎等。

5. 个人史

(1) 社会经历：出生地、居住地和居留时间。通过潜伏期，地域差异来进行疾病的诊断。

(2) 职业及工作条件：工种、劳动环境、对工业毒物的接触情况及时间。

(3) 习惯与嗜好：起居与卫生习惯、饮食的规律与质量，烟酒嗜好时间与摄入量。

(4) 有无冶游史：是否患过淋病性尿道炎、尖锐湿疣、下疳等。

6. 家族史　询问双亲与兄弟、姐妹及子女的健康与疾病情况，特别询问是否有与患者同样的疾病，如哮喘、慢性支气管炎、肺心病、肿瘤等。

7. 婚姻史　未婚或已婚，结婚年龄，配偶健康状况，性生活情况，夫妻关系等。

8. 月经史　月经初潮年龄，月经周期和经期天数，经血的量和颜色，经期症状，有无痛经史，白带，末次月经日期，闭经日期，绝经年龄。

9. 妊娠和生育次数，人工或自然流产的次数，有无死产，剖宫产，围生期感染，计划生育，避孕措施等，男性患者应询问是否患过影响生育的疾病。

(二) 呼吸系统常见症状及相关疾病

呼吸系统的局部症状主要有咳嗽、咳痰、咯血、胸痛和呼吸困难，可合并有发热、发绀、心悸等与呼吸系统密切相关的症状，还要注意呼吸系统长期疾病导致的其他系统病变，如消化系统功能异常导致的贫血，消瘦等营养状况。

1. 咳嗽　咳嗽是一种反射性防御动作，可清除呼吸道分泌物和气道内异物。

但咳嗽也可使呼吸道内感染扩散，剧烈咳嗽可导致呼吸道出血，甚至诱发气胸等严重病变。呼吸道感染是引起咳嗽、咳痰最常见的原因。常见诱发咳嗽的病因还包括呼吸道疾病，胸膜疾病，心血管疾病，中枢病变，胃食管反流，药物性或心理性咳嗽等。

根据咳嗽的临床表现可以初步判断病因。干性咳嗽多是突发性咳嗽，由于吸入刺激性气体或异物、淋巴结或肿瘤压迫气管或支气管分叉所致；湿性咳嗽多是由于炎性渗出导致的，咳嗽时多伴有咳痰，见于慢性支气管炎，支气管扩张，肺炎等。发作性咳嗽见于百日咳，支气管黏膜结核及变异性哮喘；长期慢性咳嗽多见于慢性支气管炎，支气管扩张，肺脓肿及肺结核；夜间咳嗽常见于左心衰竭和肺结核患者；咳嗽声音嘶哑，多为声带炎症或肿瘤压迫喉返神经所致；金属音咳嗽，常见于因纵隔肿瘤或支气管癌直接压迫气管所致；咳嗽声音低微无力，见于严重肺气肿，声带麻痹及极度衰弱者。

2. 咳痰　气管、支气管的分泌物或肺泡渗出液，通过咳嗽将其排出体外，称为咳痰。正常情况下支气管黏膜腺体和杯状细胞分泌少量黏液，保证呼吸道黏膜的湿润；当发生炎症时，黏膜充血，水肿，黏液分泌增多，毛细血管通透性改变，浆液渗出增多，渗出物与灰尘，坏死组织混合成痰，随咳嗽动作排出体外。

痰液的性质分为黏液性、浆液性、脓性和血性等。黏液性多见于急性支气管炎,支气管哮喘及大叶性肺炎初期,也可见于慢性支气管炎,肺结核等;浆液性,见于肺水肿;脓性见于化脓性细菌性下呼吸道感染;血痰是由于呼吸道黏膜受侵害、损伤毛细血管或血液渗入肺泡所致。恶臭痰提示有厌氧菌感染,铁锈痰提示肺炎球菌肺炎;黄绿色或翠绿色痰,提示铜绿假单胞菌感染;黏白痰牵拉呈丝状难以咳出,提示真菌感染。粉色泡沫痰是肺水肿的特征。日咳数百至上千毫升浆液泡沫痰还需考虑肺泡癌的可能。

3. 咯血 喉及喉部以下的呼吸道任何部位的出血,经口腔咳出称为咯血。出血量较少时随痰咳出,量大时可从鼻腔涌出,堵塞呼吸道,造成窒息死亡;常见疾病有支气管扩张、支气管肺癌、支气管结核和慢性支气管炎等。其机制是炎症、肿瘤导致支气管黏膜或毛细血管通透性增加,或黏膜下血管破裂所致。不同疾病所致的咯血具有不同特征:大量咯血见于空洞性肺结核,支气管扩张和慢性肺脓肿;支气管肺癌少有大咯血,痰中带血,呈持续性或间断性;慢性支气管炎和支原体肺炎也可出现痰中带血或血性痰,但常伴有剧烈咳嗽(表 2-1-1)。

表 2-1-1 咯血量分级

咯血量(ml/d)	等级
<100	少量
100~500	中量
>500 或 100~500ml/ 次	大量

肺结核、支气管扩张、肺脓肿和出血性疾病导致的咯血多为鲜红色;铁锈色血痰见于肺炎球菌肺炎,也可见于肺吸虫病和肺泡出血;砖红色胶冻样痰是肺炎克雷伯杆菌肺炎的典型症状;黏稠暗红色血痰多见于肺栓塞肺梗死;心血管疾病导致的肺动脉高压,肺淤血,常表现为小量咯血或痰中带血,大量咯血,粉红色泡沫样血痰和黏稠暗红色血痰。此外,咯血还需与消化道出血所致的呕血相鉴别(表 2-1-2)。

表 2-1-2 咯血与呕血鉴别

	咯血	呕血
病因	肺结核、支气管扩张、肺癌、肺炎、肺脓肿、心脏病等	消化性溃疡、肝硬化、急性胃黏膜病变、胆道出血、胃癌等
出血前症状	喉部痒感、胸闷、咳嗽	上腹部不适、恶心、呕吐
出血方式	咯出	呕出、可为喷射状
血的颜色	鲜红	暗红色、棕色、有时为鲜红色
血中混合物	痰、泡沫	食物残渣、胃液
酸碱反应	碱性	酸性
黑便	无,若咽下血液量较多时可有	有、可为柏油样便、呕血停止后仍可持续数日
出血后痰的性状	常有血痰数日	无痰

4. 胸痛 主要由胸部疾病所致,少数由其他疾病引起。常见病因有胸壁疾病,心血管疾病,呼吸系统疾病(自发性气胸,血气胸,肺炎,急性气管 - 支气管炎,肺癌等),纵隔疾病(纵隔炎,纵隔气肿,纵隔肿瘤,反流性食管炎)和其他原因(膈下脓肿,脾梗死,肝癌等)。

致痛因素刺激胸壁的感觉神经纤维产生痛觉冲动,并传至大脑皮质的痛觉中枢引起胸痛。不同疾病有着不同类型的胸痛:干性胸膜炎常呈尖锐刺痛,钝痛或撕裂痛,胸膜炎及心包炎的胸痛可因咳嗽或用力呼吸而加剧;肺癌常为胸部闷痛,而 Pancoast 癌的疼痛呈烧灼样,夜间尤甚;肺梗死可表现为突然剧烈刺痛或绞痛,常伴呼吸困难与发绀。内脏与体表的传入神经进入脊髓同一节段并在后角发生联系,故来自内脏的痛觉冲动直接激发脊髓体表感觉神经元,引起相应体表区域的痛觉;自发性气胸,胸膜炎和肺栓塞的胸痛多位于患侧腋前线与腋中线附近,若累及肺底与隔胸膜中心部,则疼痛也可放射至同侧肩部;肺尖部肺癌以及肩部、腋下痛为主,向上肢内侧放射。其他非呼吸系统疾病也可导致胸痛,最常见的是心绞痛和心肌梗死,其疼痛多在心前区与胸骨后或剑突下,疼痛常放射至左肩,左臂内侧,达环指与小指,也可放射至左颈,咽及面颊部。

伴随症状有助于胸痛的鉴别。胸痛伴随咳嗽、咳痰和发热多见于气管、支气管和肺部疾病;伴呼吸困难提示病变累及范围较大,如大叶性肺炎、自发性气胸、渗出性胸膜炎和肺栓塞等;伴咯血见于肺栓塞、支气管肺癌;伴面色苍白、大汗、血压下降或休克见于心肌梗死,夹层动脉瘤,主动脉窦瘤破裂和大面积肺栓塞等。

5. 呼吸困难 患者主观感觉空气不足或呼吸费力,客观上表现为呼吸运动用力,严重时可出现张口呼吸,鼻翼煽动,端坐呼吸及发绀,辅助呼吸肌参与呼吸运动,并伴有呼吸频率、深度和节律的异常。常见于气道阻塞、胸廓与膈肌运动障碍,呼吸肌力减弱或活动受限,致肺通气量降低,肺泡氧分压降低;肺实质疾病致肺通气 / 血流比例失调;肺水肿,肺间质疾病主要因弥散障碍,导致动脉血氧分压降低,引起呼吸困难。

常见气道阻塞病变有喉与气管异物、气管肿瘤、气管受压、支气管哮喘、支气管肺癌;肺疾病可见大叶性肺炎、支气管肺炎、肺脓肿、肺水肿、肺不张、弥漫性肺间质纤维化等;胸壁、胸廓与胸膜疾病,如气胸、大量胸腔积液、广泛显著胸膜粘连增厚、胸廓外伤和严重胸廓、脊柱变形等;神经 - 肌肉疾病与药物不良反应、脊髓灰质炎、急性多发性神经根神经炎、重症肌无力、药物导致的呼吸肌麻痹等;膈疾病及运动受限、膈肌麻痹、高度鼓肠、大量腹水、腹腔巨大肿瘤等,以及心源性呼吸困难等。

6. 发绀 血液中的脱氧血红蛋白增多,绝对值大于 5g/dl 时,使皮肤、黏膜呈现青紫色的现象。在皮肤较薄,色素较少和毛细血管丰富的部位,如舌,口唇,鼻尖,耳垂,颊部及指甲床等处最为明显。常见疾病有肺炎,肺心病,弥漫性肺间质纤维化,肺淤血,肺水肿,肺血管疾病等。中心型发绀与心肺功能不足有关,周围型发绀多与末梢血液循环障碍有关,混合型发绀与心力衰竭,心肺疾病合并周围循环衰竭有关。伴随呼吸困难见于重症心肺疾病和急性呼吸道阻塞,气胸等;杵状指见于发绀型先天性心脏病及某些慢性肺部疾病,病程较长。

7. 发热 发热是由于机体在致热源的作用下或者各种原因引起的体温调节中枢的功能障碍,体温升高,超出正常范围。发热可见于呼吸道感染,肺结核,胸膜炎,支气管癌,肺栓塞和自发性气胸等。疾病发展过程中体温会出现波动,体温测量结果的波动曲线呈现不同的形态,称为热型。如,稽留热(大叶性肺炎)、弛张热(重症肺结核)、不规则热(结核病、支气管肺炎、渗出性胸膜炎)等。可根据这些热型来进行发热病因的诊断和鉴别诊断,同时注意伴随症状的配合应用。

(三) 体格检查

体格检查是医生运用自己的感官和借助于简便的检查工具来客观地了解和评估患者身体情况的一系列基本的检查方法。通过体格检查所发现的异常征象称为体征。体征可以在一定程度上反映疾病的病理变化,是疾病诊断和鉴别诊断重要而特异的客观证据和进一步选择实验室检查和特殊检查项目协助诊断的主要依据。医生根据这些信息提出对健康状况和疾病状态的临床判断称为检体诊断。

体格检查是在患者主诉的基础上进行的,根据患者的陈述有针对性地深入检查和全面系统检查,以获得客观的临床资料作为诊断疾病的重要依据。体格检查最大特点在其客观性,用实证取代印象,用事实取代臆断。这些客观存在的体征,应能在同样条件下被同行重复,因而成为诊断疾病的重要条件。

1. **一般体格检查** 一般体格检查包括全身状态检查、皮肤和淋巴结检查。

(1) 全身状态检查

1) 性别:肺部疾病患者中男性患者更常见的不良生活习惯,如抽烟,酗酒等情况,容易加重不适症状,影响治疗效果等,在问诊时注意询问、收集与性别差异相关的诱发和加重疾病症状的因素。

2) 年龄:不同的年龄阶段肺部病变的病种有差异,儿童、青年多为急性支气管炎、先天性心脏病等先天因素导致的肺部疾病;而中老年人多以慢性阻塞性肺疾病,肺气肿,肺心病等慢性消耗性疾病为主,也可由出生后发病持续到现在。

3) 生命体征:呼吸系统和循环系统密切相关,呼吸系统病变可导致循环系统的异常,如肺部病变导致心脏的结构与功能出现改变,进而诱发心肺系统一系列病变;呼吸困难时容易导致交感神经兴奋,导致心率加快,脉搏、血压也随之改变。

4) 发育与体型:发育正常者,其年龄、智力与体格成长状态处于均衡一致。发育受到种族遗传,内分泌,营养代谢,生活条件及体育锻炼等多种因素的影响。

体型是身体各部分发育的外观表现,包括骨骼肌,肌肉的生长和脂肪分布的状态;体型可分为:无力型,瘦长型,体高肌瘦,颈细长,肩窄下垂,胸廓扁平,腹上角小于90°;正力型,身体各个部分结构匀称适中,腹上角90°左右;超力型,体格粗壮、颈粗短,肩宽平,胸围大,腹上角大于90°。

5) 营养状态:与食物的摄入、消化、吸收和代谢等因素密切相关,可作为鉴定健康和疾病程度的标准之一。可通过皮肤,毛发,皮下脂肪,肌肉的发育情况进行综合判断;通常分为三个等级:①良好:黏膜红润,皮肤光泽,弹性良好,皮下脂肪丰满而有弹性,肌肉结实,指甲、毛发润泽,肋间隙及锁骨上窝深浅适中,肩胛部及股部肌肉丰满;②不良:皮肤黏膜干燥,弹性降低,皮下脂肪菲薄,肌肉松弛无力,指甲粗糙无光泽、毛发稀疏,肋间隙、锁骨上窝凹陷,肩胛骨和髂骨突出;③中等:介于两者之间。营养不良,体重低于正常体重的10%时称为消瘦,极度消瘦者称为恶病质。可能是由摄食障碍、消化障碍、消耗增多等因素所致。

6) 意识状态:意识是指人对周围环境和身体状态的认知与觉察能力,是大脑高级神经中枢功能活动的综合表现。包括认知、思维、情感、记忆和定向力五个方面。正常人意识清楚,反应敏锐准确,思维活动正常,语言流畅,字音清楚,表达准确、到位。意识障碍表现有兴奋不安,思维紊乱,语言表达能力减退或失常,情感活动异常,无意识动作增加等;临床常见以意识内容来分,如意识模糊,谵妄等;以意识觉醒度来分:嗜睡、昏睡、昏迷。Glasgow昏迷评分表可进行量化评估。

7) 语调与语态:语调指言语的声调,与神经和发音器官有关。语态指语言的速度和节律。

8) 面容与表情:面容是指面部呈现的状态;表情是在面部或姿态上思想感情的表现。某些特殊疾病会出现特征性面容与表情,对相关疾病的诊断具有重要的临床价值。急性面容，面色潮红，表情痛苦，躁动不安等，见于急性感染性疾病；慢性病容，面容憔悴，表情忧虑，面色灰暗或苍白，目光暗淡，见于慢性消耗性疾病；贫血面容，面色苍白，唇舌色淡，表情疲惫，见于各种原因导致的贫血。

9）体位与姿态：体位是指患者身体所处的状态。包括自主体位、被动体位、强迫体位。与呼吸系统疾病相关的体位常见有：强迫侧卧位：胸膜疾病的患者多采取患侧卧位，以限制患侧胸廓活动而减轻胸痛并有利于健侧代偿呼吸，见于单侧胸膜炎和大量胸腔积液以减轻呼吸困难；强迫坐位（端坐呼吸）：患者坐于床沿，双手撑在膝部或床边，常见于心肺功能不全的患者；健康人躯干端正，肢体灵活适度，动作协调；主要依靠身体的骨骼结构和各部分肌肉紧张度的协调来保持。姿势可以反映出健康状况，精神状态。

10）步态：行走时所表现的姿态。步态因年龄、健康状态和所受训练的影响而有所不同。

（2）皮肤：外在环境、体内疾病或其他因素影响均可造成皮肤生理功能和组织结构发生变化而表现为皮肤疾病和反应，是正确诊断疾病的重要依据。皮肤的颜色，湿度，弹性，皮疹，脱屑，皮下出血，蜘蛛痣与肝掌，水肿，皮下结节，瘢痕，毛发是体格检查中的重点。

皮肤黏膜苍白甲床、掌纹、结膜、口腔黏膜及舌质颜色，可由贫血或末梢毛细血管痉挛或充盈不足所致，如休克，虚脱及主动脉瓣关闭不全等。皮肤黏膜呈青紫色称为发绀，常发生的部位是舌唇耳垂面颊肢端等，可见于心肺疾病，亚硝酸盐中毒等。夜间睡后出汗为盗汗，见于结核病；阵发性出汗，见于自主神经功能紊乱。皮肤皱褶平复缓慢者为弹性减弱，见于老人、长期消耗性疾病、营养不良和严重脱水患者。皮下出血者可见于营养缺乏，造血系统血液生成障碍，凝血机制异常，慢性疾病导致血液系统异常。轻度皮下水肿有时视诊不易发现，重度水肿则全身组织严重水肿，身体低垂部皮肤紧张发亮，甚至有液体渗出，可伴有胸腔、腹腔、鞘膜腔积液。

（3）浅表淋巴结检查：浅表淋巴结分布在：耳前，耳后，枕下，颏下，颌下，颈前，颈后，锁骨上，腋窝，滑车，腹股沟，腘窝。检查这些淋巴结时常采用视诊、触诊，应当关注其部位、大小、数目、硬度、压痛、活动度、与周围组织的关系、局部皮肤情况等。呼吸系统疾病中，良性淋巴结肿大多见于感染、结核，常表现为局部质硬、压痛、活动度大、与周围组织分界清楚。恶性肿瘤导致的淋巴结肿大，质地坚硬，或有橡皮样感，表面可光滑或突起，与周围组织粘连，不易推动，一般无压痛；肺癌以右侧锁骨上窝或腋窝淋巴结群转移多见。

2. 呼吸系统体格检查 检查部位包括鼻、咽腔、气管与支气管、纵隔、胸廓和肺与胸膜。

（1）鼻的外形，有无鼻翼煽动；鼻腔的通畅情况，鼻镜检查中鼻甲，中鼻道，嗅裂和鼻中隔；鼻腔有无分泌物，分泌物的颜色、性状，鼻毛有无脱落；鼻腔黏膜有无肿胀，糜烂，溃疡，疖肿，肿块、出血等。

（2）咽腔分为：鼻咽、口咽和喉咽。①鼻咽位于软腭平面之上、鼻腔后方，儿童时期这个部分淋巴组织丰富，称为腺状体或增殖体，青春期后逐渐萎缩，过度肥大可发生鼻塞，张口呼吸和语音单调；若单一侧有血性分泌物和耳鸣、耳聋，应考虑早期鼻咽癌。②口咽位于软腭平面以下，会厌上缘，前方直对口腔，软腭向下延续形成前后两层黏膜皱襞，前面的黏膜皱襞称为舌腭弓，后称为咽腭弓，扁桃体位于两者之间。通过口腔可以观察到口唇、口腔黏膜、舌的颜色、干燥程度、气味，软腭黏膜充血、红肿，扁桃体的大小等。③喉咽是口腔与气管和食管的连接通道，由软骨、肌肉韧带、纤维组织及黏膜所组成的一个管腔结构，是发音的主要器官。视诊多由耳鼻喉专科医生借助检查仪器进行，临床上多通过声音来判断疾病的类型。

（3）颈部：观察颈部的外形、对称性，明确是否有颈部包块，气管是否对称、血管是否充盈搏动，甲状腺的体征等，然后根据这些体征进行病因查找，以明确呼吸系统病变或其他系统病变对呼吸系统的影响。常见情况有斜颈、肌肉损伤、瘢痕收缩等。颈部包块常见病因有甲状腺肿瘤和其他部位病变导致的颈部淋巴结肿大，检查时应注意包块的位置、形状、大小、硬度、个数、表面皮肤颜色、包块周围血管情况，颈部活动，吞咽动作对包块的影响，有无压痛、震颤、搏动感等。颈静脉充盈，伴呼吸困难多见于右心衰。

甲状腺检查：视诊：在环状软骨下第 2~4 气管环前面触摸到甲状腺，嘱患者做吞咽动作，观察患者甲状腺的大小、对称性。触诊：包括甲状腺峡部及侧叶的触诊。手法具体参见诊断学。听诊：当发现甲状腺肿大时，用钟型听诊器听诊血管杂音。正常人气管位于颈前正中部。检查时医生示中环三指分别置于两侧胸锁关节上，中指置于气管之上，观察中指是否位于示环两指中间。根据气管偏移方向可以判断病变的性质；如大量胸腔积液，气胸，纵隔肿瘤以及甲状腺肿大可将气管推向健侧；肺不张，肺硬化，胸膜粘连可将气管拉向患侧；主动脉弓动脉瘤时，心脏收缩可将气管压向后下，气管出现与心率一致的搏动，称 Oliver 征。

(4) 纵隔：纵隔内主要是心脏和大血管，呼吸系统疾病多会影响到循环系统。通过查体初步判断有无心脏疾病，综合病史和体格检查、辅助检查作出诊断。

1) 视诊：应注意观察心前区有无隆起和异常搏动等。正常人左右胸廓基本对称，心尖搏动位于第 5 肋间，左锁骨中线内侧 0.5~1.0cm，搏动范围直径为 2.0~2.5cm。可随体位、体型发生一定范围的变化，同时也受心脏本身疾病或心脏以外疾病的影响。由于心脏视诊所观察的范围有限，临床在心脏视诊的基础上多依靠其他手段并借助超声等其他设备进行观察。

2) 触诊：心前区可进一步确定视诊所见到的异常，并发现心脏疾病特有的震颤及心包摩擦感。

心包摩擦感：心包膜炎性变化时，渗出的纤维蛋白使其变得粗糙，脏层和壁层间在心脏搏动时因摩擦引起振动；心前区及胸骨左缘第 3、4 肋间处易触及，坐位前倾及呼气末心包摩擦更明显，屏气时摩擦感不消失可与胸膜摩擦感相鉴别。

3) 叩诊：确定心界，判断心脏大小和大血管的大小，形状及其在胸腔内的位置。具体方法见诊断学。正常人心浊音界(表 2-1-3)。

表 2-1-3 正常成人心脏相对浊音界

右界(cm)	肋间	左界(cm)	右界(cm)	肋间	左界(cm)
2~3	Ⅱ	2~3	3~4	Ⅳ	5~6
2~3	Ⅲ	3.5~4.5		Ⅴ	7~9

4) 听诊：心率，心律，心音，心脏杂音和额外心音，进而对心脏的病理生理状况进行分析。听诊顺序、内容及注意事项见诊断学。

(5) 肺与胸膜

1) 视诊：呼吸视诊可通过呼吸形式、频率、深度来衡量。

呼吸运动：正常人的有节律的呼吸运动依靠呼吸肌的收缩和扩张。胸廓扩大称为吸气运动，吸气时肋间外肌和膈肌主动收缩，胸廓扩张，胸腔内负压增高，肺泡内呈负压，空气循环压力差由外环境进入肺内。气道阻力增加时辅助吸气肌，如斜角肌、胸锁乳突肌也参与吸气过程。呼气运动是一个被动运动的过程，由肋间外肌和膈肌舒张所致，此时肺由于回缩力复位并牵引胸廓，使得肺与胸廓缩小，肺内压升高，气体呼出。用力呼气时，肋间内肌、腹肌也参与主动收缩，以加强呼气。

呼吸形式可分为：胸式呼吸和腹式呼吸。胸式呼吸女性多见，也可见于腹膜炎，大量腹水，肝脾极度肿大，腹腔内巨大肿瘤及妊娠晚期；腹式呼吸，见于男性和儿童，以横膈运动为主，也可见于肺炎，肺水肿，重症肺结核，大量胸腔积液和气胸等；腹部矛盾呼吸，见于膈肌麻痹或疲劳时，吸气相胸腔负压增加，膈肌收缩无力，反而被负压吸引上升，故使腹壁下陷。呼吸困难时出现的呼吸费力、劳累、如张口耸肩，端坐呼吸，两手撑床，满头大汗，或胸锁乳突肌等辅助呼吸肌收缩，吸气时胸骨上窝，锁骨上窝与各肋间隙明显凹陷，称为"三凹征"，提示喉、气管、大支气管狭窄与阻塞。

呼吸频率：新生儿约 44 次 / 分，成人 12~20 次 / 分，呼吸与脉搏之比为 1∶4。呼吸频率超过 24 次 / 分称为呼吸过速，见于发热、疼痛、贫血、甲亢及心力衰竭，体温升高 1℃，呼吸每分钟增加 4 次；低于 12 次 / 分为呼吸过缓，见于麻醉剂或镇静剂过量和颅内压增高等。

呼吸深度：呼吸变浅常见于呼吸中枢抑制或呼吸肌无力，严重鼓肠，腹水和肥胖以及肺部疾病，如广泛肺炎，肺水肿，大量胸腔积液和气胸，作为代偿，常常有呼吸频率加快。呼吸变深常见于剧烈运动，情绪激动或过度紧张，糖尿病酮症酸中毒和尿毒症酸中毒时，常见到呼吸加深加大，称 Kussmaul 呼吸，由于体液 pH 降低，刺激呼吸中枢，使通气增加所致。潮式呼吸，又称 Cheyne-Stokes 呼吸，轻度潮式呼吸见于老年人睡觉时，正常人在空气稀薄的环境也可出现。此种呼吸大多是病情危重，预后不良的表现，见于中枢系统疾病，如脑膜炎、脑炎、脑出血、脑栓塞等。间停呼吸，又称 Biot 呼吸，表现为规律均匀呼吸几次后，停止一段时间，又开始均匀呼吸，每次呼吸深度相等，机制与潮式呼吸大致相同，但中枢抑制比潮式呼吸更重，病情更严重，预后不良，多种呼吸完全停止前出现。叹息样呼吸，正常呼吸中插入一次深大呼吸，并常伴有叹息声，多为功能性改变，见于神经衰弱，精神紧张或抑郁症。

2）触诊

语音震颤：受检者发出声音，声波沿气管，支气管及肺泡传到胸壁所引起的震动，并由检查者的手触及，故又称触觉震颤。语音震颤的强度受发音的强弱，音调的高低，胸壁的厚薄以及支气管至胸壁距离等因素的影响。一般而言，男性消瘦者比女性和肥胖者强。通常前胸胸骨角及后胸第 4 胸椎附近语音震颤最强，由上至下呈对称性逐渐减弱，两侧震颤强度基本一致，右上胸比左上胸稍强。语音震颤减弱或消失见于肺泡内含气量过多，如肺气肿，支气管哮喘发作期，支气管阻塞，如支气管肺癌、支气管结核和支气管分泌物增多引起气道阻塞、肺不张，大量胸腔积液或气胸、胸膜高度增厚粘连、胸壁皮下气肿或皮下水肿等；增强见于肺泡炎性浸润，肺组织实变使语音传导增强，如大叶性肺炎实变期、肺栓塞，接近胸膜的肺内巨大空腔，尤其当空腔周围有炎性浸润并与胸壁靠近时，如空洞肺结核、肺脓肿、压迫性肺不张、胸腔积液压迫引起肺组织变致密。

胸膜摩擦感：正常情况下胸膜脏层和壁层之间有少量胸腔积液润滑，呼吸运动时不产生摩擦感；胸膜急性炎症时，纤维蛋白渗出使得胸膜表面粗糙，呼吸时两层胸膜相互摩擦，可触到摩擦感，似皮革相互摩擦的感觉。胸膜摩擦感在呼吸运动度较大的前下胸侧部或腋中线第 5、6 肋间最易触及，在吸气末与呼气初比较明显，屏住呼吸此感觉消失，可与心包摩擦感相鉴别。

3）叩诊：肺上界即肺尖，正常宽度为 4~6cm，右侧较左侧稍窄。叩诊时自斜方肌中点起，叩诊为清音，分别逐渐向两侧叩诊，当由清音变浊音时，即为肺上界。随后沿锁骨中线、腋前线、腋中线、腋后线（避开肩胛骨）自第 1 肋间起从上至下逐一肋间叩诊直至肋缘。一侧肺上界显著缩小提示该侧肺尖有肺结核，肺炎，肺肿瘤，胸膜肥厚或胸膜顶包裹性积液等；肺上界增宽见于肺气肿，气胸，肺尖部的肺大疱等；正常肺前界相当于心脏的绝对浊音界，右肺前界相当于胸骨线的位置，左肺前界则相当于胸骨旁线自第4~6肋间隙的位置；心脏扩大、心包积液、主动脉瘤、肺门淋巴结明显肿大时，可使左右肺前界间的浊音区扩大，肺气肿时则可使其缩小；肺下界两侧大致相同，平静呼吸时左锁骨中线第6肋间、腋中线第8肋间、腋后线第10肋间上，深呼吸时肺下界的移动范围为6~8cm。下界移动度减弱见于肺气肿、肺不张、肺纤维化、肺水肿、肺部炎症、气胸、胸腔积液、胸膜肥厚、膈肌麻痹等。

异常浊音或实音见于肺组织含气量减少，不含气的肺病变，胸膜病变，或胸壁组织局限性肿胀所致，如肺炎、肺结核、肺栓塞、肺脓肿、肺部肿瘤、肺水肿、肺部广泛纤维化、胸腔积液、胸膜肿瘤和胸膜肥厚等。过清音见于肺弹性减弱或含气量增多，如肺气肿；鼓音提示肺内含气量明显增加，如肺大疱、大空洞、气胸、膈疝；巨大空洞因具有金属性回响，又称为空瓮音。局部叩诊呈现一种兼有浊音和鼓音特点的混合性叩诊音，称之为浊鼓音，如肺炎充血期或消散期、肺水肿等。

4）听诊：肺部共有28个听诊点，听诊由肺尖开始，自上而下，由前胸到侧胸，最后检查背部，并两侧对称部位进行对照比较。肺部听诊点（表2-1-4）。

表2-1-4 肺部28个听诊点

胸部体表标志	部位	右	左
锁骨上窝		1	1
锁骨中线	上、中、下	3	3
腋前线	上、下	2	2
腋中线	上、下	2	2
腋后线	上、下	2	2
肩胛间区	上、下	2	2
肩胛下区	内、外	2	2
共计		28	

呼吸气流进出呼吸道，产生湍流造成震动，经过肺和胸壁传到体表，借助听诊器所听到的声音称为肺部呼吸音，包括正常呼吸音、异常呼吸音和附加音。听诊时要注意呼吸音和附加音的部位、响度、音调、性质以及与呼吸时相的关系。

A. 正常呼吸音包括：支气管呼吸音、肺泡呼吸音和支气管肺泡呼吸音，其特征（表2-1-5）。

表2-1-5 正常呼吸音特征的比较

特征	气管呼吸音	支气管呼吸音	支气管肺泡呼吸音	肺泡呼吸音
强度	极响亮	响亮	中等	柔和
音调	极高	高	中等	低
吸:呼	1∶1	1∶3	1∶1	3∶1
性质	粗糙	管样	沙沙声	轻柔沙沙声
正常听诊区域	胸外气管	胸骨柄	主支气管	大部分肺野

B. 异常呼吸音：异常支气管呼吸音，见于大叶性肺炎的实变期、肺栓塞、干酪性肺炎；肺内大空腔，音响在空腔内共鸣，肺脓肿或空洞性肺结核；胸腔积液或大量心包积液，肺组织受压迫引起压迫性肺不张，肺组织较致密，有利于声音传导，故在胸腔积液区上方或左下肺受心包压迫部位有时可听到支气管呼吸音，但强度较弱且遥远。异常支气管肺泡呼吸音，见于支气管肺炎、肺结核、大叶性肺炎初期或在胸腔积液上方肺膨胀不全的区域。

C. 啰音：呼吸音以外的附加音，正常情况下不存在，按其性质不同可分为以下几种：

湿啰音是气体通过呼吸道内的稀薄分泌物如渗出液，痰液，血液，黏液和脓液等，形成水泡并破裂所产生的声音，故又称水泡音；其特点是断续而短暂，一次常连续多个出现，于吸气相尤其吸气末较为明显，有时也出现于呼气早期；部位较恒定，性质不易变，中、小水泡音可同时存在，咳嗽后可减轻或消失。根据湿啰音的音响程度分为：①响亮性湿啰音，声音较响，病变周围具有良好的传导介质，如肺实变，空洞共鸣等，见于肺炎，肺脓肿或空洞性肺结核；②非响亮性湿啰音，声音较低，病变周围有较多的正常肺泡组织，声音传导减弱，听诊时感觉遥远。按照呼吸道管径大小和渗出物多少分为：①粗湿啰音，又称大水泡音，发生于气管，主支气管或空洞部位，多出现在吸气早期，见于支气管扩张，严重肺水肿及肺结核或肺脓肿空洞；②中湿啰音，又称中水泡音，发生于中等大小的支气管，多出现于吸气的中期，见于支气管炎和支气管肺炎等；③细湿啰音，又称小水泡音，发生于小支气管，多在吸气后期出现，常见于细支气管炎，支气管肺炎，肺淤血和肺梗死等；④弥漫性肺间质纤维化的患者在深吸气末于两肺底可闻及高音调细湿啰音，称为 Velcro 啰音；⑤捻发音，一种极细而均匀一致的湿啰音，多在吸气的终末期听到，似在耳边用手指捻搓一束头发时所发出的声音，可见于肺部肿瘤，正常老人或长期卧床的患者于肺底可听到捻发音。

干啰音是气管、支气管或细支气管狭窄或部分阻塞，空腔吸入或呼出时发生湍流所产生的声音。病理基础有炎症引起的黏膜充血水肿，分泌物阻塞，支气管平滑肌痉挛，管腔内肿瘤或异物以及管壁被管腔外肿大的淋巴结或纵隔肿瘤压迫等。干啰音的强度、性质、部位易改变。①高调干啰音，音调高，基音频率可达 500Hz 以上，多源于较小的支气管或细支气管；②低调干啰音，又称鼾音，音调低，基音频率在 100~200Hz，如熟睡中鼾声，多发生于气管或主支气管，常因分泌物积聚所致；③弥漫性干啰音，见于慢性支气管炎，支气管哮喘，阻塞性肺气肿和心源性哮喘等；④局限性干啰音，多见于支气管内膜结核，肺癌和支气管异物等。

D. 语音共振：检查方法与触觉语音震颤基本相同，需用听诊器听声音。正常情况下，所听到的语音共振既不响亮，也不清晰。语音共振与触觉语颤意义相同，但敏感度更高。①支气管语音，语音共振强度和清晰度均有增加，常同时伴有语音震颤增强，叩诊浊音和听到异常支气管呼吸音，见于肺实变患者。②胸语音是一个更强更响亮的支气管语音，言词清晰可辨，见于大范围的肺实变区域；③羊鸣音，不仅语音的强度增加，而且其在性质发生改变，带有鼻音性质，颇似羊叫声，常在中等量胸腔积液的上方肺受压的区域听到，亦可在肺实变伴有少量胸腔积液的部位听到。④耳语音：为提高语音共振检查的灵敏度，检出较轻的病变，可做耳语音检查，患者用耳语发“一，二，三”音，在胸壁上听诊时，正常人只能听到极微弱极含糊的音响，当肺实变时，可听到增强的清晰的耳语音。

E. 胸膜摩擦音：正常人呼吸时胸膜脏层和壁层之间相互滑动并无音响发生。当胸膜面由于炎症而变得粗糙时，随着呼吸可出现胸膜摩擦音。受检者取坐位或卧位，检查者用听诊器在胸部听诊，在呼吸动度最大的前下侧胸壁最明显，可听到一种摩擦的声音；声音差别很大，有的声音柔软细微，如丝织物的摩擦音，有的声音很粗糙，如搔抓声、沙沙声、踏雪或握雪声。一般吸气末与呼气开始较为明显，屏住呼吸则声音消失，借此可与心包摩擦音鉴别；令患者掩鼻闭口并加强腹式运动，这时尽管无气流进出气道，仍可闻及胸膜摩擦音，可与捻发音区别。胸膜摩擦音可随体位的变动而消失或再现，少量纤维渗出时胸膜摩擦音出现，当胸腔积液较多时，摩擦音消失，胸腔积液吸收过程中当两层胸膜接近时，可再出现。纵隔胸膜炎症时，随呼吸及心脏搏动时均可听到摩擦音，称为胸膜心包摩擦音。常见疾病有结核性胸膜炎、化脓性胸膜炎、胸膜肿瘤、肺梗死等。

(6) 常见呼吸系统疾病体征

1) 肺实变：任何原因引起的以肺泡腔内积聚浆液，纤维蛋白和细胞成分等，使肺泡含气量减少，肺质地致密化的一种病变，肺体积并不缩小，可不变或增大。如肺炎、肺栓塞、氧中毒、心源性肺水肿、呼吸窘迫综合征。肺实变后病侧呼吸运动减弱，病变部位叩诊呈浊音，可闻及支气管呼吸音和响亮的湿啰音，语音共振增强，累及胸膜者可闻及胸膜摩擦音。根据伴随症状可初步诊断疾病，伴有寒战，高热，胸痛，咳铁锈痰提示大叶性肺炎；高热，咳大量脓臭痰可能为肺脓肿；午后低热，盗汗，消瘦，咯血可能为肺结核；突发胸痛，咯血，心慌，呼吸困难可能为肺栓塞；急性病容，口唇疱疹，可见于大叶性肺炎；可平卧，口唇发绀，呼吸窘迫，可能是急性呼吸窘迫综合征(ARDS)；心浊音界扩大，肺动脉瓣听诊区第二心音亢进，可见于肺梗死；端坐呼吸，心动过速，奔马律，两肺广泛湿啰音可见于心源性肺水肿。

2) 肺气肿：呼吸性细支气管远端(包括肺泡管，肺泡囊和肺泡)过度膨胀，过度充气和容积增大所致，往往不伴有明显纤维化。按病因及发病机制的不同，可分为阻塞性肺气肿和非阻塞性肺气肿两种类型：①阻塞性肺气肿，可由吸烟、慢性支气管炎、支气管哮喘、支气管扩张、硅沉着症和 α_1-抗胰蛋白酶缺乏症等引起。②非阻塞性肺气肿是由于老年人肺泡的退行性改变，肺泡弹性回缩力减弱引起肺气肿，仅有肺泡过度充气而无肺泡壁的破坏。常见体征为桶状胸、胸廓饱满，呼吸运动减弱，肋间隙增宽，双侧语音震颤减弱，两肺过清音，肺下界降低，移动度减少，心浊音界缩小，肝浊音界下移，肺泡呼吸音减弱，呼气延长，语音共振减弱，心音遥远。肺气肿常见于以下疾病：反复冬春季节咳嗽，咳白痰者，多见于慢性支气管炎；大量脓痰可见于支气管扩张；痰中带血，咯血，见于支气管扩张、肺结核；低热盗汗、乏力、食欲缺乏、消瘦，见于肺结核；伴有两肺散在或广泛干湿啰音，考虑慢性支气管炎；两肺发作性呼气相哮鸣音，见于哮喘。部分肺组织被切除，毁损，不张等，使其他肺组织出现代偿性肺泡膨大，但结构仍完整，功能基本正常为代偿性肺气肿。有职业性粉尘或者有害气体接触史者应考虑职业性肺病。

3) 肺不张：阻塞性肺不张见于支气管内肿瘤和支气管结核，或异物阻塞气道，也可见于肺癌或肿大的淋巴结从管外压迫气道引起阻塞。肺组织受压迫，使肺无法膨胀，产生肺不张，称为外压性不张，见于胸腔积液和气胸，由于存在外压因素的病理改变，掩盖了肺不张的体征，故很难发现肺不张征。肺泡表面活性物质减少或失活，使肺泡表面张力增高，肺泡陷闭不张，多见于 ARDS 或早产儿；肺局部炎症后纤维化及呼吸肌无力使痰液潴留阻塞气道等，均可造成肺泡萎缩；病变部位胸廓塌陷，肋间隙变窄，呼吸运动减弱，气管向患侧移位，心脏向患侧移位，语音震颤语音共振减弱或消失，叩诊浊音或实音，呼吸音减弱或消失。肺不张时间较长，不张肺的体积缩小，周围肺泡可代替性扩张，因此叩诊不一定出现浊音，呼吸音也不一定减弱。

4) 胸腔积液：胸壁脏层和壁层之间有微量液体，使两侧胸膜保持润滑，减轻呼吸运动时的摩擦，胸腔液体产生与吸收处于动态平衡，任何打破该平衡的因素就会形成胸腔积液。胸腔积液按照其原发病及成分,可分为渗出液、漏出液。常见疾病有肿瘤,胸膜及周围组织损伤,先天膈疝等。临床表现为患侧胸廓饱满,肋间隙增宽,呼吸运动受限,喜患侧卧位,心尖波动向健侧移位,气管移向健侧,患侧呼吸运动减弱,语音震颤减弱或消失,叩诊积液区为浊音或实音,左侧胸腔积液时心界向左侧移位,听诊积液区呼吸音减弱或消失,语音共振减弱或消失,积液上方可闻及减弱的肺泡或支气管呼吸音。渗出液、漏出液的鉴别(表 2-1-6)。

表 2-1-6 渗出液及漏出液的鉴别要点

鉴别要点	漏出液	渗出液
原因	非炎症	炎症、肿瘤、理化刺激
外观	淡黄,浆液性	不定,可为血性、脓性、乳糜性
透明度	透明或微浊	多混浊
凝固	不自凝	能自凝
比重	<1.018	>1.018
黏蛋白定性	阴性	阳性
蛋白定量	<25g/L	>30g/L
胸腔积液 / 血清总蛋白	<0.5	>0.5
葡萄糖定量	与血糖相近	较血糖低
细胞	$<100\times10^6$/L,以淋巴细胞、间皮细胞为主	$>100\times10^6$/L,以中性粒细胞或淋巴细胞为主
细菌学检查	阴性	可找到病原菌
LDH	<200IU	>200IU
胸腔积液 / 血清 LDH	<0.6	>0.6

5) 气胸:任何原因导致的胸膜破损,气体进入胸膜腔,称为气胸。按损伤类型分为闭合性气胸,张力性气胸和交通性气胸(开放性气胸)。通常表现为突发胸痛,伴呼吸困难,查体患侧胸廓饱满,肋间隙增宽,呼吸运动减弱,气管向健侧移位,语音震颤消失,叩诊呈鼓音,肝浊音界下移(右),心浊音区变小或叩不出(左),患侧呼吸音消失,语音共振减弱或消失。多见于慢性阻塞性肺疾病,如肺泡、哮喘、肺结核、肺癌、金黄色葡萄球菌肺炎、肺脓肿、肺尘埃沉着病、弥漫性肺间质病变,以及特发性自发性气胸等。

(7) 胸廓:颈部以下和腹部以上的区域,由胸骨,肋骨和脊柱共同组成骨性支架,与皮肤,肌肉和胸膜共同构成胸廓。胸廓检查一般采取坐位,也可取卧位,根据需要也可取特殊体位。

正常胸廓前后径与左右径比例约为 1∶1.5,常见胸廓外形有:扁平胸,桶状胸,佝偻病胸,胸廓局部变形,脊柱畸形导致胸廓改变。胸廓的形态和胸腔内的病变特征有关,胸廓的畸形又会影响胸腔结构,导致呼吸、循环功能障碍。扁平胸是指胸廓扁平,可见于瘦长者,慢性消耗性疾病者。桶状胸前后径增加,胸廓呈圆桶状,肋骨斜度减小,肋间隙增宽且饱满。见于矮胖者、老年人及严重肺气肿者。佝偻病胸骨剑突处可内陷,称之漏斗胸;亦可前突,称为鸡胸。胸廓变形,一侧隆起见于大量胸腔积液、气胸、一侧肺气肿等;局部突起伴压痛可见于肋软骨炎、肋骨骨折;一侧平坦或下陷常见于肺不张、肺纤维化、胸膜增厚粘连等。

胸廓扩张度:一侧胸廓扩张度增强,见于对侧肺扩张受限,如对侧膈肌麻痹,肺不张或肋骨骨折。一侧胸廓扩张度减弱,可能为一侧胸膜肥厚影响肺的膨胀,或一侧肋骨或胸壁软组织病变影响了胸廓扩张所致。如肺部疾病:肺不张,慢性纤维空洞性肺结核,肺部肿瘤,肺纤维化,肺大疱等;胸膜病变:胸膜炎,胸腔积液,胸腔积气,胸膜肥厚粘连和胸膜肿瘤;膈肌病变:一侧膈肌麻痹时患侧胸廓扩张度减弱。两侧胸廓扩张度均增强,见于腹水,肝脾肿大,腹内巨大肿瘤,急性腹膜炎,膈下脓肿等。两侧胸廓扩张度均减弱,见于中枢神经系统病变和周围神经病变,呼吸肌无力或广泛肺部病变等。两侧胸廓矛盾呼吸,见于肋骨骨折。

二、其他系统与呼吸系统的关系

呼吸系统的主要功能是体内氧气的供应,与循环系统有着密切的关系,是其他脏器及组织功能的基础,心肺系统任何一个出现异常均会对机体产生影响。长期呼吸系统疾病容易导致肺部功能和结构的改变,导致肺动脉压力升高,心脏负担增加,进一步导致心脏功能的异常,心脏功能下降会继续导致呼吸系统不适症状,如心功能下降后会出现夜间呼吸困难,下肢水肿,肢体无力等症状;长期的慢性疾病容易导致患者的情绪、精神、食欲等方面出现异常,表现为情绪烦躁,对疾病失去信心,消化系统功能下降,影响到身体的食物收入,长期营养摄入不足导致身体消瘦、贫血、免疫力下降、发热等一系列症状;因此人体是一个整体,在进行问诊及体格检查的时候应注意各个系统之间的联系,综合考虑,才能全面、准确地掌握病情和制订针对性的治疗方案。

(潘翠环)

第二节 肺功能相关检查

肺的主要功能是通气和换气,从外界吸入氧气和排出肺内的二氧化碳。临床上所指的肺功能检查一般是指肺的通气功能和换气功能检查,主要通过运用医学计量测试技术对呼吸容量、流量、压力等进行测定,以及对呼吸气体成分的分析,从而判断肺通气功能和换气功能,了解呼吸系统器官、组织的功能状态(图 2-2-1)。

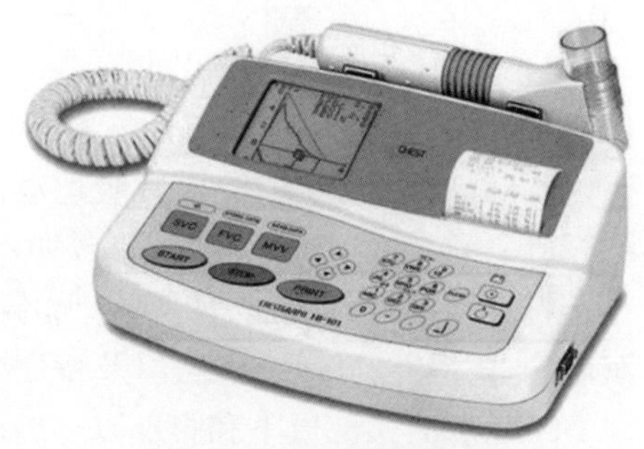

图 2-2-1 简易肺功能仪

一、肺通气功能检查

肺通气功能是指随着呼吸运动的时相改变,而发生气体流动的能力,单位时间随呼吸运动进出肺的气体容积,显示了时间与肺容积的关系。正常的肺通气受到呼吸中枢的驱动、神经冲动信号的传导、呼吸相关肌肉的舒缩、胸廓的完整和可活动性以及气道的通畅等诸多因素的影响,任何一个环节发生问题都会对肺通气产生影响。

肺通气功能检查是临床上最常用的肺功能检查内容,其检查项目主要包括每分钟静息通气量、最大自主通气量、慢肺活量和用力肺活量。肺量计是肺通气功能检查设备,因而肺量计检查是临床上最常用的肺功能检查方法。

1. 静息通气量检查 每分钟静息通气量(minute ventilation,VE)是在静息状态下每分钟所吸入或呼出的气体容积,是潮气容积(VT)和呼吸频率(RR)的乘积,反映基础代谢状态下机体所需的通气量。正常时,VE 为 6~8L/min,如 VE>10~12L/min 为过度通气,如 <3~4L/min 则通气不足。

2. 最大自主通气量检查 最大自主通气量(maximal voluntary ventilation,MVV)是在单位时间内以尽可能快的速度和尽可能深的幅度重复最大自主努力呼吸所得到的通气量,常以 1 分钟最大自主通气量来表示,又称为最大分钟通气量。MVV 是一项负荷试验,其大小与呼吸肌的力量和胸廓的弹性、肺组织的弹性和气道阻力均相关。MVV 常用于计算反映肺通气储备能力的指标——通气储备百分率(BR),其计算公式为:BR=(MVV−VE)/MVV × 100%。BR 常用于外科手术术前风险评估,如有下降则提示通气储备不佳,胸部手术须慎重考虑。

3. 慢肺活量检查 慢肺活量检查主要是检查在平静状态下,不需快速用力,缓慢做完全吸气和完全呼气动作时肺容积的改变。平静呼吸时每次吸入或呼出的气体容积,为潮气容积(VT)(图 2-2-2 A)。完全吸气后,缓慢完全呼气所能呼出的气量,为呼气肺活量(EVC)(图 2-2-2A)。完全呼气后,缓慢完全吸气所能吸入的气量,为吸气肺活量(IVC)(图 2-2-2 B)。平静呼气末,继续做缓慢吸气动作,所能吸入的最大气量,为深吸气量(IC)(图 2-2-2C)。肺活量(VC)可以用 EVC 或 IVC 表示。

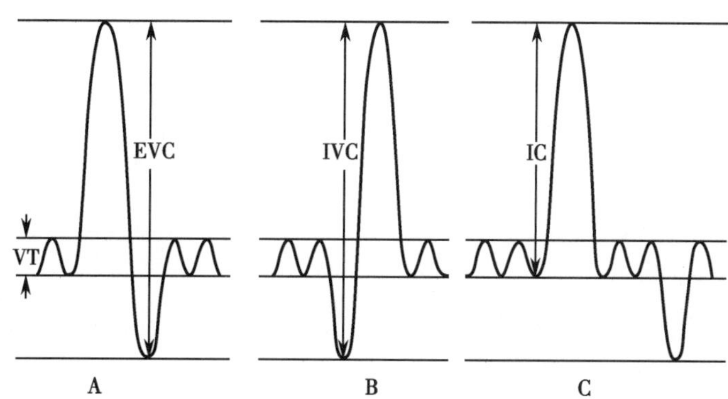

图 2-2-2 慢肺活量检查的时间 - 容积曲线及常用指标

4. 用力肺活量检查 用力肺活量检查主要是检查在用力吸气和用力呼气过程中,各呼气时间段内肺容积的改变,以及呼吸的容积和流量的改变。现代的电子肺量计,基于流量传感技术和计算机技术,可实时检测用力呼吸过程中的气体容积和呼吸流量改变,同时描绘出用力肺活量检查的时间 - 容积曲线(图 2-2-3)和流量 - 容积曲线(图 2-2-4)。最大呼气流量 - 容积曲线(MEFV)以用力呼气的气流流量为纵轴,呼气容积为横轴,横轴上方反映呼气相流量与呼气容积的关系,横轴下方反映吸气相流量与呼气容积的关系,呼吸双相流量与容积的关系形成一个闭合的环,因此流量 - 容积曲线又称为流量 - 容积环(F-V loop)。

(1) 用力肺活量(FVC):指完全吸气至肺总量位后以最大的努力、最快的速度作呼气,直至残气量位的全部气体容积(图 2-2-4)。在正常情况下,VC 与 FVC 相等。但在气流阻塞的情况下,用力呼气可至气道陷闭,VC 可略大于 FVC。

(2) 第 1 秒用力呼气量(FEV1):简称 1 秒量,指完全吸气至肺总量位后在 1 秒以内的快

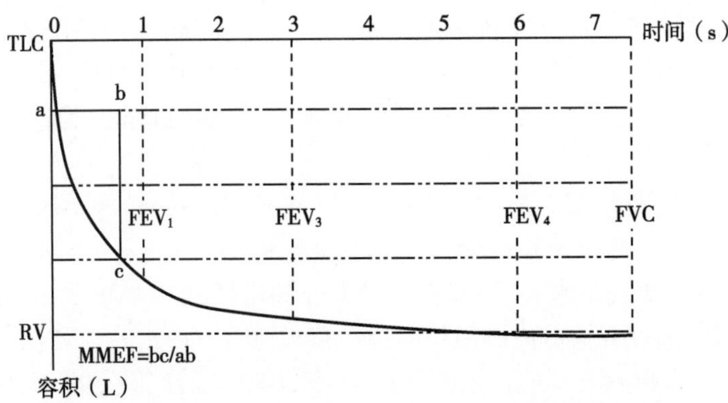

图 2-2-3　用力肺活量检查的时间 - 容积曲线及常用指标

注：从 TLC 位用力呼气至 RV 位，第 1 秒呼气容积为 FEV1，3 秒呼气容积为 FEV_3，6 秒呼气容积为 FEV_6，全部容积为 FVC。横向虚线把 FVC 平分为 4 等份，取第 2 与第 3 等份，即 FVC 的 25%~75% 两个等份(bc 段)，除以用力呼出此两等份所需的时间(ab 段)，则为最大呼气中期流量（MMEF）

速用力呼气量。FEV1 既是容积检查也是流量检查。

(3) 1 秒率(FEV1/FVC、FEV1/VC)：是 FEV1 与 FVC 或 VC 的比值，常用百分数(%)表示，是判断气流阻塞的主要指标。气流阻塞时，给予充足的呼气时间，受试者可充分呼出气体，FVC 可基本正常或轻度下降，但呼气速度减慢，FEV1/FVC 下降；随着阻塞程度的加重，FEV1/FVC 进一步下降；当严重气流阻塞时，受试者难以完成充分呼气，FVC 也明显下降，FEV1/FVC 反而有所升高。因此 FEV1/FVC 可反映气流阻塞的存在，但不能准确反映阻塞的程度。在严重气流阻塞的情况下，充分完成 FVC 的时间显著延长，甚至达到 20 秒、30 秒以上，但受试者难以耐受呼气时间过长，甚或晕厥，故常以 FEV1/VC 取代一秒率来评价气流阻塞。

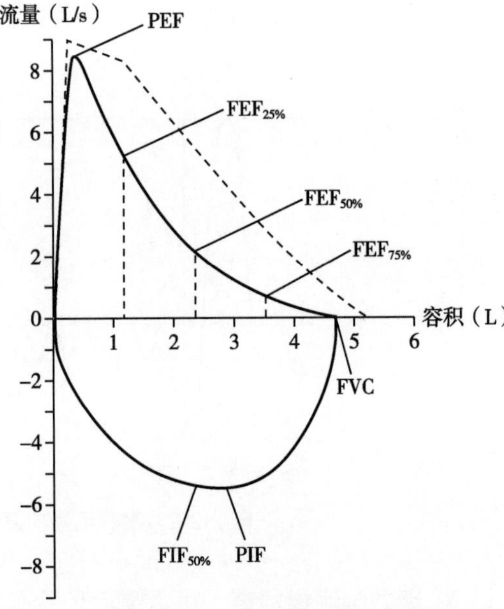

图 2-2-4　F-V 曲线及常用指标

注：最大呼气流量为 PEF，最大吸气流量为 PIF，流量下降为 0 时的容积为 FVC。纵向虚线把 FVC 平分为 4 等份，用力呼出每 1 等份(25%、50%、75%FVC)时的瞬间呼气流量分别为 $FEF_{25\%}$、$FEF_{50\%}$、$FEF_{75\%}$，分别是反映呼气早、中、后期的流量指标。反之，用力吸入 50%FVC 的瞬间吸气流量为 $FIF_{50\%}$

(4) 最大呼气中期流量(MMEF)：指用力呼出气量为 25%~75% 肺活量间的平均呼气流量($FEF_{25\%\sim75\%}$)。最大呼气中段时间(MET)是呼出 25%~75% 肺活量所需的时间。MMEF 可通过分析 FVC 与 MET 的关系所得，公式为：MMEF=FVC/2 × MET=bc/ab(图 2-2-3)。最大呼气中段曲线处于 FVC 非用力依赖部分，流量受小气道直径所影响，流量下降反映小气道的阻塞，因此 MMEF 可作为早期发现小气道疾患的敏感指标。

(5) 呼气峰值流量(PEF)是指用力呼气时的最高气体流量(图 2-2-4),是反映气道通畅性及呼吸肌肉力量的一个重要指标,常用于慢性阻塞性肺疾病和支气管哮喘的动态随访。

(6) 用力呼出 x% 肺活量时的瞬间呼气流量($FEF_{x\%}$)。根据呼出肺活量的百分率不同,可衍生出 $FEF_{25\%}$、$FEF_{50\%}$、$FEF_{75\%}$(图 2-2-4),分别表示用力呼出 25%、50%、75% 肺活量时的瞬间呼气流量。$FEF_{25\%}$ 是反映呼气早期的流量指标,大气道阻塞时其值明显下降。$FEF_{50\%}$ 是反映呼气中期的流量指标。$FEF_{75\%}$ 是反映呼气后期的流量指标,与 $FEF_{25\%\sim75\%}$、$FEF_{50\%}$ 共同参与对小气道功能障碍的判断。

二、肺容量检查

肺容量是指肺内气体的含量,即呼吸道与肺泡的总容量,反映了外呼吸的空间。呼吸过程中,呼吸肌肉运动,胸廓扩张和收缩,肺容量随之发生变化。肺容量为肺通气和换气功能提供了基础,具有重要的临床意义。当胸肺部疾病引起肺脏体积改变、胸廓和肺脏弹性回缩力变化时,肺容量也会发生变化。肺容量的指标包括 4 个基础肺容积和 4 个组合肺容量的指标。

1. 基础肺容积 4 个基础容积,包括潮气容积(VT)、补吸气容积(IRV)、补呼气容积(ERV)和残气容积(RV),这 4 个基础肺容积彼此互不重叠(图 2-2-5)。

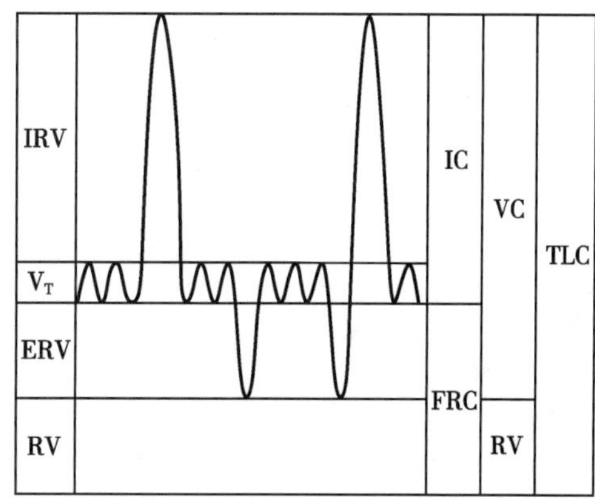

图 2-2-5 肺容量及其各构成部分

(1) 潮气容积(VT):是平静呼吸时每次吸入或呼出的气体容积。潮气容积与呼吸频率决定分钟通气量。限制性通气障碍时,胸肺弹性阻力增大,为减少呼吸功,常采用浅快的呼吸形式,呼吸频率加快,VT 减少。阻塞性通气障碍时,呼吸阻力增高,为减少呼吸功,患者常采用深漫的呼吸形式,呼吸频率减慢,VT 增多。但当发生严重阻塞时,不但呼吸阻力明显增大,功能残气量也显著增高,胸肺弹性回缩力亦随之增大,同时出现内源性 PEEP,此时机体将无法代偿,浅而略快的呼吸形式,VT 减少。

(2) 补吸气容积(IRV):是平静吸气后用力吸气所能吸入的最大气体容积。

(3) 补呼气容积(ERV):是平静呼气后用力呼出的最大气体容积。主要与肺总量、呼气气流阻塞程度和膈肌位置有关,尤其是体位对其影响较大。肥胖、妊娠、大量腹水等导致膈肌上抬时,ERV 可显著减少。

(4) 残气容积(RV):是深呼气后肺内剩余的气体容积,反映了肺泡静态膨胀度,具有稳定肺泡气体分压的作用,减少了通气间歇对肺泡内气体分压的影响。RV 主要取决于肺的弹性回缩力、气道阻力和呼气时间。RV 增高或减少均会带来不良后果。RV 的增高意味着即使尽最大努力也不能把肺部过量的气体呼出,从而导致肺过度充气,使胸廓直径增大和膈肌变平,常见于气体陷闭,如肺气肿;也可见于严重气道阻塞,如支气管哮喘急性发作期。药物治疗或康复训练后,RV 的回降可反映肺过度充气的可逆程度。RV 减少表示肺容积减少、肺弹性阻力增大,常见于肺纤维化、肺水肿、气胸、胸腔积液、胸廓畸形等。

2. 组合肺容量 2个或2个以上的基础肺容积可组合成4个常用的肺容量，即深吸气量（IC）、肺活量（VC）、功能残气量（FRC）和肺总量（TLC）（图2-2-5）。

（1）深吸气量（IC）：是平静呼气末所能吸入的最大气量，由VT和IRV组成。在限制性通气障碍时，其容积下降主要是IC的下降。在轻、中度阻塞性通气障碍时，IC变化不明显，但常有ERV的下降，若出现严重阻塞，则IC也下降，并最终出现VC的明显下降。IC=TLC-FRC，所以IC可间接反映呼气末肺容积的变化，临床上可用IC来反映慢性阻塞性肺疾病患者的过度充气，判断病情的严重程度和评估治疗效果。

（2）肺活量（VC）：表示肺组织最大扩张和最大回缩的呼吸幅度，其大小主要受胸肺弹性、呼吸肌力、气道阻力等因素的影响。VC在一定程度上可取代TLC反映肺容积的大小，是判断限制性通气障碍的主要参数之一。VC可分为吸气肺活量（IVC）和呼气肺活量（EVC），通常所说的肺活量，一般指呼气肺活量。在正常人、限制性通气障碍和轻度阻塞性通气障碍时，两者大致相等。在严重阻塞性通气障碍时，由于呼气阻力多数显著高于吸气阻力，EVC常常小于IVC。

（3）功能残气量（FRC）：是指平静呼气末肺内所含的气量，由RV和ERV所组成。FRC的意义与RV相似，RV减少表示肺容积减少、肺弹性阻力增大，见于限制性肺疾病；FRC增高表示肺过度充气，见于严重气道阻塞或气体陷闭。但轻至中度气道阻塞，可通过深慢呼吸代偿，FRC可保持不变。

（4）肺总量（TLC）：是深吸气末肺内所含总的气体容量，由4种肺容积所组成，是反映限制性通气障碍的主要指标。TLC的下降表示肺容积减少和胸肺弹性阻力增大，可见于肺间质纤维化、肺不张、气胸、胸腔积液、胸廓畸形、膈肌瘫痪、大量腹水等限制性肺疾病或肺外疾病。TLC的增加反映肺组织弹性减退，主要见于肺气肿。支气管哮喘等气道阻塞性疾病，TLC在正常范围，说明肺组织弹性正常。

在4种基础肺容积和4种组合肺容量指标中，VT、VC、IRV、ERV、IC可通过肺量计进行慢肺活量检查而直接获得。RV、FRC、TLC不能用肺量计直接测定，需通过标记气体分析或体积描记法等方法间接换算出来。

三、肺弥散功能检查

换气，是机体与外界环境进行气体交换的过程，也就是人体摄入氧气（O_2）和排出二氧化碳（CO_2）的过程。其中包括两个部分：一是O_2和CO_2通过肺泡及肺泡毛细血管壁在肺内进行气体交换的过程，也就是肺内的弥散过程；二是O_2和CO_2通过器官组织内毛细血管壁与组织细胞之间的气体交换过程，亦称为组织呼吸。

临床上，换气功能的测定主要有两种方法：血气分析和肺弥散功能检查。血气分析通过对血液中的二氧化碳分压（PCO_2）和氧分压（PO_2）等相关指标进行测定，从而判断机体气体交换的水平，通常用于重症患者的病情监测，评估是否缺氧和缺氧的程度。肺弥散功能检查详述如下。

1. 肺弥散功能检查的原理 肺弥散功能检查是测定某种肺泡气在单位时间及单位压力差的条件下，通过肺泡-毛细血管膜从肺泡向毛细血管扩散到达血液内，并与红细胞中的血红蛋白结合的量，也就是某种肺泡气肺弥散量的测定。

肺内气体的弥散途径分为三个步骤：

一是肺泡内气体弥散，也称为气相弥散。其弥散速率与气体的分子量有关，在肺泡内 O_2 的弥散比 CO_2 的弥散稍快。

二是气体通过肺泡毛细血管膜的弥散，也称为膜相弥散，简称膜弥散。膜相弥散是肺内气体弥散的主要限速步骤，决定于气体分子量和气体在液体中的溶解度。CO_2 通过肺泡毛细血管膜的弥散速率约为 O_2 的 20 倍，当出现弥散功能障碍时，O_2 的交换要比 CO_2 更易受影响，在临床上可明显影响动脉血氧水平。肺泡毛细血管膜弥散主要受弥散面积、弥散距离和肺泡与毛细血管的气体分压差 3 方面因素的影响。弥散面积指与有血流的毛细血管相接触的进行功能活动的肺泡面积，弥散面积的增减直接影响肺弥散量。弥散距离，也就是弥散膜的厚度，包括肺泡液体分子层及表面活性物质、肺泡上皮细胞及其基底膜、肺泡毛细血管内皮及其基底膜、毛细血管内血浆、红细胞膜及血红蛋白（Hb），弥散距离的增加会影响肺弥散膜。

三是气体与血红蛋白的结合，或从红细胞内释放的过程，也称为血相弥散。进入红细胞后，最终与 Hb 结合，形成氧合血红蛋白。O_2 与 Hb 的结合非常迅速，红细胞内游离的氧很少，因此肺泡、血浆与红细胞之间的氧分压梯度得以维持，使 O_2 持续从肺泡内向红细胞内扩散；CO_2 从血液到肺泡的扩散也如此。O_2 与 Hb 的结合以及 CO_2 的释放均需要一定的时间，因此血相弥散也是气体肺内弥散的重要限速因素。血相弥散的速率还受肺血流量、红细胞数量和质量的影响。增加血流量可增加 Hb 与 O_2 的结合以及 CO_2 的释放，从而加快血相弥散，反之则使血相弥散减慢。而严重贫血或红细胞功能异常的患者，可导致 O_2 和 CO_2 的血相弥散减慢。

肺内气体弥散主要是 O_2 和 CO_2，特别是 O_2 的弥散。从理论上而言，O_2 的弥散量测定是可行的，但由于肺泡毛细血管从动脉端到静脉端的氧分压不恒定，且缺乏恒定的规律，导致测定技术难度大。实际上，临床通常测定一氧化碳（CO）的弥散量来反映肺弥散功能。CO 作为测定气体的优点在于：① CO 能够沿着肺泡 - 肺毛细血管途径弥散，弥散速率与 O_2 相似，能反映 O_2 的弥散状态。②除了大量吸烟者外，正常人血浆中 CO 浓度几乎为零，即肺毛细血管内的一氧化碳分压为零，通过测定肺泡内的一氧化碳分压，即可准确反映弥散膜两侧的 CO 分压差。③当 CO 通过弥散膜进入红细胞后，CO 能够与 Hb 紧密结合，而且 CO 与 Hb 的亲和力极大，比 O_2 大 210 倍，因此生理范围内的氧分压和 Hb 浓度对 CO 弥散量的测定几乎无影响。④ CO 与 Hb 的结合能力非常强大，CO 在转运过程中极少溶解在血浆中，血流量几乎不影响其弥散速率，与 O_2 相比可更好地反映弥散膜的特性。因此，CO 是反映弥散膜特性的理想气体，临床上常用 CO 来测定肺弥散功能。

2. 弥散功能检查的方法 应用 CO 进行测定时，测定的是肺一氧化碳弥散量（D_LCO）。D_LCO 是指 CO 在单位时间及单位压力差条件下，从肺泡转移至肺泡毛细血管内并与血红蛋白结合的量。

利用 CO 进行肺弥散功能检查有许多不同的方法，包括单次呼吸法、重复呼吸法、恒定状态法等，以前者最为常用。国内外均已发布关于单次呼吸法一氧化碳肺弥散功能检查的技术指南，操作方法已高度规范化，有明确质量控制标准。单次呼吸法在肺总量位测定，肺容积固定，只要操作者指导恰当，受试者按质控标准吸气至真正的肺总量位，所以测定结果精确性高，重复性好，是目前临床常规的检查方法。但单次呼吸法对肺活量有低限要求，且检查过程中需屏气 10 秒，不适合严重气短或 FVC 显著减少的患者。

而重复呼吸法在自然呼吸状态下完成，更符合人体的生理特点，单次呼吸法不能测定的受试者可采用重复呼吸法完成。重复呼吸法测定时间较长，对于有明显通气 / 血流比例失调的受试者，测定值较单次呼吸法更可靠。但重复呼吸法在功能残气位测定，肺容积易受多种因素影响，当紧张、发热、运动等可出现功能残气量的变化，导致弥散测定结果的升高或下降，所以测定结果的精确性和重复性可能稍低。重复呼吸法测定的是功能残气位的 CO 弥散量，而单次呼吸法测定的是肺总量位的 CO 弥散量，所以重复呼吸法的测定结果低于单次呼吸法。

3. 肺弥散功能检查的临床意义

（1）影响肺弥散量的生理性因素及其他生理相关性因素

1）人体因素：如年龄、性别、身高、体表面积、体重等，均可影响肺弥散量。肺弥散量与年龄呈负相关，即其随年龄的增加而减少，减少程度为每年 0.01~0.24ml/（mmHg·min）[0.75~1.80ml/（kPa·min）]，减少原因可能与有功能的毛细血管床的变化或通气血流分布的变化有关。在相同年龄的情况下，男性的肺弥散量较女性大。肺弥散量与身高或体表面积成正相关，由于氧耗量随身高或体表面积增加而增加，而肺泡动脉血氧分压不受身材影响，故氧耗量增加必然伴有弥散量增加，因此身高或体表面积越大，肺弥散量就越大。肺弥散量与体重有一定程度的正相关，但若同时考虑身高因素，则无明显关系。

2）血红蛋白：肺弥散量与血红蛋白水平成正相关，即血红蛋白水平越高弥散量会越大。有学者报告，受试者的血红蛋白每上升或下降 1g，弥散量便会上升或下降 7%。

3）体位：有学者报告卧位较坐位时弥散量增加 14%~20%，而坐位较立位时增加 13%，原因可能与肺血流量增加及通气 / 血流分布改善有关。立位时肺血流量最小，而通气 / 血流分布的离散度最大；由立位改为坐位或卧位时，肺血流量逐渐增加，通气 / 血流分布亦改善，肺弥散量随之增大。肺弥散量测定的常规体位是坐位，如果采用其他体位，应予以注明，以辅助临床判断。

4）运动：运动时，由于耗氧量增加，为满足代谢需要，肺通气量增加，肺血流量及肺血管压力也同时增加，通气 / 血流分布亦随之改善，因此肺弥散量显著增加。

5）体温：肺弥散量随体温的降低而减少。动物实验证实，体温每降低 1℃，弥散量减少 5%。体温降低可使一氧化碳在肺泡膜的溶解度增加，但弥散系数、肺血流量以及肺血管压力均降低，因而体温明显降低时，可使弥散量减少。而发热时，一般临床患者的体温变化幅度有限，对肺通气量和肺血流量及其分布的影响不大，故对弥散量无明显影响。

6）吸烟：吸烟可使肺弥散量降低。机制在于香烟烟雾中含有较多的 CO，吸烟可导致血液中 CO 的含量增加，与 CO 结合的血红蛋白的浓度增高，肺泡与肺泡毛细血管之间的 CO 分压差降低，CO 的弥散速率减慢，从而使 D_LCO 降低。吸烟过程中吸收入血的 CO 的代谢时间至少需要 12~24 小时，因此测定吸烟患者的 D_LCO 前，应至少停止吸烟 24 小时。

7）肺泡 O_2 分压：正常人静息状态下，肺泡氧分压在 60~600mmHg 的范围内，肺弥散量无明显变化。但当肺泡 O_2 分压低于 40mmHg 时，可能由于明显缺氧时，心排量增加使肺泡毛细血管血流量增加，同时 O_2 对 CO 与血红蛋白的竞争性结合作用减弱，而血红蛋白对 CO 的摄取率增加，因此导致 D_LCO 增加。如果吸入高浓度 O_2（40%~100%），则 O_2 对 CO 与血红蛋白的竞争也增加，红细胞对 CO 的摄取率降低，导致 D_LCO 降低。因此，氧疗患者应停止吸氧 5~10 分钟以上再进行 D_LCO 检测，以避免高浓度 O_2 对测定结果的影响。

8）高原：高原环境下，大气中的 O_2 浓度下降，大气压下降，由于机体代偿使通气量有所增大，肺毛细血管血流量也增加，导致一氧化碳的弥散量增加。久居高原者，红细胞代偿性增多,也是肺弥散量增加的因素之一。

(2) 影响肺弥散量的病理性因素:凡能影响肺泡毛细血管膜面积与厚度、弥散能力、肺泡毛细血管床容积以及 CO 与血红蛋白反应的病理性因素,均能影响肺一氧化碳弥散量,使 D_LCO 测定值降低或增高。应该指出的是,肺弥散功能障碍极少是唯一的生理异常,在疾病过程中,肺泡膜增厚或面积减少总是伴随通气与毛细血管血流的不均。

1) 引起弥散量增加的病理性因素或疾病:凡是能使开放的肺毛细血管扩张,或正常情况下闭合的肺毛细血管开放(如肺尖部),以致肺毛细血管床增加,肺毛细血管血流量增加的病理状态;或使 CO 与血红蛋白结合增多,均能使弥散量增加。如:左向右分流的先天心脏病变、世居高原的居民、左心衰竭等情况,肺容量无改变,肺毛细血管容量增加,弥散量增加。早期的红细胞增多症,红细胞的数目增加、血红蛋白的浓度增高,CO 与血红蛋白结合增多,弥散量也增加。

2) 引起弥散量降低的病理生理状态或疾病:引起弥散量减少的病理状态比较多,引起肺泡膜面积减少、肺泡膜增厚、通气与毛细血管血流的分布不均,以及 CO 与血红蛋白结合减少的各种因素,均可导致弥散量的减少。这些病理状态下,肺容量可能在正常范围,也可能合并肺容量的增加,也可能合并肺容量的减少。除了采用 D_LCO 评价肺弥散功能外,临床上还常常结合肺泡通气量(VA)来综合分析肺部的病理生理改变,因此 D_LCO/VA 也成为常用的指标之一。

A. 肺实质性疾病:各种原因的间质性肺疾病、肺炎、肺水肿、急性肺损伤 / 急性呼吸窘迫综合征,如肺尘埃沉着病、硅沉着病、石棉沉着病、肺结节病、硬皮性肺病、系统性红斑狼疮肺部受累、Wegener 肉芽肿、放射性肺间质纤维化、特发性间质性肺炎、过敏性肺泡炎、肺淋巴管平滑肌瘤病、肺泡蛋白质沉积症、特发性肺含铁血黄素沉着症等。肺实质炎症、间质纤维化,一方面导致肺顺应性下降,肺容量减少、TLC 和 VA 下降,吸入 CO 容积减少,故 D_LCO 下降;另一方面导致肺泡毛细血管膜病变,弥散膜面积减少、厚度增加,同时出现气体分布不均、血流分布不均、通气 / 血流比值失调,同样使 D_LCO 下降。由于 D_LCO 下降程度较 VA 下降程度更甚,因此 D_LCO/VA 也会下降。临床上,还常常出现 PaO_2 的下降。

B. 气流阻塞性疾病:不同原因引起的气道阻塞或气流受限,对弥散功能的影响有一定的差异。中心气道阻塞由于肺泡膜的面积和厚度正常,肺容量正常,一般 D_LCO 和 D_LCO/VA 均正常。

慢性阻塞性肺疾病早期,患者气流阻塞较轻,气体分布相对均匀,肺实质无破坏或破坏较轻,故 D_LCO 和 D_LCO/VA 多基本正常。随着慢阻肺疾病的进展,气流阻塞不均匀加重,残气容积增多,有效肺泡通气量减少,使气体分布不均,通气 / 血流比值失调,导致有效弥散面积减少;同时肺泡壁结构破坏,肺毛细血管床减少,导致弥散膜面积绝对减少,D_LCO 和 D_LCO/VA 均显著下降。

支气管扩张症、肺结核病等其他导致气流阻塞的疾病,其 D_LCO 和 D_LCO/VA 的改变主要取决于是否伴随广泛肺实质破坏或明显通气 / 血流比值失调导致的有效弥散面积减少。

C. 胸腔及胸廓疾病:如胸廓畸形、胸膜粘连、胸腔积液、气胸、膈肌瘫痪、大量腹水或巨大腹部肿物导致膈肌抬高等情况。上述情况可导致肺容量减少、限制性通气功能障碍,使弥散面积减少,D_LCO 下降。但由于肺实质结构正常或基本正常,D_LCO/VA 无变化或下降不明显,PaO_2 无变化或仅有轻度下降。

D. 贫血:各种原因的贫血理论上均导致 CO 与血红蛋白的结合减慢,使 D_LCO 下降。

但由于 CO 与血红蛋白的结合能力非常强大，且贫血患者常伴随代偿性血流速率增快，故实际上 D_LCO 的变化不大。当严重贫血时，也可引起 D_LCO 的下降，此时应对血红蛋白水平进行校正，以便准确地判断肺的弥散能力。

4. 阻塞性与限制通气障碍的鉴别 肺功能障碍分为肺通气功能障碍和换气功能障碍。根据障碍的不同性质，通气功能障碍又分为阻塞性、限制性和混合性通气功能障碍（图 2-2-6）。

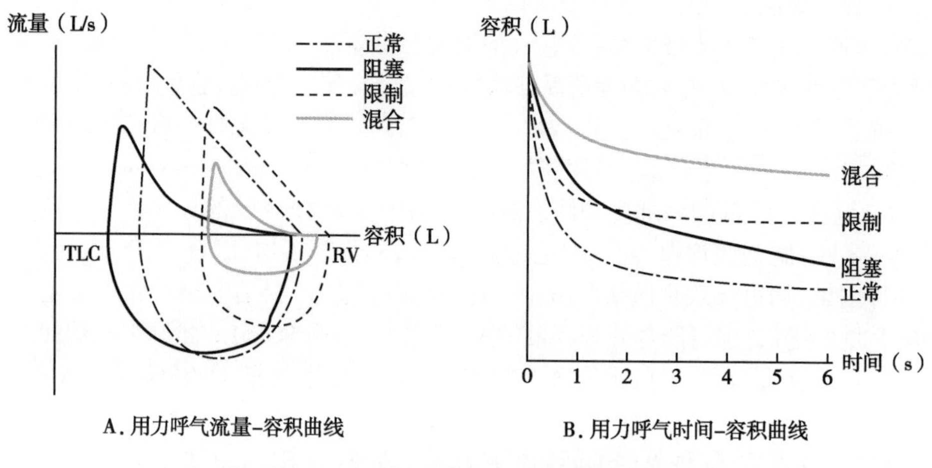

图 2-2-6 不同类型肺通气功能障碍的曲线特征

（1）阻塞性通气功能障碍：阻塞性通气功能障碍，常见于支气管哮喘、慢性阻塞性肺疾病、支气管扩张、支气管内膜结核、支气管淀粉样变、支气管肿瘤等疾病，是指气道阻塞引起的通气障碍，导致呼吸流量的下降，原则上以 FEV_1/FVC 下降为标准。若 FEV_1/FVC 低于正常范围，即使 FEV_1 占预计值百分比≥80% 亦可判断为阻塞性通气功能障碍。阻塞性通气功能障碍时，$FEF_{25\%\sim75\%}$、$FEF_{50\%}$、$FEF_{75\%}$ 等呼气中后期的流量指标显著下降。用力呼气流量 - 容积曲线呈流量呼气相降支向容量轴的凹陷，凹陷愈明显者气流受限愈重。最大呼气时间 - 容积曲线可见呼气时间延长。

轻中度阻塞时，VC、FVC 一般在正常范围，RV、FRC、RV/TLC 基本正常或轻度增高。但在重度和极重度阻塞时，如重度和极重度慢性阻塞性肺疾病患者，由于肺结构的破坏，肺弹力纤维的支撑作用显著减弱，吸气时胸腔负压增大，小气道内径增大，而呼气时胸腔负压显著降低，小气道又缺乏软骨环的支撑，故容易发生小气道塌陷和气流停止，称为小气道陷闭。小气道陷闭导致气体无法呼出，陷闭在外周气道内，RV、FRC、RV/TLC 显著增高，甚至出现 TLC 增高，VC、FVC 也相应下降。而且由于气体分布不均及通气 / 血流比例失调，D_LCO 也常常出现下降。

阻塞性通气功能障碍一般指呼气障碍，但有部分患者以吸气障碍为主要或唯一的表现，如胸外可变型上气道阻塞，常规测定的呼气指标基本正常，不能排除吸气障碍，仅表现为吸气指标，如吸气峰值流量（PIF）的下降、用力呼出 50% 肺活量的呼气流量与吸气流量比值（$FEF_{50\%}/FIF_{50\%}$）增高，以及用力呼气流量 - 容积曲线的吸气相曲线呈平台样改变。因此，有呼吸困难症状者，除了检测常规呼气肺功能指标以外，还应注意观察吸气指标及最大吸气流量 - 容积曲线的改变，必要时结合颈胸部大气道的影像学检查进行分析，以免漏诊。

(2) 限制性通气障碍：限制性通气功能障碍，主要见于肥胖、胸壁或胸腔病变、膈肌病变和肺实质病变等，是指胸肺扩张和回缩受限引起的通气功能障碍，主要表现为肺容量的减少，判断标准：FVC（或 VC）< 预计值的 80%，FEV1/FVC 正常或增高，TLC、RV、FRC 下降可辅助诊断。常伴有 D_LCO 降低。FEV1 可正常或下降，D_LCO/VA 可正常或下降，RV/TLC 可正常、下降或升高。用力呼气流量 - 容积曲线显示容积横轴缩窄，曲线呈狭长形；用力呼气时间 - 容积曲线显示容积纵轴下降，呼气时间明显缩短，呼气平台提前出现。

(3) 混合性通气障碍：混合性通气功能障碍，是指同时存在阻塞性和限制性两种性质肺功能损害的通气障碍，表现为肺容积和呼气流量均下降。判断标准：FEV1/FVC 下降，同时伴有 FVC、VC、TLC 的下降。FEV1 常显著下降。用力呼气流量 - 容积曲线显示横轴肺容积减少及流量呼气相降支向容量轴的凹陷。

(4) 不同类型通气功能障碍的鉴别：典型的阻塞性通气功能障碍以流量下降为特征，而限制性通气功能障碍以容积减少为特征，根据用力呼气流量 - 容积曲线的形态，结合用力呼气测定的流量指标和容积指标进行判断，即可鉴别（表 2-2-1）。

表 2-2-1 各类型通气功能障碍的鉴别

障碍类型	FVC	FEV_1	FEV_1/FVC	RV	TLC
阻塞性	–/↓	–/↓	↓	–/↑	–/↑
限制性	↓	↓/–	–/↑	↓/–	↓
混合性	↓	↓↓	↓	?	?

注：–：正常；↓：下降；↑：上升；?：不明

但严重阻塞性通气功能障碍时，由于呼气过程发生小气道陷闭，肺内 RV 增加，不但流量下降，还会出现容量指标 VC 和 FVC 的下降，FVC 的判断效能受影响，FEV1/VC、FEV1/FVC 不降反升，可能出现假性限制性通气功能障碍。此时，可测定容积指标 TLC，若 TLC 在正常范围，说明肺容量正常，即可排除限制性通气功能障碍，再结合病史，而最终判断为阻塞性通气功能障碍。

可见，肺容量指标如 TLC、RV 及 RV/TLC 对限制性通气障碍的判断更为精确，因此，理论上 TLC 是反映限制性通气功能障碍的最佳指标。但影响 TLC 结果的因素较多，重复性相对较差，当 TLC 测定结果与 VC、FVC 测定结果不相符时，应考虑到不同方法测定结果的差异，以及测定过程的质量控制水平等因素，结合临床病史资料，进行综合判断。

在正常情况下，人体呼吸容量和流量会随着年龄的增长而逐渐下降。同样，人体的呼吸功能也会因为各种不同的疾病因素的影响而下降，并随着患者病情的好转或恶化而发生相应的变化。临床上，肺功能筛查常用于评估患者的呼吸功能状态，评估胸腹部手术的风险，预测术后可能出现的并发症；另一方面，肺功能的动态监测可以反映患者临床状态的改善或下降，常用于药物治疗和康复治疗效果的评估。

（高 怡 陈荣昌）

第三节 动脉血气结果分析

一、动脉血气临床意义

机体每天受到各种酸性和碱性物的攻击，机体患病时则更多。正常情况下代谢所产生的酸性物略为过剩，通过肺排泄 CO_2 的换气机制和肾脏的代谢过程能使酸碱平衡恢复。如果体内平衡被打破，就会产生呼吸性或代谢性酸碱失衡。

血气分析是对血液中的酸碱度（pH）、二氧化碳分压（PCO_2）和氧分压（PO_2）等相关指标进行测定，医学上常用于判断机体是否存在酸碱平衡失调以及缺氧和缺氧程度等的检验手段。自 20 世纪 50 年代末丹麦的 Poul Astrup 研制出第一台血气分析仪五十多年来，血气分析技术一直在医学诊疗中发挥着至关重要的作用。

血液气体和酸碱平衡正常是体液内环境稳定、机体赖以健康生存的一个重要方面。血中有生理效应的气体是氧（O_2）和二氧化碳（CO_2），CO_2 不仅与 O_2 有关，而且与酸碱平衡有关。血液气体分析可以了解 O_2 的供应及酸碱平衡状况，是抢救危重患者和手术中监护的重要指标之一。血气分析的标本有采自于动脉和静脉血两种，但临床上常用动脉血。两者的差别能更准确地判断组织气体代谢及其伴随的酸碱失调的状况以及准确地解释结果。

二、血气分析的指标

动脉血气分析（blood gas analysis）指标中，血气分析仪可直接测定的有动脉氧分压、动脉二氧化碳分压、动脉氢离子浓度，然后根据相关的方程式由上述三个测定值计算出其他多项指标，从而判断肺换气功能及酸碱平衡的状况。

1. 动脉血氧分压 动脉血氧分压（PaO_2）是指血液中物理溶解的氧分子所产生的压力。健康成人随年龄增大而降低，年龄预计公式为 PaO_2=100mmHg-（年龄 ×0.33）± 5mmHg。

参考值：95~100mmHg（12.6~13.3kPa）。

临床意义：

(1) 判断有无缺氧和缺氧的程度：低氧血症分轻、中、重三型：轻度：80~60 mmHg（10.7~8.0kPa）；中度：60~40 mmHg（8.0~5.3kPa）；重度：<40 mmHg（5.3kPa）。

(2) 判断有无呼吸衰竭的指标：呼吸衰竭根据动脉血气分为Ⅰ型和Ⅱ型。Ⅰ型是指缺氧而无 CO_2 潴留（PaO_2<60mmHg，$PaCO_2$ 降低或正常）；Ⅱ型是指缺氧伴有 CO_2 潴留（PaO_2<60mmHg，$PaCO_2$>50mmHg）。

2. 动脉血氧饱和度 动脉血氧饱和度（SaO_2）是指动脉血氧与血红蛋白（Hb）结合的程度，是单位 Hb 含氧百分数。一般情况下，并非全部的 Hb 都能氧合，而且血中还存在其他 Hb，如高铁 Hb、正铁 Hb 和其他变性 Hb 等，因此 SaO_2 难以达到 100%。

参考值：95%~98%。

临床意义：可作为判断机体是否缺氧的一个指标，但是单纯这一指标反映缺氧并不敏感，而且有掩盖缺氧的潜在危险。主要原因是由于血红蛋白离解曲线呈“S”形的特性，即

PaO_2 在 60mmHg 以上，曲线平坦，在此段即使 PaO_2 有大幅度变化，SaO_2 的增减变化很小，即使 PaO_2 降至 57mmHg，SaO_2 仍可接近 90%；只有 PaO_2 在 57mmHg 以下，曲线呈陡直，PaO_2 稍降低，SaO_2 即明显下降。因此，SaO_2 在较轻度的缺氧时尽管 PaO_2 已有明显下降，SaO_2 可无明显变化。

3. 动脉血二氧化碳分压 动脉血二氧化碳分压（$PaCO_2$）是指物理溶解在动脉血中的 CO_2（正常时每 100ml 中溶解 2.7ml）分子所产生的张力。CO_2 是有氧代谢的最终产物，经血液运输至肺排出，是判断呼吸衰竭类型与程度的指标。

参考值：35~45mmHg（4.7~6.0kPa），平均值 40mmHg（5.33kPa）。

临床意义：

（1）判断呼吸衰竭类型与程度：Ⅰ型呼吸衰竭，$PaCO_2$ 可正常或略降低；Ⅱ型呼吸衰竭，$PaCO_2$ 必须 >50mmHg。

（2）判断呼吸性酸碱平衡失调：$PaCO_2$>45mmHg（6.0kPa）提示呼吸性酸中毒；$PaCO_2$<35mmHg（4.7kPa）提示呼吸性碱中毒。

（3）判断代谢性酸碱失调的代偿反应：代谢性酸中毒时经肺代偿后 $PaCO_2$ 降低，最大代偿极限为 $PaCO_2$ 降至 10mmHg。代谢性碱中毒时经肺代偿后 $PaCO_2$ 升高，其最大代偿极限为 $PaCO_2$ 升至 55mmHg。

4. pH pH 是表示体液氢离子的浓度的指标或酸碱度。由于细胞内与细胞直接接触的内环境 pH 测定困难，故常用血液 pH 测定来间接了解。血液 pH 实际上是未分离血细胞的动脉血浆中氢离子浓度[H^+]的负对数值。pH 取决于血液中碳酸氢盐缓冲对，其中碳酸氢由肾调节，碳酸由肺调节，其两者比值为 20∶1 时，血 pH 为 7.40。pH 是判断酸碱失调中机体代偿程度的重要指标。

参考值：7.35~7.45。

临床意义：可作为判断酸碱失调中机体代偿程度的重要指标。pH<7.35 为失代偿性酸中毒，存在酸血症；pH>7.45 为失代偿性碱中毒，有碱血症；pH 正常有三种情况：无酸碱失衡、代偿性酸碱失衡、混合性酸碱失衡。

5. 标准碳酸氢盐 标准碳酸氢盐（standard bicarbonate，SB）是指在 38℃，血红蛋白完全饱和，经 $PaCO_2$ 为 40mmHg 的气体平衡后的标准状态下所测得的血浆碳酸氢根浓度。

参考值：22~27mmol/L，平均 24mmol/L。

临床意义：是准确反映代谢性酸碱平衡的指标，一般不受呼吸的影响。

6. 剩余碱 剩余碱（bases excess，BE）是指在 38℃，血红蛋白完全饱和，经 $PaCO_2$ 为 40mmHg 的气体平衡后的标准状态下，将血液标本滴定至 pH 等于 7.40 所需要的酸或碱的量，表示全血或血浆中碱储备增加或减少的情况。需加酸者表示血中有多余的碱，BE 为正值；相反，需加碱者表明血中碱缺失，BE 为负值。

参考值：0 ± 2.3mmol/L。

临床意义：是只反映代谢性因素的指标，与 SB 的意义大致相同。

三、动脉血气检测的临床意义

1. 疾病诊断和鉴别诊断 根据动脉血气分析可将呼吸衰竭分为Ⅰ型和Ⅱ型，结合预计代偿公式和 AG 等可判断单纯性和复合性酸碱失衡的类型。

2. 指导治疗 低氧血症是氧疗的指征，不同呼吸衰竭类型，根据血气分析指标指导吸氧浓度的调节；通气障碍和(或)换气障碍患者根据血气指标采取相应的治疗措施，如指导机械通气模式及参数调节；根据 pH 和预计代偿公式评价机体酸碱失衡程度，指导酸性或碱性药物的应用。

3. 评价治疗效果 在临床工作中通过对血气分析指标的连续观察，可客观评价治疗后患者呼吸功能状况和酸碱平衡的变化，如 PaO_2 上升，$PaCO_2$ 降低或恢复正常，患者的通气和换气功能改善，治疗效果好，反之，则恶化；患者 pH 正常，酸碱紊乱纠正，则治疗有效，病情好转，如出现严重酸中毒或碱中毒，并发多重酸碱紊乱，则病情加重。

4. 手术风险评估 手术前进行动脉血气分析检查，常用于胸部、心脏和老年患者等的手术风险评估。

5. 预后估计 动脉血气分析 pH 在正常范围内、PaO_2 升高、$PaCO_2$ 降低或恢复正常，则预后良好，否则预后不佳。连续动态观察 pH、PaO_2、$PaCO_2$ 和酸碱平衡的变化，对预后的估计更重要。

四、动脉血气分析六步法

血气分析的六步法包括：pH 评价、换气功能评价、代谢过程评价、确定原发和代偿性疾病、评价氧合状态以及作出最终结论 6 方面。

1. 根据 Henderseon-Hasselbach 公式($[H^+]=24\times(PaCO_2)/[HCO_3^-]$)判断动脉血气分析检测数值的内在一致性 如果 PH 和$[H^+]$数值不一致(表 2-3-1)，该血气结果可能是错误的，须重新测定。

表 2-3-1 pH 对应的 H^+ 浓度

pH	估测$[H^+]$/mmol/L	pH	估测$[H^+]$/mmol/L
7	100	7.35	45
7.05	89	7.40	40
7.10	79	7.45	35
7.15	71	7.50	32
7.20	63	7.55	28
7.25	56	7.60	25
7.30	50		

2. 看 pH 定酸碱，判断是否存在酸碱失衡 pH<7.35 为酸血症，pH>7.45 为碱血症；pH 正常有三种可能，包括正常、单纯代偿性酸碱失衡和混合性酸碱失衡。即使 pH 在正常范围(7.35~7.45)，也可能存在酸中毒或碱中毒。你需要核对 $PaCO_2$，HCO_3^- 和阴离子间隙。

3. 看原发因素判断呼吸或代谢性酸碱失衡，并判断 pH 改变方向与 $PaCO_2$ 改变方向的关系 在原发呼吸障碍时，pH 和 $PaCO_2$ 改变方向相反，在原发代谢障碍时，pH 和 $PaCO_2$ 改变方向相同。

4. 根据原发异常判断是否产生适当的代偿反应。通常情况下，代偿反应不能使 pH 恢复正常(7.35~7.45)，如果观察到的代偿程度与预期代偿反应不符，很可能存在一种以上的酸碱异常。

5. 若存在代谢性酸中毒,计算阴离子间隙AG,($AG=[Na^-]-[Cl^-]+[HCO_3^-]$),正常的阴离子间隙为$(12\pm2)$mmol/L。

6. 根据阴离子间隙变化值判断是否存在代谢性碱中毒 计算阴离子间隙改变(ΔAG)与$[HCO_3^-]$改变($\Delta[HCO_3^-]$)的比值:$\Delta AG/\Delta[HCO_3^-]$。

如果为非复杂性阴离子间隙升高代谢性酸中毒,此比值应当介于1.0和2.0之间如果这一比值在正常值以外,则存在其他代谢紊乱。

如果$\Delta AG/\Delta[HCO_3^-]<1.0$,则可能并存阴离子间隙正常的代谢性酸中毒;如果$\Delta AG/\Delta[HCO_3^-]>2.0$,则可能并存代谢性碱中毒。

动脉血气分析是临床上最常用的一种分析判断危重病患者酸碱失衡和呼吸功能障碍的实验方法,六步法血气分析可以对单纯性、双重性和三重性酸碱失衡作出准确判断,提供相应酸碱失衡和呼吸功能障碍的发病原因、临床表现和治疗建议。

五、血气分析在呼吸康复评估中的价值

肺康复治疗是针对有临床症状、日常生活能力下降的慢性呼吸系统疾病患者采取的综合干预措施。在患者个体化治疗中给予综合性肺康复计划,通过改善疾病症状,优化机体功能状态,增加患者依从性,并减少医疗费用的支出。进行肺康复的目的是使患者减少或减轻症状,提高生存质量,减少急性加重期的发生、延缓肺功能减退及疾病进展。肺康复最重要的是希望能减轻临床症状和降低疾病致残的程度。综合性肺康复方案首先是对患者进行评估、宣教和心理支持,然后制订个体的药物治疗方案及运动训练计划,监测患者的心理、营养状态、肺功能等,需要多学科合作才能满足患者的个体化需求,主要由呼吸科医师、呼吸治疗师、护士、物理治疗师、心理医生、专业营养指导和其他专业人才共同完成。

随着我国人口老龄化的出现,COPD的发病率逐渐增加,治疗上无特殊有效方法。合适的锻炼手段和可靠的评定指标一直是有关COPD患者的重要课题,有很多相关的研究报道。肺康复治疗项目主要包括以下几个方面:①体能锻炼:能提高患者的活动耐受强度,改善对锻炼的生理反应及健康状况。②肌肉强度锻炼能:改善患者行走耐受力,提高肌肉强度。③呼吸肌锻炼:COPD患者的呼吸肌强度有所降低,呼吸肌锻炼能使其强度和耐受力增强。④氧疗:COPD患者在缓解期仍有低氧血症,长期家庭氧疗能使动脉血氧饱和度增加,改善缺氧,增加活动范围,从而提高生存质量。⑤生理治疗:可给患者提供松弛及呼吸再锻炼技术。⑥营养支持:营养低下是病情及健康状况恶化的一个独立因素。⑦健康教育:各种主题包括解剖、生理、饮食和营养、药物治疗方案及安全使用氧疗等方面。⑧心理学与行为干预:困扰COPD患者最主要的问题是呼吸困难。呼吸康复对COPD患者呼吸困难的影响有较多的研究报道,其中采用较多的为呼吸肌锻炼。早期的呼吸康复锻炼可提高患者耐力,改善日常生活能力,提高生活质量。

血气分析临床主要意义包括测定和评估患者的通气、氧合状态;确诊呼吸功能受损并判断其严重程度;指导呼吸功能衰竭患者辅助机械通气的调节;测定和评价患者内环境的酸碱平衡状态;用于各种呼吸治疗包括呼吸康复治疗;了解患者对酸碱调节及其他治疗的反应。

目前,临床上用于呼吸康复评估的手段主要有血气分析、6分钟步行距离、生活质量评定和肺功能检查等。血气分析用于呼吸康复的评估,具有操作方便,对患者无特殊要求,误

差小,真实反映患者体内氧合和酸碱平衡情况等优点,相比肺功能检查更易操作,参考价值更大。因此,血气分析在呼吸康复的疗效评估中具有重要作用,也较多应用于临床研究。

研究已证实呼吸康复对动脉血气会产生影响,呼吸康复无论对 COPD 急性加重期还是稳定期患者的呼吸困难均有有利作用,其中最多的是采用全身锻炼为主结合呼吸肌锻炼的多方位的肺康复治疗计划。许多研究显示,经过 6 周的肺康复治疗,定量阻力呼气组治疗前 PaO_2 54.2 ± 4.36mmHg,治疗后 PaO_2 57.1 ± 2.6mmHg,治疗前后 P 值 <0.05;定量阻力呼气组治疗前 $PaCO_2$ 67.3 ± 3.5mmHg,治疗后 $PaCO_2$ 63.8 ± 5.2mmHg,治疗前后 P 值 <0.05;缩唇呼吸组治疗前 $PaCO_2$ 54.5 ± 3.7mmHg,治疗后 PaO_2 56.9 ± 2.7mmHg,治疗前后 P 值 <0.05;缩唇呼吸组治疗前 $PaCO_2$ 66.6 ± 4.8mmHg,治疗后 $PaCO_2$ 63.0 ± 5.6mmHg,治疗前后 P 值 <0.05;结果提示两种治疗方式能够增加 COPD 患者动脉血氧含量并降低二氧化碳潴留水平。上述数字说明通过呼吸康复治疗,使 COPD 患者的病情可以得到一定程度的改善。

(朱惠莉)

第四节 患者的选择

肺康复应该提供给呼吸功能存在障碍的患者或有呼吸功能受损高危因素的患者,但由于过去人们关注重点以药物治疗为主,对于患者的呼吸功能重建关注少,尤其对于那些终末期的呼吸道疾病患者和有严重功能障碍的患者大多难以获得康复介入。所以专家应该加强宣传有关呼吸疾病的康复、呼吸疾病的发现和康复介入的重要性。康复计划的设立需要跨学科的评估保证计划进行的安全性、有效性和持续性,这不仅仅是医务人员的参与,还需要患者自我、其家属以及社会工作人员的共同努力完成。因此,在患者选择时,我们需要根据个体差异选择肺康复的介入以及治疗计划的安排。

过去专家重点关注慢性阻塞性疾病的康复,经过多方临床测试,基本达成共识对患有 COPD 患者进行肺康复是有益的。而近些年,有大量研究发现其他呼吸道疾病、神经疾病的呼吸康复具有同样的有效性。与此同时,对于患者的评估要素从过去局限的肺功能测试,增加日常生活能力评估、心肺运动功能评估、步行能力评估等,改变过去仅关注呼吸动力学的改变策划,更全面关注患者的症状、运动能力、生活表现能力、社会活动参与、生活幸福感等,不只是有肺功能测试上的异常才介入,那些患者若存在长期呼吸道症状、功能限制、生活质量下降尽管已经在进行药物治疗,同样提示需要肺康复。

参与肺康复计划的患者,假若存在共存病是妨碍康复计划进行,需先稳定病情后经重新评估后再参与(详见各疾病章节)。如不稳定心脏病、不稳定的肺高压、颅内压过高、活动性出血等,是肺康复的禁忌证。对于是否参与肺康复计划需要医疗团队共同评估决定。而其他疾病,如认知障碍、精神病、稳定型心脏病、心脏术后、脑卒中急性期等疾病,需医疗团队提供个性化的肺康复计划,尽可能与患者的病情情况相适应。

过去,肺康复计划的进行局限于病房,只有住院期间才可获得肺康复,患者一旦出院,就无法继续进行肺康复并从中获益,所以随着近些年肺康复的发展,除了医院,还有社区医疗中心、肺康复俱乐部、远程肺康复计划等不同形式的机构出现,解决因出院而肺康复无法进行的问题,可以根据患者情况推荐到适合的机构继续进行相关康复计划,若行动不便,可进行远程监控下的家居康复计划或医务人员上门进行肺康复。

对于患者的经济条件也是我们需要考虑的，除此还需要与政府共同讨论医保政策的倾斜，以及第三方保险的保障范围。由于肺康复计划是需要长期进行的，同时大多患者存在移动能力低下，甚至需陪护照顾的问题，而且患者的工作能力降低甚至缺失，自身经济条件受限制，除了支付大额的康复费用，还包括交通费用、陪护费用。所以我们需提前告知患者有关治疗费用，并根据情况选择住院治疗、社区治疗或家庭治疗。

（黄　臻）

第五节　呼吸康复的作用

呼吸康复的生理学特点

（一）呼吸系统的生理学变化

呼吸包括内呼吸与外呼吸之分。人们通常所说的呼吸是指呼吸运动，人体呼吸肌的收缩与舒张，调节胸廓的扩张与缩小，通过肺内压与外界大气压之间的压力差引发肺脏的扩张与缩小，在从外界吸入分子态氧和向外界放出二氧化碳而进行气体交换的现象，常用呼吸频率和幅度来表述，亦称为外呼吸。但从人体的生化反应过程来看，呼吸更侧重于细胞内物质氧化产生 ATP、CO_2 和水的过程。从呼吸生理学方面来说，呼吸包含以下几个相互衔接的环节：机体从外界摄取 O_2 入肺泡，排出肺泡内的 CO_2，即肺通气；肺泡周围毛细血管内血液中的 CO_2 进入肺泡内和肺泡内的 O_2 进入肺泡周围毛细血管内血液，即肺换气；O_2 和 CO_2 在血液中的运输；O_2 进入细胞内，在线粒体中进行氧化供能，产生的 CO_2 再从线粒体转运至血液循环即内呼吸。外呼吸与内呼吸互为动力，相辅相成，在血液循环系统的配合及神经体液因素调节下，保障人体正常运转的完整不可分割的生理生化过程。

1. 肺通气　肺通气保持了肺泡气 PO_2、PCO_2 的相对稳定并使肺泡内气体不断更新，进而完成交换。气体交换包括肺与外界的气体交换和体内的气体交换（肺换气和组织换气），前者是通过呼吸运动完成的，后者在这两处换气的原理一样，都是通过气体的扩散作用实现的。

气体交换原理

(1) 呼吸运动：胸廓有节律地扩张和收缩，从而完成吸气与呼气，这就是呼吸运动。参与呼吸的肌肉有肋间肌和膈肌。肋间肌和膈肌的收缩与舒张能够使胸廓扩大或缩小。当肋间肌和膈肌收缩时，胸腔体积增大，肺随之扩张，这时肺内气压就低于大气压，外界空气通过呼吸道进入肺，完成吸气。相反，当肋间肌和膈肌舒张时，胸腔体积缩小，肺随之回缩，这时肺内气压就高于大气压，肺内气体提高呼吸道排出体外，完成呼气。通过呼吸运动，肺实现了与外界环境的气体交换，使肺泡内的气体不断地得到更新。

(2) 肺内压：是指肺泡内气体的压力。肺通过口、鼻与外界环境是相通的，所以在肺的容积不变时，肺内压和大气压是大体相等的。呼吸过程中，肺内压是周期性变化的，平静吸气之初，肺内压暂时下降，空气顺气压差进入肺泡。肺内压随之逐渐升高，至吸气末，肺内压等于大气压。平静呼气初，肺内压暂时比大气压要高，于是肺内气体顺气压差排出。至呼气末肺内压又下降至等于大气压。这种周期性的变化，造成肺内压与大气压之间的压力差，正是实现肺通气的直接动力。呼吸过程中肺内压变化的程度，取决于呼吸的缓急、深浅和呼吸道阻力。

(3) 胸膜腔内压：是指胸膜腔内的压力。是指脏层胸膜与壁层胸膜之间的潜在腔（即胸膜腔）内的压力。在平静呼吸时，它始终低于大气压，故亦称“胸内负压”。但呼气时有可能高于大气压。例如在关闭声门，用力吸气时，可降至 -90mmHg；关闭声门用力呼气时，由于呼气肌的强烈收缩，可升至 110mmHg. 胸膜腔内压 = 肺内压 - 肺回缩压，在吸气末或呼气末，肺内压 = 大气压，若以大气压 =0，则：胸膜腔内压 =- 肺回缩压。因此，平静呼吸时，吸气末胸膜腔内负压绝对值最大。胸内负压由胸廓的弹性扩张和肺的弹性回缩这两种对抗力量作用于胸膜腔而形成，它使肺维持扩张状态，并有助于静脉血的回流。健康人平静呼吸时胸膜腔内压变动在 -1.3~-0.4kPa 之间；平静呼气末胸膜内压为 -0.665~-0.399kPa（-5~-3mmHg），吸气末为 -1.33~-0.662kPa（-10~-5mmHg）。

(4) 肺通气的阻力：肺通气的动力需要克服肺通气的阻力方能实现。阻力增高是临床上肺通气障碍最常见的原因。肺通气的阻力有两种：弹性阻力（肺和胸廓的弹性阻力），是平静呼吸时主要阻力，约占总阻力的 70%；非弹性阻力，包括气道阻力，惯性阻力和组织的黏滞阻力，约占总阻力的 30%，其中又以气道阻力为主。

1) 肺弹性阻力：来自肺组织本身的弹性加回缩力和肺泡内侧的液体层同肺泡内气体之间的液 - 气界面的表面张力所产生的回缩力，两者均使肺具有回缩倾向，故成为肺扩张的弹性阻力。度量法：顺应性 =(1/ 弹性阻力)，其中顺应性：指在外力作用下弹性组织的可扩张性。肺组织的弹性阻力主要来自弹力和胶原纤维，当肺扩张时，这些纤维被牵拉便倾向于回缩。肺扩张越大，对纤维的牵拉程度也越大，回缩力也越大，弹性阻力也越大，反之则小。

$$\text{肺顺应性（CL）}=\frac{\text{肺容积变化（}\Delta V\text{）}}{\text{跨肺压变化（}\Delta P\text{）}}=0.2L/cmH_2O$$

$$\text{比顺应性}=\frac{\text{测得的肺顺应性（}L/cmH_2O\text{）}}{\text{肺总量（L）}}$$

扩张充气的肺比扩张充生理盐水的肺所需的跨肺压力大得多，前者约为后者的 3 倍。这是因为充气时，在肺泡内衬液和肺泡气之间存在液 - 气界面，从而产生表面张力。球形液 - 气界面的表面张力方向是向中心的，倾向于使肺泡缩小，产生弹性阻力。而充生理盐水时，没有液 - 气界面，因此不存在表面张力作用，仅肺组织的弹性回缩所产生的阻力作用。由此可见，肺组织的弹性阻力仅约占肺总弹性阻力的 1/3，而表面张力约占 2/3。因此，表面张力对肺的缩张有重要的作用。

根据 Laplace 定律：

$$P(N/cm)=\frac{2T(N/cm)}{r(cm)}$$

肺泡内压力（P）：与表面张力（T）成正比，

与肺泡半径（r）成反比。

肺泡Ⅱ型细胞分泌表面活性物质（DPL 或 DPPC），其生物学作用为：降低肺泡表面张力进而降低吸气阻力；减少肺泡内液的生成预防肺水肿的发生；维持肺泡内压的稳定性，防肺泡破裂或萎缩。临床上，成人肺炎、肺血栓等疾病可导致肺泡Ⅱ型细胞表面活性物质分泌减少，发生肺不张。6~7 个月胎儿才开始分泌表面活性物质，故早产儿可因缺乏表面活性物质而发生肺不张和新生儿肺透明膜病出现呼吸窘迫综合征。

2）胸廓的弹性阻力：胸廓的弹性阻力则是由胸廓的弹性组织所形成，胸廓处于自然位置时（肺容量≈ 67%），不表现有弹性回缩力；胸廓缩小时（肺容量 <67%），胸廓的弹性回缩力向外 = 吸气的动力，呼气的阻力；胸廓扩大时（肺容量 >67%），胸廓的弹性回缩力向内 = 吸气的阻力，呼气的动力。

$$胸廓顺应性 = \frac{肺容量变化(\Delta P)}{跨壁压(\Delta P)} = 0.2L/cmH_2O$$

临床常见弹性阻力的影响因素：

肺充血、肺不张、表面活性物质减少、肺纤维化和感染等原因可导致肺弹性阻力增高。但肺顺应性增加并不一定表示肺通气功能好。如肺气肿时肺弹性成分破坏，肺回缩力下降，肺弹性阻力降低（肺顺应性增高）加剧呼气困难。肥胖、胸廓畸形、胸膜增厚、腹内占位病变等原因可导致弹性阻力增加（顺应性下降）

3）非弹性阻力：非弹性阻力包括惯性阻力、黏滞阻力和气道阻力。气道阻力（airway resistance）来自气体流经呼吸道时气体分子间和气体分子与气道之间的摩擦，是非弹性阻力的主要成分，占 80%~90%。受气流流速、气流形式和管径大小影响。流速快，阻力大；流速慢，阻力小。气流形式有层流和湍流，层流阻力小，湍流阻力大。气流太快和管道不规则容易发生湍流。如气管内有黏液、渗出物或肿瘤、异物等时，可用排痰、清除异物、减轻黏膜肿胀等方法减少湍流，降低阻力。气道管径大小是影响气道阻力的另一重要因素。管径缩小，阻力大增，因为 $R \propto 1/r4$。

气道管径又受四方面因素的影响：①跨壁压：是指呼吸道内外的压力差。呼吸道内压力高，跨壁压增大，管径被动扩大，阻力变小；反之则增大。②肺实质对气道壁的外向放射状牵引：小气道的弹力纤维和胶然后纤维与肺泡壁的纤维彼此穿插，这些纤维像帐篷的拉线一样对气道发挥索引作用，以保持那些没有软骨支持的细支气管的通畅。③自主神经系统对气道管壁平滑肌舒缩活动的调节：副交感神经使气道平滑肌收缩，管径变小，阻力增加；交感神经使平滑肌舒张，管径变大，阻力降低，临床上常用拟肾上腺素能药物解除支气管痉挛，缓解呼吸困难，近来发现呼吸道平滑肌的舒缩还受自主神经释放的非乙酰胆碱的共存递质的调制，如神经肽（舒血管肠肽、神经肽 Y、速激肽等）。它们或作用于接头前受体，调制递质的释放、或作用于接头后，调制对递质的反应或直接改变效应器的反应。④化学因素的影响：儿茶酚胺可使气道平滑肌舒张；前列腺素 F2α 可使之收缩，而前列腺 E2 使之舒张；过敏反应时由肥大细胞释放的组胺和慢反应物质使支气管收缩；吸入气 CO_2 含量的增加可以刺激支气管、肺的 C 类纤维，反射性地使支气管收缩，气道阻力增加。近来的研究发现气道上皮可合成、释放内皮素，使气道平滑肌收缩。哮喘患者肺内皮素的合成和释放增加，提示内皮素可能参与哮喘的病理生理过程。

2. 肺换气与组织换气

（1）交换过程：混合静脉血流经肺毛细血管时，血液 PCO_2 是 5.32kPa（40mmHg），比肺泡气的 13.83kPa（104mmHg）低，肺泡气中 O_2 便由于分压差向血液扩散，血液的 PCO_2 便逐渐上升，最后接近肺泡气的 PCO_2。CO_2 则向相反的方向扩散，从血液到肺泡，因为混合静脉血的 PCO_2 是 6.12kPa（46mmHg），肺泡的 PCO_2 是 5.32kPa（40mmHg）。O_2 和 CO_2 的扩散都极为迅速，仅需约 0.3 秒即可达到平衡。通常情况下血液流经肺毛细血管的时间约 0.7 秒，所以当血液流经肺毛细血管全长约 1/3 时，已经基本上完成交换过程。可见，通常情况下肺换气时间绰绰有余。

(2) 影响肺部气体交换的因素：前面已经提到气体扩散速率受分压、扩散面积、扩散距离、温度和扩散系数的影响。这里只需具体说明肺的扩散距离和扩散面积以及影响肺部气体交换的其他因素，即通气 / 血流比值的影响。

1) 呼吸膜的厚度：在肺部肺泡气通过呼吸膜（肺泡 - 毛细血管膜）与血液气体进行交换。气体扩散速率与呼吸膜厚度成反比关系，膜越厚，单位时间内交换的气体量就越少。呼吸膜由六层结构组成；含表面活性物质的极薄的液体层、很薄的肺泡上皮细胞层、上皮基底膜、肺泡上皮和毛细血管膜之间很小的间隙、毛细血管的基膜和毛细血管内皮细胞层。病理情况下，任何使呼吸膜增厚或扩散距离增加的疾病，都会降低扩散速率，减少扩散量，如肺纤维化、肺水肿等，可出现低氧血症；特别是运动时，由于血流加速，缩短了气体在肺部的交换时间，这时呼吸膜的厚度和扩散距离的改变显得更有重要性。

2) 呼吸膜的面积：气体扩散速率与扩散面积成正比。正常成人肺有 3 亿左右的肺泡，总扩散面积约 $70m^2$。安静状态下，呼吸膜的扩散面积约 $40m^2$，故有相当大的贮备面积。运动时，因肺毛细血管开放数量和开放程度的增加，扩散面积也大大增大。肺不张、肺实变、肺气肿或肺毛细血管关闭和阻塞均使呼吸膜扩散面积减小。

3) 通气 / 血流比值的影响通气 / 血流比值（ventilation/perfusion ratio）是指每分肺通气量（VA）和每分肺血流量（Q）之间的比值（VA/Q），正常成年人安静时约为 4.2/5=0.84。不难理解，只有适宜的 VA/Q 才能实现适宜的气体交换，这是因为肺部的气体交换依赖于两个泵协调工作。健康成人就整个肺而言 VA/Q 是 0.84。但是肺内肺泡通气量和肺毛细血管血流量的分布不是很均匀的，因此，各个局部的通气 / 血流比值也不相同，用整个肺的 VA/Q 就不以反映出来。例如人在直立位时，由于重力等因素的作用，肺尖部的通气和血流都较肺底的小，不过血流量的减少更为显著，所以肺尖部的通气 / 血流比值增大，产生中度肺泡无效腔，而肺底的比值减小，产生功能性动 - 静脉短路。虽然正常情况下存在着肺泡通气和血流的不均匀分布，但从总体上说，由于呼吸膜面积远远超过气体交换的实际需要，所以并未明显影响 O_2 的摄取和 CO_2 的排出。正常人安静时氧的肺扩散容量平均约为 20ml/min·0.133kPa，CO_2 的为 O_2 的 20 倍。运动时 DL 增加，是因为参与气体交换的肺泡膜面积和肺毛细血管血流量增加以及通气、血流的不均分布得到改善所致，DL 可因有效扩散面积减小扩散距离增加而降低。气体在组织的交换机制、影响因素与肺泡处相似，交换发生于液相（血液、组织液、细胞内液）之间，而且扩散膜两侧的 O_2 和 CO_2 的分压差随细胞内氧化代谢的强度和组织血流量而异血流量不变时，代谢强、耗 O_2 多，则组织液 CO_2 低，PCO_2 高；代谢率不变时，血流量大，则 PO_2 高，PCO_2 低。

3. 气体运输 氧的传输过程是在中枢神经系统调节下由心脏和肺脏协调完成的，我们称之为运动心肺偶联。整个过程所需要的氧全部来自于外界，即通过肺的通气功能将外界的新鲜空气送到肺泡，然后通过气体交换到达血液，与 Hb 结合形成氧合 Hb，再通过心血管系统输送至全身器官和组织及肌肉中；根据 Boyle 定律，$PO_2=(PB-PH_2O)\times FiO_2=(101.3-6.3)\times 0.2095=19.9$（kPa），气体进入肺泡后，$O_2$ 通过气体交换不断地被肺部血流带走，CO_2 则被排入到肺泡气内，导致 PO_2 进→步下降。假如呼吸商（RQ）为 1.0，那么产生的 CO_2 分子与被消耗的 O_2 分子数目应当相等。由于相同气体分子数能产生相同的压力，在其他因素不变的情况下，因 PCO_2 为 40mmHg 时，则肺泡氧分压（PaO_2）为：$PaO_2=149-40=109$（mmHg）。而代谢的终产物 CO_2 也通过氧运输相反的路径排出体外。由此可见，氧的代谢和运动能力的大小取决于运动心肺偶联中每一个环节，即通气、肺换气、心血管功能、组织换气以及所参与运动的肌肉等。

氧在血液中主要以血红蛋白结合氧的形式存在,但以游离氧的形式扩散。在组织中,氧以游离的形式进行分布、扩散和代谢。1 个 Hb 可以与 4 个 O 结合,即 1mol Hb 能与 4ml 的 O_2 结合。1mol 气体所占据的空间为 22 400ml(STPD),每摩尔 Hb 为 64500g,因此每克 Hb 能携氧量为 1.39ml/g。

呼吸和心血管系统共同作用主要是维持组织的氧供,进行新陈代谢,若供氧不足,则必须进行无氧酵解供能。实验证明,氧供量和氧耗量之间存在内,健康人的供氧量下降时,氧耗量也相应下降;反之随着供氧量的增加,氧耗量也相应增加,称为氧供依赖。进步增大氧供量,但在定范围内(即超过氧输送临界域时)氧耗量不再增加,而是保持相对稳定,称为非氧供依赖。

组织的氧供可用组织每分钟的氧流量,即动脉血氧含量(CaO_2)× 组织动脉血流量(Q)表示,而氧耗量则可用动静脉血氧含量差(CaO_2–CvO_2)× Q 表示。氧耗与氧供的百分比称为氧耗率,可反映组织中氧的储备。数值越小,储备越好。血流量与氧耗量的比值称为氧循环当量(circulation equivalent for oxygen),可用来反映氧的供求关系。静息状态下,氧循环当量为心输出量与总氧耗量的比值,即 5700(ml/min)÷ 250(ml/min)=22.8。正常成人 100ml 动脉血的氧含量为 20 时,即血量与氧量之比为 5,因此氧循环当量为 5 时,动脉血氧正好被完全利用,静脉血的氧含量为零。氧循环当量可综合反映氧储备。在肾脏和皮肤,氧循环当量分别高达 65.5 和 104.2,而动静脉血氧含量差接近于零,则说明这些脏器的氧化代谢率和氧的利用率非常低,氧的储备功能非常高,则与这些脏器的功能一致,比如肾脏主要维持肾小球的高滤过率,而皮肤则主要调节体温。

近年来部分研究发现在 ARDS 和多脏器功能衰竭存在氧耗一氧供的关系异常。在 ARDS 患者,这种代偿机制耗竭,在所有氧供水平上都存在氧耗对氧供的绝对性或病理性依赖。这种现象在肺组织表现为中 IQ 比例失调和低氧血症,在肺外器官则表现为毛细血管与组织之间的氧交换障碍和组织缺氧,引起组织损伤。导致组织氧耗 - 氧供失衡的主要机制是局部代偿机制的耗竭,主要为毛细血管内皮细胞损伤,组织水肿,毛细血管横截面积减少,结果氧的弥散距离增大、弥散面积减小,导致重要脏器缺氧,引起细胞损伤的基本原因是炎症细胞的激活和炎症介质的释放。由于肺循环容量大、阻力低,肺毛细血管特别丰富,往往成为炎症损伤的首位靶器官。

4. 正常的呼吸调节 呼吸的基本功能在于维持正常水平的 PaO_2 和 $PaCO_2$,保证机体的代谢需要;而呼吸功能的实现则依赖于机体对呼吸的调节。与其他系统的调节相似,人体对呼吸调节也非常复杂,涉及神经内分泌、机械和化学等方面。机体的呼吸过程是终生不停的一种节律性活动,其深度和频率随体内、外环境条件的改变而改变,例如劳动或运动时,代谢增强,呼吸加深加快,肺通气量增大,以摄取更多的 O_2,排出更多的 CO_2,使之与代谢水平相适应。在这个复杂的调节系统中,呼吸中枢执行许多重要功能,包括产生呼吸节律,接受和处理感受器传人的信号,并通过呼吸运动神经元将驱动信息输出到效应器,引起呼吸肌的收缩和调节气道口径的大小,产生适当的通气反应。

驱动呼吸肌的运动神经元位于脊髓不同的节段。支配膈肌的运动神经元在 C_3~C_6,支配肋间肌的运动神经元在 T_1~T_{12},支配腹肌的运动神经元在 T_4~ L_3。控制气道大小的运动神经元主要位于脑干疑核和迷走神经核,分别通过舌咽神经和迷走神经支配咽喉部肌肉和气管平滑肌。膈肌和肋间外肌、肋间内肌和腹肌分别是最重要的吸气肌和呼气肌。最重要的呼吸道肌肉是气管平滑肌和上呼吸道扩张肌。呼吸肌节律性收缩形成的呼吸运动改变胸廓和肺的容积,以及气道的阻力。神经系统对呼吸运动的调节可分为两个基本方面:化学感受性呼吸调节是由位于延髓的呼吸中枢神经元群呈节律性或周期性地发放冲动,通过脊髓及末梢神经传导至呼吸肌(主要是吸气肌)完成通气动作,最终通过气体交换使 PaO_2 及 $PaCO_2$ 维持在适当范围;同样在化学感受区的 PO_2 及 PCO_2(包括延髓的中枢化学感受区及颈动脉窦、主动脉弓的外周化学感受器)也维持在一定范围内。当血液及脑脊液中 PO_2 及 PCO_2 变化时,信号上行传至呼吸中枢神经元群,再通过调整呼吸运动和气体交换使 PaO_2 及 $PaCO_2$ 维持在正常范围,即所谓的非随意呼吸调节,也称为自主节律呼吸调节。屏气、唱歌、说话时的呼吸受大脑皮质调节,即大脑皮质能在一定限度内随意控制呼吸,此称为行为性呼吸调节,也称为随意性呼吸调节。清醒时呼吸调节是由非随意呼吸调节和行为性呼吸调节共同作用的结果,两者的比例取决于人体的状态,一般由非随意呼吸调节起决定作用,但行为性呼吸调节可随时发挥作用。当由清醒时转为睡眠时,特别是非 REM 睡眠时,呼吸调节发生很大变化,此时行为性呼吸调节失去作用而只依赖于非随意呼吸调节。

5. 呼吸康复时肺的调节 运动为主的呼吸康复中肺功能的调节。

(1) 静力运动在肺康复中的作用:静力训练又叫静力性等长收缩训练。是指身体固定,肢体环节固定,肌肉长度不变,改变张力克服阻力的训练方法。可以动员更多的肌纤维工作,力量大,力量增加快,节省训练时间,肌肉围度增加不大。

静力练习过程中,伴随着屏息动作的产生,静力运动将会对呼吸功能产生一定的影响。肺通气量增大,肺活量增加,肺的呼吸功能提高。静力性运动时屏息动作使体内二氧化碳浓度增加,刺激延髓化学感受区的二氧化碳敏感细胞,间接地作用于呼吸中枢,引起呼吸加强。血液中二氧化碳也可以刺激颈动脉体和主动脉体化学感受器反射性地引起呼吸加强。举例来说,射击属于静力性运动。前苏联学者米哈伊洛夫研究在射击练习前吸气深度与枪支稳定性的关系结果表明:在卧射和立射时,射击练习前吸入的空气为肺活量的 20%~25% 时稳定性最好,而在跪射时为肺活量的 45%~55% 枪支的稳定性最好。米哈伊洛夫对瞄准和击发的时间也进行了研究,研究结果表明最有利击发的时机是在开始瞄准后的 6~12 秒之间。因为屏息时间过长会造成血氧过低和二氧化碳分压增加,这两种变化对颈动脉体和主动脉体化学感受器都有刺激作用,这一刺激会反射性地引起心率加快和呼吸加强等生理变化。米哈伊洛夫指出:通常在屏息 20~25 秒时,武器晃动明显加大,疲劳加重。该研究说明射击作为一种静力运动通过对肺活量的影响进而影响运动结果。屏息时体内二氧化碳浓度增加,刺激延髓化学感受区的二氧化碳敏感细胞,间接地作用于呼吸中枢,引起呼吸加强。血液中二氧化碳也可以刺激颈动脉体和主动脉体化学感受器反射性地引起呼吸加强。静力训练通过改善线粒体酶活性增加提高肌肉能量代谢(包括呼吸肌的能量代谢)。

另外,长时间地静力运动,加之训练者精力高度集中,因此,训练以后以受训者往往会出现精神疲劳为主。精神疲劳主要反映在中枢神经系统,特别是大脑皮质神经细胞工作能力下降,出现深快呼吸改善大脑供氧、减少体内二氧化碳潴留。身体为保持训练姿势平衡,进一步发出讯号令机体保持姿势平衡。训练过程中对呼吸肌的反复刺激、增加呼吸肌(主要是膈肌)的肌纤维紧张用力,可增强呼吸肌绝对力量效果,进一步提高了呼吸肌的做功能力及抗疲劳能力。长期静力使神经和肌肉等运动系统达到高度协调,形成一个稳定的调节环路。但有呼吸系统疾病,心血管系统疾病,没有这方面锻炼的老人,和儿童不适合做静力性练习。仅在轻度肺功能异常的患者可以通过调节静力训练时间到达到通过调节肺功能改善躯体活动的目的。但要注意循序渐进。这种方法是肌肉收缩时，长度在缩短，肌肉的起点向中心靠拢，因而又叫向心练习。目前运用得很普遍，约占 70%左右，做时可用杠铃、哑铃、壶铃、拉力器及综合力量练习架等器材进行练习。为了发达肌肉，采用慢速练习为最好。

(2) 动力性运动对肺功能的调节：动力性力量训练是相对静力性力量训练而言的，在克服阻力做功时，肢体靠近，发生明显的位移，肌肉长度也在不断变化。肌肉运动过程中消耗氧，呼吸代偿性做功增加以维持机体氧供需要。一方面位于延髓的呼吸中枢神经元在机体化学感受器的信号刺激下通过周期性地发放神经冲动至末梢神经，加快呼吸频率，使肺内气体交换率增加，维持 PaO_2 分压及 PCO_2 稳定。其中，延髓北侧呼吸组(DRG 神经元)下行投射到脊髓颈、胸段的膈肌和肋间外肌运动神经元，兴奋时引起吸气动作。而且 DRG 也接受双侧迷走神经及舌咽神经的传入冲动，这些冲动来自肺、气道、周围神经化学感受器及关节本体感受器。这些神经冲动调控基本的呼吸运动形式。自主节律呼吸调节在运动中亦起到很大作用，当血或脑脊液中的氧分压和二氧化碳分压发生变化时，化学感受信号上行传到呼吸中枢，神经元通过调整呼吸运动和气体交换使氧分压及二氧化碳分压维持在正常范围。另一方面，肢体肌肉运动，活动关节可以刺激周围本体感受器，冲动传入延髓中枢，反射性刺激呼吸。也有证据显示运动初期通气频率增加与经常运动锻炼过程中形成的条件反射有关。反复运动锻炼会使大脑学会在运动开始时，需要集多少通气量才能使血气保持正常。

呼吸频率增加与潮气量不断变化以满足机体气体交换的需求，这个冲动不断经感受器传入延髓，而延髓会不断地作出调整。呼吸困难的信号被认为是通气需求大于实际通气量时所发出的。但在病理情况下，肺部顺应性降低，肺扩张时起到扩张幅度加大，刺激牵张感受器，引起反射，使呼吸变浅快。其中，长期高碳酸血症患者，延髓对二氧化碳急性增高的敏感性比正常人差。这类患者因异常的呼吸力学使肺部无法代偿来增加通气，故其二氧化碳调节通气的能力也是下降的。

(二) 呼吸康复对身体组织器官影响的解剖及生理学作用

1. 呼吸康复与气体代谢变化 正常机体中氧气和二氧化碳的交换必须具备以下条件：①有效的肺泡通气；②通气与血流匹配；③足够的血红蛋白浓度；④心脏泵血功能正常；⑤循环血能量满足组织代谢需求；⑥通气调节机制对动脉血气变化的敏感度。这些因素相互影响和协调，满足运动状态下肌肉代谢的需求。一般情况下，呼吸系统和循环系统有很强的储备功能，只有严重损伤才会影响正常的生理功能。临床上出现心肺功能损害的患者因心脏或肺脏对机体大量耗氧的补偿机制反应能力下降，导致耗氧组织器官缺血或缺氧。呼吸康复从呼吸生理学角度出发，以呼吸控制为基础，改善不良呼吸模式，同时结合呼吸肌相关锻炼，改善呼吸肌做功能力。同时，呼吸肌训练过程中刺激体内能量供应系统合成 ATP，HbO_2 释放 O_2，提高肌肉组织从血浆及组织液中摄取溶解氧。整个呼吸康复过程中 ATP 高能磷酸键断裂，释放能量满足肌动蛋白和肌球蛋白丝之间横桥形成和断裂的需要。提高机体运动过程中的氧供需要。另一方面，呼吸康复过程中通过刺激骨骼肌时外周感受器传递到中枢神经系统，引发血压、心率与通气的增加。呼吸康复过程中肌肉缺血程度增加上述传导信号，通过这种康复为目的的缺氧刺激增加呼吸康复时的通气当量。例如阻塞性肺疾病患者因通气功能障碍发生呼吸困难，限制了患者有氧及无氧代谢的运动量。呼吸康复时给予运动呼吸控制，可以增加小气道流出压，同时调节呼吸时间比延长呼气时间，促进小气道残气量的排出，增加气体交换。当人体运动强度增强时，能量需求增大，机体通常通过无氧代谢提供额外所需的 ATP。心肺疾患的患者因供血供氧能力差，导致运动过程中无氧代谢提前出现，氧代谢过早进入无氧代谢环境，病态机体在神经体液双重调节下仍不能满足机体氧供氧，机体即表现出组织缺氧、运动限制性症状，增加了器官衰竭的风险。呼吸康复通过阶梯式康复训练方法提高患者对低氧血症的耐受性，在保证机体不发生组织缺氧的前提下提高氧气转移效率，即 PaO_2/FiO_2 波动在 380~475 之间。但对严重氧合障碍的患者，低通气的肺泡数量增加，肺泡塌陷，造成肺的顺应性下降，并使呼吸做功增加。分流造成严重的低氧血症，加上顺应性降低，将使呼吸系统做功显著增加以致需要进行机械通气。而呼吸康复通过控制吸氧浓度、运动强度，改善肺泡通气量，提高肺的顺应性，改善氧转移效率，延缓无氧代谢出现时间，促进肺功能恢复。

2. 呼吸康复与脑部血流 呼吸受脑部呼吸中枢神经元调控，大脑也受呼吸作用影响，尤其是脑部血流受呼吸功能的调节更加显著。呼吸过程中 CO_2 在调节脑血流中扮演了一个重要角色。CO_2 潴留是血中 PCO_2 升高扩张脑血管，增加脑供血量，而 PCO_2 降低会使脑血管收缩、减少脑供血。例如，急性脑水肿的患者，颅内压(intracranial pressure，ICP)持续上升，当颅内压升高至动脉压以上可导致血流中断，此时脑部供血减少甚至中断，造成脑缺血缺氧。临床上根据患者病情在疾病初期采用机械性通气降低 $PaCO_2$ 改善 CBF 及颅内压的方法已经沿用好多年。研究表明 ICP 每降低 1mmHg 脑血流量减少 0.5~0.7ml，若快速降低 1mmHg 可减少 3% 的脑血流量。因此二氧化碳分压急性下降会降低 ICP 同时也可能减少脑血流量加重脑缺血。在呼吸康复治疗上述过程中通过控制患者通气量，极大降低了因 ICP 下降导致的 CBF 减少而造成的脑积水。可有效阻止因 ICP 持续升高或骤然降低导致的脑供血、供氧异常继发的脑损伤。

3. 呼吸康复与心输出量 心脏正常的射血功能保障了血管系统中循环流动血液的物理特性。而肺脏在整个循环系统中的作用亦尤为显著。肺的血容量约为 450ml，占全身血量的 9%。由于肺组织和肺血管的可扩张性大，故肺部血容量的变化范围较大。在用力呼气时，肺部血容量减少至约 200ml；而在深吸气地可增加到约 1000ml。由于肺的血容量较多，而且变化范围较大，故肺循环血管起着贮血库的作用。另外，由于肺循环血管对血流的阻力小，所以，虽然右心室的每分输出量和左心室每分输出量相等，但肺动脉压远较主动脉压为低。在心肺疾病患者中，呼吸康复在保障心血管功能与有效循环血量方面起到了积极作用。呼吸康复通过改变肺循环阻力使右心房血容量增加，同时改善心肌供氧，心肌收缩力增加，使心脏有效射血能力提高。当机体失血时，肺循环可将一部分血液转移至体循环，起代偿作用。在每一个呼吸周期中，肺循环的血容量也发生周期性的变化，并对左心室输出量和动脉血压发生影响。在吸气时，由腔静脉回流入右心房的血量增多，右心室射出的血量也就增加。由于肺扩张时可将肺循环的血管牵拉扩张，使其容量增大，能容纳较多的血液而由肺静脉回流入左心房的血液则减少。但在几次心搏后，扩张的肺循环血管已被充盈，故肺静脉回流入左心房的血量逐渐增加。在呼气时，发生相反的过程。因此，在吸气开始时，动脉血压下降，到吸气相的后半期降至最低点，以后逐渐回升，在呼气相的后半期达到最高点。在呼吸周期中出现的这种血压波动，称为动脉血压的呼吸波。呼吸康复通过动脉血压的呼吸波影响机制对心脏射血能力起到积极改善作用。

4. 呼吸康复与肾脏 脏腑、形神之间常为中医学“整体观”所提及。肺肾之间存在密切的功能联系。缺氧和高碳酸血症是呼吸系统疾患中常见的病理情况，对肾脏及全身各脏器都会产生不良影响，如长期缺氧、二氧化碳潴留可造成肾血管内皮细胞损伤、兴奋肾素 - 血管紧张素 - 醛固酮系统。该系统一方面促进肾小管对钠回收造成水钠潴留、肾脏细胞水肿、髓袢区浓度梯度减少，使肾脏浓缩稀释功能下降；另一方面兴奋交感神经，使肾血管收缩、肾血流量降低、尿量减少等。慢性阻塞性肺疾病（COPD）患者体内的多种炎性细胞因子，如IL-6、IL-8等不仅引起肺脏病变，而且是导致肾小球系膜细胞增殖的炎症介质，在肾小球细胞炎症过程中起重要作用。而反复的呼吸道感染可引起肾小球肾炎且易发生IgA肾病，在COPD中占54.5%。特别要说明的是，COPD伴有水肿和高碳酸血症时往往提示病情严重，预后不良，特别容易引发急性肾衰竭。慢性肺源性心脏病合并右心衰可引起肾脏淤血，尿量减少，有效血容量不足，肾脏灌注不足，使肾小球血流量降低。合并有肝功能受损的肺心病患者，肝脏对血液中有毒物质清除能力减弱，从而使肾脏负荷加重，影响肾功能。喘息性支气管哮喘发作时，多种炎症细胞、炎症介质、细胞因子参与炎症过程，可造成广泛的组织器官损伤及肾小球上皮细胞和内皮细胞增生，导致肾小球滤过膜结构的改变和滤过率增加。中医认为肾和呼吸之间有着密切的联系。中医有提到："肺主气，肾主纳气"。这句话的意思是说"肺"主管人的呼吸，而从肺吸入的气，要下沉到肾脏，被肾所吸纳。所以，肾气足的人肺气才能充足，肾气衰弱的老人，肺气不足，所以一般都呼吸短促。同时，经常深呼吸，又可以促进肾的吸纳功能，从而达到养肾的作用。所谓肾乃人先天之本，一旦养好了肾，也就能达到延缓衰老的目的了。很多人知道深呼吸能提高肺活量，但是深呼吸不仅仅和肺有关联，而且还和肾有关。呼吸康复既是采用各种物理疗法，改善肺通气及换气能力，提高肾动脉供血，改善肾小球血流灌注，降低静脉系统压力，减少夜尿及蛋白尿，同时可以降低体内炎症反应，减少肾小球上皮细胞和内皮细胞增生，改善肾小球滤过膜的滤过率。

（三）呼吸康复在相关疾病中的疗效

1. 呼吸康复在急慢性肺病中的疗效分析

(1) 急性期肺病患者大多卧床，此时伴发或继发性肺炎、分泌物不易排出、机体低氧等，引起呼吸肌无力、肌张力增高、肺功能恶化等，严重者甚至会直接死亡，因此，采取有效的临床措施，改善患者的肺功能，预防和减少肺部并发症发生十分重要。呼吸康复是以有效的呼吸运动减少痰在肺内的堆积，帮助患者微小分泌物从肺泡和气道中排出体外的重要途径，进而增加患者的肺活量和肺功能，利于患者的肺部扩张，减少肺部感染的发生。呼吸强化训练中的呼吸训练器主要功能在于帮助患者均匀深吸气，并在流速指示和容量设置的指导下，患者可以较好的把握吸气速度和容量，除此之外，该仪器还可以根据患者的肺功能状况，自行调节气流速度，从而产生足够大的胸膜腔内压，长期反复的锻炼还可以有效增加患者呼吸肌的力量。同时呼吸训练在改善肺功能的同时可以缓解患者紧张焦虑的情绪提高治疗依从性、缩短住院周期，提高药物治疗效率。

(2) 慢性肺病康复疗效分析：慢性阻塞性肺疾病（chronic obstructive pulmonarydisease，COPD）是常见的呼吸系统慢性疾病，其患病率占我国40岁以上人群的8.2%。慢性阻塞性肺疾病（COPD）不仅表现为肺功能的进行性下降，还伴发全身性炎症、骨骼肌萎缩、体重下降，具有很高的致残性。COPD全球倡议（GOLD）2014版指出，COPD稳定期的治疗目标是降低急性发作次数，减少并发症，提高生活质量，并强调肺康复的重要作用。肺康复的目标是完成对残损肺的功能恢复。不是以疾病为中心，而是以包括日常生活能力、社会生活能力、心理认知能力等功能恢复为中心。在COPD病程中，骨骼肌消耗且功能失调与心肺功能下降是患者活动能力和运动耐力逐渐下降的主要原因，严重影响患者的生活质量；同时由于活动后呼吸困难加重，患者不愿或不敢进行运动训练。这些生理和心理因素造成了COPD患者运动能力下降。COPD患者病情呈进行性发展，肺功能下降不可逆，合理的运动训练对肺康复有重要意义。

COPD 患者肩部、胸部、颈部长期处于过度紧张状态，而腹肌及膈肌的呼吸功能几乎废除。单纯依靠内科药物和吸氧治疗并不能改善以上情况，而通过具有针对性的呼吸训练即可以促成正常呼吸肌运动模式的恢复和形成。何迪生对 78 例 COPD 缓解期患者连续进行 12 个月呼吸训练证实干预组患者 FVC、FEV1、V_{50}、V_{25} 较治疗前均有明显改善。王大江等对 96 例 COPD 缓解期患者进行 6、12 个月呼吸训练后证实患者进行呼吸训练更有利于肺泡内气体的排出，减少了残气量，有利于改善患者的肺功能；呼吸训练对于改善吸入后气体分布不均的状态及低氧现象有很好的调节作用，在一定程度上可能使萎陷的肺泡重新张开，更利于 COPD 患者进行气体交换。

COPD 的患者由于炎症及呼吸肌功能障碍，导致呼吸运动困难受阻，其膈肌长期处于下降并变平坦，腹壁扩张变大。呼吸运动训练通过改善患者呼吸模式使患者腹肌肌力增加，协助膈肌收缩，改变病态膈肌位置及前屈驼背姿势。避免 COPD 患者在正常呼吸时很难保证膈肌的生理性上升，加上异常膨胀的肺失去弹性不能进行生理性收缩，变成深吸气浅呼气，只能依赖辅助呼吸肌的低效率恶性呼吸的病理过程。

呼吸康复在慢性肺病中的作用主要表现在改善症状、减少急性加重、提高运动能力和生活质量等方面。

2. 呼吸康复在其他内科系统疾病中的应用与疗效 在心血管方面，呼吸康复过程中可以改变血流动力学状态，使主动脉排空系数、肺动脉楔压显著下降，血管弹力扩张指数、血管顺度显著上升，有效地改善血管弹性，对防止动脉硬化；有效地缓解心脏前负荷，使肺动脉楔压显著降低，改善肺循环功能。

在脑血管方面，脑血管病急性期，由于中枢神经系统缺血缺氧、全身应激反应，出现脑水肿、神经源性肺水肿等病理变化，继发呼吸道屏障损伤、通气 / 血流比例失调等，导致临床上出现咳嗽、吞咽功能障碍。因患者部分肌肉出现失神经支配，导致咳嗽时动作失调、痰液潴留、氧合下降。另外患者因呼吸无力、有效通气不足及呼吸节律紊乱导致呼吸障碍加重。脑卒中患者肌肉协调能力降低，发病后伴有误吸、反流及因反复吸痰导致的气道黏膜受损，进一步加重了脑卒中患者的肺功能损伤，大大增加了肺炎等并发症的发生几率。

呼吸康复在脑卒中康复过程中的疗效机制：呼吸康复通过呼吸控制及刺激膈神经调节膈肌功能来改善膈肌活动节律失常症状。通过增加辅助呼吸活动能力改善局部活动受限，改善肺通气功能，减轻因水电解质紊乱导致的呼吸肌肉无力及呼吸浅快的症状。同时可以通过纠正通气 / 灌注比例缓解降低脑卒中患者心衰发生的可能性。呼吸康复还可以通过纠正呼吸模式的方式改善睡眠呼吸紊乱。在医源性肺损伤方面，呼吸康复通过调节异常的呼吸节律、针对性的呼吸肌训练达到改善失用性呼吸肌萎缩及呼吸肌负荷过高的病理过程，同时降低感染风险，缩短脑卒中患者的康复疗程。呼吸康复可使脑血管动态阻力参数及外周阻力参数降低，改善脑部的血管功能，恢复脑组织的供血供氧，减轻急性期脑组织缺血缺氧导致的损伤程度。另外呼吸康复对大学生失眠症有显著的疗效，可能通过褪黑素发挥作用。

呼吸康复对内分泌系统的影响主要集中于代谢综合征。随着生活水平、工作环境的变化，代谢综合征的发病率越来越高，代谢综合征患者可见体型、血压、血糖、血脂等异常，常见病因有肥胖、胰岛素抵抗、炎症反应、不良生活习惯等。呼吸康复在改善肺功能的同时，可以改善血糖、血脂水平，对血糖影响与调节周围组织的胰岛素敏感性有关；对血脂的调节具有普遍性，各种血脂水平的人群均可获益；研究还发现呼吸康复可以改善多种血清指标，降低炎症反应对人体的损害。呼吸康复通过提高中老年人血清NO水平、SOD活力，降低中老年人血清MDA水平减轻脂质过氧化程度，可以提高老年妇女的血清E2水平和中老年男性的血清睾酮水平。

呼吸康复对血液系统的影响主要与血流动力学有关，血容量增加、全血黏度和还原全血黏度下降，差异有统计学意义。血黏度受红细胞变形力和聚集性影响较大，血液浓缩可增强红细胞的聚集性，加速细胞老化，降低红细胞变形能力。呼吸康复功法锻炼可以增加血容量直接降低血黏度，同时呼吸康复功法锻炼增强机体对氧自由基的清除能力，保护红细胞膜免受自由基的攻击，维持红细胞变形能力，降低血黏度。使血浆容量增加、纤维蛋白浓度下降，全血黏度下降；增强红细胞抵御超氧自由基损伤的能力，增加变形性，有效抑制"缗钱状"聚集物形成，促进血液的流变性，降低循环阻力和心脏负担。

对骨骼、肌肉均有改善作用，可以缓解骨骼肌功能障碍导致的各种症状。可以降低强直性脊柱炎患者血沉、CRP，改善炎症反应。

3. 呼吸康复对精神系统作用 长期的呼吸训练能增强自我控制能力，缓解大脑疲劳，调节情绪，保持身心平衡，对心境的影响具有积极的促进作用，有研究运用实验、问卷等方法发现运动结合呼吸控制可降低了人的紧张、抑郁、愤怒、疲劳水平，增强了精力和自尊感，可能的机制为呼吸调息能提高人体生物电流和机体活性，使脑细胞电磁活动高度有序化、大脑各区域脑电波趋向同步化、神经传导加快等，改善神经系统功能。改善糖尿病患者的抑郁、焦虑情绪，减少躯体症状。慢性精神分裂症患者给予呼吸康复后进行症状量表进行疗效评价，得出社会能力、社会兴趣等明显升高，激惹、抑郁等评分明显下降，均提示呼吸康复对精神分裂症患者康复有辅助作用。

（赵明明　张鸣生）

第三章 呼吸康复功能评估

第一节 运动耐力能力评估

一、场地运动测试

为参加呼吸康复的患者检测运动耐力是重要的，因为运动耐力测试的结果数据具有以下参考价值：①可以让康复治疗人员分辨功能障碍和活动限制的不同程度；②分辨 / 找出限制运动耐力的因素；③提供资料作运动处方的指引；④确认是否在运动中缺氧并按需要在运动训练中开据辅助氧气的处方；⑤评估计划对于改善运动耐力和活动时出现气短情况的有效性。

场地运动测试（field walking tests），包含 6 分钟步行测试（the 6-min walk test，6MWT）和递增往返步行测试（incremental shuttle walk test，ISWT），是临床上常用于评估呼吸康复患者运动耐力以及进行干预治疗后运动耐量改善及疗效情况评价的重要方法。

（一）场地运动测试测试设施准备

恰当的运动试验资料分析是建立在精确的资料收集和计算的基础之上的。简单的运动耐力测试可以只用很少甚至不用仪器来进行：一段测量路程或一条走廊，就能提供既可重复又好操作的运动负荷，再结合患者的临床症状和体征，分析心率、呼吸频率、血压和运动距离资料就可得出运动耐力结论。但是，一个装备良好的实验室能让受试者在一个相对稳定、运动负荷可控制、运动可重复的环境里，同时实时测量气体交换、血压和心率，持续进行心电监护，甚至能抽取血液样本，从而收集到更完善的资料。

试验室必须是一个既令人轻松愉快而且具专业水准的舒适环境，包括气温、湿度、噪声等环境因素可控，使患者获得最大的信心并处于最舒适感受进行试验，从而表现出最佳的运动状态。故而室内应布置整洁，安置空调并调节好适当的温度和湿度，使患者感到舒适。如果需要抽血，将抽血用具固定放置在试验室内适当且固定的地方以方便运动时及时抽取患者血样。实验室应当只允许操作人员进入，如患者情况特殊，只能允许最少数陪同人员进入，避免与患者及测试无关的人员随意进出、围观。实验室应当保持安静并尽量避免外界噪声对实验室内的干扰，可以播放一些令人放松的轻音乐作为背景，但应以不干扰检查者和技师之间的谈话为度。

1. 仪器准备

(1) 气流量及肺容量定标：任何一种流量传感器及容量传感器都必须保证测定的精确，并且可在相同条件下重复准确进行测试。故而建议用水封式肺量计作为肺容量测定的标准，单位时间内肺量计的容量变化可作为气流量标准。或用标准的 3L 大容量注射筒定标。用 3L 注射筒定标时应以不同的速度抽拉，以便模拟运动时不同的流量。注意抽拉时不要猛击筒底。流量和容量的精确性也可用校准后的泵校准仪来校准。美国胸科协会（ATS）要求精确度在 ±3% 内。每次试验前均应进行容量和流量定标。

流量传感器及容量传感器校准时需注意温度、水蒸气、黏度和气体密度影响。

(2) 气体分析仪定标：呼出气体氧气和二氧化碳分析仪必须测值准确、反应迅速，并可进行连续测定。气体分析仪（包括质谱仪）必须在所需测定数值范围内测定其线性关系。这可通过分析已知氧气和二氧化碳浓度的气体来进行。第一点定标用干燥的室内空气，认为氧气浓度为 20.93%，二氧化碳浓度为 0.04%，第二点定标用含 16% 的氧气、4% 的二氧化碳和氮气。平衡的标准的校准气体，每次试验前均需进行两点定标。

氧气和二氧化碳分析仪测量气体分压受水蒸气、采样系统压力、大气压和海拔高度影响。采样部位的压力变化来源于传递管道的阻力，可用高压吸引泵以及在分析仪和泵之间连接部位加大阻力来减少这一影响。必须保证管道阻力在校准和测量时相同，管道中没有水凝珠、唾液和异物。在运动测试结束后，最好用干燥的空气将采样管吹干，避免管内的湿气滞留。

自动化系统具有很好的精确性和可重复性，但仍需对它们进行校准和周期性的检测以保证结果的准确性和可重复性。

(3) 呼吸瓣、咬口和面罩：大多数气体交换测量系统需要专用的呼吸活瓣将吸入气体和呼出气体分开，以便收集和分析呼出气。理想的活瓣可防止两种气流混杂并且不会对呼吸产生阻力，重复呼吸容量小（低无效腔活瓣），运行安静。并且轻便小巧，不会产生湍流，易于清洁消毒，且价格便宜等。

通过测定活瓣和咬口的容纳水量可测定无效腔。在气流恒定时，用压力传感器和流量计可测定活瓣阻力，该值在吸气和呼气时可能不同，运动时可能会低估，因为在受潮时或气流跳动时，活瓣打开需要额外压力。此外，活瓣可能会漏气，尤其在运动量大、流速高、压力大时。任何活瓣都应考虑到漏气问题，尤其是长时间使用、不常清洁、分泌物过多或组件受损时。通气或气体交换结果的误差可能为呼吸活瓣漏气的重要线索。

(4) 心电图监测：使用 4 个电极监测患者的心率和心律，可调整张贴部位以获得最佳图形。对怀疑有心肌缺血的患者加用 12 导联 ECG。电极放置位置（图 3-1-1）。臂电极置于肩胛骨上方，腿电极放在下背部、髂嵴上方，这些位置可减少运动伪差。用计算机处理数据以减少伪差。贴电极前需用乙醇擦拭张贴部位皮肤，带黏胶的含银或氯化银电极可提供良好电接触并减少运动伪差。

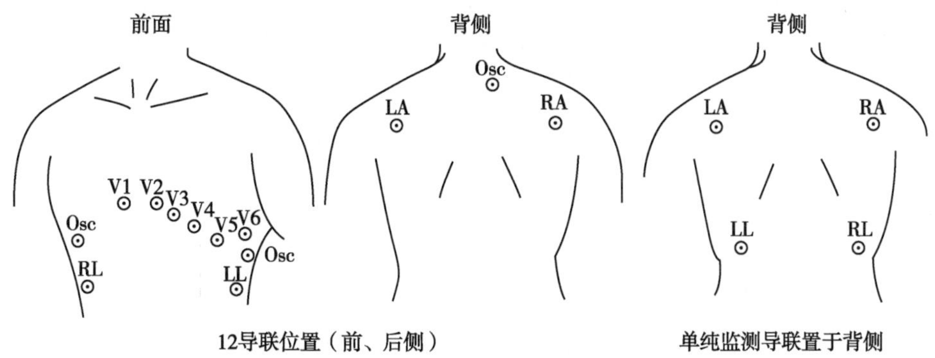

图 3-1-1 心电图电极放置位置

坐位功率计的 12 导联放置：V1、V2 电极比通常仰卧位时放置的位置稍低，V3、V4、V5、V6 在通常所取位置。上肢导联 LA、RA 放在肩后方，下肢导联 LL、RL 放于前外侧近肋缘处。

三个示波器电极分别放开以减少电干扰。单纯监测心率和心律时，电极可放置在背侧。

(5) 动脉血压监测：为了及时发现患者运动时血压出现过高或过低等异常变化，运动时需要频繁监测血压。静息状态下通常使用袖带式血压计通过听诊来测压，但在患者运动时其测量结果经常不能令人满意，所以可采用新近上市的几种装置来测量和记录血压，例如：①机械控制或自动充气听诊仪；②脉氧计。也可在桡动脉内置动脉导管通过压力传感器持续监测体循环动脉压及波形等，给患者提供最佳安全保障。压力传感器需置于左心房水平(大约是直立位时第4肋间水平)，需仔细校准传感器。但置入动脉导管为有创性。

(6) 脉氧仪：脉氧仪(pulse oximetry)可通过吸收光线的脉冲式变化测定受测者的血氧饱和度。自20世纪70年代末起，脉氧仪被广泛应用。理论上脉氧仪不受皮肤色素、皮肤和耳垂厚度的影响，但有些研究结果表明深色的皮肤色素可能会影响结果。通常情况下，氧饱和度低于75%时脉氧仪不准确。

值得注意的是，测试时运动伪差和光线偏离会干扰脉氧仪的准确性，剧烈运动时干扰更明显。

脉氧仪主要的缺点是只能测定氧饱和度而不是动脉血氧分压。虽然所测脉氧仪氧饱和度和动脉血氧饱和度相关良好，但患者运动时，其 PO_2 低于60mmHg(8kPa)，脉氧计才显出优势，因该段 PO_2 与 SaO_2 接近线性关系。

(7) 动脉血标本单次采集：动脉血样可直接测出 SaO_2、PaO_2、$PaCO_2$、pH、乳酸和其他重要指标。如果在运动试验时单次抽血样作血气分析，则至少应该抽血两次，即运动开始前和运动结束前而不是在运动恢复期抽血，因为患者停止运动后其 PaO_2 会立即迅速变化。每个标本需在10~20秒内抽出，这样才能与瞬时几次呼吸的气体交换值同步匹配。通常采用桡动脉作为单次采血穿刺点，运动前局麻有助于减少疼痛。但运动结束前即尚在运动中抽血多有不便，可在运动停止后1分钟内抽血完毕。

有些学者用流动良好的耳垂毛细血管血或升温后的手部静脉血代替动脉血。这些部位的血样值在测VD/VT时与 $PaCO_2$ 接近，但与 PaO_2 相差较大。

(8) 动脉内置管多次采集标本：动脉内置管使重复采集动脉血作血气分析方便、快速，同时可在运动时持续监测血压。ICU内所使用的同类小孔动脉插管均可使用，此外还需要一个三通管接头。最常选用的穿刺部位是肱动脉和桡动脉。由于肱动脉是其远端手臂的唯一供应血管，理论上桡动脉作为穿刺部位有其优势，万一桡动脉堵塞的话，尺动脉尚可供应手部血流。但是，桡动脉的缺点在于患者紧握车把可能会产生干扰。另外，要在左心房水平直接测血压会更困难。

动脉穿刺和插管很少伴有出血、动脉痉挛、感染、远端动脉血栓栓塞、血栓形成、明显的疼痛或不适等不良反应。被穿刺者最常出现的主诉是轻微不适感和穿刺后出血导致的皮肤变色。若已知患者有周围动脉疾病则需慎行或避免动脉插管，在此情况下，此类有创监测方式，非特殊目的，一般情况下不建议使用。

(9) 肺动脉导管：对某些患者来说，运动试验时行肺动脉导管(Swan-Ganz导管4腔或5腔)监测可提供很有价值的信息。例如，对疑有肺动脉高压(原发或继发)或心脏疾病的患者，或作为研究之用。它可测肺动脉压力、肺动脉楔压、混合静脉血气、心输出量等。

但是，使用肺动脉导管风险大、耗费高、准备时间长。少见并发症包括心律失常、心脏传导阻滞、出血、右心室或肺动脉穿孔、感染等。特殊情况下，可能会利大于弊，但宜慎行。

2. 辅助设备 需准备以下物品以备不时之需：①急救药品：血管扩张药、抗心律失常药、升血压药、强心剂、利尿剂，大型输液葡萄糖、生理盐水、碳酸氢钠等以及输液设备；②急救设备：除颤器、气管插管、氧气瓶等。

3. 资料收集和计算 自动化气体交换系统应用计算机控制资料的收集、计算和结果的储存，并将信息显示于屏幕上。计算机可纠正非线性分析仪的资料，对不同环境和受试者的特征进行校正。还可用预设方案控制功率计。许多厂家提供一系列不同的数据显示和打印表格以应所需。有些系统允许使用者设计报告格式。另外，有些系统可将资料转变为数据库或表格程序应用软件供 PC 机使用，大大方便了数据的统计分析。

另外，流速仪、传感器、气体分析仪、脉氧仪、心电监护仪或其他装置所获得的数据均可在计算机的控制下实行模拟 - 数字转换。精确计算需要有效的高频率采样。对于大多数气体交换数据来说，以 50~100Hz 的采样频率为宜。这在模拟—数字转换器的范围内和计算机系统上可以进行。

（二）场地运动测试受试者准备

临床上运动耐力测试的原则是：①给患者带来最小的压力；②最大的准确性；③用最短的时间最大限度地研究运动受限的病理生理原因。

运动耐力测试监测气体交换能同时评估心脏、肺脏、外周循环、肺循环及肌群的功能状态，能鉴别诊断心血管疾病或呼吸疾病引起的运动受限，能将异常结果与用力不足、肥胖、焦虑及体弱等状态区分开来。

所以，在进行运动耐力测试前，康复医师和治疗师应明确运动耐力测试的目的，并评估患者是否患有运动耐力测试禁忌证或须注意的事项，所有患者都必须评估是否有参加运动耐力测试的禁忌证或须注意的事项，负责监管的工作人员需要留意测试终止的条件和其他重要的安全注意事项。

1. 运动耐力测试目的

(1) 评定健康状态

(2) 评价运动耐力

(3) 疾病鉴别诊断

(4) 确定康复医学运动处方

(5) 外科手术危险性评估

(6) 评定治疗效果

2. 运动耐力测试的绝对禁忌证（absolute contraindications）

(1) 休息时心电图变化提示近期有过急性心脏事件。

(2) 尚未控制的心律失常，如室上性或室性心动过速，特别是已影响心输出量。

(3) 过去一个月里出现心肌梗死。

(4) 过去一个月里出现不稳定型心绞痛。

(5) 近期有动脉栓塞或肺栓塞。

(6) 急性充血性心力衰竭。

(7) 活动性或怀疑有急性心包炎或心肌炎。

(8) 严重主动脉缩窄及降主动脉瘤。

(9) 未装起搏器的三度房室传导阻滞。

(10) 肺水肿或明显肺心病。

(11) 急性发热性疾病。

(12) 残疾人或不能合作者。

3. **运动耐力测试的相对禁忌证(relative contraindications)**

(1) 在10分钟休息后,心动过速(>120次/分)。

(2) 高血压(静息下收缩压>200mmHg,舒张压>110mmHg。

(3) 尚未控制的代谢性疾病(糖尿病、甲状腺毒症、黏液性水肿)。

(4) 中度主动脉缩窄。

(5) 中度到重度肺动脉高压。

(6) 中度瓣膜性心脏病。

(7) 室壁动脉瘤。

(8) 频发室性期前收缩或房性期前收缩。

(9) 慢性感染性疾病(单核细胞增多症、肝炎、AIDS)。

(10) 电解质异常(低血钾症、低血镁症)。

(11) 在室内或在处方的辅助氧气呼吸下,静止血氧饱和度<88%,需要告知转诊的医生及不能继续进行运动测试。

(12) 妊娠。

(13) 严重贫血。

4. **运动试验前注意事项**

医师评估:医师及治疗师须了解患者有关临床情况,尤其是服药(特别是β-受体阻滞剂)、习惯活动水平、吸烟情况、有无心绞痛或其他运动诱发的症状等。患者对试验过程和运动用力程度的理解与否,对顺利进行试验很有帮助。医师及治疗师作检查时须着重在心、肺、脉搏和肌肉骨骼系统,测量双臂血压、不穿鞋的身高和体重。医师及治疗师根据申请目的、临床评估、近期ECG和其他预试验结果及其他特殊考虑决定运动试验类型和方案。

运动试验必须征得患者及其家属的同意,告知患者做最大的努力,但也可随时停下;提醒患者与运动有关的不适和风险、所期望获得的信息及患者从中所得裨益;最后,鼓励患者在同意运动试验前提出任何相关的问题。

5. **运动耐力测试的申请和通知患者** 在运动耐力测试的申请单上需由康复医师填写下列内容:

(1) 患者的姓名、地址和电话号码。

(2) 患者的性别、年龄、体重和身高。

(3) 初步诊断和申请检查的原因、目的。

(4) 申请试验种类和特殊需要。

多数情况下检查前治疗师应与申请医师讨论试验类型和目的,以决定选用踏车或平板运动、运动时是否需要吸氧、是否行动脉插管等方案。详细了解患者的临床资料,相关检查结果(如胸片、静态肺功能、静息ECG、超声心动图等),判断运动潜在的风险及是否存在禁忌证。运动试验当天患者应穿着舒适的衣服、低跟鞋或运动鞋,遵守医院的生活制度。试验当天前清淡饮食,运动前2小时内禁食、禁烟和咖啡。治疗师向患者简要介绍运动试验过程、持续时间和期望结果。

6. **试验前资料收集** 静态肺功能测定可使用近期的通气检测资料,除非患者患阻塞性肺疾病,病情经常变化,或患者的肺功能检查结果存有疑问。在这些情况下,大多数患者到实验室后需测肺活量(VC)、深吸气量(IC)、一秒用力呼气量(FEV1)、最大呼气量(MVV)等。

美国胸科协会已出版了通气功能测定细则。直接 MVV 可直接测定;间接 MVV 可用 FEV1 乘以 40 或乘以 35 得出。MVV 用于测定呼吸储备。对于有严重肺间质性疾病的患者,间接 MVV 比直接 MVV 更合适,因为患者测 MVV 时用极快的频率,而这种频率在踏车和平板运动时是不可能达到的。相反,患者患吸气性阻塞性疾病、神经肌肉疾病或重度肥胖时则需用直接 MVV,即使它明显低于间接 MVV。对于用力不足的患者间接 MVV 更可靠。对于患肺部疾病或呼吸困难的患者需测定血红蛋白、一氧化碳血红蛋白和 DLCO。

取动脉血标本测血气分析,抽血后注意压迫止血,特别是服用阿司匹林等抗血小板凝集药物的老年人。

7. 熟悉仪器 测试前应让患者在治疗师帮助下熟悉运动试验仪器。如果使用运动平板,必须使患者了解平板的运行模式,体验踏上或离开传送带的感觉。若使用踏车,必须调整座椅高度,座椅高度应以脚踩在踏板上转到最低点时,膝盖的位置处于将近伸直但未完全伸直的状态为宜。受试者应穿适于该种脚踏的运动鞋。脚踏绊扣视情况用或不用。

8. 向受试者讲解及指导 向受试者解释运动程序,征求同意。测试前试戴面罩、口片和鼻夹。告诉患者带口片时可吞咽并用舌头湿润口腔,并解释鼻夹和口片周围密闭的重要性。

告之患者如果有胸痛、窘迫感或腿痛等不适时,请指出不适部位;感到窘迫时可自行停止运动。另一方面,若医务人员发现患者有严重异常情况应立即停止运动。

讲解 Borg scale 自感劳累分级表(rating perceived exertion,RAE)并让患者评分,Borg scale 自感劳累分级表(表 3-1-1)。

表 3-1-1 Borg scale 自感劳累分级表

10 级表		20 级表	
级别	疲劳感觉	级别	疲劳感觉
0	没有	6	
0.5	非常轻	7	非常轻
1	很轻	8	
2	轻	9	很轻
3	中度	10	
4	稍微累	11	轻
5	累	12	
6		13	稍微累
7	很累	14	
8		15	累
9	非常累	16	
10	最累	17	很累
		18	
		19	非常累
		20	

9. 动脉插管 如果试验需重复采集动脉血,可在肱动脉或桡动脉放置导管放置导管前后需检查桡动脉和尺动脉的搏动。导管与三通管和压力传感器相连,通过持续冲洗装置缓慢注入肝素生理盐水(10U/ml)。

10. 终止运动指征

(1) 出现心绞痛或与心绞痛相似症状。

(2) 发生急性心肌梗死或怀疑发生心肌梗死。

(3) 严重心律失常,如二到三度房室传导阻滞、持续室性心动过速、频发室性期前收缩、快速房颤等。

(4) 出现低灌注的症状,包括头晕、神志不清、运动失调、脸色苍白、发绀、恶心、皮肤发冷、冒汗。

(5) 明显气促、呼吸困难。

(6) 中枢神经系统症状如眩晕、视觉障碍、共济失调、感觉异常、步态异常、意识障碍。

(7) 患者要求终止测试(例如,不能忍受的气短,即休息后也不能恢复并引起患者焦虑/痛苦)。

(8) 身体或语言上表现严重疲倦。

(9) 出现不正常的步姿(例如,腿痉挛、摇晃欲倒)。

(10) 心率过速(即心率 >210−0.65× 年龄)(需要联合其他的病状作考虑)。

(11) 血氧饱和度 <85%(根据监测的工作人员的经验和患者的临床表现,即使血氧饱和度 <85%,也可以继续进行运动测试。如果终止测试,患者可以在觉得恢复后或当血氧饱和度百分比接近静止数值时重新开始。此外,亦可以考虑在测试时使用辅助氧气)。

11. 运动后护理 注意促使受试者停止运动的症状(乏力、呼吸困难、疼痛)。运动结束即刻(1 分钟内)抽取动脉血标本。

取出口片后,医师需以非暗示方式询问患者导致其停止运动的原因。尤其是在最大运动量或症状限制运动时。例如疼痛,鉴别是小腿痛还是大腿痛,劳累性胸痛确定胸部不适的确切性质;特别要查明患者运动后出现的劳累性气急或其他不适是否在试验室外曾出现过以及疲乏程度。

如果试验是由于患者用力不足而过早终止,例如,呼吸及心率储备大、碳酸氢盐轻度下降、气体交换率(R)低,可令患者休息 30~45 分钟后重复试验。

动脉插管患者,在导管拔出以后,导管穿刺部位至少需压迫 5~10 分钟。停止压迫后应仔细检查穿刺处有无出血。拔管后适当的压迫一般都能止血并防止血肿。若停止压迫后发现出血至少需再压 3 分钟。在穿刺部位覆盖敷料,然后用弹力绷带包扎,检查其周围血管搏动。嘱患者 24 小时内勿用穿刺手臂作重体力活动并注意末端颜色。回家后经过几小时的压迫患者可自行除去敷料和弹力绷带。

运动试验后,建议在弃置注射器内的血样前检查血气结果,若有疑问可重新分析。

运动结束时重点是观察受试者的临床表现及终止运动的原因,必要时给予氧气吸入。

12. 运动测试时的安全注意事项

(1) 负责监管运动计划的医护人员需要曾接受心肺复苏的训练。

(2) 在计划成立时,需要回顾当地的安全指引。

(3) 如果地方许可,尽可能在运动范围放置紧急救护手推车及氧气瓶。

(4) 在医院范围以外举办的计划(例如社区计划)应该确保地点具有足够的紧急应变

程序。

(5) 如果患者使用长期氧疗,需要在日常处方使用的供氧下进行运动测试。

13. 在运动耐力测试时的安全监测 在步行测试时,统筹人员需要确保:

(1) 使用血氧测试仪能测量心率和血氧饱和度(即患者对于运动的生理反应)。

(2) 使用气短指数(伯格评分)用以测量患者在运动其间的自觉气短程度(表 3-1-2)。

表 3-1-2 气短指数改良版

0	完全没有气短	
0.5	非常、非常轻微(刚发觉)	
1	非常轻微	
2	轻微	
3	中度	运动训练区域
4	有点严重	
5	严重	
6		
7	非常严重	
8		
9	非常、非常严重(几乎最大极限)	
10	最大极限	

·病人指引:

"这是一个询问您气短程度的测量表。0分代表呼吸时完全没有气短(呼吸困难)的感觉。随着分数增加,气短(呼吸困难)程度上升。10分代表呼吸时气短程度达至最大极限。那么,现在您觉得呼吸有多困难?

(三) 6 分钟步行测试

6 分钟步行试验(6 MWT)测量 6 分钟所步行的距离。试验方法简单,价格低廉,可用于年老体弱步行困难者,能准确地反映患者日常活动状态的病理生理状况。

1. 测试环境

(1) 连续的跑道(椭圆形或长方形)。

(2) 步行跑道最小直线长度以 25 米为限,可以 30 米,每 5 米做一标记。标起点线,备掉转方向标志物。

(3) 平坦的跑道,没有医院的交通和障碍物妨碍,且拐角最少。

(4) 保持舒适的环境温度和湿度。

2. 设备

(1) 受试者监测设备:听诊器、血压计、氧脉计、测脉率手表、遥控心电图。

(2) 其他设备:秒表、便利的氧气输送系统、急救药物及器械收口除颤器等)、供患者休息的椅子、Borg 呼吸困难评分表、卷尺。

3. 测试前准备

(1) 确保康复医师已经掌握患者的病史记录和评估患者是否有任何参加运动测试的禁忌证或需要注意的事项,禁忌证及注意事项参见前述内容。

(2) 建议患者穿着舒适的衣服、合适的鞋和(尽可能)避免在测试 2 小时以前进食。

(3) 平时的药物治疗,步行使用的拐杖可继续使用。任何处方的气管扩张药物需要在测试 1 个小时内使用,或者在患者到达时使用。

(4) 在六分钟步行测试进行前,患者需要休息最少 15 分钟。试验开始前 2 小时避免剧烈运动。

(5) 记录:血压、心率、血氧饱和度、气短指数(注意:显示给患者看气短指数量表,即伯格评分量表和使用标准的指示告知患者如何评分。)

4. 测试前指引

(1) 将测试指引写在一张卡片上,向患者介绍跑道并给患者阅读以下指引:

"您将会进行一个六分钟步行测试。此测试的目的是要记录您在六分钟内以您最快的速度步行至最远的距离(在跑道来回,上下走廊等)。

有需要时,您可以减速。如果您想停止,我想您能在休息之后尽快继续进行步行,您将会定时被告知所剩余的时间,并鼓励您尽力继续。您的目标是在六分钟以内步行最远的距离。

在测试时,除非您有问题或我问您问题。否则,请您不要说话。假如您感到胸口痛或头晕,一定要告诉我。

当六分钟完结时,我会叫您停止步行并停留在原地。您有没有任何问题?"

开始测试的信号为工作人员说出:"现在开始步行。"

(2) 了解受试者对试验过程的理解情况,回答受试者疑问,让受试者有最好的表现。

(3) 发出开始测试的信号。

5. 测试期间康复治疗师的工作

(1) 试验实施受试者听到开始口令后立即开始步行。康复治疗师应该定时告知剩余时间,监测患者是否出现异常的病状,并给予一些标准的鼓励性话语。在测试期间使用以下标准的鼓励话语:

在第 1 分钟:

"还有 5 分钟(患者姓名)尽您所能!"

在第 2 分钟:

"还有 4 分钟(患者姓名),您做得很好,继续保持!"

在第 3 分钟:

"已经到了一半,还有 3 分钟(患者姓名)尽您所能!"

在第 4 分钟:

"还有 2 分钟(患者姓名),您做得很好,继续保持!"

在第 5 分钟:

"还有 1 分钟(患者姓名)。尽您所能!"

(2) 每走完一圈或一个固定长度做一个记号。

(3) 如果受试者停下来,应为其准备椅子休息。每隔 15 秒重复这样一句话"当你感觉可以时,尽快继续步行"。

(4) 记录休息的时间。

(5) 监测受试者的症状和体征。让受试者坐下休息或停止试验的指征见下文。

6. 临床注意事项 在正常情况下,测试者在测试期间是不会与患者一起步行以避免引起控制患者步行速度的问题。在患者选择休息或测试完结时,需要立刻使用血氧监测仪。

任何延误将会影响记录患者对于最大运动反应的数据记录。

但是有一些情况下，测试者会选择在整个测试期间与患者一起步行（例如，连续使用血氧监测仪）。在这种情况下，测试者应该步行在患者后面，以避免控制患者的步行速度。同样，如果血氧监测仪体积小而且轻便，可以放在患者身上，并在测试期间检查而不会影响患者的步行速度。

7. 如果患者在 6 分钟期间停止步行康复治疗师的工作

(1) 如果患者需要，容许他 / 她们坐在椅子上，并记录血氧饱和度和心率。询问患者停止的原因。

(2) 记录患者停止的时间（但保持计时器继续运作）。

(3) 给患者以下的鼓励语（如有需要，每 15 秒重复此鼓励语）："当您觉得可以的话就尽快开始继续步行。"

(4) 监测患者是否出现异常的病状。

8. 如果遇到以下任何情况，须立刻终止测试

(1) 胸口痛并怀疑是心绞痛。

(2) 精神失常或缺乏协调能力。

(3) 头晕。

(4) 不能忍受的气短。

(5) 腿部痉挛或极端腿部肌肉疲劳。

(6) 血氧饱和度持续 <85%。

(7) 其他临床上的原因。

9. 6 分钟步行测试的正常预计值 以下的预计方程是按一个使用以上方案进行两次的六分钟步行测试的研究数值为参考值。

男士的预计方程：六分钟步行距离（米）= 867 –（5.71 × 年龄，年）+（1.03 × 身高，厘米）

女士的预计方程：六分钟步行距离（米）= 525 –（2.86 × 年龄，年）+（2.71 × 身高，厘米）–（6.22 × 体重指数）

10. 6 分钟步行测试记录表 在患者进行完 6 分钟步行测试后，康复治疗师应当填写 6 分步行测试记录表（表 3-1-3）。

11. 6 分钟步行测试结果意义 在六分钟步行测试中距离的改变可以用作评估运动训练计划的有效性或找出随时间改变而自然转变的运动耐力。

有些患者在参加呼吸康复计划前首次检测的六分钟步行测试中只能步行很短距离，例如低于 200 米，这些患者在六分钟步行距离的改变（进步）可能较少。在这些患者身上，可能比较适合使用改变的百分比而不是用米来评估计划的有效性。10% 的改变对于慢性阻塞性肺疾病的患者来说已经达到临床上重要的改变。

（四）递增穿梭步行测试

递增穿梭步行测试（ISWT）的目的是要使用步行测试来模拟平板运动试验与心肺运动测试，主要适用于体力稍差难以进行平板运动试验与心肺运动测试的患者。患者需按照有节奏的音乐或指令，在两个标定距离的障碍物之间往返步行。刚开始时，步行速度是很慢的，但往后随着时间推移，每一分钟所需步行的速度（指令或音乐的速度）将会逐渐增加患者继续步行直到觉得过于气短或不能继续按指令或音乐的速度完成步行，记录往返步行的次数，记录步行的距离。在递增负荷步行测试中得到的资料可用作处方步行运动强度的参考。

表 3-1-3 六分钟步行测试记录表 -1

姓名：

日期：

年龄： 预计最大心率（220−年龄）：

药物：

1秒钟用力呼气容积： 最大吸气容积：

· 首次检测

· 第1次步行测试

· 日期：

· 时间

气管扩张药物/最后1次服用时间：

血压	氧气浓度	步行辅助器

时间（分钟）	血氧	心率	气短指数	休息
测试前				
1				
2				
3				
4				
5				
6				
恢复期 1				
2				

距离：

测试限制原因：

气短 □ 低血氧 □

腿疲倦 □ 其他：______________

第2次步行测试

日期：

时间：

气管扩张药物/最后1次服用时间：

血压	氧气浓度	步行辅助器

时间（分钟）	血氧	心率	气短指数	休息
测试前				
1				
2				
3				
4				
5				
6				
恢复期 1				
2				

距离：

测试限制原因：

气短 □ 低血氧 □

腿疲倦 □ 其他：______________

1. 测试环境 在直线间隔 9 米的距离上放置两个圆锥体障碍物，围绕圆锥体障碍物的步行道长为 10 米，如图 3-1-2 所示。并播放固定递增节律的提示音光盘。

9m

图 3-1-2 递增穿梭步行测试步道

2. 设备

(1) 受试者监测设备：听诊器、血压计、氧脉计、测脉率手表、遥控心电图。

(2) 其他设备：秒表、便利的氧气输送系统、急救药物及器械收口除颤器等)、供患者休息的椅子、Borg 呼吸困难评分表、卷尺。

3. 测试前准备

(1) 确保康复治疗师已经有患者的病史记录和评估患者是否有任何运动测试的禁忌证或需注意的事项，禁忌证见前章。

(2) 建议患者穿着舒服的衣服和合适的鞋。

(3) 患者在进行递增穿梭步行测试前需要最少 15 分钟的休息。

(4) 记录血压、心率、血氧饱和度和气短指数。

4. 测试步骤

(1) 做好测试的一切心理和身体准备工作;

(2) 听到音乐或指令开始时,一定按照节奏步行,不能快也不能慢;

(3) 每分钟末时,会有速度提升的指示,同时康复治疗师需向患者提示"需要提升您的速度.跟上节奏";

(4) 步行直到患者不能在规定时间内完成相应距离或跟不上节奏;

(5) 注意观察患者可能出现的各种异常表现或症状;

(6) 递增负荷步行测试结果对于心脏康复患者具有重要意义,测试结果可用来指导康复过程中的运动强度,并可评估康复的有效性,以及患者运动耐力的改变。

5. 测试过程中康复治疗师的工作

(1) 按照光盘的指示并使用以下标准的提示:

每次听到"哔"声时:"现在提升您的速度。"

当"哔"声响起而患者与圆锥体障碍物的距离是少于 0.5 米时,使用以下的提示:"您的步行不够快,这次尝试追上速度"。

(2) 在递增穿梭步行测试的记录表(表 3-1-4~ 3-1-6)中记录每一次往返完成的圈数。

(3) 监测患者是否出现异常的病状。

6. 测试注意事项 递增负荷步行测试是一种"半定量"的测试方式,需严格执行检测标准,才能具有较好的重复性,因此需特别注意:

(1) 记录最好的步行成绩,如果测试是在同一天进行,2 次测试之间至少需间隔 30 分钟的休息时间;

(2) 较差体力的患者可能需相隔几天后才可重复第 2 次测试,但相隔时间最好短于1周;

(3) 检测时只能使用同一种递增的节奏和音乐,即同一运动方案;

(4) 有别于 6 分钟步行测试,在递增穿梭步行测试中没有鼓励语;

(5) 所有测试均需在舒适的温度和湿度下进行;

(6) 同一患者的所有测试须在相同的距离进行。

7. 如果遇到以下任何情况,须立刻终止测试

(1) 当"哔"声响起而患者与圆锥体障碍物的距离是多于 0.5 米时(容许有 1 圈的时间去追回)。

(2) 患者提出过于气短而不能继续。

(3) 患者达到最高心率预计值的 85%(最高心率 =210–0.65 × 年龄)。

(4) 如果患者出现以下任何的症状。

1) 胸口痛并怀疑是心绞痛。

2) 出现神志不清或缺乏协调力。

3) 出现头晕。

4) 不能忍受的气短。

5) 腿部痉挛或腿部肌肉极度疲倦。

6) 血氧饱和度持续地≤85%。

表 3-1-4 递增穿梭步行测试记录表 -1

姓名：
日期：
年龄： 预计最大心率（220–年龄）：
药物：
1秒钟用力呼气容积： 最大吸气容积：

· 首次检测

· 第1次递增穿梭步行测试
· 日期：
· 时间：
气管扩张药物/最后1次服用时间：

血压	氧气浓度	步行辅助器

时间（分钟）	血氧	心率	气短指数
测试前			
1			
2			
3			
4			
5			
6			
7			
8			
9			
10			
11			
12			
恢复期 1			
2			

第2次递增穿梭步行测试
日期：
时间：
气管扩张药物/最后1次服用时间：

血压	氧气浓度	步行辅助器

时间（分钟）	血氧	心率	气短指数
测试前			
1			
2			
3			
4			
5			
6			
7			
8			
9			
10			
11			
12			
恢复期 1			
2			

表 3-1-5 递增穿梭步行测试记录表 -2

完成往返步行的圈数： 完成往返步行的圈数：
距离（圈数 × 10）： 距离：

测试限制原因： 测试限制原因：
气短 □ 低血氧 □ 气短 □ 低血氧 □
腿疲倦 □ 其他：______ 腿疲倦 □ 其他：______

在测试中，于每次完成往返步行时，在空格内填上“√”号

第1级 □□□
第2级 □□□□
第3级 □□□□□
第4级 □□□□□□
第5级 □□□□□□□
第6级 □□□□□□□□
第7级 □□□□□□□□□

续表

第8级 □□□□□□□□□□□
第9级 □□□□□□□□□□□□
第10级 □□□□□□□□□□□□□
第11级 □□□□□□□□□□□□□□
第12级 □□□□□□□□□□□□□□□

使用记录表时的临床注意事项：

您不需要记录每分钟的血氧饱和度（%）、心率和气短指数，但是也可以按您的意愿在表格内空白的位置填写。

以上记录图设计的目的是使您不会遗漏填写已完成的圈数。在病人每次抵达锥型路标时填上“√”号。

从已完成的往返步行圈数中计算步行速度，请参阅运动训练部分的“根据递增穿梭步行测试的步行圈数换算运动强度”表。

表 3-1-6 递增穿梭步行测试记录表 -3

总结检测

1秒钟用力呼气容积： 最大吸气容积：

· 第1次递增穿梭步行测试
· 日期：
· 时间：
气管扩张药物/最后1次服用时间：

血压	氧气浓度	步行辅助器

时间（分钟）	血氧	心率	气短指数
测试前			
1			
2			
3			
4			
5			
6			
7			
8			
9			
10			
11			
12			
恢复期 1			
2			

完成往返步行的圈数：

距离（圈数×10）：

测试限制原因：

气短 □ 低血氧 □

腿疲倦 □ 其他：____

7）任何其他临床上的病状。

8. 递增穿梭步行测试完结时

（1）如果患者希望，容许患者坐在椅子上（注意：在测试前后给患者做的量度记录需要是在同一个体位进行）。

（2）立刻记录血氧饱和度、心率和气短指数。

（3）两分钟后，记录血氧饱和度和心率以评估恢复的速度。

（4）记录患者完成往返步行的总圈数。

（5）记录终止测试的原因，向患者提问："您认为是什么原因使您不能跟随"哔"声步？"

（6）在紧接着的简单测试后，患者需要留在测试地点最少15分钟。

9. 使用递增穿梭步行测试为检测指标 在递增穿梭步行测试中记录的步行距离改变可以用来评估运动训练计划的有效性和（或）评估运动耐力随时间的转变。

递增穿梭步行测试的步行距离增加47.5米表示慢性阻塞性肺疾病患者是"稍为变好"，而增加78.7米则表示"变好"。

二、心肺运动测试

心肺运动测试可通过同步记录个体在额定运动应激过程中心血管、呼吸等系统参数变化情况，进而评估其运动整体及相关各器官系统的功能水平。在测试过程中，需要个体的心脏、肺、外周循环、肺循环、细胞内氧化等系统共同协作，满足运动应激时能量需求的变化，因此，这一过程是对运动所涉及的多个器官系统同步进行的。心肺运动测试有助于同步了解在额定运动应激下的细胞、心血管、呼吸与骨骼肌系统的反应情况，帮助鉴别异常运动储备，评价心-肺-骨骼肌偶联机制，定位异常功能器官，是目前无创性心肺功能评估的"金标准"。

（一）运动过程中的能量代谢

运动可看作为能量输出的过程，而其来源则由体内脂肪、糖类及蛋白质等物质通过一系列的合成、分解代谢过程转化所得，所以通过对能量物质代谢过程的分析，可以为我们了解心肺运动测试中相关系统的功能变化提供一个渠道。

人体骨骼肌中平均葡萄糖含量为15~18g/kg，并以糖原的形式加以储存，而血中有50~60g的葡萄糖。在运动过程中，骨骼肌细胞不断摄取血液中的葡萄糖，并加以氧化、酵解，但与此同时，肝脏也通过肝糖原降解途径释放葡萄糖，进入血液，另外，肝脏还可以利用血液中的乳酸、丙酮酸、甘油及丙氨酸等前体物质，借助糖异生途径合成葡萄糖，供身体所需。上述的过程受到体内胰岛素、高糖素、肾上腺素等激素系统的精确调控，使得血糖可维持在必需的生理水平。

脂质是人体重要的能量储存方式，其主要分布在肝脏、肌肉、皮下及腹腔中。交感神经系统及肾上腺髓质来源的儿茶酚胺类物质参与了脂肪组织降解的过程。肾上腺素与去甲肾上腺素通过活化腺苷环化酶，提高局部组织cAMP水平，增强三酰甘油水解速度。相反地，血中乳酸水平升高及外源性糖负荷增加是抑制脂质降解的重要因素。运动时，机体主要利用三酰甘油为主，而非酰化脂肪酸所占比例较小。脂肪在安静时即为主要功能物质，在运动达到30分钟左右时，其输出功率达到最大，当运动强度低于50%个体最大摄氧量时，脂肪氧化分解是主要的能量来源，血浆中游离脂肪酸浓度每2分钟更新50%，而运动强度超过这一水平式，糖原分解功能则占据优势。

蛋白质是相对特殊的能量物质，在一般情况下不作为供能物质，仅在脂肪与糖类耗竭时，参与氧化供能。而运动中肌肉释放的丙氨酸随着运动强度的提高而显著增加，在剧烈运动时其浓度可升高 2 倍，通过糖异生作用，进而提供能量。

高能磷酸物质，包括磷酸肌酸与腺苷三磷酸，是肌肉收缩时的直接能量底物，其来源包括少量的直接储存，以及在运动过程中其他能量物质的不断转化（三羧酸循环或无氧酵解）。

在剧烈运动开始后，首先被消耗的是肌肉及血液中的高能磷酸物质，其不需要氧气参数，也不产生乳酸，但由于储存量极低，仅能维持数秒到十余秒；随后无氧酵解系统通过糖酵解产生能量及乳酸，并维持 2~3 分钟，进而由有氧功能系统继续为机体提供稳定的能量来源，并产生二氧化碳、水分等代谢产物。

（二）心肺运动测试的准备与实施

运动跑台是心肺运动测试中常用的测试形式。在预先设定跑台速度与坡度后，受试者可以慢步、快走、慢跑、快跑及爬坡等实行完成测试。目前已经有多种相对统一、广受采纳的测试负荷方案可供选择。相对于踏车测试，跑台测试更易为受试者所熟悉。另外，跑台测试由于其所涉及肌肉量较多，其峰值摄氧量比踏车试验高 5%~10% 不等。但是，跑台测试对受试者的平衡协调能力要求更高，因此，合并平衡功能障碍者可能不适合采用这一测试形式。除此之外，各种跑台测试方案中负荷量的瞬间增加，可造成患者各项观察参数在短时间内出现显著变化，其平滑程度远不及踏车测试。功率车踏车测试是另一种广泛应用运动负荷方式，由根据其具体的运动肢体、体位等细分为上肢功率车、下肢功率车、坐位测试及卧位测试等。其优点在于负荷水平的精细可控、数据变化平顺、对受试者平衡协调能力要求较低等。另外，易于采集血液标本也是踏车试验的优点之一。在优选何种形式进行运动测试这一争论已久的问题上，目前仍未有统一的答案，在具体操作中，操作者可根据科室设备条件、患者个人喜好及平衡与协调能力等进行选择。无论选择何种测试方案，充足的安全保障仍然是必需的。

目前可供选择的商用心肺运动测试仪厂家较多，各家所采用的核心技术也有一定程度的差异，因此，在测试准备阶段，应严格根据设备运作要求，检测校正测试环境的温度、湿度、气压等，并定期检查流速分析仪与气体分析仪等精密检测部件，完善相应记录；部分厂商还要求在每次测试前进行标准气体校正或室内空气校正，以确保采集数据的可靠性。而对于测试中所应用的心电监测、血压、面罩或口件等佩戴设备，应注意消毒，特别是口件、面罩等易受呼吸分泌物污染的配件（图 3-1-3）。

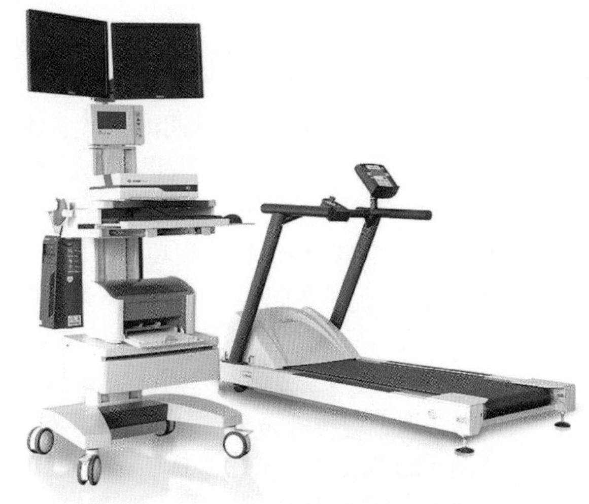

图 3-1-3 心肺运动测试仪

虽然在混合人群中进行运动测试的不良事件发生率很少，但心肺运动测试是极量或亚极量的负荷试验，存在一定的危险性。据统计测试期间死亡率约为十万分之三，因此，在测试前必须明确测试的适应证（表 3-1-7）与禁忌证（表 3-1-8），并在测试场地配置相应的抢救设备及具有相关资格认证的专业人员以策安全。

表 3-1-7 心肺运动测试适应证

适应证	说明
鉴别诊断	明确呼吸困难、运动耐力下降的原因
残障评估	提供运动能力的客观指标和受损情况
康复治疗	为康复治疗处方的制订提供客观依据
外科手术风险评估	评估患者术后心肺功能水平，预测其术后并发症风险
心衰严重程度分级	评定心衰严重等级及心脏移植的优先顺序
慢阻肺疾病预后分级	峰值摄氧量对患者预后评估效果优于肺功能指标
治疗效果评估	直接比较患者治疗前后心肺功能变化

表 3-1-8 心肺运动测试的禁忌证

绝对禁忌证	相对禁忌证
近期内心肌梗死	高血压（静息时收缩压大于 200mmHg，舒张压大于 110mmHg）
不稳定型心绞痛	静息时心动过快（大于 120 次 / 分）
未控制的心律失常	频发室性期前收缩或房性期前收缩
严重主动脉狭窄和降主动脉瘤	中度主动脉狭窄
急性充血性心力衰竭	中重度肺动脉高压
活动性或可疑的急性心包炎或心肌炎	中度心脏瓣膜性疾病
近期的动脉栓塞或肺栓塞	室壁动脉瘤
急性发热性疾病	未控制的代谢性疾病
未安装起搏器的三度房室传导阻滞	慢性感染性疾病
肺水肿或明显肺心病	妊娠
残疾人或不能合作者	电解质异常或严重贫血

在运动测试实施前，为减轻患者精神压力，最大限度地展现最大心肺运动潜能，暴露潜在的功能障碍，应与其充分沟通，详细说明运动测试的目的、实施细节、注意事项及可能出现的突发事件及其处理方案，并签署相关知情同意书。测试当天，受试者应穿着舒适的衣服、运动鞋，在测试前 2 小时或更长时间内进行清淡食物，但不应空腹，同时禁烟和咖啡 2 小时以上。操作者进行相关内容说明后，记录受试者的一般情况、基础疾病、本次测试目的、既往基础疾病与药物使用情况、平时运动习惯，并根据具体情况，记录心肺系统症状出现的相关情况。让受试者熟悉测试仪器是有必要的，如跑台测试，可指导受试者进行短时间、低负荷的步行；如行踏车试验，可嘱其坐到功率车上，并根据患者的身高、喜好等调节坐垫高度及前后距离等，令其脚踏至最低处时膝关节接近完全伸直。

常用的运动负荷方案分为症状限制性最大递增方案、恒定功率方案，前者又因负荷递增的方式分为斜坡递增与阶梯递增方案。踏车试验由于其负荷的精确可控，一般采用斜坡递增方案，而跑台试验一般则选用阶梯递增为主。在踏车测试最大递增方案中，一般可分为静息期、热身期、负荷期与恢复期。患者佩戴相关设备仪器后，坐于测试设备上，平静呼吸，适应口件或面罩带来的不适感，操作者记录平静状态的各项参数，必要时予动脉采血，记录流

速 - 容积图等，一般设定为 2~3 分钟不等。随后，患者进入热身期，在随后的 3 分钟内，受试者进行无负荷的踏车活动，并维持踏车转速在 60 转 / 分左右。在负荷期，受试者将承受持续增加的运动负荷，期间操作者必须严密观察受试者各项生命体征等参数，并注意心电图变化情况，定期询问其呼吸困难程度、面部表情等，确保测试在安全的前提下进行，并实时记录相关参数，在受试者提出放弃时作出合适的判断，给予鼓励或是去除负荷，转入恢复期。一般来说，负荷期应在 8~12 分钟内结束，时间过短，负荷增加过快，也许不能有效积累数据，而时间过长，功率增加过慢，可能因太过于沉闷或座位不适等因素导致受试者终止运动，因此，踏车试验递增负荷的设置显得尤其重要。目前通用的计算方式如下：

无负荷摄氧量（ml/min）=150+6 × 体重（kg）；

峰值摄氧量预测值（ml/min）= [身高（cm）– 年龄（岁）] × 20（男性）或 14（女性）；

每分钟递增功率（w）= [峰值摄氧量预测值（ml/min）– 无负荷摄氧量（ml/min）]/100。在实践中，操作者还可以根据患者的运动习惯、病情严重程度等因素，进行进一步调整。在恢复期时，去除受试者运动负荷，指导其继续行无负荷或极低负荷下踏车运动，避免因运动骤然终止而带来的不良反应，同时根据城市需要记录相关参数及采血，在受试者心率、血压、血氧饱和度恢复接近静息状态时再终止测试，并记录运动负荷期终止的原因、主观感受、呼吸困难程度等。

阶梯递增症状限制性运动测试方案包括 Bruce、改良 Bruce、Naughton、Balke 及 Ellestad 等方案。在上述方案中，设备通过跑台的速度与坡度对负荷功率进行调整，每级有其所对应的负荷水平。

恒定负荷测试方案临床中的应用已经逐渐增多，主要用于确定最大摄氧量及乳酸阈、测量气体交换动力学、诊断运动诱导支气管痉挛、评估颈动脉体在运动性过度通气、评价药物或康复等治疗措施对心肺功能改善情况等方面。在低于极量水平以下，同一功率的负荷测试中，恒定功率运动测试结果比递增功率测试结果要高，而高于极量水平时，前者结果低于后者。在实践中，通常先进行递增负荷测试取得受试者的最大摄氧量或负荷功率，再根据测试目的，选取 40%~100% 的最大个人负荷功率进行恒定负荷心肺运动测试，从而取得特定负荷功率下的心肺功能参数水平，并进行个体治疗前后或不同个体间的差异比较。在部分慢阻肺患者康复治疗的临床研究中发现，运动训练并没有显著提高患者的最大摄氧量或最大耐受负荷，但可有效延长患者的中强度恒定功率负荷运动耐受时间。

（三）测试结果与解读

心肺运动测试较 6 分钟步行测试等场地测试评估方法的最大优势在于可提供大量客观数据，供操作者对受试者的整体运动功能水平及其受限原因进行全面评估（表 3-1-9）。

表 3-1-9 评估功能的生理测量值

测量值	作用
心电图	检测心肌氧需求与氧供应间的平衡
峰值摄氧量	在递增负荷测试中，假定尽最大努力运动摄取的最高氧量，可能等于或不等于最大摄氧量
最大摄氧量	摄氧量不随功率提高而增加时所能达到的最大摄氧量值
摄氧量变化值与功率变化值比	运动的有氧份额（数值降低表明较多的无氧份额）

续表

测量值	作用
心排血量	评估运动中血流动力学
无氧阈值	出现乳酸酸中毒前所能维持的最大摄氧量，运动耐受储备的重要决定因素
氧脉搏	每搏输出量与动静脉氧含量差的乘积
心率储备	峰值摄氧量时预计最大心率与实测心率间的差值
动脉血压	用于检测系统性高血压、心室流出道梗阻、心力衰竭等
分钟通气量及其构成	通气 - 血流比例失调可使运动中无效腔通气量比例升高
呼吸储备	区分运动受限的心源性或肺源性的重要因素
运动时无效腔通气量与潮气量比	用于检测通气 - 血流失衡
呼出气流模式	评估运动中通气障碍的类型
潮气量与深吸气量比	评估运动中通气受限的严重程度

而在康复评估中，常用的参考指标及其应用含义分别如下（表 3-1-10）：

1. **摄氧量** 在进行恒定功率运动时，尽管功率水平增加，但每分钟摄氧量增加不足 150ml 或 2ml/（kg·min）时，该摄氧量值被称为最大摄氧量值；而当受试者不能维持功率继续运动以达到上限，未出现明显的摄氧量 - 功率平台，则称之为峰值摄氧量或最高摄氧量。两者的高低均取决于运动方案，同时受种族、性别、年龄、躯体大小、瘦体重、运动习惯等众多因素影响。在不同个体间比较时，通常用该值除以公斤体重来消除个体差异，但部分学者提出应使用该受试者的理想体重作为权重指标，这样不会对超高体重或低体重者造成误判。

2. **摄氧量 - 功率关系** 递增功率试验中，总的摄氧量变化值 - 功率变化值比随功率增加的斜率、受试者心血管情况、试验的持续时间不同而存在较小的变异。而循环功能异常的患者该比值显著降低，其原因是肌肉摄取氧气能力降低或肌肉血流量迅速增加以满足其氧需求的能力不足。冠心病患者心排血量增加的能力不足，在最大运动的后期，常出现摄氧量变化值 - 功率变化值比的下降。而运动员在高负荷运动中后期，参与辅助运动的肌肉量较大，可出现该比轻度升高。

3. **氧脉搏** 在运动过程中，摄氧量与心率保持线性正相关，两者的比值即为氧脉搏。它依赖于心脏每搏输出量与动静脉血氧含量的差，后者又取决于受试者的血红蛋白含量、肺血氧合能力及外周氧摄取能力等因素。该值下降代表心肺功能异常，常见于贫血、碳氧血症、右向左分流等疾病。

4. **无氧阈值** 在正常受试者中，运动时血乳酸水平开始升高时所对应的摄氧量即为无氧阈值。从能量供应角度来说，该值代表机体的有氧代谢功能已经不能以满足肌肉对外做功的需要，机体需联合有氧代谢与无氧酵解对外做功。男性与女性的无氧阈绝对值通常随年龄的增长而下降，但下降幅度低于峰值摄氧量下降幅度。另外，同一受试者在进行不同方式运动时，无氧阈值也会出现差异，通常是上肢运动低于下肢运动，踏车运动低于跑台运动。

5. **心率储备** 在正常人的极量运动中，心率储备可降至 0 或更低水平，但该值可受药物（β 受体阻滞剂）、努力程度、心血管疾病、肺部疾病、内分泌水平及骨骼肌疾病等影响，而甲亢患者的最大心率可超过其预计值，导致心率储备显著降低。

6. 呼吸储备 该值说明最大运动是通气反应与最大呼吸能力间的关系。未经训练的正常人在进行最大强度运动时通常不会出现呼吸储备耗竭，而各种急慢性呼吸系统疾病患者则常常在运动中首先出现呼吸储备显著降低，乃至耗竭。

7. 无效腔通气量 无效腔通气量代表在静息或运动时未参与肺泡内有效气体交换的部分潮气量，正常人在静息时约占潮气量的 1/3，而随着运动的进行，肺泡通气与血管床开放增加，通气 - 血流失衡改善，无效腔通气量 - 潮气量比进一步下降至 1/5。而通气 - 血流失衡的肺疾病患者或肺泡低灌注、无灌注疾病患者在休息时已经增大，在运动时也未能降至正常水平。

8. 呼气气流模式 在心肺运动测试中，可实时监测受试者呼气气流，并以流速 - 容积环的形式加以表达。通过将不同运动强度或同一运动强度不同时间下的流速 - 容积环与静息环、最大呼气流速 - 容积曲线进行比较，可以鉴别出正常人、老年健康者、阻塞性通气障碍者的运动通气表现。正常人在运动过程中，随着运动强度增加或运动时间延长，在吸气末肺容积升高的同时，呼气末肺容积逐渐下降，令潮气量进一步增加，而阻塞性肺通气障碍患者则出现呼气末肺容积增加，潮气量增加受阻，患者不得不在运动早期通过增加呼吸频率来确保充足的分钟通气量，最终令运动提前终止。

表 3-1-10 常用心肺运动测试指标的参考范围

项目	参考值	项目	参考值
最大摄氧量	>84% 最大摄氧量预测值	EELV	下降，ICex>ICrest
无氧阈值	>40% 最大摄氧量预测值	呼吸频率	<60
氧脉	>80% 最大摄氧脉预测值	VE/V_{CO2}（at AT）	<34
心率储备	<15	VD/VT	<0.28
心率应答	<50	$P(a\text{-}ET)CO_2$	<0
运动最大血压	<220/90mmHg	PaO_2	>80mmHg
呼吸储备	VEmax/MVV<75% 或 MVV-VEmax>11L	$P(A\text{-}a)O_2$	<35mmHg

（张 冲 张鸣生）

第二节 功能性表现评估

肺具备通气功能、肺循环换气功能、组织换气功能，并通过与心血管气体运输参与人体的能量代谢过程。不同原因导致上述功能的受损均会造成肺功能的障碍。

（一）肺功能的评定

1. 呼吸功能评估包括气道通畅状况评估、通气功能评估及换气功能评估。

（1）肺功能检查的指征

1）疑有支气管、肺脏、胸部或脊椎等疾病。

2）胸闷呼吸困难或连续咳嗽或长期有痰多达几周。

3）运动能力减退或静息时呼吸困难或体能普查。

4）用于支气管和肺疾病的治疗疗效评估。

5）支气管高反应性。

6）对手术和麻醉的危险性评估。

⑵ 肺功能测定内容及方法

1）肺容量测定：慢肺活量、体积描计法等。

2）气道阻力测定：体积描计法、强迫振荡法。

3）肺通气功能测定：静息通气量、分钟通气量、时间肺活量。

4）肺换气功能测定：弥散功能、血气分析。

5）支气管反应性测定：支气管激发试验、支气管扩张试验。

6）呼吸肌肉功能：力量、耐力、肌电。

2. 呼吸气道通畅能力的特征

⑴ 评估气道通畅的指标：呼吸顺畅、呼吸频率和节律、痰液情况、排痰能力。

1）气道通畅的特征：气道通畅的特征是指气管和支气管无异物堵塞或狭窄的情况，气体能顺畅通过的状态。表现为正常呼吸，呼吸频率为16~20次/分，呼吸节律规则、呼吸运动均匀、无声且不费力。

2）通气不充分的特征：呼吸驱动力改变、肺换气不足、痰液潴留、呼吸肌疲劳、气道高反应性导致的气道平滑肌收缩引起气管狭窄。均可导致通气不充分，其通气不充分主要由通气不足引起，即可表现通气功能障碍，临床上表现为呼吸频率增快、发绀、呼吸节律、深度改变，伴有辅助呼吸肌运动加强。呼吸频率过速>24次/分或过缓：<12次/分。深快呼吸、浅快呼吸或深度呼吸；呼吸节律出现潮式呼吸、间断呼吸、叹息样呼吸。

3）呼吸频率变化及临床意义：正常成人静息状态下，呼吸频率为16~20次/分，常见的呼吸频率改变有：①呼吸过速：呼吸频率>24次/分为呼吸过速可见于发热（一般体温升高1℃，呼吸约增加4次/分），疼痛，贫血，甲状腺功能亢进，心力衰竭等。②呼吸过缓：呼吸频率<12次/分，呼吸浅慢见于麻醉剂或镇静剂过量及颅内压增高等。

4）呼吸深度变化及临床意义：①呼吸浅快：见于呼吸肌麻痹、严重鼓肠、腹水及肺部疾病如肺炎、胸腔积液和气胸等；②呼吸深快：见于剧烈运动时，因机体供氧量增加需要增加肺内气体交换；③呼吸深慢：严重代谢性酸中毒时，可出现深而慢的呼吸，见于糖尿病酮症酸中毒、尿毒症酸中毒等。

5）呼吸节律变化及临床意义：①潮式呼吸：一种由浅慢逐渐变为深快、再由深快转为浅慢，随之出现一段呼吸暂停后，又开始如上变化的周期性呼吸（像潮起潮落一般）潮式呼吸周期可长达30秒~2分钟，暂停期可持续5~30秒，需要较长时间才可观察到这种周期性呼吸。②间停呼吸：表现为有规律的呼吸几次后，突然停止一段时间，又开始呼吸，周而复始。以上两种呼吸的临床意义：多发生于中枢神经系统疾病，如脑炎、脑膜炎、颅内高压及某些中毒，如糖尿病酮症酸中毒、巴比妥中毒等间停呼吸较潮式呼吸更为严重，预后不良，常发生在临终前。③抑制性呼吸：呼吸较正常浅而快常见于急性胸膜炎、胸膜恶性肿瘤、肋骨骨折及胸部外伤等。④叹息样呼吸：一段正常呼吸节律中插入一次深大呼吸，常伴有叹息声多为功能性改变，见于神经衰弱、精神紧张或抑郁症。

其次观察患者的痰液情况及排痰能力，呼吸道分泌物多或者黏稠，患者不能有效咳嗽，会造成痰液阻塞呼吸道，导致气道不通畅。

⑵ 气道通畅能力的评估：气道通畅性通常以呼吸气体的流量来反映，气体流量与气道

管径成正比,气道管径越大,流量越通畅;反之气道狭窄、痉挛或堵塞,使气道管径变小,气体流量减慢。气体流量除与管径有关外,还与驱动气体流动的压力有关。相同管径下,驱动压力越高,则气体流量越快。因此,气道通畅性需检测气体流量和气道阻力两方面,这样才能较全面地反映出气道通畅性。

人体要获得氧等气体,通过肺为媒介。气体从肺外进入肺内,需要呼吸做功,既需要克服黏性阻力、弹性阻力、惯性阻力这三种阻力所做的功:

1) 黏性阻力(resistance):是气体流动通过气道时因摩擦消耗所产生的阻力,分布在大、小气道和肺组织,但绝大部分来自于气道。

2) 弹性阻力(capacitance):是胸廓和肺组织扩张膨胀所消耗的阻力,主要分布在胸廓、肺组织、肺泡和细小支气管。弹性阻力的倒数即为胸廓和肺的顺应性(compliance)。

3) 惯性阻力(inertance):是在气体流动和胸廓扩张运动过程中产生的阻力,主要存在于大气道和胸廓。当消耗于三种阻力的压力恒定,则黏性阻力的大小取决于呼吸流量,弹性阻力取决于胸肺容积,而惯性阻力则取决于呼吸气流的加速度。

按解剖位置将呼吸系统的阻力可分类为:鼻腔阻力、口腔阻力、咽喉部阻力、气管阻力、支气管阻力、肺泡与肺组织阻力及胸廓阻力等。

呼吸系统的黏性阻力、弹性阻力和惯性阻力之总和统称为呼吸总阻力,或称呼吸总阻抗(impedance)。

与气道通畅性关系最为密切的是黏性阻力,常将其称作气道阻力(airway resistance, Raw)。气道阻力等于维持一定呼吸气体流量所消耗的压力差与该流量的比值。气道阻力在呼吸总阻抗中所起的作用亦最大,亦是最易发生变化的阻力,同时其测量也相对容易,因此,临床使用也最为广泛。

4) 气道阻力检查是呼吸动力学检查学的一个重要内容,也是对呼吸流量检查的一个重要补充。气道阻力反映了气道的通畅性,在气道阻塞性疾病的诊断和疗效评估中有重要的应用价值。气道阻力测定有多种方法,包括:体积描计法、强迫振荡法、口腔阻断法。

不同方法测定的指标、结果及其意义各有不同。

(1) 体积描计法:体积描记法是目前唯一可直接测量人体气道阻力的方法,临床应用最为广泛,且已建立相应的测试标准(图 3-2-1)。

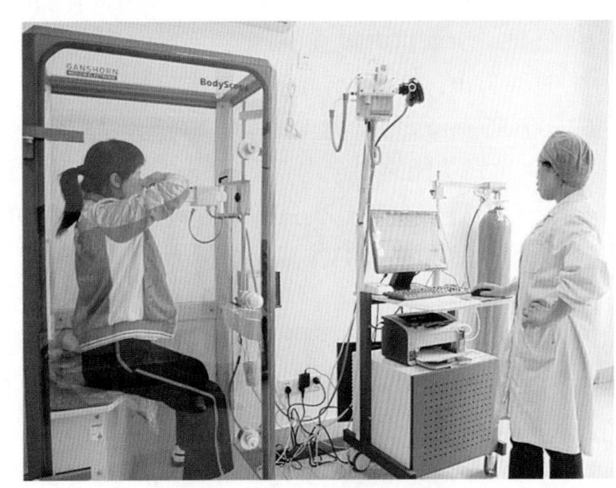

图 3-2-1 呼吸体积描记仪

体积描记仪(简称体描仪)可测定胸腔内气量(VTG)、气道阻力(Raw)、气道传导率(Gaw)、比气道传导率(SGaw)和比气道阻力(SRaw)等,用以检测气道包括小气道有无阻塞存在,具有较好的灵敏性,操作简便,几分钟内即可完成,无创伤性,因而可以作为常规方法应用于临床。

体积描法检测是评估气道阻力的"金标准"。主要适用于年龄≥6 岁且配合良好的儿童和成人。

1）测定原理：体积描法检测是基于波义耳定律（Boyle's law），即在密闭和恒温的情况下，一定量的气体被压缩或膨胀后其体积会减少或增加，而气压的改变遵从于在任何时候压力与体积的乘积保持恒定的规律。

2）Boyle 定律：指气体的温度和质量均恒定时，其容积和压力成反比关系，变化前的压力（P_1）和容积（V_1）的乘积等于变化后的压力（P_2）和容积（V_2）的乘积公式：

$$P \cdot V = K \quad \text{or} \quad P_1 \cdot V_1 = P_2 \cdot V_2$$

（V 是指气体的体积　　P 指压力　　k 为一常数）

体描仪内置流量计和测压计，可直接测定部分肺容量和通气功能参数，气囊充气短暂阻断呼吸引起体描箱和肺泡腔内压强一容积改变，从而根据 Boyel 定律计算出胸内气体的容积（thoracic gas volume，Vtg），间接反映 FRC。

同时测出平静呼吸过程中产生 1L/s 呼吸流速所需做的呼吸功，即特定气道阻力（specific airway resistance，sRaw），进一步计算出 Raw

即：Raw=sRaw/（FRC+1/2VT）

VT 指潮气量。

（2）脉冲振荡法：是基于强迫振荡技术的气道阻力测定方法，近年临床应用开展较为普及。

气道阻力在评估气道通畅中的优点：①不受通气质量的影响；②检测快捷；③可以马上重复测试。

3. 肺通气功能评估　肺通气功能是指单位时间随呼吸运动进出肺的气体容积，显示时间和肺容积的关系，是反映肺通气能力的动态指标。包括每分通气量、最大通气量、肺泡通气量以及时间肺活量等项目。

呼吸，是指机体与外界环境之间气体交换的过程。人的呼吸过程包括三个互相联系的环节：外呼吸，包括肺通气和肺换气；气体在血液中的运输；内呼吸，指组织细胞与血液间的气体交换。

正常成人安静时呼吸一次为 6.4 秒为最佳，每次吸入和呼出的气体量大约为 500ml，称为潮气量。当人用力吸气，一直到不能再吸的时候为止；然后再用力呼气，一直呼到不能再呼的时候为止，这时呼出的气体量称为肺活量。正常成人男子肺活量为 3500~4000ml，女子为 2500~3500ml。一个呼吸分为三个部分：呼气、屏息、吸气。

（1）通气功能的测定内容

1）每分通气量（MV）：是指每分钟呼出或吸入的气量，即潮气量与呼吸频率的乘积。

2）最大通气量（MVV）：是指在单位时间内以最深最快的呼吸所得到的最大通气量，通常以每分钟计算。

3）时间肺活量（也称用力呼气量）指标：是指最大深吸气后用力作最快速度呼气，在一定时间内所能呼出的空气量。①最大呼气中段流量（MMEF）：用力呼出气量为 25%~75% 肺活量的平均流量。②呼气峰值流速（PEF）：最高呼气流速。③ $FEF_{25\%}$：用力呼气 25% 时的瞬间流速。④ $FEF_{50\%}$：用力呼气 50% 时的瞬间流速。⑤ $FEF_{75\%}$：用力呼气 75% 时的瞬间流速。

4）用力肺活量（FVC）：是指深吸气至肺总量位，然后用力快速呼气直至残气位所测得的肺活量。①第 1 秒用力呼气容积（FEV1）：最大吸气至 TLC 位后 1 秒内的快速呼出量。②1 秒率：FEV_1/FVC。③ FEV1%：第 1 秒用力呼气容积占预计值的百分比。

5）检测结果评定标准：评估肺功能损害程度采用传统实测值占预计值百分数的标准。

即在绝对值参数中，残气容积（RV）、功能残气量（FRC）、肺总量（TLC）在 ±20% 以内为正常，其他≥80% 为正常。

(2) 通气功能指标的临床意义

1）第 1 秒用力呼气容积（FEV1）：①降低见于大小气道阻塞，或限制性通气功能障碍。②可用于判断气道阻塞是否具有可逆性。③用于评价支气管解痉药疗效。④是气道反应性测定（激发试验、舒张试验）中常用的反应指标。⑤ FEV_1 /FVC 与 FEV_1 实 / 预综合判断用于 COPD 诊断及分度。⑥ FEV_1 与 FEV_1% 用于判定手术的安全性。

2）呼气峰值流速（PEF）、用力呼气 25% 时的瞬间流速（$FEF_{25\%}$）：降低反映大气道气流受阻或呼吸肌力减弱。

PEF 临床意义：①可作为支气管激发试验的反应指标（用于筛查）。②诊断支气管哮喘，24 小时 PEF 波动率：正常 <8% ，哮喘 >20%，COPD<20%。③哮喘病情严重度分级和疗效判断。PEF 波动率 <20% 为轻度，20%~30% 为中度，>30% 为重度。④可作为哮喘发作与否的判断指标及指导哮喘治疗的参考。⑤判断大气道阻塞性病变及程度。

3）用力肺活量（FVC）：降低见于限制性通气障碍、呼吸肌力减弱、重度 COPD。

4）最大通气量（MVV）是通气代偿功能的一个综合判断指标，在胸外科手术的选择，劳动力鉴定等方面具有重要意义。是较受重视的一项指标。

(3) 通气功能障碍的诊断与分型：肺通气功能障碍的类型包括：阻塞性通气功能障碍、限制性通气功能障碍和混合性通气功能障碍（混合性通气功能是指气流阻塞与肺扩张受限因素同时存在所引起的通气障碍，可表现为以阻塞为主或以限制为主）。判断通气功能障碍的类型的主要依据是肺功能检查，同时需要结合临床资料作出正确的结论。

阻塞性通气功能障碍以流速（FEV_1/FVC%）降低为主，而限制性通气功能障碍以肺容量（如 VC）减少为主，混合性则两者兼而有之。

1）限制性通气功能障碍：系指肺扩张受限所引起的通气障碍，其改变为：①肺活量、深吸气量和肺总量减少，功能残气量和残气量减低，残气量占肺总量百分比变化不定。潮气量偏小。②用力肺活量及第一秒用力呼气量绝对值减低，但第一秒用力呼气率正常或增高；最大呼气中段流量（MMEF）降低；肺活量下降大于最大通气量。

2）阻塞性通气功能障碍：系指气流受限或气道狭窄所引起的通气障碍，其改变为：①肺活量早期正常，以后逐步降低；补呼气量递减；功能残气量、残气量均增高；肺总量正常或增高，严重时肺活量降低超过残气量增加而表现为肺总量降低。残气量占肺总量百分比增高。②时间肺活量第一秒用力呼气率减低，最大呼气中期流速降低，最大通气量减少。

3）混合性通气功能障碍：在肺容量与通气功能方面的改变为：①肺活量下降，而功能残气量、残气量、肺总量、残 / 总百分比变化不一定。②用力肺活量及第一秒用力呼气量均降低，第一秒用力呼气率正常或降低，MMEF 降低，最大通气量减少。

(4) 分析肺功能检查结果的步骤

第 1 步：评估用力肺活量（FVC）

FVC 正常，基本上可以排除限制性通气功能障碍，若有降低，则需要鉴别是阻塞性还是限制性通气功能障碍。

第 2 步：第 1 秒评估用力呼气容积（FEV_1）

正常：可以除外明显的限制性和阻塞性通气功能障碍。

降低：提示存在有通气功能障碍，由于限制性和阻塞性通气功能障碍均可表现出 FEV_1

降低，故需要评估 FEV_1/FVC，判断是否存在阻塞。若有条件，应检查 TLC。TLC 增加大于 15%，提示阻塞；TLC 正常或增加可除外限制；若降低，提示限制，对于混合性通气功能障碍，TLC 偶可正常。

第 3 步：评估 FEV_1/FVC

正常：通常可排除阻塞性通气功能障碍。

FEV_1/FVC 正常或增高，结合 FVC 降低，常常提示限制性通气功能障碍。若有疑问可检查 TLC 或 D_LCO，同时可以结合胸片检查有无 TLC 减少的依据。

FEV_1/FVC 降低，高度提示阻塞性通气功能障碍，是判断阻塞性通气功能障碍的重要指标。

第 4 步：评估呼气流量值

$FEF_{25\%\sim75\%}$ 与 FEV_1 的改变一致，但较为敏感。

第 5 步：评估每分钟最大通气量（MVV）

MVV 与 FEV_1 的改变通常一致，但较为敏感。临床上可以通过 FEV_1 来计算 MVV 值。在正常情况下，预计 $MVV=FEV_1\times40$，在临床上可以利用 MVV 预计低限作为 MVV 是否适当的判断依据。MVV 预计低限 $=FEV_1\times30$。若 $MVV<FEV_1\times30$，常常提示患者未用力、配合不佳、疲劳、神经肌肉疾患等，需要技术员认真甄别；若 MVV 显著 $>FEV_1\times30$，往往提示测定 FEV_1 时未尽全力或存在有严重的阻塞性通气功能障碍。

引起 MVV 与 FEV_1 不协调降低改变的原因主要是大气道阻塞或神经肌肉疾患。

第 6 步：评估 D_LCO

D_LCO 降低，提示肺实质限制性病变。若为单纯性降低，多考虑肺血管病变。

增高，可见于哮喘、肥胖、肺泡出血等。

第 7 步：评估支气管反应性测定

第 8 步：结论

(5) 肺通气功能障碍的分级：最大自主通气量（MMV）是反映通气能力的最科学指标，既往多用于反映通气功能障碍的程度。MVV 测定比较困难，但其和 FEV_1 呈非常好的线性正相关，可用后者进行换算。这实际上并无多大价值，故目前直接用 FEV_1 的实测值评价通气功能，而不再进行换算。不同国家或学术部门的分级标准不同。

美国医学会的肺功能分级标准：

轻度：60%≤FEV_1 占预计值 %LLN

中度：41%≤FEV_1 占预计值 %≤59%

重度：FEV_1 占预计值 %≤40%

4. 气道换气功能的评定　换气障碍常是通气障碍伴随的必然结果，无需特别注明换气功能障碍或一氧化碳弥散量下降。但结合每升肺泡容积的一氧化碳弥散量（D_LCO/VA）常有一定的鉴别诊断价值，在肺实质或周围气道疾病，常同时有 D_LCO 和 D。CO/VA 的下降；在肺实质疾病，D_LCO/VA 下降更明显。在单纯肺外结构病变、肺内孤立性病变、肺部分切除术等导致的限制性通气功能障碍，D_LCO 下降，但由于通气肺组织的结构正常或基本正常，D_LCO/VA 多正常。若肺容量、通气功能参数皆正常，仅有 D_LCO 下降，则肺功能诊断为肺通气功能正常或基本正常，换气功能障碍（或 D_LCO 下降），是肺血管病变的特点。

(1) 气道换气功能的测定内容：① CO 弥散量（D_LCO）：经肺泡间隔进入肺毛细血管的 CO 量。② D_LCO：经过 HB 校正后的 D_LCO。③ D_LCO/VA：CO 弥散量与肺泡通气量之比，称弥散常数或比弥散量，以排除肺容积对弥散量的影响。

(2) 换气功能障碍的分级：各国对 D_LCO 的分级标准比较一致，皆采用 3 级分类法，我国的标准为：

轻度：60%≤D_LCO 占预计值 %<80%

中度：40%≤D_LCO 占预计值 %<60%

重度：D_LCO 占预计值 %<40%。

D_LCO/VA 的分级相同。

（二）呼吸肌功能评定

1. 呼吸肌的组成 人的呼吸肌由膈肌、肋间肌、颈部肌、肩带肌和腹肌组成。

呼吸运动的肌肉运动，吸气时主要以膈肌为主，次要肌肉为其他辅助呼吸肌。呼气时①安静机制：胸廓和膈肌的弹性回缩。②用力呼气机制：腹肌。

2. 吸气肌功能的减退的原因 吸气肌无力是肺功能减弱的重要原因。

(1) 肌肉萎缩：常见于：①运动需求减少或者消失；②肌肉活动降低或者消失；③见于骨骼肌和膈肌，通过超声检测可以发现（图 3-2-2，3-2-3）。

(2) 各种疾病均可导致吸气肌功能的减退：常见于：①肺气肿；②心衰；③高位脊髓损伤患者；④各种原因引起的较长时间卧床患者。

3. 呼吸肌力的评定

(1) 呼吸肌力量（RMS）：指呼吸肌最大收缩能力。主要测定指标有：

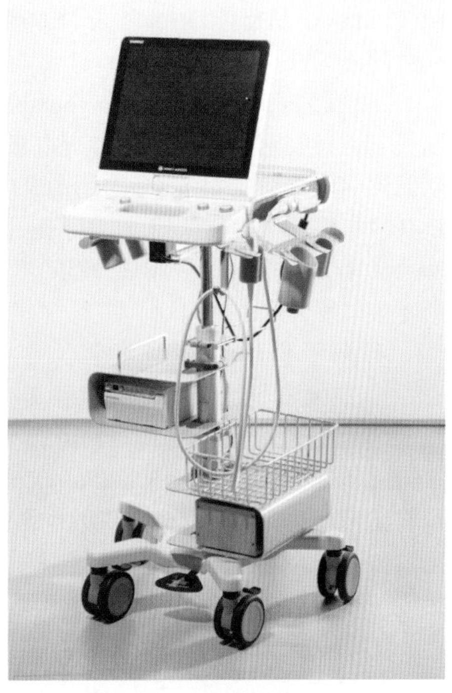

图 3-2-2 床旁超声设备

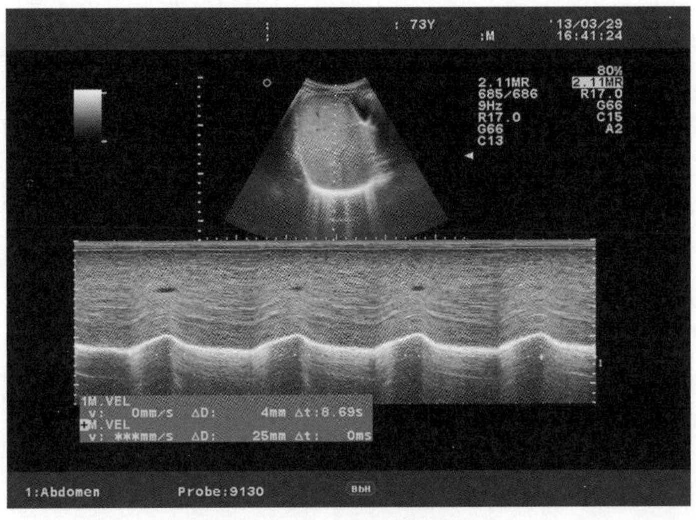

图 3-2-3 超声膈肌评估技术

1）最大吸气压（MIP）和最大呼气压（MEP）：它是对全部吸气肌和呼气肌强度的测定。男性：MIP=143–0.55×年龄，MEP=268–1.03×年龄；女性：MIP=104–0.51×年龄，MEP=170–0.53×年龄，单位均为 cmH_2O（$1cmH_2O \approx 0.098kPa$）。

2）跨膈压（Pdi）和最大跨膈压（Pdimax）：正常人 Pdimax 为 90~215cmH_2O。

（2）呼吸肌耐力（RME）：指呼吸肌维持一定水平通气的能力。主要测定指标有：

最大自主通气（MVV）和最大维持通气量（MSVC）：正常人 MVV：男性约 104L，女性约 82L。MSVC 是指能维持 15 分钟 60% MVV 动作时的通气量。

（3）膈肌肌电图（electromyography，EMG）：膈肌 EMG 可通过食管电极、体表电极和经皮穿刺肌肉内电极测定，目前多数用食管电极检测。EMG 由不同的频率组成，其频率主要在 20~350Hz。根据频率分布规律的变化可发现早期呼吸肌疲劳（图 3-2-4）。

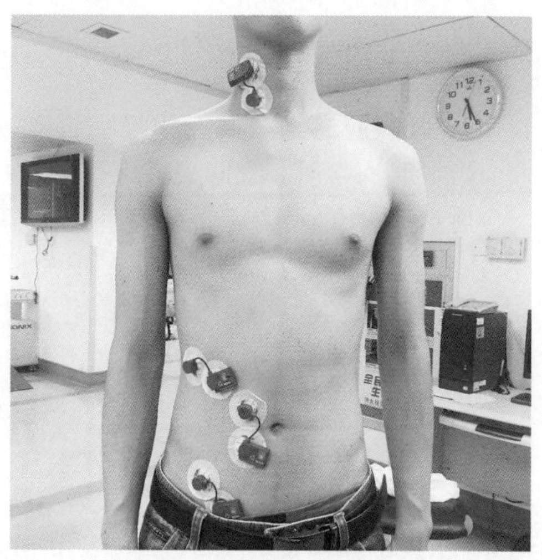

图 3-2-4　膈肌表面肌电评估技术

（4）呼吸肌力评定临床意义

1）最大吸气压（MIP）临床意义：常用的吸气肌功能检测的指标。MIP 值 <–5.88kPa（–60cmH_2O）[即绝对值 >5.88kPa（60cmH_2O）]时，可排除呼吸肌无力引起的呼吸困难。当 MIP< 正常预计值的 30%，易出现呼吸衰竭。对于人工通气患者，MIP 值 <–2.94kPa（–30cmH_2O）[即绝对值 >2.94kPa（30cmH_2O）] 脱机容易成功，MIP 值 >–1.96kPa（–20cmH_2O）[即绝对值 <1.96kPa（20cmH_2O）] 时，多数脱机失败。

2）最大呼气压（MEP）临床意义：可用于评价神经肌肉疾病患者的呼气肌功能。也用于评价患者的咳嗽及排痰能力。

3）最大跨膈压（Pdimax）临床意义：Pdimax 特异性地反映膈肌做最大收缩时所能产生的压力。当 Pdimax 明显下降代表有膈肌无力或疲劳的存在，多见于重度慢性阻塞性肺疾患、神经肌肉疾患及膈神经麻痹等患者。在动态观察中 Pdimax 明显降低是膈肌疲劳的直接依据。

4）慢性阻塞性肺疾病患者 MIP 较正常人低，MEP 测定可无明显变化，RME 测定减低，且较 RMS 减低更为明显。

5）MIP 可作为慢性阻塞性肺疾病呼吸衰竭患者是否进行机械通气以及能否脱机的一项指标。一般认为当 MIP 小于正常预计值 30% 时，易出现呼吸衰竭；MIP 不能达到 –1.96kPa（–20mmHg）时需机械通气辅助；而对已应用机械通气患者，若 MIP 不能达到上述指标，则常难成功脱机。

6）Pdi 和 Pdimax 均明显下降时，考虑有膈肌疲劳，多见于重度慢性阻塞性肺疾病及神经肌肉疾病患者。

7）呼吸肌功能测定可作为评价呼吸肌锻炼以及药物治疗对呼吸肌功能影响的客观指标。

(三) 六分钟步行评定

六分钟步行试验(6MWT)主要用于评价中、重度心肺疾病患者对治疗干预的疗效,测量患者的功能状态,可作为临床试验的终点观察指标之一,也是患者生存率的预测指标之一。

(四) 日常生活能力的评定(ADL)

ADL 是指人们在每日生活中,为了照料自己的衣、食、住、行,保持个人卫生整洁和进行独立的社区活动所必需的一系列的基本活动。是人们为了维持生存及适应环境而每天必须反复进行的最基本的、最具有共性的活动。日常生活活动分为基础性日常生活活动(basic activities of daily living ,BADL);工具性日常生活活动(instrumental activities of daily living,IADL)自理活动——进食、梳妆、洗漱、洗澡、如厕、穿衣 功能性活动——翻身、从床上坐起、转移、行走、驱动轮椅、交流 ,理解,表达社会认知,社会交往,解决问题,记忆等。ADL 评定方法:ADL 提出至今已出现了大量的评定方法。常用的标准化的 BADL 评定方法有 Barthel 指数、Katz 指数、PULSES、修订的 Kenny 自理评定等。常用的 IADL 评定有功能活动问卷(the functional activities questionary,FAQ)、快速残疾评定量 表(rapid disability rating scale,RDRS) 等。Barthel 数 评 定(the Barthel index of ADL) 由 美 国 Florence Mahoney 和 Dorothy Barthel 设计并应用于临床,是国际康复医学界常用的方法。Barthel 指数评定方法(表 3-2-1)。Barthel 指数评分结果:正常总分 100 分,60 分以上者为良,生活基本自理;40~60 分者为中度功能障碍,生活需要帮助;20~40 分者为重度功能障碍,生活依赖明显;20 分以下者为完全残疾。

表 3-2-1 Barthel 指数评定方法

项目	分数	内容	评定
一、进食	10	自己在合理的时间内(约 10 秒钟吃一口)可用筷子取食眼前的食物。若需辅具时,应会自行穿脱。	
	5	需部分帮助(切面包、抹黄油、夹菜、盛饭等)。	
	0	依赖。	
二、转移	15	自理。	
	10	需要少量帮助(1 人)或语言指导	
	5	需两人或 1 个强壮、动作娴熟的人帮助。	
	0	完全依赖别人。	
三、修饰	5	可独立完成洗脸、洗手、刷牙及梳头。	
	0	需要别人帮忙。	
四、上厕所	10	可自行进出厕所,不会弄脏衣物,并能穿好衣服。使用便盆者,可自行清理便盆。	
	5	需帮忙保持姿势的平衡,整理衣物或使用卫生纸。使用便盆者,可自行取放便盆,但须依赖他人清理。	
	0	需他人帮忙。	
五、洗澡	5	可独立完成(不论是盆浴或淋浴)。	
	0	需别人帮忙。	

续表

项目	分数	内容	评定
六、行走(平地45m)	15	使用或不使用辅具皆可独立行走50公尺以上。	
	10	需要稍微的扶持或口头指导方可行走50公尺以上。	
	5	虽无法行走,但可独立操纵轮椅(包括转弯、进门,及接近桌子、床沿)并可推行轮椅50公尺以上。	
	0	需别人帮忙。	
七、上下楼梯	10	可自行上下楼梯(允许抓扶手、用拐杖)	
	5	需要稍微帮忙或口头指导。	
	0	无法上下楼梯。	
八、穿脱衣服	10	可自行穿脱衣服、鞋子及辅具。	
	5	在别人帮忙下、可自行完成一半以上的动作。	
	0	需别人帮忙。	
九、大便控制	10	能控制。	
	5	偶尔失禁(每周<1次)。	
	0	失禁或昏迷。	
十、小便控制	10	能控制。	
	5	偶尔失禁(每周<1次)或尿急(无法等待便盆或无法即时赶到厕所)或需别人帮忙处理。	
	0	失禁、昏迷或需要他人导尿。	
总分			

(杨少华)

第三节 呼吸困难的评估

一、呼吸困难定义

2012年美国胸科协会ATS定义为“呼吸困难是某种包括不同强度、不同性质的呼吸不适感的主观体验”。ATS的定义仅描述了患者的主观体验,是狭义的。2014年我国发表的共识认为呼吸困难的定义应该既包括主观感受又包括客观表现,将其定义为:患者主观上感到不同程度、不同性质的空气不足、呼吸不畅、呼吸费力及窒息等不适体验,伴或不伴呼吸费力的客观表现,如张口呼吸、鼻翼煽动、端坐呼吸、发绀,辅助呼吸肌参与呼吸运动等,也可有呼吸频率、深度与节律的改变。值得注意的是,患者的精神状况、生活环境、文化水平、心理因素及疾病性质等对其呼吸困难的描述具有一定的影响。

二、呼吸困难病因及鉴别诊断

呼吸困难病因繁多,涉及全身多个器官系统,主要是呼吸系统、心血管疾病和神经肌肉疾病。根据发病发病缓急将呼吸困难分为慢性、急性和发作性呼吸困难。慢性呼吸困难多见于慢性阻塞性肺疾病等，急性呼吸困难多见于肺栓塞、急性左心衰竭等，发作性呼吸困难多见于哮喘急性发作等。根据病因可将呼吸困难分为肺源性呼吸困难、心源性呼吸困难、中毒性呼吸困难、血源性呼吸困难和神经精神性呼吸困难。由于全身多个系统疾病都有可能诱发呼吸困难，因此应全面了解患者病情，进而有效鉴别诊断其病因。

（一）肺源性呼吸困难

主要由呼吸系统疾病引起的肺通气、换气功能不良进一步导致的缺氧、二氧化碳潴留引起。分为吸气性、呼气性和混合性呼吸困难。

1. **吸气性呼吸困难** 表现为吸气显著困难，吸气时出现“三凹征”即胸骨上窝、锁骨上窝及肋间隙明显凹陷，同时可伴有吸气性哮鸣音。三凹征的出现主要是由于呼吸肌极度用力，胸腔负压增加所致。多见于喉、气管狭窄，如异物、肿瘤、水肿等。

2. **呼气性呼吸困难** 表现为呼气明显受限，呼气时间延长，常伴有呼气期哮鸣音。主要是由于肺泡弹性降低和（或）小支气管的阻塞所致，常见于急、慢性支气管炎、支气管哮喘、慢性阻塞性肺疾病等。

3. **混合性呼吸困难** 呼气和吸气均明显困难，表现为呼吸频率增快、深度变浅，常伴有呼吸音减弱或消失、病理性呼吸音等。主要是由于肺部或胸膜腔病变导致气体交换面积减少、气体交换障碍所致。多见于肺纤维化、重症肺结核、大面积肺栓塞、重症肺炎、大量胸腔积液、气胸、严重肺部感染等。

（二）心源性呼吸困难

主要是由于左、右心或全心功能不全引起，以左心功能不全引起的呼吸困难较为严重。其机制是肺淤血、肺组织弹性减弱导致肺毛细血管的气体交换功能障碍所致。右心功能不全时主要为体循环淤血。心源性呼吸困难的特点是劳动时发生或加重，休息时缓解或消失；仰卧体位时加重，坐位时减轻。

1. **劳力性呼吸困难** 多见于心力衰竭的左心室衰竭，表现为呼吸困难仅在体力活动时出现，休息后消失，但随着肺充血程度的加重，可逐渐发展为更轻的活动甚至休息时，也会出现呼吸困难。

2. **端坐呼吸** 坐位时回心血量减少从而减轻肺淤血；膈肌位置相对下移，胸腔容积相对增大，有利于膈的活动和增加肺活量，从而减轻呼吸困难，故患者常迫使采取端坐体位。

3. **夜间阵发性呼吸困难** 左心衰竭患者在夜间睡眠时突然发生的呼吸困难，其原因是由于睡眠时迷走神经张力增高，左心室排血量降低，及夜间仰卧时肺活量减少和下半身静脉回流增加使肺淤血加重所致。患者常在睡眠中突然呼吸困难而憋醒，被迫坐起。轻者数分钟至数十分钟后症状消失；重者表现为面色灰白、出汗、咳嗽、气喘、发绀、咳粉红色泡沫痰，两肺湿啰音、心率加快等，又称为心源性哮喘。

（三）中毒性呼吸困难

1. **代谢性酸中毒** 会引起血中二氧化碳升高、pH 降低，刺激颈动脉窦等化学感受器或直接兴奋呼吸中枢导致呼吸困难，表现为呼吸深而快，可伴有鼾声，称酸中毒深大呼吸（Kussmaul 呼吸），多见于尿毒症、糖尿病酮症等。

2. **化学毒物中毒** 可导致机体缺氧引起呼吸困难，常见于一氧化碳、亚硝酸盐、氰化物和苯胺类中毒。

3. **吗啡、巴比妥类等中枢抑制性药物急性中毒** 呼吸中枢受到抑制导致呼吸浅而慢或伴有呼吸节律的异常呈潮式呼吸（Cheyne-Stokes 呼吸）或间停呼吸（Biot）呼吸。

(四) 血源性呼吸困难

由于红细胞减少、红细胞携氧能力降低,血氧不足所致。表现为呼吸及心率加快。常见于重度贫血、高铁血红蛋白血症、硫化血红蛋白血症等。大出血或休克时,也可因缺血及血压下降刺激呼吸中枢而引起呼吸困难。

(五) 神经精神性呼吸困难

1. 神经性呼吸困难 主要是由于颅内压增高和血供减少刺激呼吸中枢,表现呼吸节律异常,多见于重症颅脑疾病,如脑出血、脑外伤、脑膜炎、脑脓肿及脑肿瘤等。

2. 精神性呼吸困难 临床上多见于焦虑症及癔症患者,表现为呼吸浅快,每分钟可达100次,常因过度换气而发生胸痛与呼吸性碱中毒,出现手足搐搦症,并可伴有叹息样呼吸:特点为偶尔出现一次深呼吸。患者常诉呼吸困难,但无呼吸困难的客观表现,属神经症范畴。

(六) 肌病性呼吸困难

多见于重症肌无力导致呼吸肌麻痹而引起的呼吸困难。

三、呼吸困难的评估

(一) 主观量表评估

1. 改良的英国医学研究委员会呼吸困难量表(modified British medical research council, mMRC)

(1) 分级

0 级 只有在剧烈运动时才会感到呼吸困难

1 级 平地快步行走或爬缓坡的时候会感到呼吸困难

2 级 由于气短,平地行走时比同龄人慢或者必须停下来休息

3 级 平地步行 100 米左右或数分钟后就要停下来休息

4 级 呼吸困难严重以致不能离家,或在穿脱衣服时出现呼吸困难

(2) 使用方法:主要用来评估慢性阻塞性肺疾病(COPD)患者呼吸困难的严重程度。mMRC 根据患者出现气短时的活动程度分为 0~4 个等级,4 级表示患者在最轻微的活动时即出现呼吸困难。

2. Borg 量表(Borg scale)

(1) 分级(见表 3-1-1)

(2) 使用方法:患者在运动时被要求选择最能描述他们呼吸努力程度的等级。此量表一般配合六分钟步行试验(6MWT)应用,6MWT 开始前让患者阅读量表并询问患者说出呼吸困难级别,运动后重新评价呼吸困难的级别。

3. 视觉类比呼吸困难评分法(visual analogue scale, VAS)

(1) 无呼吸困难 极度呼吸困难

0cm:0 分,无呼吸困难;

1~3cm:1~3 分,轻度呼吸困难,不影响工作,生活;

4~6cm:4~6 分,中度呼吸困难,影响工作,不影响生活;

7~10cm:7~10 分,重度呼吸困难,影响工作及生活。

(2) 使用方法:是由一条 100 mm 长的水平线或垂直线构成,有关呼吸困难严重性的描述被排列在线的不同位置,测量量表一端(无呼吸困难端)和患者标记点之间的距离来表示患者呼吸困难的得分。

4. 基线呼吸困难指数(baseline dyspnea index,BDI)

(1) 分级(表 3-3-1)

表 3-3-1 基线呼吸困难指数

4 级	特别严重任务。只有极大的活动量时如携带非常重的物体上斜坡,或者跑步才会出现呼吸困难。普通的工作没有出现气促。
3 级	重度任务。只有活动如爬陡坡,上楼梯超过三层楼,或举起中等量重物时才会出现呼吸困难。
2 级	中度任务。适度的或者一般活动如走陡坡,上不到三层楼或拿起很轻的东西都会气促。
1 级	轻度任务。轻微活动如走平地,洗衣服或者站立,都会出现气促。
0 级	没有任务。静息状态,坐或躺下都会出现气促。
W	程度不确定。患者受损因呼吸急促,而不能完成相应的检查工作,病损程度难以明确评估。收集的数据不足以划分呼吸困难的程度。
X	不知道。收集的信息不足以评估患者最大的工作极限能力。
Y	除呼吸困难以外的损伤原因,如骨骼肌问题或胸痛。

(2) 使用方法:基线呼吸困难指数(BDI)是在单一状态下评估呼吸困难的严重程度。

5. 变化期呼吸困难指数(transition dyspnoea index,TDI)

(1) 分级(表 3-3-2)

表 3-3-2 变化期呼吸困难指数

-3	严重恶化。与基础水平相比恶化两个以上等级。
-2	中度恶化。与基础水平比加重至少一个但不足两个等级。
-1	轻微恶化。加重不足一级。患者与基础相比同级范围内明显加重,但没有改变等级。
0	没有变化。
1	轻度改善。改善不到一级别。患者同等级范围内明显改善,但没有改变等级。
2	中度改善。改善了至少一个等级,但少于两个基准等级。
3	重度改善。改善了两个等级,或更多。
Z	除了气促以外的其他所致的生活功能障碍。患者有运动能力降低,但与气促无关,例如肌肉骨骼问题或胸痛。

(2) 使用方法:变化期呼吸困难指数(TDI)显示基线的变化。TDI 是在 BDI 的基础上改良过来的用于和 BDI 做对比,TDI 的效度和反应度均好,但难于用在需要多种量表的临床研究中。

6. 圣·乔治医院呼吸问题调查问卷(SGRQ)(表 3-3-3)

表 3-3-3 SGRQ 生活质量问卷

这份问卷是用来帮助我们更进一步了解你的呼吸问题是如何正在困扰你的,以及它是如何影响你的生活的。我们通过它发现疾病在哪一方面对你的影响最大。请仔细阅读下列指导性语句,若有不明白之处请提问。不要花费太长的时间来决定你的答案。

在完成余下的问卷前,请选择一个能体现你目前健康状况的描述并在小框中打"√":

很好(1)□ 好(2)□ 一般(3)□ 不好(4)□ 很差(5)□

第一部分

以下问题是关于你在过去 4 周内你曾有过怎样的呼吸困难,每个问题只能选择一个答案并在小框中打"√"

1. 在过去三个月内,咳嗽情况。

□1 周内绝大多数时间 □1 周中有几天 □1 月中有几天

□仅在肺部有感染时 □没有

2. 在过去三个月内,咳痰情况。

□1 周内绝大多数时间 □1 周中有几天 □1 月中有几天

□仅在肺部有感染时 □没有

3. 在过去三个月内,呼吸急促发生的情况。

□1 周内绝大多数时间 □1 周中有几天 □1 月中有几天

□仅在肺部有感染时 □没有

4. 在过去三个月内,呼吸急促发生的情况。

□1 周内绝大多数时间 □1 周中有几天 □1 月中有几天

□仅在肺部有感染时 □没有

5. 在过去三个月内,我曾出现几次严重或极不舒服的呼吸困难。

□超过 3 次 □3 次发作 □2 次发作

□1 次发作 □没有发作

6. 最严重一次呼吸困难发作持续多长时间。

□一周或更长时间 □3 天或更长时间 □1 至 2 天

□不超过 1 天 □没有发作

7. 在过去 3 个月内,平均每周有几天呼吸是正常的(没有呼吸困难)。

□没有一天正常 □1 到 2 天正常 □3 到 4 天正常

□几乎每一天都正常 □每一天都正常

8. 如果有喘息,是否在清晨时加重? □是 □否

第二部分

一、你如何描述你现在的呼吸困难?选择一个答案并在小框中打"√"

□呼吸困难严重影响了我的全部生活 □呼吸困难影响了我的全部生活

□呼吸困难没有影响我的生活 □呼吸困难影响了我的部分生活

关于呼吸对工作影响,请从中选择一项:

□我的呼吸问题使我完全终止工作 □我的呼吸问题影响我的工作或使我改变工作

□我的呼吸问题不影响我的工作 □我没有工作

二、下面问题是关于这些天来哪些活动经常让你觉得喘不过气来。对每个问题,请根据你这些天的情况在合适的框中打"√"

静坐或静躺 □是 □否

洗漱或穿衣 □是 □否

续表

在室内走动	□是	□否
在户外平台上走动	□是	□否
走楼梯上一层楼	□是	□否
爬坡	□是	□否
运动性体育活动或运动性游戏	□是	□否
三、下面问题是关于这些天来你的咳嗽和气喘问题。对每个问题，请根据你这些天的情况在合适的框中打“√”:		
咳嗽使我感到痛苦	□是	□否
咳嗽使我感到疲倦	□是	□否
谈话时，我会感到喘不过气来	□是	□否
弯腰时，我觉得喘不过气来	□是	□否
咳嗽或呼吸困难影响我的睡眠	□是	□否
我经常疲惫不堪	□是	□否
四、下面问题是关于这些天来你的呼吸困难可能对你其他方面的影响。对每个问题，请根据你这些天的情况在合适的框中打“√”:		
咳嗽及呼吸困难使我心情不愉快	□是	□否
我的呼吸问题令我的家人担心	□是	□否
当感到喘不上气来时，我感到害怕和恐惧	□是	□否
我觉得我的呼吸问题很严重	□是	□否
我觉得我的呼吸问题不能好转	□是	□否
我的呼吸问题使我变得虚弱、活动不便	□是	□否
体育运动对我来说是不安全的	□是	□否
做任何事情都很吃力	□是	□否
五、下列问题是关于你的治疗问题．		
我接受过治疗	□是	□否
六、下列是关于你的治疗问题(如果没有经过治疗可以不填此题)。		
治疗对我来说没有多大帮助	□是	□否
在他人面前用药让我感到难堪	□是	□否
治疗引起了不良的药物副作用	□是	□否
治疗严重干扰了我的生活	□是	□否
七、你的呼吸困难是否会影响你的下列活动。对每个问题，请根据你这些天的情况在合适的框中打“√”:		
我洗脸刷牙或穿衣时，感到费力	□是	□否
我不能洗澡或淋浴，或需要花很长时间	□是	□否
我走得比别人慢，或常常停下来休息	□是	□否
我做家务事非常慢，或常常停下来休息	□是	□否
上一层楼时，我得慢慢走或停下来休息	□是	□否
如果赶时间或快走，我不得不休息或放慢速度	□是	□否
呼吸困难使我在诸如上坡、提东西上楼、在花园中除草、跳舞、练气功或做操等活动时感到困难	□是	□否
呼吸问题使我在诸如搬运重物、在花园中挖土、铲雪、慢跑或快走、舞剑或游泳时感到困难	□是	□否

续表

呼吸问题使我在诸如重体力活、跑步、骑自行车、快速游泳、进行剧烈的体育运动时感到困难
□是　　　　□否
八、你的呼吸问题是否会影响你生活中的下述活动。对每个问题,请根据你这些天的情况在合适的框中打“√”:
我不能进行体育运动或运动性活动　　□是　　□否
我不能外出娱乐或消遣　　□是　　□否
我不能外出购物　　□是　　□否
我不能做家务　　□是　　□否
我不能走得离床或椅子太远　　□是　　□否
九、以下列举了一些由于你的呼吸问题而无法进行的其他活动项目(你不必选择是与否,它们只是提醒你气喘对你的影响)。
散步或遛狗
在家干活
性生活
上商场、菜市场或进行娱乐活动
在天气不好时外出或进入有烟味的房间
探亲访友或与孩子玩耍
其他受到影响的重要活动:____________________
现在,请选择一项最能反映你呼吸问题对你的影响的项目,并在框中打“√”:____________________
□不影响我想做的任何事情
□影响我想做的1~2件事情
□影响我想做的大多数事情
□影响所有我想做的事情

7. 慢性呼吸系统疾病的呼吸困难分级(Hugh-Jones分级)

Ⅰ级:与同龄健康人相同。

Ⅱ级:在平地步行如同常人,但不能上下坡(楼梯)。

Ⅲ级:不能长距离步行,大多在1.6km以内。

Ⅳ级:中间不休息就不能走完46米。

Ⅴ级:说话、穿或脱衣都感到呼吸困难,不能行走。

8. 慢性呼吸系统疾病呼吸困难因素问卷(CRQ) CRQ由Guyatt等创立,是目前运用最广泛的测量COPD患者生存质量的特殊量表之一。CRQ采取提问方式,完成需时15~25分钟。共有20个问题,分为4个部分:呼吸困难、乏力、情绪和自我控制。CRQ在用于测量慢性气道阻塞患者的生存质量时,其信度、效度和反应度都得到证实,但也有计算复杂、问卷过长等问题。

其他较常用的有关呼吸困难的测量工具还有:ATS呼吸困难评分、WHO呼吸困难问卷、肺功能状况评分(PFSS)、计算机自适应BDI/TOI、计算机自适应CRQ等。

目前临床上尚没有通用的呼吸困难评估工具,评估方法还存在很多不足。但仍有一定的意义,在临床实践中选择恰当的评估工具,对病情评估及临床治疗均有很大帮助。

(二)客观仪器评估

1. 血气分析 动脉血气分析主要可用于判断呼吸功能、酸碱平衡失调和判断是否发生低氧血症。

(1) 判断呼吸功能：动脉血气分析是判断呼吸衰竭重要的客观指标，呼吸衰竭根据动脉血气分析可以分为Ⅰ型和Ⅱ型。Ⅰ型是指缺氧而无 CO_2 潴留，其标准为海平面平静呼吸空气的条件下 PaO_2<60mmHg，$PaCO_2$ 降低或正常；Ⅱ型是指缺氧伴有 CO_2 潴留，其标准为海平面平静呼吸空气的条件下 PaO_2<60mmHg，$PaCO_2$>50mmHg。

(2) 判断酸碱失衡：常见的酸碱平衡失调类型包括呼吸性酸中毒（呼酸）、呼吸性碱中毒（呼碱）、代谢性酸中毒（代酸）、代谢性碱中毒（代碱）、呼酸并代酸、呼酸并代碱、呼碱并代酸、呼碱并代碱以及三重代碱失衡。

详见第二章第三节动脉血气结果分析。

(3) 判断低氧血症：低氧血症是指动脉血氧分压低于正常值下限，或低于预计值 10mmHg。

常用判断低氧血症参数有：

1) 动脉血氧分压：动脉血氧分压（PaO_2）是指血液中物理溶解的氧分子所产生的压力。正常值 95~100mmHg（12.6~13.3kPa）。根据 PaO_2 低氧血症分为轻、中、重三型：轻度：80~60mmHg（10.7~8.0kPa）；中度：60~40mmHg（8.0~5.3kPa）；重度：<40mmHg（5.3kPa）。

2) 肺泡 - 动脉血氧分压：肺泡 - 动脉血氧分压[$P(A\text{-}a)O_2$]是指肺泡氧分压（PAO_2）与动脉血氧分压（PaO_2）之差，是反映肺换气功能的指标，有时较 PaO_2 更为敏感，能较早地反映肺部氧摄取状况。在正常生理条件下，吸空气时 $P(A\text{-}a)O_2$ 为 10mmHg 左右；吸纯氧时 $P(A\text{-}a)O_2$ 正常应不超过 60mmHg.ARDS 时 $P(A\text{-}a)O_2$ 增大，吸空气时 $P(A\text{-}a)O_2$ 常可在增至 50mmHg；而吸纯氧时 $P(A\text{-}a)O_2$ 常可超过 100mmHg。

3) 动脉血氧饱和度：动脉血氧饱和度（SaO_2）是指动脉血氧与血红蛋白（Hb）结合的程度，是单位 Hb 含氧百分数，即 SaO_2= × 100%= × 100%。正常范围为 95%~99%。可作为判断机体是否缺氧的一个指标。

4) 氧合指数：氧合指数 =PaO_2/FiO_2，又称通气 / 灌注指数，正常值：400~500mmHg。ARDS 时由于存在严重肺内分流，PaO_2 降低明显，故氧合指数常可以小于 300mmHg。

需要指出，动脉血气分析尽管作为评估呼吸困难的一个重要指标，但由于受年龄、海拔高度、氧疗等多种因素的影响，临床上动脉血气分析结果对于急性呼吸困难患者的病因诊断、初步评估的作用是十分有限，在具体分析时一定要结合临床情况。

2. 肺功能测定 肺功能检查主要用于客观反映肺通气功能、肺换气功能以及肺弥散功能。详见第二章第二节肺功能相关检查。

3. 心肺运动试验 在静息状态肺通气换气功能检查基础上，心肺运动试验中各个环节所致的运动耐力下降其气体交换反应不同，在运动状态下不同疾病的病理生理学异常都可以表现出一定的独特特点，通过对心肺运动试验各项指标进行分析，从而有助于对其不同气体交换模式作出正确判断。因此心肺运动试验对呼吸困难的定量分析和鉴别诊断有一定优越性。

关于心源性呼吸困难和肺源性呼吸困难的具体心肺运动表现如下：

(1) 心源性呼吸困难的特征性心肺运动表现包括：

1) 运动中心内右→左分流气体交换证据：即在同一时间突然出现：潮气末氧分压急剧增高；潮气末二氧化碳分压急剧下降；呼吸交换率（RER）急剧增高；VE/VCO_2 急剧增高；VE/VO_2 急剧增高；或伴随脉搏血氧饱和度骤然下降。运动中心内分流表现常发生在肺动脉高压和右心衰的特征性表现。

2）运动中潮式呼吸是左心衰患者在运动过程中最常见的异常气体交换模式，即每分通气量以 ~56s（40~210 秒）的周期呈现逐渐增加和降低的波浪式变化，其波浪的幅度≥平均值的 30%，且同时氧耗量、二氧化碳排出量、气体交换比值、氧气和二氧化碳通气有效性、潮气末氧气和二氧化碳分压、潮气量、呼吸频率和脉搏氧耗量等至少有 3 个指标具有与每分通气量相同频率的波浪式升降交替。运动潮式呼吸联合其他心肺运动指标基本可确认左心衰，并提示预后不良。与右心不同，左心是呼吸调控环路中不可或缺的关键性环节，所以左心衰患者极易表现出呼吸调控的不稳定性，即运动、睡眠甚至静息时出现潮式呼吸即陈-施呼吸。

（2）心源性呼吸困难的非特征性心肺运动表现包括：

1）氧气和二氧化碳通气有效性降低：显著降低的摄氧效率峰值（VO_2/VEPlatau）。

2）显著增高的二氧化碳通气效率最低值（Lowest VE/VCO_2）和高二氧化碳通气斜率（VE/VCO_2 Slope）。

3）代偿性过度通气所致的高潮气末氧气分压和低潮气末二氧化碳分压。

4）心肌氧气需供不平衡的表现：运动近最大极限运动时功率递增二氧化碳排出量明显加速递增而氧耗量明显减慢递增或者不增出现平台；功率递增而脉搏氧耗量明显减慢递增或者不增出现平台甚至明显降低，而同时心率的递增明显加速；运动心电图出现缺血性心电图表现等。虽然这些非特异性表现的鉴别诊断提示作用没有特异性表现强，但由于这些表现与肺源性的心肺运动指标变化分析相反，所以临床应用还是具有显著的鉴别诊断价值。

（3）肺源性呼吸困难的特征性心肺运动表现包括：

1）运动中通气受限动态变化证据：即在开始后随负荷递增逐渐出现低潮气末氧分压并逐渐降低；高潮气末二氧化碳分压并逐渐升高；低呼吸交换率（RER）并逐渐降低；VE/VCO_2 一直逐渐降低无回升；VE/VO_2 一直逐渐无回升；低或者无呼吸储备。

2）阻塞性通气障碍患者运动表现：即随运动负荷的增加渐进性"过度充气"，如果动态描记通气流量容积环，动态的功能残气量（FRC）-呼气末肺容积（EELV）渐进性增大，潮气量和呼气峰值不明显且时间后移。

3）限制性通气障碍患者运动表现：即随运动负荷的增加渐进性递增的只是呼吸频率，呼吸频率相对快；而 VT=IC，潮气量达到一定水平后恒定不变。

（4）肺源性呼吸困难的非特征性心肺运动包括：

1）相对的氧气和二氧化碳通气有效性增高：即增大的摄氧效率峰值（VO_2/VEPlatau）；增大的二氧化碳通气效率最低值（Lowest VE/VCO_2）和低的二氧化碳肺通气斜率（VE/VCO_2 Slope）。

2）阻塞性通气障碍患者静态 FRC 和肺总量（TLC）明显增大。

3）限制性通气障碍患者静态 FRC 和肺总量（TLC）则降低。

4）通气明显受限时也可表现代偿性过度循环反应：相对快的心率；相对高的血压；相对高的血流（心排出量）。

5）通气明显受限时也可表现心肌氧气需供不平衡的表现，如运动近最大极限运动时功率递增二氧化碳排出量明显加速递增而氧耗量明显减慢递增或者不增出现平台；功率递增而脉搏氧耗量明显减慢递增或者不增出现平台甚至明显降低，而同时心率的递增明显加速；运动心电图出现缺血性心电图表现等。

关于呼吸困难的定量评估：利用静息状态肺通气换气功能检查和心肺运动试验的最大

耗氧量、无氧阈、二氧化碳和氧气通气有效性、摄氧有效性峰值平台、氧脉搏、呼吸储备、心率储备以及呼吸困难指数等指标分析可以将呼吸困难所造成的心肺代谢功能性受限程度进行客观定量评估。在客观定量评估方面除了以实际测定值的正常与否以及在功能受限时功能测定值下降的程度进行判断之外，也可进行实测 / 预计值百分比的比较，从而减少年龄、性别、身高、体重等因素的影响。

（陆 晓）

第四节 生存质量的评估

1. 生存质量的概念与评估量表分类

(1) 生存质量的概念：生存质量（quality of life，QOL），又称为生命质量、生活质量等，是一种能更全面反映一个人的健康水平的综合性指标。随着经济、文化的飞速发展，生存质量越来越引起人们的关注，它已成为衡量国家经济发展水平、社会文明程度的重要标志。世界卫生组织（WHO）将生存质量定义为：不同的文化和价值体系中的个体对于他们的生活目标、期望、标准以及所关心事情有关的生活状态的体验；这一概念包含了个体的生理健康、心理状态、独立能力、社会关系、精神支柱（个人信仰）以及与周围环境的关系。

(2) 生存质量的评估量表分类：生存质量测定没有金标准。不同层次人群的生存质量，受测量方式（如访问、信访或问卷）和研究目的等多种因素影响，具体的测定结果可各有侧重。1993 年 WHO 生存质量研究组大会制订并通过生存质量量表的一般准则，主要包括五大要素共 23 个方面：第一类是身体机能，包括身体出现的疼痛与不适、精力与累倦情况、性生活、睡眠与休息情况以及身体感觉功能（如听力、视觉）等；第二类是心理状态，主要涉及对生活和前途的自信感，思考、学习、认知与思想集中能力，对自身外外貌和体型的评价，消极情感（包括愤怒、悲伤、压抑、焦虑等）对自身的影响；第三类是独立生活、活动能力，包括独立社会活动能力、日常生活能力、社交能力、工作能力等；第四类是社会关系，包括人际关系、实际得到社会支持情况、给予社会支持帮助情况等；第五类是环境，包括身体安全和保险、家庭环境、工作环境、财政资源四个方面。上述五大类的中心是围绕生理、心理、社会三个方面的内容来评价患者的生存质量，全面评价疾病及其治疗方法对患者身体、心理和社会造成的影响。

一般，对于生存质量量表的要求应包括以下几点：①可识别性，即可辨别某一时间点不同的人的生存质量情况；②可评价性，即可评价同一个人在不同时间点的变化情况；③实用性，即应用时应无困难、答题时间段、理解容易、漏答率低；④有效性，即能够有效测量设计者想要测量内容的能力；⑤可靠性，即量表在多次使用中的重现性。

目前在社会学领域，广泛应用的生存质量测量工具主要有两类，一类是普适性量表，一类是特异性量表。

普适性量表适用于测定各种人群和疾病患者的总体生存质量。其测评的目的在于了解一般人群的综合健康状况，甚至作为一种综合的社会经济和医疗卫生指标，用于比较不同国家、不同地区、不同民族人民的生存质量和发展水平以及对其影响因素的研究。其优点在于：适用于不同的临床场合和不同人群，适用于评估治疗的效果或副作用以及对患者生活的影响等。缺点在于对病情和治疗效果评价的敏感性差。

特异性量表是专门针对特定群体或疾病而开发的与之有关的生存质量的专门性量表。它主要集中于生存质量的某一方面，如特定的疾病、特定的人群或某些症状，其优点在于其敏感性。

2. 生存质量的普适性量表评估 目前，社会医学领域常用的生存质量普适性量表主要有以下几种：

(1) SF-36量表：SF-36量表是1988年由美国波士顿健康研究所研制的简明健康调查问卷，是国际上普遍认可的具有代表性的生命质量测评工具，它包括36个问题，分为8个维度，分别为生理健康、生理职能、身体疼痛、总体健康、活力、社会功能、情感职能、精神健康。SF-36及其有关版本SF-56、SF-38、SF-21、SF-20、SF-12等的信度和效度均被证实，大量应用于人群健康状况监测、疗效评价及社会资源配置的评价等方面。

(2) 世界卫生组织生存质量测定量表：WHOQOL-100和WHOQOL-BREF是世界卫生组织20多个国家和地区共同研制的跨国家、跨文化并适用于一般人群的量表。WHOQOL-100有100个条目，含6个大项24个小项及一个总的健康状况小项。每个小项由4个条目构成，分别从强度、频度、能力、评价4个方面反映同一特质。WHOQOL-BREF保留了量表的全面性，包括生理、心理、社会关系、环境等4个领域24个条目和总的生存质量及总的健康状况，仅含26个问题条目。它的各大项得分能代替WHOQOL-100，为测量生存质量提供了一种方便、快捷的工具。该量表是在世界卫生组织的统一领导下，由处于不同文化背景、不同经济发展水平的国家和地区的研究中心共同研制的。它不仅具有较好的信度、效度、反应度等心理测量学性质，而且具有不同文化背景下测定的生存质量得分可比性。

(3) 生存质量综合评定问卷：生存质量综合评定问卷(GQOLI-74)由我国学者李凌江、杨德森等人研制，主要用于社区普通人群生存质量的评估，也可作为特定人群(如老年人、慢性病患者等)生存质量的综合评定问卷。包括躯体功能、心理功能、社会功能、物质生活状态4个维度20个因子。每一维度每一因子均包括主观满意度和对自身客观状态的评价两类条目。

3. 呼吸系统疾病的专用生存质量量表评估 关于生存质量量表，除了普适性量表之外，还有一些针对各特定群体或疾病的生存质量量表。对不同的人群或疾病，只有依据其相关特征进行调查、提问，才能够更加具体、有针对性地了解到其生存质量状况。目前针对呼吸系统疾病的专用生存质量量表主要有圣·乔治呼吸问卷(SGRQ)、慢性呼吸系统疾病问卷(CRQ)、西雅图肺病问卷(SOLDQ)、肺功能状态量表(PFSS)等。

(1) 慢性呼吸系统疾病问卷(CRQ)由Guyatt创立，是最早运用于慢性阻塞性肺疾病(COPD)的量表，不可用于哮喘，它是目前应用最广泛的测量COPD患者生存质量的特殊量表之一。它采取提问方式，需15~25分钟，共20个问题，评分采取7分制。CRQ的信度、效度和反应度都已得到证实，但在呼吸困难方面信度、效度较差；此外，由于量表未经过标准化，因而不利于不同研究之间的直接比较。在评价COPD老年患者时，CRQ对个人的变化敏感，但对症状轻微或年轻的患者敏感度差，不能用于人群的比较。

(2) 圣·乔治呼吸问卷(St. George's respiratory questionnaire，SGR由英国Jones等创立，共有50个问题，分为3个主要方面：症状(频率和严重程度)、活动(能导致气促或受到限制的活动)和对日常生活的影响(气道疾病引起的社会能力损害和心理障碍)，症状采取5分制，每一症状经过专家评估后给予不同的权重，权数对不同性别、年龄、疾病严重程度以及国家和语言均有效。SGRQ已用来测量COPD、哮喘、间质性肺病及肺癌等疾病的生存质量或评价成本-效益，也是目前对COPD患者生存质量评价应用最广泛的量表。它具有较好的内部一致性，信度为r=0.91~0.92(见表3-3-3)。

(胡昔权)

第五节 ICF与肺康复评定

1. **概述** 1980年世界卫生组织,根据《国际残损、残疾和残障分类》的分类,将障碍分为残损(impairment)、残疾(disability)和残障(handicap)三个层面。1996年,WHO制订了新的残疾分类系统,即《国际残损、活动和参与分类》(International Classification of Impairment, Activity, and Participation, ICIDH-2)。经过多年的修改测试,2001年5月,WHO将上述分类修改并正式发布《国际功能、残疾和健康分类》(International Classification of Functioning, Disability, and Health, ICF)。

2. **ICF框架模型及概念** ICF是一种有效的架构和分类系统,用于对健康成分的分类。ICF运用生物-心理-社会模式,从4个不同的角度描述健康状况,即身体(结构与功能)、个体与社会(活动和参与)以及环境因素,为不同学科提供了一种统一的、标准的国际语言和框架对健康状况以及与健康相关的状况进行描述。在ICF分类中,"功能"(function)一词是躯体功能和结构、活动、参与的概括性术语,它表示个体与其所处的背景性因素(环境和个体因素)之间相互作用的积极方面即能做什么。而"残疾"(disability)一词是损伤、活动受限以及参与受限的一个概括性术语,它表示个体与其所处的背景性因素(环境和个体因素)之间相互作用的消极方面即不能做什么。图3-5-1用图示说明功能与残疾的相互作用、转化和演进的模式。示意图说明了个体的功能或残疾被认为是健康状况(疾病、损伤、创伤、障碍等)与背景性因素之间动态的相互作用和复杂联系的结果,而这种相互作用和复杂联系是双向的。该分类不再将残疾视为个体的障碍,而被认为是由社会环境所影响而建立的一种复合概念。表3-5-1对功能和残疾各组成部分的定义进行了界定与描述。

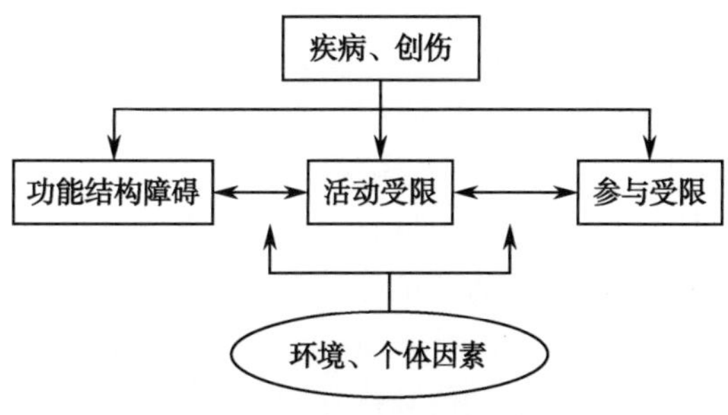

图3-5-1 ICF概念模式图

表3-5-1 功能和残疾各组成部分的定义

积极		消极	
身体功能	指身体各系统的生理功能(含心理功能)	损伤	是在身体功能或结构上的问题,例如显著的偏差或丧失
身体结构	身体的解剖部位,例如器官、肢体及其组成部分		
活动	由个体执行的一项任务或行动	活动受限	是个体在进行活动时可能遇到的困难
参与	投入到一种生活情境中	参与受限	是个体投入到生活情境中可能遇到的困难
环境因素	所在生活和活动环境,指物理、社会和周边人群态度。环境因素可为有利或障碍因素		
个人因素	个体生命和生活的特殊背景,包含了个体的特征。个体特征不是健康环境或健康状况的一部分		

3. ICF 分类的结构和编码解读

(1) ICF 分类与编码结构:ICF 运用一套独特的字母—数字编码系统对被试者的身体功能、身体结构、活动和参与以及环境因素进行分类与评估。字母 b(body function)、s(body structure)、d(Do)、e(Environmental Factors)分别代表身体功能、身体结构、活动与参与以及环境因素。身体功能指人体系统的各种生理功能(包含心理功能);身体结构指人体解剖各个部分如器官、肢体及其构成成分。活动与参与涵盖所有人们所能做的事情,即从简单、个体活动(看体育赛事)到复杂、社会性活动(政治生活)。环境因素指人们生活所在的各种环境,包括物质的、社会的以及人们的态度。这些因素可能是阻碍性或促进性的。针对某一种疾病或创伤导致在结构与功能、活动与参与方面的障碍以及障碍的程度,ICF 用一套由字母和数字组成的编码系统 / 方式加以表达。该编码系统由代码由前缀、数字代码和至少一个 ICF 限定符(值)组成。用公式表示即为:

ICF 编码 = 前缀 + 数字代码 + 小数点 + 限定值

其中,前缀由字母 b/s/d/e 表示,代表 ICF 分类即功能 / 结构 / 活动与参与 / 环境。数字代码由 4~5 位数字构成,表示进一步分类的层级和细化分类的程度。数字编码分为四级,第一位数字为一级分类即代表 ICF 的章名,b 和 s 均各自包含 8 个领域或 8 章(b1~8 和 s1~8),如 b4 中的“4”代表第四章“心血管、血液、免疫、呼吸功能”;s4 中的“4”代表第四章“心血管、免疫、呼吸系统的结构”;d 包含移动、自理等 9 个(d1~d9)领域(章);e 涵盖自然 / 人工环境、态度等 5 个(e1~e5)领域或章。第 2、3 个数字代表第二级分类(类目),如 b445 中的“45”代表呼吸肌功能;第 4 个数字代表第三级分类(类目),如 b4451 中的“1”代表参与呼吸的膈肌功能;第 5 个数字代表第四级分类(类目)。并非所有的描述都有三、四级类目,大部分与慢阻肺相关的障碍类目只涉及三级类目。类目级别越高(一级→四级)表示对于健康以及健康相关问题的描述越精确。

如图 3-5-2 所示,b= 身体功能,数字:2= 第 2 章 感觉功能和疼痛、80= 痛觉、1= 身体单一部位疼痛、6= 关节疼痛。由此可见,在描述功能时,其详细程度和指向性随类目级别提高而增加。ICF 分类的等级层次结构使宽泛(章节或二级分类)或具体的(第三或第四级分类)描述成为可能。在每个领域内,ICF 的 2、3、4 级类目分类使人们对该领域障碍描述的特异性和准确性大大增加。

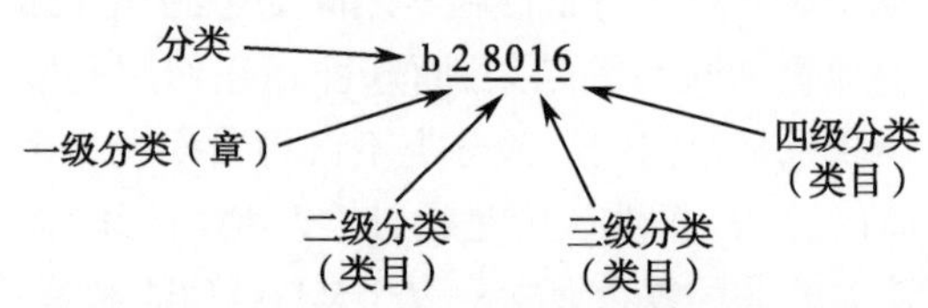

图 3-5-2 ICF 编码系统的部分构成

(2) ICF 限定值:除了前缀和数字代码,ICF 编码结构中还包括小数点后面的后缀即限定值(图 3-5-3)。限定值(qualifier)用于显示和评定健康水平的程度(即问题的严重性),也用数字表示。不同领域其限定值级别不一,即身体结构限定值分为三级;活动与参与为两级;而身体功能和环境因素其限定值仅为一级。

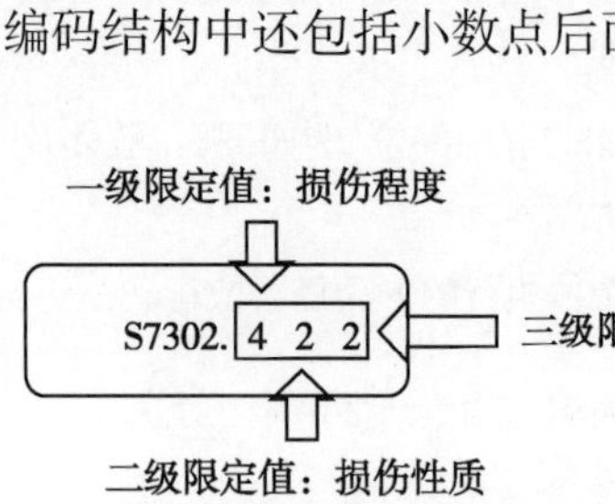

一级限定值：损伤程度
S7302. 4 2 2
三级限定值：损伤部位
二级限定值：损伤性质

图 3-5-3 ICF 限定值图解

身体功能仅有损伤程度的判定,从 0~4,依次为没有损伤(0)、轻度损伤(1)、中度损伤(2)、重度损伤(3)、完全损伤(4);环境因素仅有环境对功能影响的程度,包括有利因素和障碍因素的影响，分别用0~4(有利因素：无、轻、中、重、完全障碍)或+0~+4(障碍因素：无、轻、中、重、完全有利因素)表示。活动与参与分为活动表现(一级)和无帮助下的个人能力(二级)两级限定值。两者均采用数字0~4，即无(0)、轻(1)、中(2)、重(3)、完全困难(4)进行描述。

只有身体结构有三级限定值评定，一级限定值为小数点后的第一位数字，表示损伤程度。同样采用数字0~4，其中，0表示患者没有损伤，1表示轻微损伤、2表示中度损伤、3表示重度损伤、4表示完全损伤。二级和三级限定值均采用数字0~7表达。二级限定值表示损伤性质，0=无结构变化、1=完全缺失、2=部分缺失、3=附加部分、4=异常维度、5=不连贯、6=差异位置、7=结构性改变。三级限定值为损伤部位，从0~7依次为不止一个区域(0)、右侧(1)、左侧(2)、双侧(3)、前端(4)、后端(5)、近端(6)、远端(7)。如图3-5-3所示，s7302指“单侧身体肌肉的力量”小数点后第一位数“4”表明完全损伤；第二位数“2”提示损伤为结构部分缺失；第三位数“2”为左侧结构部分缺失。因此，s7302.422解读为左侧肢体肌肉力量部分缺失。应用任何ICF分类对障碍进行评估至少应包含一个限定值。没有限定值，ICF编码就失去了操作意义。

(3) 阻塞性肺疾病ICF核心类目组合：近几十年来，越来越强调在阻塞性肺疾患的康复治疗中实现功能性目标的重要性，包括社会参与在内的功能性活动能力已经越来越成为OPD康复研究的焦点，但仍然缺乏如何系统地描述OPD患者功能状况的方法或工具。

在第三届ICF核心组合会议上，来自8个国家的17位不同领域的专家在荟萃分析研究和专家共识的基础上，对阻塞性肺疾病(obstructive pulmonary diseases，OPD)综合ICF核心组合和简版ICF核心组合进行讨论、定义并达成正式共识。2004年来自瑞典、德国、意大利、世界卫生组织不同背景的专家联合正式发表了综合版和简版阻塞性肺疾病ICF核心组合(the Comprehensive ICF Core Set and a Brief ICF Core Set for obstructive pulmonary diseases，ICF-OPD)(Armin Stucki等)。虽然支气管扩张、上气道病变、细支气管疾病和一些间质性肺疾病也与气流受阻有关，但在综合版和简版阻塞性肺疾病核心组合主要针对慢性OPD和哮喘这两种最常见呼吸系统疾病，尚未将上述其他阻塞性肺疾病考虑在内。

ICF-OPD在ICF的理论架构之上，通过使用通用语言和术语描述OPD患者的身体功能、身体结构、活动和参与的问题以及相关环境因素，记录和测量患者的健康和与健康有关的状况，为OPD康复奠定了理论基础，并为OPD患者的功能诊断、评定和干预提供了方法和工具。

1) 综合版ICF核心组合：描述OPD患者功能水平的综合版ICF核心要素组合，确定了第二、第三和第四级水平的ICF类目共287个，其中身体功能97个，身体结构33个，活动和参与104个，环境因素53个。用于OPD患者的核心要素组合包括综合版和简版两个版本，综合版二级核心类目共67个，三级类目4个，其中“身体机能”19个(27%)、“身体结构”5个(7%)、“活动与参与”24个(34%)，“环境因素”23个(32%)。需要指出的是，在OPD进展阶段中，其功能限制和残疾出现的时间有一定顺序。慢性OPD患者在疾病发作时可能具有较少问题，而在疾病的后期阶段，患者才有可能经历各种功能限制、身体结构变化和活动及参与限制。因此，未必所有OPD患者都涉及综合版ICF中的核心组合项目。

2）简版 ICF 核心组合：简版 ICF 核心组合，二级类目共 17 项，其中“身体功能”5 项（29%），“身体结构”3 项（28%），“活动和参与”5 项（29%），“环境因素”4 项（24%）。综合版涵盖了所有可用于描述 OPD 患者功能的 ICF 类目（表 3-5-2）；简版则重点描述与疾病关系最为密切的项目，如呼吸肌功能、运动耐受功能、行走等（表 3-5-3）。

从核心类目构成可以看出，ICF-OPD 从多角度评估患者，用于多学科评估，弥补了现阶段 OPD 患者的评定只片面关注某一个或几个功能的缺陷。

表 3-5-2 阻塞性肺疾患 ICF 分类（综合版）

身体功能		身体结构		活动与参与		环境因素	
编码	二级类目	编码	分类	编码	分类	编码	分类
b130	能量与驱动功能	s410	心血管系统结构	d230	进行日常活动	e110	个人消费用品
b134	睡眠功能	s430	呼吸系统结构	d240	控制压力和其他心理需求	e115	个人日常生活用品和技术
b152	情感功能	s710	头颈部结构	d330	说话	e120	个人室内外移动和运输用品和技术
b1522*	情感范围	s720	肩部结构	d410	改变基本体位	e150	用于公共建筑物的设计 / 施工 / 建筑用品和技术
b280	痛觉	s760	躯干结构	d430	举起和搬运物体	e155	用于私人建筑物的设计 / 施工 / 建筑用品和技术
b2801*	身体单一部位疼痛			d450	行走	e225	气候
b310	发声功能			d455	非行走移动	e245	与时间有关的变化
b410	心脏功能			d460	到处走	e2450*	昼 / 夜循环
b430	血液系统功能			d465	借助设备到处移动	e260	空气质量
b435	免疫系统功能			d470	使用交通工具	e310	直系亲属
b440	呼吸功能			d475	驾驶	e320	朋友
b445	呼吸肌功能			d4750*	驾驶人力交通工具	e340	个人护理提供者和助理
b450	辅助呼吸功能			d510	盥洗自身	e355	卫生专业人员

续表

身体功能		身体结构		活动与参与		环境因素	
编码	二级类目	编码	分类	编码	分类	编码	分类
b455	运动耐受功能			d540	穿着	e410	直系亲属的态度
b460	与心血管和呼吸功能相关的感觉			d570	照顾自己的健康	e420	朋友的态度
b530	体重维持功能			d620	获得商品和服务	e450	卫生专业人员的态度
b730	肌肉力量功能			d640	做家务	e460	社会的态度
b740	肌肉耐力功能			d650	照管家居用品	e540	交通运输服务、体系和政策
b780	与肌肉和运动相关的感觉			d660	帮助别人	e555	社团和组织服务、体系和政策
				770	亲密关系	e575	一般社会支持服务,体系和政策
				845	获得 / 保持或终止一份工作	e580	卫生服务、体系和政策
				850	有薪酬就业	e585	教育和培训服务、体系和政策
				910	社区生活	e590	劳动就业服务、体系和政策
				920	娱乐和休闲		

注:* 表示此项目为三级类目。

表 3-5-3 阻塞性肺疾患 ICF 核心类目(简版)

ICF 成分	%	ICF 编码	ICF 二级类目
身体功能	100	b440	呼吸功能
	100	b455	运动耐受功能
	92	b460	与心血管和呼吸系统功能相关的感觉
	75	b450	辅助呼吸功能
	50	b740	肌肉耐力功能

续表

ICF 成分	%	ICF 编码	ICF 二级类目
身体结构	100	s430	呼吸系统结构
	83	s410	心血管系统结构
	50	s760	躯干结构
活动与参与	100	d450	行走
	100	d455	非行走到处移动
	58	d230	进行日常活动
	58	d640	做家务
	50	d540	穿着
环境因素	100	e260	空气质量
	100	e110	个人消费用品
	75	e115	个人日常生活用品和技术
	67	e225	气候

注:%:代表专家意见比例;其中 >50% 表示多数专家意见

3) ICF-OPD 核心组合的临床应用价值:研究证明,ICF-OPD 的分类类目与功能性结局测量具有高度相关性。ICF 核心组合项目用于 COPD 患者严重程度评估时具有良好的真实性。患者入、出院时,ICF 评分与肺功能指标、血气分析指标、活动能力指标和生活质量均存在相关性。患者出入院 ICF 差值与 FEV1 差值和 6 分钟步行距离差值均相关,故 ICF 通用组合可用来评价肺功能指标和活动能力的改善情况;ICF 评分可作为患者在入院和出院时状况的综合指标,并可帮助判断是否可以出院,评定临床治疗效果。

阻塞性肺疾患 ICF-OPD 的开发使不同专业人员可采用标准化、结构化、系统化的全球通用语言对 OPD 患者的不同阶段(如急性期和恢复期,入院和出院)的功能、活动及参与状态进行描述和评定。此外,对 OPD 患者的康复干预措施也可根据国际功能、残疾与健康分类框架设计,根据评定结果制订治疗计划并根据疗效调整康复治疗计划。

4. 基于 ICF 的肺康复评定建议与方法 WHO《国际残损、残疾和残障分类》和《国际功能、残疾和健康分类》是康复医学评定工作的理论基础。新的分类概念的建立,为临床康复医学工作模式、为实施残疾人全面康复提供了工作的理论框架与指南。康复评定不仅涉及功能障碍与活动受限方面的评定,还包括对于影响患者参与、回归社会的非个体因素即环境因素的评定。理想的评定应能从身体、个体和社会三个水平全面评估患者的功能,同时也应该描述某些相关的环境因素,以说明环境对健康的促进或阻碍作用。

2013 年美国胸科学会 / 欧洲呼吸病学会发表《肺康复关键概念和进展立场声明》。声明指出,肺康复是基于对患者全面评估后,为患者量身定做的一个综合干预治疗方案,包括但不仅限于运动训练、教育、行为改变,目标是改善慢性呼吸病患者的身体和心理状况,并且长期坚持改善健康行为。声明强调,肺康复方案的制订应以全面评定为依据。所谓全面,即应遵循 ICF 框架对患者实施功能与结构、活动与参与多层次的评定。

与阻塞性肺疾患 ICF 核心类目（简版）对接，表 3-5-4 基于 ICF 框架提出肺康复评定的建议项目。其中大部分项目在前述章节中已有阐述。本节仅对日常生活活动能力和生活质量的评定方法加以介绍。

表 3-5-4 基于 ICF 的肺康复评定建议

ICF 成分	建议	评定目的	评定方法
身体功能与结构	支气管、肺泡结构评估	了解结构改变对呼吸功能的影响	影像学检查、气管镜检查
	肺功能检查	评估肺功能损伤严重程度	FEV1%、PaO_2、$PaCO_2$
	心肺功能检查	• 了解和量化心肺功能能力，建立基线数据 • 为建立个体化康复目标提供依据 • 制定科学的运动处方，确定 COPD 患者运动训练的安全性 • 确定适宜的 ADL 活动类型 • 评估肺康复疗效	运动负荷试验
	呼吸肌肌力 / 耐力评定	• 了解肌力和肌耐力下降程度 • 为呼吸肌训练提供依据	• 吸气流速测定 • 吸气功率 • 最大口腔吸气压和呼气压 • 跨膈肌压与最大跨膈肌压
	四肢肌力、肌耐力评定	• 骨骼肌肌力和耐力评定有助于为 COPD 患者早期发现问题 • 为体能训练与呼吸康复治疗提供依据	徒手肌力检查或等速肌力测定：肩胛带肌群、下肢肌群（如股四头肌）
	运动耐力评定	• 测量以最快速度行至最远距离 • 观察行走中不适反应	6 分钟步行测验
	心理评定	• 筛查是否存在焦虑、抑郁 • 调动参与肺康复的主动性 • 在 COPD 患者的康复过程中提供支持性内容	自评和他评量表
	支气管、肺泡结构评估	了解结构改变对呼吸功能的影响	影像学检查、气管镜检查
活动与参与	ADL 评定	• 了解 COPD 对患者日常生活动的限制及程度 • 为制订护理计划提供依据	诺丁汉 ADL 扩展量表
	职业能力评定	对工作年龄的 COPD 患者，应评估对工作和就业活动方面的限制	
	生活质量评定	• 了解 COPD 患者的生活质量 • 结局评估	CAT*、SGRQ**

续表

ICF 成分	建议	评定目的	评定方法
环境因素	患者和照料者教育性评估	向 COPD 患者和家属提供疾病相关知识和心理教育	开放性疾病相关问卷
	辅具适配应用的评估	定期评估个人消费产品和日常生活中个人使用技术的需求和适应性	移动性辅具评估 居住环境评估

（恽晓平）

第四章 呼吸康复训练措施

第一节 运动训练

运动训练的原则

(一) 呼吸康复运动训练的生理基础

运动训练的目标是遵循机体的生理变化，通过不同的运动强度、运动方式使处于不同疾病状态下的患者达到既定的治疗效果。运动训练对人体的治疗作用有其相应的生理基础。下面将分别阐述运动对机体不同器官和系统的影响。

1. 运动对骨骼肌的影响

(1) 耐力训练对骨骼肌的影响

1) 肌肉的代谢特征对耐力训练出现适应，表现在线粒体蛋白和许多有氧氧化酶活性的提高，从而提高骨骼肌的有氧代谢能力。

2) 在持续运动时，代谢性酸中毒延迟，氧化自由脂肪酸和其他燃料的能力提高，糖利用减少。

3) 耐力训练后，亚极量运动时，参与运动单位的肌肉血流量没有明显改变，甚至下降。

4) 毛细血管(数量还是血流量？)增加 5%~10%。红细胞通过肌肉毛细血管网的时间延长，保证了气体和运动后代谢产物在组织液与毛细血管内的红细胞和血浆之间进行充分扩散，使机体能够从动脉血中摄取更多物质。

(2) 抗阻训练对骨骼肌的影响

1) 抗阻训练所发生的适应主要是肌肉横断面积的增大，导致肌肉产生最大力的能力增大。

2) 大阻力训练使Ⅰ型纤维和Ⅱ型纤维的横断面积都增大。

3) 大阻力训练使细胞容积增大，线粒体容积密度和毛细血管密度实际下降，仅进行抗阻训练的人有耐力下降的风险。

2. 运动对呼吸系统的影响

(1) 运动时呼吸系统的反应

1) 运动时肺通气量的反应：运动时机体表现为呼吸加快加深，肺通气量增加。运动过程中肺通气量的典型变化过程是：运动开始前，肺通气量已经开始上升，运动开始后，肺通气量先突然升高，进而再缓慢升高，随后达到平稳水平。运动停止后，肺通气量先骤减，继而缓慢下降到运动前水平。中等强度运动，肺通气量增加主要靠呼吸的加深。剧烈运动时，肺通气量增加主要靠呼吸频率的增多。

2) 运动时氧通气当量(每分通气量与摄氧量的比值)的反应：人体在从事不超过 50%最大摄氧量(maximal oxygen consumption，VO_2max)的运动时，氧通气当量保持恒定不变。超过 50%VO_2max 的运动时，每分通气量的增加明显大于摄氧量，即摄氧的效率降低。

3) 运动时换气功能的变化:人体各器官组织代谢增强,使流向肺部的静脉血中氧分压(partial pressure of oxygen,PO_2)比安静时低,从而使呼吸膜两侧的 PO_2 差增大,O_2 在肺部的扩散速度加快。血液中儿茶酚胺含量增多,导致呼吸细支气管扩张,使通气肺泡数量增多。肺泡毛细血管前括约肌扩张,开放的毛细血管增多,使呼吸膜面积增大。右心室泵血量增多,使肺血量增多,使得通气血流比值仍维持在 0.84 左右。剧烈运动会造成过度通气,使通气血流比值增大。

(2) 呼吸系统对运动的适应:运动训练后引起的肺容积和肺容量变化很小。运动训练后,呼吸频率通常降低。运动训练后,安静时,肺通气量不变或稍下降;标准亚极量运动时肺通气量升高的幅度较小,但最大通气量(maximum ventilation,MMV)的升高较为明显。仅在极量运动训练后,肺扩散增大的幅度提高。运动训练后,动脉血氧含量变化较小。

3. 运动对心血管系统的影响

(1) 心血管系统对运动的反应

1) 心输出量升高:心输出量的变化取决于每搏输出量及心率的变化。运动时随着运动强度的增加,每搏输出量会增加,但运动强度达到 40%~70% VO_2max 时会达到平台期,超过一定运动强度后出现每搏输出量下降。运动开始前由于交感肾上腺素能神经的激活,出现心率加快,运动开始后,心率的增加与运动强度成比例。

2) 血流和血压的反应:运动时通过交感神经的活动,血液从需要相对较少的胃、肝、肾、肠等部位流入到参与活动的肌群。同时皮肤血流增加,利于散热。运动导致动脉血压的收缩压显著增高,而舒张压变化不大。在耐力性运动时,无论运动的强度如何舒张压变化都很小,一旦舒张压升高 15mmHg 则被认为是对运动的异常反应,这时应考虑中止运动。

3) 血液的反应:随着运动强度的提高,动 - 静脉氧差逐渐升高,静脉氧含量下降,动脉氧含量基本不变。组织从血液中摄取更多的氧气来满足运动需要。较长及较大强度的运动可能导致脱水及体温过高,是运动性猝死的原因之一。运动可(通过某些因素)使血浆容量减少。

(2) 心血管系统对运动的适应

1) 心脏体积和心率的适应:长期耐力训练后,心脏的重量和容量,以及左心室的厚度和心腔的容积都增大。经过耐力训练后,机体在静息状态时,每搏输出量增加,同时心率下降;在亚极量运动状态时,心率比之前降低。经训练后,运动后心率恢复时间缩短。

2) 血流和血压的适应:训练后,肌肉中的血液供应增加,受训者的肌肉毛细血管增多,毛细血管的开放增多,血液的重新分配更有效。训练前临界高血压或中度高血压的人,训练后安静血压通常下降。

3) 血量的适应:耐力训练使血量增加,血量的增加主要是由于血浆量的增加所致,而血浆容量的增高是训练引起的每搏输出量升高的主要因素。血浆容量增大导致每搏输出量增大,从而 VO_2max 增大。

4. 运动训练对代谢的影响 运动时对能量代谢的影响因素主要是运动强度和运动时间两个变量。不同运动项目的能量消耗量不同,下面简单列举几项常见运动项目及其热量消耗(均以运动 60 分钟为例):骑脚踏车 184kcal、慢走 255kcal、快走 555kcal、慢跑 655kcal、爬楼梯 480cal、游泳 550kcal。运动中能量的来源也不同,从运动持续时间来看,运动开始时机体首先分解肌糖原,持续运动 5~10 分钟后,血糖开始参与供能。脂肪在安静时即为主要的供能物质,在运动达到 30 分钟左右时,其输出功率达到最大。蛋白质在运动中作为能源供能时,通常发生在持续 30 分钟以上的耐力项目。从运动强度来看,当运动强度小于

50%VO_2max时，脂肪氧化分解供能为能量来源的主要方式，当运动强度大于50%VO_2max时，碳水化合物分解供能显著加强。

5. 运动训练对其他系统的影响

(1) 运动对消化系统的影响表现在：合理的运动锻炼可以促进消化腺分泌消化液，增强消化道的蠕动功能，使食物的消化和营养物质的吸收进行得更加充分；剧烈的运动时，由于血流的重新分配，胃肠道血流量减少，消化腺分泌消化液减少，使消化能力降低。同时副交感神经活动受到抑制，胃肠道机械运动减弱，排空能力降低。因此，不同的运动处方可能产生完全相反的训练效果。目前已有研究发现，进行间歇、长时间的踏车运动可加速胃排空，且运动有利于脂肪代谢、胆汁合成和排出。

(2) 运动对泌尿系统也有一定的影响。安静时，心排量的20%经过肾脏滤过。运动时肾血流量减少，肾小球滤过率下降30%，且由于动脉压升高及出汗所致血浆渗透压升高均会刺激下丘脑释放抗利尿激素(antidiuretic hormone，ADH)，ADH使肾小管和集合管对水的重吸收作用加强，最终使尿量减少。此外剧烈运动时还会使尿中Na^+、Cl^-、Mg^{2+}等排出下降。

(3) 运动训练还可对激素的分泌产生影响，表现在激素对运动的反应及适应。总体来说，运动作为一种应激反应，可以引起垂体生长激素、促甲状腺激素等分泌增加，甲状腺激素、肾上腺髓质激素分泌及交感神经系统活动加强。胰岛素分泌对运动的适应性表现为等量运动负荷下，训练者的血浆胰岛素反应幅度较小，从而能更好地控制血糖浓度。

(二) 运动训练的原则

1. 个体化原则 在呼吸康复的运动处方制定过程中，必须充分考虑到疾病的病理生理特点，患者的具体情况及康复需求，应该充分考虑到个体差异，体现个体的特殊需求，制订个体化运动训练方案，并根据治疗进度及功能恢复情况及时调整方案。

2. 整体化原则 人体是多器官、多组织、多系统的综合，因此在制订运动方案时，要防止运动过分集中在某一部位，以免产生疲劳，既要重点突出，又要注重与全身运动相结合，全面锻炼。

3. 循序渐进原则 运动训练的目的在于提高患者的运动适应能力，从而改善功能，因此，所采用的负荷应略高于患者现有能力水平，使患者通过努力才能完成。为使锻炼既有效又安全，必须做到以下两点：①所采用的运动强度和运动量要由小到大，动作和内容要求要由易到难，使身体逐渐适应；②随着病情好转，也要不断加大负荷和难度，对患者提出更高要求，以增强其适应能力，使功能得到更大程度的改善。

4. 持之以恒原则 运动训练需要持续一定的时间才能获得显著疗效，并能维持一段时间，但停止训练后效应将逐步消退，因此运动训练需要长期性、系统性，掌握操作内容，反复强化巩固，通过长期训练，逐步积累效果。

(三) 运动训练的适应证和禁忌证

1. 呼吸康复运动训练的适应证 运动训练是呼吸康复中不可或缺的内容，其适应证较为广泛，凡是能引起呼吸困难、疲累、运动耐力下降等临床表现的呼吸系统疾病均可行运动训练。

(1) 阻塞性肺疾病：慢性阻塞性肺疾病(chronic obstructive pulmonary disease，COPD)、哮喘、支气管扩张、肺泡纤维化、阻塞性毛细支气管炎。

(2) 限制性肺疾病：肺间质纤维化、硅沉着病、肺结节病、脊柱侧弯、强直性脊柱炎、帕金森病(综合征)、脊髓灰质炎后综合征、肌萎缩性脊髓侧索硬化症、膈肌功能障碍、多发性硬化、肺结核。

(3) 其他情况:肺癌、原发性肺动脉高压、胸腹部手术、肺移植手术、肺容积缩减术、小儿肺疾患、肥胖相关的呼吸障碍以及其他导致患者长期卧床而影响呼吸功能的疾病。

2. 呼吸康复运动训练的禁忌证 对于大多数呼吸系统疾病的患者,只要没有心血管疾患,运动训练都是相当安全的;运动训练的绝大多数禁忌证都是与患者的心血管疾患相关。

(1) 绝对禁忌证:心肌缺血、心肌梗死等近期急性冠脉事件(2 天内)、不稳定型心绞痛、失代偿期的心衰、未控制的心律失常、严重肺动脉高压(平均肺动脉压 >55mmHg)、急性肺栓塞、急性肺梗死、严重的症状性主动脉狭窄、未处理的主动脉夹层、马方综合征、急性心肌炎、心包炎、心内膜炎、脓毒血症。

(2) 相对适应证:冠脉轻中度狭窄、轻中度狭窄的瓣膜病、电解质紊乱、心动过速、心动过缓、肥厚型心肌病、重度房室传导阻滞、室壁瘤、未控制的高血压、植入起搏器或除颤仪的个体、未控制的代谢性疾病(糖尿病、甲亢、甲减)、严重的神经肌肉疾病及骨关节疾病、慢性感染性疾病(单核细胞增多症、肝炎)。

(四) 运动训练过程中训练终止指征及处理方案

在运动训练过程中,患者可能出现一些不良反应及表现,出于对患者安全的考虑,需要立即终止训练。

1. 终止指征

(1) 运动训练过程中出现胸闷、心前区疼痛等心绞痛或类似心绞痛样症状;

(2) 运动训练过程中出现血压降低、头昏、面色苍白、肢端湿冷、发绀、大汗淋漓、意识障碍等器官灌注不足表现;

(3) 运动训练过程中出现血压增高、头痛、视物模糊等高血压危象表现;

(4) 运动训练过程中出现不能忍受的呼吸困难而要求停止运动训练;出现严重的疲累;

(5) 训练过程中出现动脉血氧分压及血氧饱和度明显下降,二氧化碳分压明显增高;

(6) 运动训练过程中出现严重的心律失常,HR>220 次 / 分或者 HR<50 次 / 分;

(7) 其他原因所导致的训练终止:如骨关节炎、骨折等骨科疾病限制;血栓、严重的静脉曲张等外周血管疾病限制;重症肌无力、多发性硬化等神经肌肉疾病限制;严重的糖尿病并发症、甲亢、甲减等代谢性疾病限制;心理疾患限制等。

2. 处理方案 及时科学的急救处理方案及设备在呼吸康复运动训练过程中是必不可少的,而且每一位呼吸康复治疗人员都需要熟悉并掌握这些急救处理措施。

(1) 立即让患者停止运动训练,取合适的体位休息,保持气道通畅,鼓励患者放松。

(2) 监测患者的生命体征,包括:意识、呼吸、脉搏、心率、血压、血氧饱和度,甚至可考虑完善心电图、血气分析等检查。

(3) 根据监测结果,予以吸氧或使用支气管扩张剂等药物改善患者肺通气;如果出现恶性心律失常等情况时,需立即予以电除颤,改善大脑等重要脏器血流灌注。

(4) 尽可能快速地给予高级生命支持,并请相关科室协助处理。

(五) 运动处方的制定

运动处方的制定应保证患者安全、有效地进行运动训练,制定运动处方前,需收集患者的个人病史,并对患者进行系统全面的康复评定,充分考虑患者的身体状况,掌握适当的运动负荷量,按照个体的不同情况制定出个体化的运动康复处方。如果有心电图运动试验条件,最好在训练前先进行症状限制性心电图运动试验,以确定患者的最大运动强度、靶运动强度及总运动量。如果没有心电图运动试验条件,可以按照年龄预计的靶心率作为运动强度指标。

美国运动医学学会(American college of sports medicine,ACSM)推荐的关于运动测试和运动训练 FITT-VP 原则指南可以在呼吸康复中应用。FITT-VP 原则包含频率(frequency,每周运动次数)、强度(intensity,费力程度)、时间(time,持续时间或总时间)、类型(type,运动方式或模式)以及总量(volume,量)和进度(progression,进阶)。运动量是由运动频率、强度和时间(持续时间)共同决定。其表述的标准单位 MET-min/wk。运动处方的进度(进阶)取决于患者的身体状况、体能、对运动的适应和运动训练的目的,其进度的发展要遵循循序渐进原则。

1. 运动强度 运动强度指单位时间内的运动量,是运动处方中最重要的一个环节,也是运动处方定量化与科学性的核心,它直接关系到运动疗效和安全。可以根据不同的训练目的选择合适的运动强度。评定运动强度的指标比较多,临床上常根据最大摄氧量、代谢当量、主观疲劳程度分级及最大心率作为参考指标。由于耗氧量、最大吸氧量需要专门的仪器设备来测定评估,在我国的基层单位难以实施。在我国采用较多的是靶心率法和自感劳累分级法。运动强度和运动持续时间相互关联。运动强度增加可以适当降低持续时间以达到合适的运动水平,同时可以降低运动中的损伤风险。

运动强度的表示方法有以下几种:

(1) 最大摄氧量(VO_2max):最大摄氧量是评价有氧能力最常用和最有效的方法。也称为“氧极限”,当运动强度增加到一定限度后,人体的摄氧和用氧能力不再继续增加。此时的摄氧量就是最大摄氧量。VO_2max 有绝对和相对两种表示方法。绝对值表示为 L/min,相对值表示为 ml/(kg·min)。一般人的 VO_2max 的相对值为 45ml/(kg·min)(即每公斤体重每分钟的摄氧量)。在达到 VO_2max 后,再增加运动强度,氧消耗就不再增加或稍增加。加拿大运动医师建议一般患者的运动强度在 50%~70% VO_2max,并要制订运动强度的上限和下限,下限是激发患者增加体能功能贮备的最低运动强度,上限是保证患者安全的限度。可根据心电分级运动试验结果或在运动试验中采用直接或间接法检测最大摄氧量的值,然后取 50%~70% 的量作为运动处方适宜范围;<50% VO_2max 量,持续运动训练效果不明显;<70% VO_2max 量,持续运动乳酸不增高,血液中肾上腺素,去甲肾上腺素保持较低水平;>80 VO_2max 量,对体质较弱者、老年疾病患者危险性增加。在临床应用中,长期静坐者、老年患者、心血管疾病患者宜采用低强度作为初始治疗。

(2) 心率:心率预测法是临床确定运动强度较常用的方法。患者运动时,心率增快应控制在 10~20 次 / 分,心率增快少于 10 次 / 分,可以增加运动强度,大于 20 次 / 分或心率不随强度增加而增快时,甚至减慢时,应停止当前运动。在运动处方中常以靶心率(target heart rate,THR)或目标心率(运动过程中安全有效的应当达到的心率)来控制运动强度。计算靶心率常用以下方法:

Jungman 法

靶心率 =180(170) – 年龄(岁)

180(170)是常数(从大量检测结果中获得的常数)

180 适用于年龄较轻(60 岁以下),无确切心血管系统疾病,既往有劳动或运动习惯者。

170 适用于曾患有心血管疾病,但无条件进行心电分级运动试验的患者、静坐工作者、无劳动或运动习惯者。

Karvonen 法

Karvonen 法考虑到了患者训练前的心肺功能状态。

靶心率 = [(年龄预计最大心率 – 安静时心率)× (60%~80%)]+ 安静时心率

最大心率预计法(国际通用年龄预计最大心率法)

最大心率 =220– 年龄(岁)

心电运动试验法:采用活动平板运动试验测定最大心率(PHR),取 60%~80% 的值为靶心率(THR)。有学者认为取 PHR 的 60% 为 THR;也有学者认为可取 PHR 的 25% 为 THR。采取较低 THR 有利于普及运动,也可增加运动次数,可能降低某些疾病的危险因素有好处,但对心肺功能提高不明显。

(3) 代谢当量:代谢当量(metabolic equivalent,MET)是一种表示相对能量代谢水平和运动强度的重要指标。代谢当量是以安静且坐位时的能量消耗为基础,表达各种活动时相对能量代谢水平的常用指标。可以用来评估心肺功能。1MET= 耗氧量 3.5ml/(kg•min)。例如人在静坐时 MET 约为 1.0,速度为 9.6km/h 的跑步 MET 约为 10.0 等。体力活动能量消耗的分级。

低强度:≤3METs

中等强度:3~6METs

高强度:≥6METs

在不同年龄可通过心率或所完成动作时患者能量消耗程度换算得到 METs 值,从而指导患者进行日常生活动作、家务、体育娱乐等活动。一般患者运动能力至少应达到 5METs,才能满足日常活动需要。

(4) 自感劳累分级表(RPE):自感劳累分级表(rating of perceived exertion,RPE)是指人在运动时,机体对运动强度等感受的整体疲劳性情况所做的主观性评价。运动中随着心率、呼吸等生理指标的改变,还会出现自主身体感觉的变化,根据患者运动时的主观感受疲劳程度,判定其运动强度是否适宜。最初由瑞典 Gunnar Borg 提出 15 个级别,1980 年提出 10 级表。实际日常运动训练中患者很难进行心率和代谢当量的自我监测,所以自我感觉是比较适用的简易判别指标,特别适用于家庭和社区康复锻炼。

2. 运动频率 运动频率是指在一周内的运动次数。这可能会根据运动强度以及运动时间的不同而不同,同时也跟个人身体功能水平有关系。一般 3~5 次 / 周,或隔日 1 次即可。患者运动目的不同,运动频率也会有相应的变化。患者在进行肌力增强运动时,可采用高强度、低频率的运动;进行耐力性运动时,采用低强度、高频率的运动。

一般来说,身体状况不好的患者(功能性活动 <3METs)应该是每天都进行各种低强度的活动,3~5METs 的患者应该每周至少 5 天,每天进行 1~2 次的小的运动。他们的目标是增加持续性的运动时间到 20 分钟。当可以在低强度下进行持续性 20 分钟活动时,活动频率可以增加到每天。高频次的低强度的训练会更有效率。增加有氧训练能力,必须进行每天 3~5 次,每次 30 分钟中等强度的训练(最大心率的 77%)或者每周 3~5 天,每天 20 分钟高强度的训练。

为了维持有氧训练能力,必须每周不持续性的三天进行 30 分钟的中等强度的训练,或者每周两天,每天 20 分钟的更高强度的训练。

3. 运动时间 运动持续时间是指在适当的靶心率下活动训练的时间。运动持续的时间长短与运动强度呈反比,强度大,持续时间则可相应缩短,强度小,运动时间可相应延长。

最开始的运动持续时间是由个人的健康水平以及运动负荷测试的结果决定的。同时运动强度和频率也是如此。

运动时间一般为每天30~60分钟。运动负荷在70%最大心率时,以20~30分钟为宜。有研究表明,在达到靶心率的状态下,持续运动15~20分钟,才能有效地改善患者的心肺功能及关节肌肉状态,对人体机能的改善产生良好的影响。患者身体状况较差者,应从低强度运动开始,逐渐增加运动强度和运动时间;患者一般情况较好者可选择较大的运动强度,运动量也应由小到大。身体状况特别不好的患者应该限制在家庭低强度的活动,以此来避免活动能力的丧失以及其他耐力问题的出现。在没有医学监护的情况下,采用减少运动强度,延长运动时间的方法,提高训练的安全性。健康的个体在感到肌肉疲劳或者有心肺功能限制导致他们停止运动一般是持续性的10~20分钟的训练。在开始运用保护性的运动模式来达到持续时间和强度的增加对预防超负荷的骨骼肌肉疲劳甚至损伤,并且让心血管系统慢慢适应增加性的生理学变化是很有利的。这样的群体通常进步速度比较快,一般每天增加1~2分钟的运动时间。目的是为了能在没有疲劳和损伤的情况下达到持续30分钟的运动时间。在增加运动强度之前,要依据患者的实际目标而定。比如,如果患者的目标是减肥,那么运动持续时间理想的是45~60分钟,从中度到高强度的运动训练,加起来总共至少150分钟每周的运动时间,多的可至200~300分钟。有时持续性的运动30~40分钟不太现实,在这种情况下,分三次训练,每次至少10分钟,中等强度,和持续性的运动30分钟具有同等的作用,越短的休息时间对于增加骨密度和骨骼灵活性是有好处的。

4. 运动类型 运动类型是指患者运动训练时的运动方式,比如有氧训练我们可以选择步行、慢跑、骑自行车、游泳、手摇车、功率自行车等,主要的选择原则是根据患者实际情况,选择患者最易于接受和完成的运动方式主要条件如下:

(1) 患者力所能及的运动方式,根据患者功能水平选择患者可以完成的方式。

(2) 患者感兴趣的运动方式,这种运动方式患者积极性高,能够专注完成训练任务。

(3) 患者周边环境允许的运动方式,比如游泳,如果居所附近没有游泳池,患者当然不可以完成。

(4) 患者熟悉的运动方式。比如骑自行车,不会骑自行车的患者只能选择室内静止的功率自行车训练。

主要的运动方式有以下几类:

(1) 耐力训练:主要包括上肢、下肢、呼吸肌等耐力训练。耐力运动训练中,训练的运动形式以蹬车运动和行走运动最为常见。慢性呼吸性疾病患者的耐力运动训练规定的频率是每周3~5次。高强度的持续性运动(>60%最大功率)20~60分钟每次可以使机体生理获益最大化(例如运动耐量,肌肉功能以及生物能学等)。步行运动(平地行走或者跑步机行走)和骑行运动(携带固定的踏车测力计)是理想的个人耐力运动方式。步行训练作为一项功能性运动具有可以转化提高患者行走能力的优点。如果患者的起始目标就是提高行走耐力,那么步行训练就是良好的训练模式。自行车运动相对于行走运动,其对于股四头肌有着更大的运动负荷,而且能减少由运动引起的低血氧饱和度情况。

(2) 力量训练:力量训练是一种针对特定肌肉群设计的重复抬举相对负重的训练。力量训练在成年人延缓机体老化中有重要作用,并且也有研究提示力量训练对于患有慢性呼吸性疾病,如COPD患者也有作用,通常这些患者与健康对照者相比周围肌肉的肌肉量和力量均会减少。耐力训练作为肺康复项目的主要运动项目,相比于特定的力量运动项目,其对于增加肌肉量和力量方面是次优选择。力量训练相比于耐力训练有着更大的增肌和肌力潜能，肌肉功能的这两方面在耐力训练中只是中等程度提升。更值得一提的是，力量训练可以减少运动期间的呼吸困难，也因此力量训练较恒定负重耐力训练更容易耐受。力量训练较耐力训练可以使心肺的反应减少。也就是说，力量训练需要更低的氧气总量和每分通气量，也更少引起呼吸困难。

(3) 牵伸和柔韧性训练：改善胸廓移动度和姿势可提高慢性呼吸性疾病患者的肺活量。姿势异常与肺功能下降、生存质量下降、骨密度降低以及呼吸功增加都有关系。姿势偏差可以改变身体力学导致背痛，继而改变呼吸力学。牵伸和柔韧性训练可帮助患者纠正异常姿势，增加肺活量。柔韧性训练包括拉伸主要肌群，例如腓肠肌、跟腱、股四头肌、肱二头肌以及颈部、肩部、躯干部的肌群，每周至少 2~3 次。

(4) 间歇性训练：运动有连续性运动和间歇性运动。连续性运动是在整个运动过程中一直按照运动处方的运动强度来运动。间歇性运动是在运动过程中按照运动处方的内容，做一定时间的高强度运动，间歇以短暂恢复休息，这种恢复休息分为两种状态，一种是停止运动休息，一种是做低强度的恢复性运动。间歇性运动可减轻运动时的呼吸困难，适用于运动耐力严重下降的患者。休息和运动的时间比通常为 1∶1，当然这个比值不是固定不变的，运动训练时应根据患者评估结果合理灵活运用，这个需要在制定运动处方时具体问题具体分析。

运动训练时，间歇性运动比连续性运动的效果更好，适应范围更广。间歇性运动可能更适用于那些不能在指定时间内连续的按照运动处方的强度完成运动训练的患者。间歇性运动有很多优点，包括令患者更易于接受运动方案，可让患者在更高的运动强度下做运动，提高患者的运动耐力和身体适应能力。有研究报道间歇运动模式和连续运动模式一样可以引起患者各项生理指标改善和提高患者运动耐力。

(5) 呼吸肌训练：呼吸肌训练主要训练呼吸肌的力量和耐力，可以提高呼吸肌功能，减轻运动中气短、气促症状，改善运动耐力，提高生活质量。

(6) 家庭运动训练：出院患者可根据出院时制定的运动处方进行家庭运动计划，坚持长期规律的运动训练。

5. 合理运动的判断　合理的运动训练要求患者既达到运动训练效果，又不至于太过劳累。耐力运动时，Borg 呼吸困难评分在 4~6 分［中(极)重度］或者运动自我感觉量表评级在 12~14 级(较难)被认为是理想的训练强度。

(1) 运动强度指标：运动强度要求患者完成运动要通过一定的努力，有适度疲劳感，可通过以下方法评估：呼吸困难水平测试、自感劳累分级表、运动耐力测试、靶心率。运动强度还与最大摄氧量和代谢当量相关。

(2) 运动量指标：运动量是由运动训练的频率、强度、时间三者决定。运动量过大会导致过度训练。过度训练是训练与恢复、运动、运动能力、应激和耐受之间的不平衡。其症状表现为：

1) 慢性持续性疲劳

2) 运动后失眠

3) 运动后持续性肢体疼痛

4) 运动后安静心率不规律

5) 情绪异常

6. 运动程序　运动程序编排应该根据患者评估情况和兴趣、场地等实际情况确定锻炼内容,运动程序大致可分为:准备运动(热身)、运动训练、整理运动、拉伸、休息,运动训练是运动程序的主体,需要达到运动处方的规定运动强度和运动量,热身和整理运动不能替代拉伸。实际应用中视具体情况而定。

7. 运动处方的应用 运动处方是给予患者一个适合患者功能水平的运动计划,一个完整的运动计划应该包括以下内容:

F 运动频率:每周 3~5 次

I 运动强度:中等运动强度

T 运动时间:20~30 分钟

T 运动类型:患者感兴趣的运动方式,例如:步行、自行车、游泳等。

根据患者自身情况选择患者熟悉、可行、感兴趣的方式并适当调整运动训练进度。举个有氧训练运动处方的例子:

F 运动频率:每周 5 次

I 运动强度:中等运动强度

T 运动时间:30 分钟 / 次

T 运动类型:步行,注意步行姿势。

穿舒适的衣服和鞋子、运动时保证有足够的饮水量。

注意事项:运动中如血液氧含量不足,可予以辅助氧气处方治疗,帮助患者提升运动训练强度。患者携带氧气运动时,要预防被氧气管绊倒。运动过程中严禁患者私自把氧疗的指数调得高于处方值。如运动中出现气短,可采取间歇性运动。患者发热、感染或一般感冒时,避免剧烈运动。患者运动计划中断后,应从低强度重新开始。饱食后不可立即做运动,运动环境要舒适,不可过冷或过热。呼吸困难的患者运动前可使用支气管扩张剂。

(白定群)

第二节 耐 力 训 练

一、概述

耐力训练(endurance training)是通过运动增加耐力的训练。耐力包括心血管耐力和肌肉耐力。通常情况下,耐力训练指的是增加心肺耐力的运动训练,其运动训练的方式通常为有氧运动。有氧运动(aerobic exercise)是采用中等强度、大肌群、动力性、周期性的运动,持续一定时间,以提高机体有氧代谢能力和全身耐力的训练方式。全身耐力指全身活动的持续能力,其决定因素是机体有氧代谢的能力、心肺功能和骨骼肌代谢能力。因此,有氧训练实际上是全身耐力及心肺耐力训练。

耐力训练是肺康复方案中重要及主要的组成部分,是最好的提高慢性阻塞性肺疾病(COPD)患者的运动耐量的可行性措施,给患者的真实生活带来显著的改变。

二、慢性肺疾病患者进行耐力训练的循证医学依据

最早关于肺康复的医学专著可追溯到 1894 年英国丹佛的医生 Dension 出版的《肺疾病

患者的运动和饮食》(exercise and food for pulmonary invalids)一书。在该书中作者强调运动锻炼和健康饮食对肺疾病患者的健康的重要性。1952 年,Barach 首次报道了肺气肿的患者经过运动训练,不伴呼吸困难的步行时间增加,训练的反应和健康人相似。之后陆续有肺疾病患者进行运动训练后运动耐量和生活能力提高的研究报道。美国胸科协会于 1981 年推出肺康复的指南性文件,首次给出肺康复的明确定义,并且强调了运动训练在肺康复综合措施中的重要及主要的地位。指南经过数次更新,2013 年美国胸科协会及欧洲呼吸协会联合推出的声明中再次肯定了肺康复在多种慢性肺部疾病中管理中的重要性,认为肺康复是"基于全面的患者评估上的,为患者度身定做的综合的治疗措施,包括但不限于运动训练、教育和行为改变,以提高慢性肺部疾病患者的机体和心理状态,促使其保持长期的有益健康的行为",其中耐力训练仍然占据肺康复措施中的主要地位。

概括而言,以耐力训练为主的运动训练对肺疾病患者的益处及证据级别(表 4-2-1)。

表 4-2-1 慢性肺疾病患者运动训练的益处

益处	证据级别	益处	证据级别
增加运动耐量	A	减少疾病相关的焦虑和抑郁	A
减少主观的呼吸困难程度	A	上肢训练增加上肢功能	B
提高生活质量	A	训练期结束后益处仍存在	B
降低住院次数及住院时间	A	提高生存	B

三、耐力训练的机制

慢性肺疾病的患者在完成日常活动、工作、休闲活动甚至自我照顾活动时均可能表现为耐力不足的情况。限制患者活动的主要症状为气促、腿部疲劳和全身不适。为了避免不适症状的发生,患者通常会主动限制活动。长期体力活动减少的结果使得患者全身失适应益发显著,从而进一步加重患者在从事体力活动时的呼吸困难和疲劳感。慢性肺疾病患者运动不耐受的原因概括(表 4-2-2)。

表 4-2-2 慢性肺疾病患者运动不耐受的原因

肺 / 通气限制	心血管限制
气道阻力增加导致的呼吸功增加	肺血管阻力增加
肺呼气功能受损 / 动态肺过度充气	低氧性肺血管收缩
影响运动时肺潮气量的增加	血管重塑
增加了吸气肌群的弹性负荷	毛细血管表面积减少
呼吸肌的机械效能受损	由于肺过度充气导致的右心室搏出量降低
导致呼吸肌功能下降的其他原因	骨骼肌肉功能受损
营养不良	营养障碍
电解质异常	恶病质
类固醇性肌病	低去脂体重,肌肉萎缩
气体交换异常	呼吸肌力量降低
无效腔增加,通气 / 血流不匹配	肥胖
弥散功能障碍	心理因素
低氧血症	焦虑
	恐慌

除了心肺功能之外,骨骼肌功能降低是慢性肺疾病患者运动耐量降低的主要原因。首先,反映通气功能的第一秒用力呼气容积与运动耐量之间并不存在显著的相关关系;其次,有 40%~60% 的慢性肺疾病患者将终止运动的原因归结为下肢的疲劳及不适;第三,肺移植后的患者虽然肺通气已经恢复正常,但是运动不耐受情况仍持续存在。

慢性肺疾病患者的骨骼肌改变包括:肌肉体积和力量降低;Ⅰ型和Ⅱa 型肌纤维萎缩;肌肉的毛细血管减少;氧化酶功能下降,肌肉耐力降低。由于肌肉存在如此的改变,当慢性肺疾病患者运动时,在较低的运动水平肌肉即可出现乳酸化,导致肌肉疲劳不能继续运动,同时也增加了通气需求,表现为低强度活动即出现呼吸加深加快。

另一方面,低肌肉体积是 COPD 患者独立于肺功能外的死亡风险的强有力的预测指标,已有证据表明,增加肌肉体积可改善 COPD 患者的生存。

耐力训练虽然不能够逆转慢性肺疾病患者肺的病理改变以及气道的阻塞程度,但是,患者的肌肉的结构、代谢和生理改变可以通过训练得到改善,从而使得患者能够完成更高水平的活动,功能能力得以提高。

耐力训练除了提高患者骨骼肌的功能之外,尚且可以使得患者心血管出现适应性改变,同时也通过优化完成运动的动作的肌肉骨骼的机械效率,使得患者的运动耐量得以提高。

四、耐力训练方案的制订

慢性肺疾病患者进行耐力训练前需完善相应的评估。评估的内容应包括病史、患者的呼吸困难、咳嗽咳痰、疲劳等症状的严重程度、各项血液指标、肺功能以运动耐量以及肌肉力量的评估。评估不仅可排除不适合运动训练的状况,更重要的是能够发现限制患者运动耐量的主要原因,根据评估结果制订的运动方案才是适合患者的安全有效的个体化运动训练方案。

(一) 耐力训练方案制订原则

慢性肺疾病患者的耐力训练方案的制订也需符合通常的 FITT 原则,即一个运动训练方案应包括训练的频率、强度、方式及每次训练持续的时间。训练的效果取决于训练的频率,持续的时间和训练的强度。参与运动的肌肉群不同,比如下肢训练和上肢训练,获得的效果也不同。另一方面,除了有氧耐力训练之外,针对肌群进行的肌肉力量和耐力的抗阻训练也很重要。一般来说,如果慢性肺疾病的患者运动耐量受限因为呼吸困难所致者,应强调有氧耐力训练;如主要限制为下肢疲劳和无力,则应加强下肢的力量训练。

目前关于参与肺康复计划的慢性肺疾病患者的运动训练的建议总结(表 4-2-3)。

表 4-2-3 慢性肺疾病患者的运动训练的建议

训练	美国胸科医师学会 / 美国心肺康复协会	美国胸科协会	英国胸科协会
下肢训练	推荐:肺康复的组成部分 最优化的个体方案 未具体描述	推荐下肢的力量和耐力训练: 20~30 分钟 2~5 次 / 周 可能的情况下达到 60% VO_2max 的运动强度	推荐下肢的力量和耐力训练: 20~30 分钟 2~5 次 / 周 可能的情况下达到 60%~70% VO_2max 的运动强度 训练全程维持氧饱和度 >90%

续表

训练	美国胸科医师学会 / 美国心肺康复协会	美国胸科协会	英国胸科协会
上肢训练	推荐上肢的力量和耐力训练作为肺康复的组成部分	推荐上肢的力量和耐力训练作为肺康复的组成部分	上肢的力量和耐力训练可作为肺康复的组成部分
患者选择	病情稳定的所有具有呼吸系统疾病和功能障碍的患者	慢性呼吸系统疾病的患者，有呼吸困难，运动耐量降低或活动障碍	所有的慢性肺部疾病患者，其药物治疗已最优化但生活方式因慢性呼吸困难而严重受影响的患者

（二）耐力训练的方式

通常情况下的有氧运动如步行、慢跑、自行车、爬阶梯、游泳等都可以采用。但需根据患者的具体评估结果、患者对运动的喜好、实施运动训练的可行性等诸多方面考虑后去选择。最容易开展及监控运动强度以及坚持完成训练方案的运动方式是步行及功率自行车。首先，目前大多数关于肺疾病患者运动训练的研究都采用这两种训练方式，研究证据充分；其次，患者在运动前进行的运动耐量评估，或者为步行（运动平板心电图、运动平板心肺功能或六分钟步行），或者为踏车，根据评估的结果制订相应的运动方案具有较高的准确性和指导意义；第三，训练中的各项参数入心率、血压、氧饱和度的监控实施也比较容易；第四，步行是日常生活中最常采用的功能活动，采用步行进行运动训练对患者的日常生活功能活动有直接的促进作用；第五，步行和踏功率自行车所需场所及设备简单，不仅可以在院内实施，也易于在社区及家庭自我训练。因此，慢性肺疾病患者进行有氧耐力训练时，可优先选择这两种方式。

但是其他的有氧运动方式也可以根据患者的具体情况，在评估后让患者参与。例如水中运动，尤其是近几年来逐渐被认识的水中平板和水中功率自行车，在增加心肺耐力的同时还能够增加呼吸肌力量，对关节和脊柱的损害极少，适合的患者可从中获益。另一项传统的水中运动游泳，对于具有游泳技能的，肺功能受损程度小的患者也可以考虑选择，但运动前同样需要运动心肺评估，同时采用呼吸困难指数来控制运动强度。

爬阶梯也是一种有氧运动训练方式，可采用楼梯，或模拟爬楼梯动作的阶梯训练器来实施。由于爬阶梯也是一种日常的功能活动，对有强烈需要的患者，不妨可以采用这种训练方式。但在训练前需评估患者的下肢关节尤其是膝关节的功能，对于有比较严重的下肢关节病变的患者，以及下肢肌群无力的患者，爬阶梯训练会增加关节和肌肉疼痛的可能性，应尽可能避免。如采用爬阶梯作为训练方式，同样需要在运动心肺评估的基础上确定运动强度，训练过程中采用呼吸困难指数来控制运动强度。

跳舞，尤其在我国喜闻乐见的广场舞，也是一种低中强度的全身有氧运动方式。有研究表明，参与广场舞可改善慢性阻塞性肺疾病患者的 6 分钟步行距离 . 对于病情稳定，可进行自我运动监护，有强烈社交欲望和需求的患者，广场舞也可为有氧耐力训练的方式。

上肢的有氧运动耐力训练可采用无支撑的上肢举臂运动方式或有支撑的上肢功率自行车和划船器进行。但事实上，上肢的抗阻力训练同样可增加上肢肌群的耐力，因此，针对上肢的有氧训练和抗阻训练是一个有机的整体，须根据患者的康复目的和评估结果去进行不同训练方式的组合。

慢性肺疾病的患者进行上肢训练是有必要的。首先，中重度的慢性肺疾病患者，尤其是因为肺过度充气导致膈肌的机械效能下降的患者，完成以上肢活动为主的日常生活活动特别困难。抬高上肢对这些患者而言意味着更高的代谢和通气需求，上肢的活动会导致无规律的，浅的和不协调的呼吸。这主要是因为患者膈肌效率降低后，吸气动作部分依赖附着于胸壁的辅助吸气肌群如背阔肌、斜方肌、胸大小肌、前锯肌等。当进行上肢活动用到这些肌群时，吸气的动作必然需由膈肌完成，但患者因为肺过度充气，膈肌的几何形状已出现改变，由原先的穹窿状变得低平，膈肌的初长度缩短，肌肉收缩的机械效能已然下降。当上肢活动时膈肌的负荷增加，加重原有的功能障碍，患者出现通气限制，表现为呼吸困难。由于上肢的活动对于日常生活独立尤为重要，因此以提高上肢的耐力和力量为目的的训练应作为肺康复的重要内容。

（三）运动强度

耐力运动训练方案的核心内容是运动强度。需根据患者的评估结果选择低、中和高强度的训练。确定个体的准确的运动强度需在运动前完成症状限制性运动试验或极量运动试验，获得患者的真实地运动最大心率或最大摄氧量，在根据此参数设定运动训练时的强度水平。

慢性肺疾病患者进行有氧耐力训练常用运动强度指标有：

1. 最大摄氧量（VO_2max）的百分比 通常以 50%~80%VO_2max 为靶强度。对于慢性肺疾病患者，高于 60% VO_2max 的强度为高强度训练。最大摄氧量的测定需采用运动心肺功能测试系统，在运动平板或功率自行车上进行。是评估患者的运动耐量的“金标准”。在测试中还可测得患者的无氧阈值。也可将运动训练的强度控制在无氧阈值以下。超过无氧阈值强度的运动可导致患者的无氧糖酵解代谢增加，乳酸浓度在短期内迅速升高，增加呼吸驱动，使得患者极易出现呼吸苦难和肌肉疲劳。因此控制在无氧阈值强度以下的运动，患者更容易实施和接受。

2. 最高心率（HRmax）百分比 可在症状限制性运动试验中直接测得。目前推荐 60%~90% HRmax 的强度为有氧训练强度。此外也可利用心率储备的公式计算，靶心率 =(最大心率 – 安静心率)×(60%~80%)+ 安静心率。后者计算的运动强度更接近以最高摄氧量为指标的运动强度。心率容易检测，是最常用的强度指标。但慢性肺疾病患者的疾病的严重程度和心肺功能的稳定性有时间波动，训练的心率也会出现波动。因此不能单纯参考心率指标，应结合患者的呼吸困难和疲劳程度来控制运动强度。

3. 代谢当量（METs） 指单位时间内单位体重的耗氧量[ml/(kg·min)]。靶强度一般选择 50%~80% 最大 MET。由于 MET 是运动强度的相对指标，不受血管活性药物的影响，可以通过查表的方式了解每项活动的强度，故对于指导患者的日常各项活动很有意义。

4. 主观疲劳程度评分（RPE） 用训练时受试者主观用力程度来表示运动强度。一般选用 Borg 量表，评分 11~15 分为推荐运动强度。RPE 是患者最容易采用的方式，特别适用于家庭和社区康复训练。

5. 呼吸困难指数（RPE0-10） 对于运动中因为呼吸困难限制运动的患者，更适合采用呼吸困难指数来控制运动强度，可采用 0~10 分的 Borg 呼吸困难量表，2 分为有点呼吸困难，3 分为中等度的呼吸困难，4 分为稍明显的呼吸困难。将运动强度设定为 3~6 分，运动中也采用此评分来控制强度。

对于起始运动强度和运动方式的选择，还需参考患者的第 1 秒用力呼气容积检查结果（表 4-2-4）。

表 4-2-4 根据患者疾病严重程度,起始运动强度和运动方式的选择

严重程度	运动选择
轻度(FEV1 60%~80% 预计值)	高强度有氧训练,抗阻训练
中度(FEV1 40%~60% 预计值)	中强度有氧训练,+ /– 力量训练
重度(FEV1<40% 预计值)	低强度高重复次数的大肌群有阻力或无阻力的练习

几乎所有的运动训练都可提高患者的运动表现。不同的训练强度、训练模式,单纯的有氧运动训练还是和抗阻训练相结合,高强度还是低强度,单纯下肢训练还是上下肢一起训练等这些不同对患者的训练结果会有所不同。没有针对所有患者的固定的训练模式。对于慢性肺疾病患者,理想的运动训练强度因人而异,必须根据患者的康复目的、功能需求以及能使用的资源进行个体化制订。

按患者训练前进行运动试验测得的最大运动耐量,高强度运动为强度在 60%~80% 峰值运动耐量水平的运动。也可采用接近个体最高运动耐量水平的高强度进行高强度间歇运动,运动持续时间较短可为 30 秒至 1 分钟,间歇期采用低强度如 40%~45% 的峰值强度,持续数分钟,再重复高强度运动。如此数个回合,总的运动时间可为 30~45 分钟。有研究表明,COPD 患者进行高强度间歇运动相对于低强度持续运动而言,运动功能改善更显著,最大摄氧量增高。高强度间歇运动训练可使得慢性肺疾病患者在休息和次极量运动时呼吸困难的发作减少和程度减轻,12 分钟步行距离增加。低强度运动训练则达不到这种效果。

虽然高强度运动在功能改善方面略优于低和中等强度运动,但长期的运动依从性则不如后者。并且不是每一位患者都能忍耐高强度的训练。另一方面,高强度训练即使是间歇性的训练,也可能有一些不良作用。某些慢性阻塞性肺疾病的患者进行高强度运动训练更容易出现膈肌疲劳。高强度运动还可能使得肌肉的氧化应激产物增加,使得肌肉细胞损伤。因此,应根据个体的情况,选择适合的运动强度,使得运动的效果显著同时减少不适当的运动的不良作用。

低强度运动训练虽然在提高运动耐量方面不如高中强度训练,但慢性肺疾病患者依然可从低强度运动中获益,表现在训练后呼吸困难改善,功能能力提高以及健康状态改善。其可能的机制为:神经肌肉耦合和协调改善使得运动的机械效率增加,改善肺排空减少肺过度充气,减少焦虑和呼吸苦难的主观感受,增加了患者参加各项活动的驱动力等。因此,如无禁忌证的慢性肺疾病患者应鼓励其参与运动训练,即使是低强度的运动训练也足以改变患者的功能状态。

对于极其虚弱,肌肉无力不能参与常规的有氧运动训练的慢性肺疾病患者,还可考虑采用经皮神经肌肉电刺激的技术,刺激患者的下肢肌群,有助于肌力的增加,延长步行时间和距离。

(四) 运动时间

一次训练的时间分为:热身活动、训练运动(达到靶强度的活动)和放松活动。靶强度运动时间为 15~30 分钟。在某一运动总量的前提下,运动强度越大,所需要的时间越短。一般采用减小运动强度和延长时间的方法,提高训练安全性。如果患者健康状况好,体力适应佳,可采用持续运动的训练方式。而体力衰弱和高龄的患者可采用短时间,一日多次,累积运动时间的方式。在开始运动训练的 4~8 周内运动持续时间可适当短些,之后逐渐增量。

如果患者符合以下情况,运动方式更倾向于选择间歇运动:严重的气道阻塞

(FEV1<40%);低运动能力(峰值做功 <60% 预测值);固定功率运动试验持续时间 <10 分钟;运动中氧饱和度降低(SpO_2<85%);在持续耐力训练中出现不能忍受的呼吸困难。

（五）运动频率

稳定的慢性肺疾病患者目前一般推荐运动频度为每周 2~5 次。运动频率取决于运动量大小。运动量若大,每周训练 3 次即可达到理想效果。运动量小,最好每天都活动。少于每周 2 次的训练不能提高机体有氧耐力。间隔时间超过 3 天,有氧训练效果的蓄积作用就会消失。训练效果一般在 2 周以后出现,训练 8 周达到最佳效果。如果中断训练,有氧耐力会在 1~2 周内逐渐减退。

（六）终止运动训练的情况

如患者在运动中出现以下情况需终止训练,进行评估后再决定是否继续运动(表 4-2-5):

表 4-2-5 慢性肺疾病患者运动需终止运动的情况

运动时出现血 CO_2 潴留;	肺心病;
运动血氧明显降低;	心力衰竭;
运动心律不齐;	体重下降;
肺动脉高压;	运动中出现胸腹部动作不协调。

五、耐力训练方案实施的具体考量

（一）训练时机

所有稳定期的慢性肺疾病患者,或处于急性期但已经医疗控制,生命体征稳定的患者,经评估无运动禁忌证即可开始运动训练。

（二）训练场所和设施

院内实施早期耐力训练需具备早期评估的设施,最理想的是配备运动心肺功能测试系统,采用运动平板或功率自行车测试患者的运动心肺功能。运动训练可在室内平地进行,也可使用运动平板或功率自行车即可开展耐力训练。上肢的耐力训练可采用低强度的弹力带或者上肢功率自行车或划船器。运动训练场所应该配备急救设施以及氧疗设备。

（三）训练中氧疗

如 COPD 患者在休息和运动时存在缺氧情况,可在运动训练时予以 3~5L/ 分钟流量的氧气治疗,有助于缓解呼吸困难,增加运动时间和运动强度,减少患者运动不适感。

对于严重的 COPD 患者,还可将非侵入性的呼吸机治疗与运动训练结合。常用的非侵入性呼吸机治疗包括 NPPV 和 PAV。研究表明,结合非侵入性呼吸机治疗,患者的运动耐量可有较明显提高。

（四）功能性训练

耐力训练和患者日常完成的功能活动相结合的功能性训练,对提高患者的独立生活能力有较大促进作用。可在运动方案的设置和实施时进行充分考虑。如患者居所有阶梯,可适当增加台阶运动;如患者需要进行较多上肢为主的家务活动,如传递重物,则在运动方案中增加上肢的力量练习及模拟动作的耐力练习等。并且在训练的过程中结合呼吸技巧及能量节约技巧,使得患者能更有效率更舒适地完成运动。

（五）运动中对呼吸困难的认知训练

慢性肺疾病患者通常会因为运动诱发的呼吸困难感觉焦虑、恐惧而限制活动，长此以往的心肺耐力和肌肉耐力都出现失用性减退。这也是患者出现运动耐量降低的主要原因之一。进行运动训练时必然会出现呼吸的加深加快，通气增加以满足运动时机体氧气消耗的增加，这种运动训练所导致的呼吸改变有时会同样让患者焦虑恐惧。此时应教导患者接受运动中出现的轻至中度的呼吸困难，将这种感觉作为运动有效果的正面激励，而减少对呼吸困难不必要的焦虑。这种认知训练有助于提高患者对运动训练的长期依从性。

六、小结

耐力训练可增加慢性肺疾病患者的运动耐量，提高其功能能力，帮助缓解呼吸困难，减少患者再次住院，因此在慢性肺疾病的任何阶段，运动训练都应成为肺康复的主要内容。合理有效的耐力训练方案必须是基于患者详尽评估的基础之上，结合患者的康复目的和可利用的资源，为患者度身定做的个体化方案。这一方案实施的主体是患者本身，只有做到安全实施，长期坚持，患者才能持续从运动训练中获益。

（梁　崎）

第三节　力量训练

1962 年学者 Piece 首先报道了运动训练对 COPD 患者有好处，现在运动训练被认为是肺康复计划的基石，已经成为呼吸康复中不可或缺的一部分。之前一般都采用耐力训练，近年来力量训练在呼吸康复中越来越受到重视。力量训练改善肌肉功能已成为呼吸康复的一个重点。一项纳入了大量的对照试验的系统评价发现，力量训练与耐力训练相比，也许能更好地改善健康相关生活质量。另外，力量训练与全身耐力训练相比，最主要的优点在于降低心肺系统的应激，减少症状。COPD 的最新肺康复指南中也推荐力量和耐力训练的结合，因为它可以有多重获益而且具有更好的耐受性。

骨骼肌消耗、功能障碍以及心肺功能下降是慢性肺部疾病患者活动能力和运动耐力逐渐下降的主要原因。由于呼吸困难和一些其他重要症状，外周肌力（也包括呼吸肌）无力是导致患者运动减少的主要原因，使得呼吸及循环系统对运动的适应能力下降，上、下肢出现失用性肌力减少，患者的肌力和运动耐力下降。通过上、下肢及全身的力量训练，使全身肌力增强，呼吸及心血管功能得到改善，患者的肌力及运动耐力提高。2007 年美国胸科医师学会、美国心肺康复协会（ACCP/AACVPR）肺康复指南推荐，运动训练是肺康复的核心内容，主要包括下肢力量训练和上肢力量训练。

1. 训练方式

（1）上肢力量训练（图 4-3-1）：呼吸系统疾病患者常使用上肢及躯干上方的肌肉来协助呼吸，上肢活动可以影响过度充气和肺动力学机制，因此这些肌肉在做上肢运动时常会提早感觉疲乏，甚至在轻微的上肢运动时就会感觉呼吸困难，影响患者的日常生活活动。由于运动训练有上下肢运动的特异性，所以近年来此类患者也被建议给予上肢运动训练。1997 年指南明确提出“上肢力量和耐力训练可以改善 COPD 患者的功能，上肢训练是安全的，应包括在COPD患者的康复训练中”。当上臂高举时，可增加机体耗氧量，同时使肩带肌群不能对胸廓产生牵张作用，从而容易产生呼吸困难。因此，临床康复治疗中，常将肩带肌群作为呼吸系统疾病患者增加肺通气量的辅助吸气肌群。上肢训练，一方面可提高机体对上肢运动的适应能力而降低耗氧量，改善做功效能，减轻呼吸短促；另一方面肩带肌群肌力的增加可改善辅助吸气的效能。

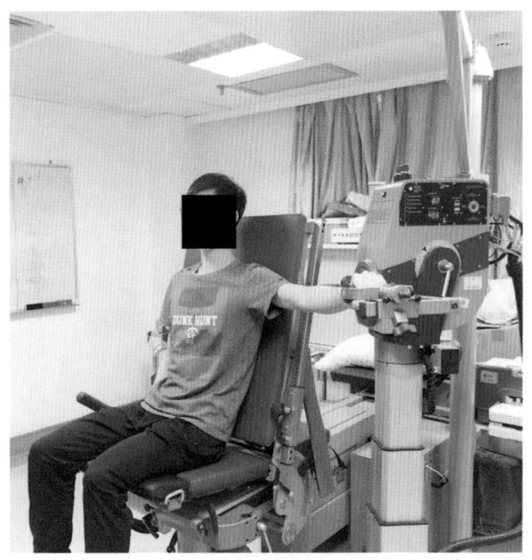

图4-3-1 上肢等速肌力训练

常见的上肢运动训练形式有低阻力高重复的抗重力运动、划船器运动、手摇车运动等。有研究进一步发现呼吸系统疾病患者上肢在物理支撑情况下的活动，更容易感觉呼吸困难，因此，未加支撑的上肢训练可能优于支撑性的训练。如上肢肌力计、弹力带、重物阻力训练（举哑铃）或投掷训练（拿沙包）（表4-3-1）。一项研究中将40例确诊的COPD患者在常规呼吸康复的基础上进行3个月的上肢强化训练，以双臂举哑铃为主，开始15~20个/次，每天3次，每次增加5个。结果显示，上肢强化康复锻炼后，与肺功能有关指标均较训练前显著提高。

表4-3-1 呼吸系统疾病患者运动训练建议

参数	下肢运动	上肢运动（有支撑）	上肢运动（无支撑）
模式	走路、脚踏车、步行机	手摇车等上肢肌器械	举沙包等上肢运动
频率	每周3~4天	每周3~4天	每周3~4天
强度	50%~60%最大摄氧量	60%上肢最大运动量	从0.75kg开始
时间	20~30分钟	20~30分钟	运动2分钟休息2分钟，共8组
进展	每1~2周可增加剂量，至少4周，平均训练8周	每1~2周可增加剂量平均训练8周	每1~2周可增加0.25kg平均训练8周

（2）下肢力量训练（图4-3-2）：下肢功能失用是呼吸系统疾病患者运动障碍的主要原因，下肢力量训练可以改善肌力和运动耐力。呼吸康复的循证医学指南推荐在呼吸康复中加入下肢力量训练，推荐级别为1A级。下肢运动训练方式，多采用走路、爬楼梯、骑固定式的脚踏车（表4-3-1）。近年来也见到一些中度的阻力训练，以较多的重复次数进行。有一项研究将40例慢性阻塞性气道疾病患者随机分为治疗组和对照组，治疗组建议每天进行脚踏车等下肢力量训练，对照组没有给任何运动训练建议，4个月后，发现治疗组12分钟步行速度增加，运动耐力得到明显改善，而对照组没有显著变化。该研究证实下肢力量训练可以改善慢性阻塞性气道疾病患者的运动耐力。

一项来自加拿大的研究发现在FEV_1平均值0.96L的60例患者中，门诊康复治疗18次，每次2.5小时的上肢和下肢力量训练后，患者的通气水平和运动耐力都有显著改善，6分钟行走距离提高18%，最高功率提高33%，VE降低10%。

2. 训练强度 目前对于获得最佳康复效果的训练强度、频率以及持续时间尚未达成一致。由于心率和运动强度呈线性关系，所以心率可作为确定运动强度的可靠指标之一，一般采用心肺运动实验中所得最大心率的70%~80%作为靶心率。另一个常见的评估工具是将呼吸系统疾病患者出现预定症状，如中度或轻微气促（Borg呼吸评分4~6分）作为训练目标。而与预定症状相比，根据最大耗氧量觉得训练强度更加可靠，可用踏车测力计或相关测定法如往返步行试验则更加简单。

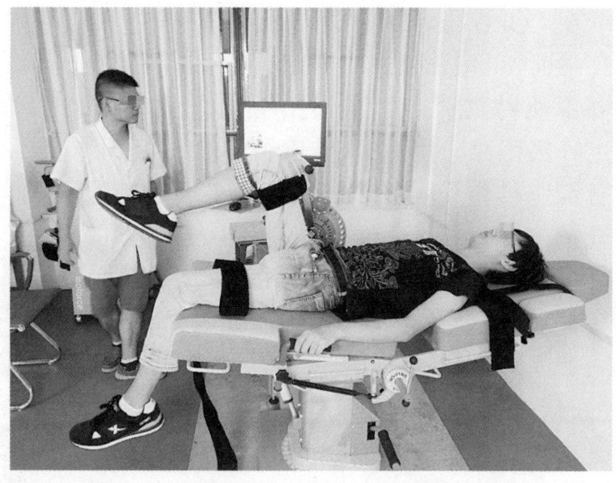

图4-3-2 下肢力量训练

有研究证实，与时续时间长但低强度的训练方法相比，训练强度越高，生理和血管系统获益越大。此外，监测下的高强度训练比自我监测的低强度训练可能更加有效，虽然在最大递增试验中，患者能否达到最大做功的80%这个目标值由做功的递增率所决定，该研究仍然推荐用最大做功量的60%~80%或最大耗氧量作为训练强度以取得最佳训练效果。

系统评价提示：目前没有证据提示在极重度患者中，高强度的训练是理想的训练方式。什么才是极重度和症状明显患者的理想训练强度？高强度训练是否适合他们？怎么才能取得更好的治疗效果？这些都需要更多的试验来证实。美国胸科协会和欧洲呼吸协会的最新一致意见认为：虽然低强度的训练可以改善症状、健康相关生活质量和日常生活活动的某些方面，但是训练强度越高，生理训练效果越好。一般来说，应该想办法取得最大的生理学训练效果，但是这个目标也必须根据疾病的严重程度、症状表现、并发症和活动能力来作出相应的调整。

3. 训练频率和时间 有证据显示，训练持续时间越长，训练效果和训练耐受性越好。呼吸康复效果与运动训练时间成正比，因此，应推荐呼吸患者进行较长期的运动康复训练。但关于运动训练应至少持续多长时间方能起效的观点不一。部分学者提出运动训练应每周3~5次，至少持续2~3个月。也有观点认为轻中度呼吸系统疾病患者能从短期的运动训练中受益，但重度COPD患者需至少6个月的运动训练才能收到同样的效果。最新的研究结果指出，大多数患者为了达到改善生活质量和运动耐量的效果，需要进行至少8周的运动训练，且每周3次，每次1小时。

COPD呼吸康复运动训练指南

- 训练计划12~24周，每周至少监测2次，训练持续时间越长，长期效应越好。
- 监测期间，鼓励患者进行独立锻炼。
- 20~30分钟的高强度耐力训练（步行、单车）可取得更大的生理性获益。60%~80%峰值功率的强度为有效训练目标。然而,低强度训练不能达到此强度目标的症状性重症患者同样有效。

- 为了使更严重患者能够承受更高一些强度的训练,间歇性训练(短时间高强度加上间歇休息期)是耐力训练的另一种选择方式,但每次总训练时间应保持在 20~30 分钟。
- 训练负荷的增加应建立在患者能耐受的基础上(可以用症状评分来衡量)。
- 大多数患者都有进行力量训练的指征,尤其是对重度肌无力的患者。训练可以进行 2~4 次,重复 6~12 周,训练强度在峰值率的 50%~85% 中变动。
- 推荐耐力训练和力量训练相结合。
- 上肢和下肢训练都应进行。

4. 适应证

(1) 全身力量训练对于所有呼吸困难分级评分的患者均有效,但因医疗条件所限,目前临床上主要用于呼吸困难评分 3 级以上的患者。如:因急性气管 - 支气管炎;慢性支气管炎;肺炎;慢性阻塞性肺疾病;支气管哮喘;呼吸衰竭;气管切开术后;阻塞性睡眠呼吸暂停低通气综合征等出现呼吸困难的患者。

(2) 美国医师学会(ACP)、美国胸科医师学会(ACCP)、ATS 和 ERS 于 2011 年联合推荐:对于出现症状且 FEV_1>50% 预测值,出现症状或运动受限的患者则可以考虑实施运动康复。

5. 禁忌证 以下患者不宜进行运动疗法,如:运动时有生命危险的患者、重度肺动脉高压、运动引起晕厥患者、药物治疗无效的顽固性充血性心力衰竭、不稳定心绞痛、近期心肌梗死、终末期肝功能衰竭、严重关节炎、恶性肿瘤骨骼受累、失去学习活动能力患者或精神障碍或破坏性行为患者。当然,医疗费用或医疗保险是否支付也是限制运动疗法的因素。吸烟不是运动疗法的绝对禁忌证,吸烟者通过运动疗法也能改善运动耐受程度,但要规劝患者戒烟。

6. 注意事项 不管在住院部、门诊还是在家庭环境中,运动疗法都是有效的。那些严重功能损害的患者,住院康复是有必要的。一般可在门诊进行。不能进行住院运动康复的患者在家庭或社区进行运动疗法,并能维持疗效一段时间,也能使运动耐力增加,但在家庭环境中完成运动计划相当困难。但是不管家庭运动训练还是医院运动训练,运动训练前必须进行客观指标的评估,有效了解患者的功能状态;训练过程中,必须有效实时监测患者的生命指征,对出现突发情况者,能够及时作出正确处理。

运动康复期间,注意适当休息,多饮水,清淡低盐饮食,注意保暖,防止过累,可听听音乐来调节情绪,消除疲劳,从而使康复训练最优化。

(郭　琪)

第四节　平衡与柔韧性训练

平衡与柔韧性都属于运动功能的范畴。许多疾病都能导致平衡功能与柔韧性变差,临床常见的是中枢神经系统疾病,而慢性呼吸系统疾病也能导致平衡与柔韧性功能障碍,其中以 COPD 最为多见。

（一）定义

1. 平衡的定义 平衡（balance）是指身体所处的一种姿态以及在运动或受到外力时能自动调整并维持姿势的一种能力。平衡功能作为人体的一项重要生理功能，在人类生活中有非常重要的意义。可分为静态平衡和动态平衡两类。目前普遍认为，人体平衡能力主要依赖于中枢神经系统对来自视觉系统、本体感觉系统和前庭觉系统信息的整合和肌肉系统的调控。在调节平衡的过程中，人体还需要通过一系列运动策略，即踝策略、髋策略、腰椎屈曲代偿、迈步策略及头部位置调节等方法对平衡进行维持。

保持人体平衡需要三个环节的参与：①感觉输入；②中枢整合；③运动控制。

保持平衡时完成诸如跑、跳、滑水、滑雪、踢球、体操、舞蹈等多种运动技能的前提条件。

平衡的分类：根据性质可将人体平衡分为对称性平衡、静态性平衡和动态平衡三种。对称性平衡是指将身体的重量均等地分配到身体支撑点的能力。静态平衡：静态平衡又称一级平衡，是指人体在无外力作用下，在睁眼和闭眼时维持某姿态稳定的过程，例如坐位和站位时平衡。动态平衡分自我动态平衡和他人动态平衡。自我动态平衡又称二级平衡，指在无外力作用下从一种姿势调整到另外一种姿势的过程，在整个过程中保持平衡的状态，例如行走过程的平衡。他人动态平衡，又称三级平衡，指人体在外力的作用下（包括加速度和减速度），当身体重心发生改变时，迅速调整重心和姿势，保持身体平衡的过程，例如在行驶的汽车中行走。

人体的平衡能力除了要求身体结构完整外，还与前庭器官、视觉器官、本体感受器、大脑平衡调节、小脑共济协调以及肢体的肌群力量、肌张力间的相互平衡等密切相关。

动态平衡功能：①反映人体的随意运动控制功能。②评定内容：身体向各方向主动转移的能力，支持面不稳定时身体通过调节重新获得平衡控制的能力。③稳定及发展：包括身体倾斜的方向，身体到达规定目标的时间、速度、路线长度或倾斜角度，反映身体的主动转移能力，可在站立位和坐位进行。

2. 柔韧性的定义 柔韧性（flexibility）是指人的各个关节活动幅度以及肌肉、肌腱、韧带等软组织的弹性和伸展能力，即身体各关节的整体灵活性。柔韧性好能使动作自然、幅度大、经济省力，移动距离增大，摆荡做得充分，身体线条舒展、优美。柔韧性的优劣主要取决于跨过关节的肌肉、韧带、肌腱的伸展范围和弹性，取决于肌肉活动中的收缩与放松的协调能力。

柔韧素质训练是预防运动损伤的重要素质。

影响柔韧素质的因素有骨关节结构、跨过关节的肌肉、肌腱、韧带和皮肤的伸展性，肌肉的温度以及年龄、性别等。

柔韧素质的分类：根据肌肉的外部运动状态，柔韧素质可以分为两类：①动力性柔韧性：肌肉、肌腱、韧带根据动力性技术动作的需要，拉伸到解剖学允许的最大限度力能，随即利用强有力的弹性回缩力来完成所要完成的动作。所用爆发力前的拉伸均属于动力性柔韧性，例如扣排球前的背弓姿势。②静力性柔韧性，肌肉、肌腱、韧带根据静力性技术动作的需要，拉伸到动作所需要的位置角度，控制其停留一定时间所表现出来的能力，例如：体操中控腿，俯平衡动作，“桥”劈叉，体育舞蹈中的各种姿势，跳水运动员保持体前屈的姿势等，就是各种能力的体现。

柔韧素质从其专项的关系看，可分为一般柔韧性与专项柔韧性。①一般柔韧性是指为适应一般技能发展所需要的柔韧素质。②专项柔韧性是指专项运动特殊需要的柔韧性，由于专项柔韧性是具有较强选择性的。因此,同一身体部位具有的柔韧性由于项目的需求不同,在幅度、方向等表现上也有差异。从完成柔韧性练习的表现上看,柔韧性素质又分主动柔韧性和被动柔韧性。③主动柔韧性是人主动运动中表现出来的柔韧素质水平。被动柔韧性则是在一定外力协助下完成或在外力作用下(教练员协助运动员做压腿练习)表现出来的柔韧水平。主动柔韧性不仅反映对抗肌的可伸展程度而且也可反映主动肌的收缩力量,一般说主动柔韧性比被动柔韧性要差,这种差距越小说明柔韧素质的发展越均衡。从柔韧素质在身体不同部位的表现看,又可分为上肢柔韧性、下肢柔韧性、腰部柔韧性、肩部柔韧性等。

(二) 平衡与柔韧性的关系

柔韧性即指关节在最大范围内的可活动能力。柔韧性下降,即关节活动幅度下降,会严重影响一个人的正常生活质量。良好的柔韧性是正确掌握动作要领和达到动作要求的重要条件。人在正常走路时,通常是向前摆动下肢,足跟先着地,然后过渡到全脚掌着地,向后蹬地足尖最后离地。而由于下肢柔韧性的下降,一些老年人在走路时几乎都是全脚掌着地,步幅小,比较蹒跚。良好的柔韧性是正确掌握动作要领和达到动作要求的重要条件。柔韧性的好坏直接影响到其他身体的素质,没有良好的柔韧性,就不会有灵巧的机体动作;没有良好的柔韧性,走路步幅也会受到限制;对于维持好的平衡能力,则更离不开良好的柔韧性。

(三) 康复评定

1. 平衡功能的评定 平衡是人体保持姿势与体位,完成各项日常生活活动,尤其是各种转移动作、行走以及跑、跳等复杂运动的基本保证。

平衡功能的康复训练是物理疗法的主要工作内容,因此平衡功能也成为制订平衡功能计划的重要步骤。

定量评定:采用专用评定设备对有关平衡功能的各种参数进行量化,其目的在于了解和分析平衡障碍的程度以及进行康复治疗后对比,观察疗效。

定性评定:在确定患者存在平衡功能障碍后,需要进一步对患者进行定性评定,关节肌肉异常、反应延迟、肌群应答错误,各种感觉信息判断不正确,感觉运动整合不恰当或其他原因等均可导致平衡障碍。

评定目的:①确定是否存在影响行走或其他功能性活动的平衡障碍。②确定障碍的水平或程度。③寻找和确定平衡障碍的发生原因。④指导制订康复治疗计划。⑤监测平衡功能障碍的治疗和康复训练的疗效。⑥跌倒风险的预测。

平衡的生物力学因素的评定:①肌肉骨骼系统完整性的评定。②疼痛、关节活动范围受限,肌力或肌纤维长度的变化。③关节活动受限或缺乏副运动,姿势本身也会发生变化。④肌肉减弱,肌长度或力量不平衡,肌耐力低下。

平衡反应:平衡反应是指当身体重心或支持面发生变化时,为了维持平衡所作出的应对反应,是人体为恢复被破坏的平衡作出的保护性反应。

平衡反应状况可以通过活动的支持面或随意运动或破坏被检查者的体位而获得。

平衡功能的评定常用方法包括观测法、量表法和平衡测试仪评定法。

(1) 观测法可以对疑有平衡功能障碍的患者进行粗略快速的筛选,主要包括 Rolmberg 检查法又叫闭目直立检查法、单腿直立检查法、闭眼单腿站立法、强化 Rolmberg 检查法、Wolfson 的姿势性应力实验(PST)法,闭目原地踏步法、平衡木行走法。

(2) 量表法是借助特定量表所进行的一种功能性评定方法,属于主观性评定。用于平衡功能检测的量表评定方法种类较多,经临床验证较为肯定的有Berg平衡量表(Berg Balance Scale,BBS)、Tinetti平衡与步态量表(performance-oriented assessment of mobility)和"站起-走"计时测试(the timed up and go test),Fugl-Meyer平衡功能量表、脑卒中患者姿势评定量表(the postural assessment scale for stroke patients,PASS)。

(3) 平衡仪评定是近年兴起的一种的定量测定平衡功能的评定方法,通过测量不同状态下各种平衡指标的变化并据此分析其平衡水平的一种测试设备,能够评定人体静态平衡能力和动态平衡能力。

2. 柔韧性的评定　主要有坐位体前屈、立位体前屈、旋肩试验、仰卧背伸等几项指标。

(四) 平衡与柔韧性训练和呼吸康复的关系

慢性阻塞性肺疾病(COPD)以不可逆的气流受限和呼吸困难为特征,气流受限呈进行性加重。COPD不是单一累及呼吸系统的疾病,由于系统性炎症普遍存在,其对骨骼肌的结构产生影响,进而造成了包括呼吸肌在内的全身肌肉功能障碍。这些全身性效应进一步限制了COPD患者的活动能力,使预后更差。

有效的平衡及柔韧性训练,既能提高肢体的肌力及对肢体的控制能力也提高了肢体的灵活性,改善因慢性疾病迁延进展而出现的骨骼肌功能萎缩;可以帮助患者提高对运动锻炼的正确认识,缓解焦虑心理,提升锻炼主动性,从而有利于提高患者日常活动水平。

平衡与柔韧的康复训练的基本原则:①支撑面积由大到小;②稳定极限由大变小;③从静态平衡到动态平衡;④从睁眼到闭眼;⑤逐渐增加训练的复杂性;⑥因人而异,循序渐进。

适应证:中枢神经系统损害、前庭功能损害、肌肉骨骼系统疾病或损害。

禁忌证:严重的心肺病患、下肢骨折未愈合。

(五) 训练方法

1. 平衡训练　平衡训练方法的分类:

按训练时的体位分类:仰卧位、前臂支撑下的俯卧位、肘膝跪位、双膝跪位、半跪位、坐位和站立位训练。

按是否借助器械分类:徒手、借助器械训练

按患者保持平衡的能力分类:静态、自动态、他动态训练。

按疾病类型分类:脊髓损伤、脑卒中、脑外伤、帕金森综合征等的平衡训练。

训练的基本原则:①身体良好对线关系;②重心由低到高;③扩大身体的稳定性,摆动范围由小到大;④静态姿势向动态活动的训练过渡;⑤逐步提高效率难度;⑥截瘫患者:前臂支撑下的仰卧位-坐位-站立位;⑦偏瘫患者:仰卧位-坐位-站立位。

(1) 仰卧位训练:这种体位主要是训练躯干的平衡性,采用的是桥式运动,完成动作时由双下肢同时参与称为双桥运动,由一侧下肢完成的称为单桥运动。(图4-4-1)。

患者仰卧位,双手放于体侧,下肢弯曲支持于床面,将臀部抬离床面,完成伸髋、屈膝、足平踏于床面的动作。

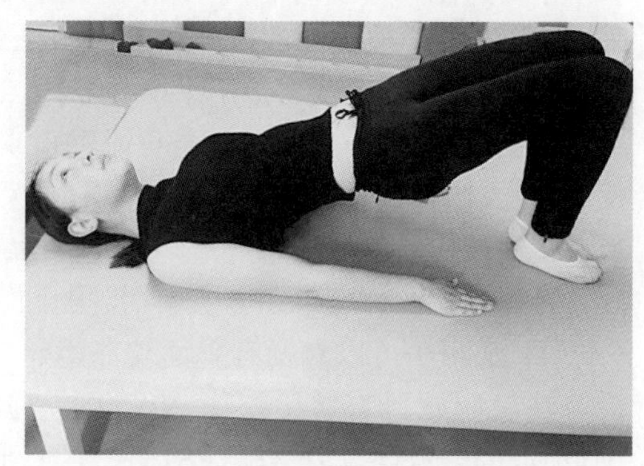

图4-4-1　平衡训练法(仰卧位)

(2) 前臂支撑下俯卧位训练:这种体位主要是训练上肢和肩部的力量(图4-4-2)。

静态平衡训练：患者取俯卧位，前臂支撑上身重量，保持平衡。

他动态平衡训练：患者取俯卧位，前臂支撑上身重量，治疗师从不同方向推患者肩部，推动的力量和幅度由小到大。

自动态平衡训练：患者取俯卧位，前臂支撑上身重量，自己向不同方向活动，并保持平衡。

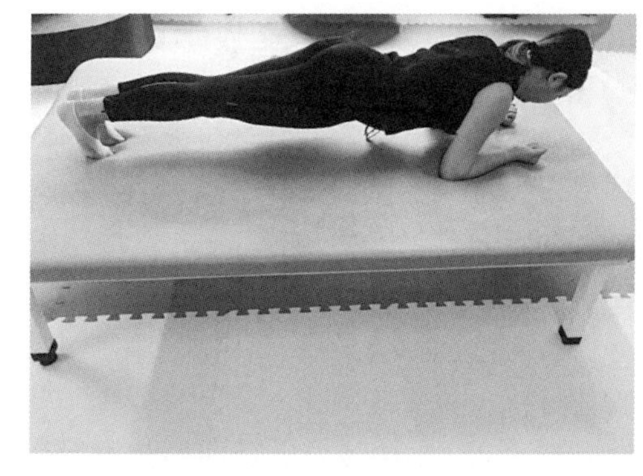

图 4-4-2 平衡训练法（前臂支撑下俯卧位）

(3) 肘膝跪位训练：这种体位适合具有运动功能障碍的患者。

静态平衡训练：患者取膝肘跪位，由肘部和膝部作为体重支撑点，保持平衡。

他动态平衡训练：患者取肘膝跪位，治疗师从不同方向推动患者，推动的力量和幅度由小到大。

自动态平衡训练：患者取肘膝跪位，自己向不同方向活动，并保持平衡。

(4) 双膝跪位和半跪位平衡训练：双膝跪位平衡掌握后，再行半跪位平衡训练。

静态平衡训练

他动态平衡训练：治疗床上训练、平衡板上训练。

自动态平衡训练：向各个方向活动、抛接球训练。

无论是患者自己活动，还是抛接球训练，都可以先在治疗床上进行，然后在平衡板上进行，逐渐增加训练的复杂性。

(5) 坐位平衡训练

静态平衡训练：辅助坐，独立坐。

他动态平衡训练：外力干扰训练。患者开始可坐于治疗床上，后坐于平衡板或 Bobath 球上，通过支撑面的改变增加训练难度。

自动态平衡训练：向各个方向活动，侧屈或旋转躯干，或同时活动上肢，触碰物体训练，抛接球训练 。

(6) 站立位平衡训练

静态平衡训练

他动态平衡训练：患者面对镜子保持独立站立位，治疗师对其进行外力干扰训练：①硬而大的支撑面上训练：如在地面上，并可逐渐缩小两足之间的支撑面积②软而小的支撑面上训练：如气垫或软垫上③活动的支撑面上训练：如平衡板上。

(7) 特殊的平衡训练

1) Frenkel 平衡体操训练：Frenkel 平衡体操训练是中枢神经系统再学习的训练技术。其训练的主要原则为先简单后复杂、先粗后细、先快后慢、从残疾较轻的一侧开始的系统有序的训练。患者通过视、听、触的代偿强化反馈机制，反复学习和训练基本动作，能熟练掌握后逐渐再学习复杂动作，以不同的协调运动模式，控制重心变化，建立新的平衡。其训练方法如下：

A. 卧位：患者平卧于治疗床上，头略高能看到下肢的运动。双下肢轮流伸展、屈曲、上抬及保持平衡悬空位。

B. 坐位：患者坐在椅子上，两手握住前面的肋木，两足后移，上身前屈，重心移到足上，起立、坐下、轮流用脚尖点击地面上所画的点等。

C. 立位：患者两足分开再靠拢；身体左右、前后晃动；交替单足站立并保持平衡；平衡杆内双手抓握或不抓握扶杆，左右晃动身体保持平衡。

D. 步行：患者立位，练习重心移动横走、前进、后退、原地转及双足轮流跨越障碍，走横8字训练等。

E. 手运动：指导患者依次从大到小、有节律的用手来指桌上用粉笔画的球、拔木钉、抓球等训练。

F. 负重：用沙袋做重物或用弹力绷带固定四肢近端关节，以产生阻力感，也可以与其他训练同时进行。

2）前庭功能训练：前庭主要时感受人体运动时的加速度或减速度。对于前庭功能障碍的患者，其平衡功能的训练方法有其独特性。双侧前庭功能完全丧失的患者或前庭功能障碍合并视觉或本体感觉障碍时，疗效较差。但对部分功能损伤的患者则可以通过训练得到改善。

3）本体感觉训练：本体感觉主要感受关节的位置。具体训练方法如下。

A. 下肢开链运动：不能站立的患者，可在卧位进行双下肢交替屈曲、伸展练习，内收、外展练习等。

B. 下肢闭链运动：背部靠墙而立，双足肩宽，保持不动，进行下蹲、站立训练，速度可由慢逐渐加快。

C. 平衡板训练：患者站立于平衡板上，进行重心转移训练，速度快慢交替。

D. 棉垫上训练：在棉垫上进行重心转移、外力干扰训练、抛接球训练和行走等。棉垫是软的支撑面，因而在棉垫上进行训练平衡，有助于改善本体感觉。

E. 复杂行走：练习前进、后退、侧向走、8形走及S形走，绕过障碍物行走，上下楼梯等，速度需快慢交替。

F. 复杂地面上行走：在行走的路线上放置高矮不同的台阶，或硬度不同的小绵垫，或台阶和棉垫交替放置，让患者在上面行走。

2. 平衡训练注意事项

(1) 当患者具有严重心肺等疾患，生命征不稳定时，暂不宜训练。

(2) 训练时当有治疗师在患者身边监护，以防发生跌倒。

(3) 训练前、训练时要是注意平衡功能评定，以制订及修改训练方案。

(4) 患者存在其他功能障碍时要注意综合康复。

3. 柔韧性训练方法

(1) 竖叉：受训者两腿伸直，前后分开下压，上身直立，手可扶地。

(2) 横叉：受训者两腿伸直，左右分开下压，上身直立，手可扶物或人。

(3) 半劈叉：受训者一腿伸直，腿后侧着地，另一腿屈膝，脚跟贴臀部，腿内侧着地，两腿尽量分开，侧身下压，臀部着地；上体可做前俯后仰的压振动作。两腿屈伸交替互换，反复进行练习。

(4) 压腿：分正压腿和侧压腿。受训者一腿支撑，另一腿的脚后跟放在与腰或胸同高的物体上。正压腿时，脚尖勾起，上体向前下做压振动作；侧压腿时，脚尖内扣，支撑腿的脚尖外摆，身体外转，上体向侧下做压振动作。压振时，上体及两腿挺直。

(5) 正踢腿:受训者上体挺直,两臂左右分开伸直,手成拳;腿挺直,勾脚尖向上猛踢,左右腿交替上踢。

(6) 两人配合练习:①坐地压髋:受训者面对面坐下,两腿伸直,左右尽量分开,脚跟碰脚跟,手拉手;一方上体向后倒地时,肩背部着地,另一方上体前俯;然后前俯者将对方拉起,自己肩背部着地,对方上体前俯;反复进行练习。②站立侧摆腿:受训者面对面站立,两手互搭肩,其中一人起一条腿向左(右)侧上方反复摆动,脚尖指向体前。两人交换进行练习。③站立压腿:分正压腿和侧压腿。受训者面对面站立,其中一人将一条腿放在对方肩上,正压腿时,脚尖勾起,另一人两手抱其膝关节后撤并下压。两人交换进行练习。

4. 在此训练中,要注意以下几点

(1) 要持之以恒,循序渐进,严禁强制硬压;

(2) 压腿、压髋前要充分做好准备活动,提高肌肉温度,避免肌肉、韧带拉伤;

(3) 柔韧性训练要适度,要注意全面协调发展,防止过分发展柔韧性,引起关节和韧带变形。

(梁忠明)

第五节 呼吸控制与训练

一、概述

在呼吸康复实践中,对患者的呼吸活动进行技术性引导、操作是其中重要的一环,我们通常会使用(表 4-5-1)中的词汇对所用的方法进行表述。虽然我们对其大都耳熟能详,但不同的操作者对同一名称的内在含义或操作细节的理解可能存在明显差异。这一现象在临床研究文献中尤为突出,如果仅从摘要的片言只语中,很难清晰地了解作者所用的具体操作方法,以至于指南认为现有的临床研究中吸气肌训练的方法异质性过于显著,而不能形成统一的证据。

表 4-5-1 常见呼吸操作用语

中文名称	相应英文名称	中文名称	相应英文名称
呼吸训练 / 再训练	Breathing training/retraining	膈肌呼吸	Diaphragmatic breathing
呼吸控制	Breathing control	腹式呼吸	Abdominal breathing
缩唇呼吸	Pursed lip breathing	深呼吸	Deep breathing
呼吸肌训练	Respiratory muscle training	放松	Relaxation
胸廓扩张运动	Thoracic expansion exercises		

根据相关的经典教科书,呼吸技术可以分为呼吸控制和呼吸训练两大类。Pryor.J.A 认为呼吸控制是运用下胸部完成呼吸活动,同时放松上胸部和肩部;从字面定义来看,呼吸控制似乎与“膈肌呼吸”非常相似,甚至可等同于膈肌呼吸。但从生理学角度来看,除非进行相应运动神经的功能性处理,否则,人体在呼吸运动过程中或多或少都会有颈部辅助呼吸肌群及肋间肌的参与活动,而不存在单纯、绝对的“膈肌呼吸”。因此 Bott.J 等对此持反对意见,

他提出呼吸控制是使用最低程度的主观用力、轻柔地呼吸，同时使上臂得到支撑、肩及双手得到放松，强调治疗师引导患者重新获得对呼吸的控制，并以一种轻柔、放松、平静的方式完成呼吸活动，而不是将关注点放在完成呼吸活动的部位；而膈肌呼吸则强调吸气时腹壁向外扩张，同时使胸腔活动最小化。另外，过度强调膈肌活动在呼吸运动中的运用将有可能适得其反。研究观察了膈肌呼吸训练效果后发现，在腹部活动度至少增加两倍的"有效患者"中，进行膈肌呼吸反而降低了呼吸的机械效能、增加了胸腹矛盾运动，而且没有显著地降低患者的呼吸氧耗量。

呼吸训练最初应用于支气管哮喘患者，其作用曾一度受到质疑，认为其效果并不确切、方法参数过于混杂等。在近十余年间经过大量的高质量临床随机对照控制研究再次验证后才重新受到重视。Bruton.A 等认为呼吸训练涵盖了范围极广，包括各种形式的呼吸方式手法操作，如各种呼吸肌力量与耐力训练、各种呼吸辅助性疗法、呼吸方式的手法操作及神经肌肉易化技术、放松训练等，也涵盖了部分非呼吸性的内容，如营养指导、药物使用建议和心理支持等。Gigliotti.F 也认为呼吸训练的目的是帮助患者缓解、控制其呼吸困难症状，消除其异常因素，如慢阻肺的动态过度充气等。

因此，在本书中，呼吸控制侧重于异常呼吸方式的纠正，而呼吸训练则主要针对呼吸肌肉。

二、呼吸控制

正常人在平静呼吸时，呼吸肌消耗的氧气约为占全身耗氧量的 5%，或者是其肺活量的 10%，因此，平静呼吸不易察觉、不费力，此时的呼吸方式也是其个人的最有效的呼吸方式。即便是正常人处于运动或应激状态时所体验的呼吸困难，其主观感觉也更少涉及负面词汇。当个体受到各种疾病或情绪影响时，呼吸耗氧量增加、肺活量下降，通气效率降低，呼吸方式出现异常，个人则以呼吸困难来形容这一过程，其所选用的词汇也更倾向于负面，如濒死感、憋喘、空气饥渴感等。

如前文所述，呼吸控制的目标是使患者重新获得对呼吸的控制，并以一种轻柔、放松、平静的方式完成呼吸活动，同时避免使用屏气、Valsalva 动作完成各种日常生活活动和体力活动(表 4-5-2)。其采用的方式可以分为被动形式，如体位调整、胸腹约束带，及主动形式，如缩唇呼吸、辅助呼吸等。与其他康复治疗手段相似，没有一种呼吸控制措施是适合所有患者的。操作者应根据患者的主观诉求、原发疾病病情、目前肢体控制与认知能力等因素，并通过反复的演示指导及疗效评估，选择一种或数种最优的措施，将其融入到患者的日常生活、训练中，使其发挥最大效应。

表 4-5-2 呼吸控制的目标

1. 降低呼吸做功	6. 指导患者控制自主深呼吸频率与深度
2. 改善肺泡通气	7. 引导放松
3. 提高气道廓清能力	8. 改善胸廓活动度
4. 增加呼吸肌群收缩力量、协同性及有效性	9. 提高患者在患病时的自我控制感和舒适度
5. 改善发音及表达能力	

在具体的操作策略上，我们可以根据患者呼吸方式异常的原发疾病将其分为两类：原发呼吸异常和继发呼吸异常。前者以慢阻肺最为典型，患者因气短、咳嗽无力等导致辅助呼吸肌过度使用，呼吸频率加快，呼气时间缩短，气体排空受限，患者常常抱怨胸闷、有气出不来，肺功能提示呼气气流受限、动态过度充气、呼吸做功增加。这时，治疗策略应为指导患者放松颈部及上胸部辅助呼吸肌，并增加膈肌收缩，同时采用缩唇呼吸改善肺泡排空。治疗的重点在于能量保留、放松、胸腹协同性等方面。而继发性呼吸异常则以脊髓损伤最为典型，表现为限制性通气功能障碍，患者的辅助呼吸肌使用偏少，而膈肌使用较多，导致吸气相上胸部塌陷。治疗策略应为指导患者使用辅助呼吸肌恢复上下胸部的协同舒缩，从而增加肺活量，避免肺不张，改善咳嗽有效性。

1. 体位调整 在卧床患者的日间护理中，我们通常采用 4 种（仰卧位、俯卧位、左侧卧位、右侧卧位）或 6 种（仰卧位、半仰卧位、俯卧位、半俯卧位、左侧卧位、右侧卧位）体位进行相互变换。

当患者处于仰卧位时，整个胸部都将受到重力的影响，患者需要克服重力才能完成胸廓的扩张及吸气活动。此时，可以采用毛巾卷或小枕头来改善其通气能力与深度。如移除患者枕头可加强颈部辅助呼吸肌群（斜角肌与胸锁乳突肌）被动牵拉，进而增加上部肋腔的扩张。这时，扩张集中在胸廓的上部及前部。如果将毛巾卷置于躯干过度屈曲患者的脊柱长轴，将进一步扩张胸廓前部。

在侧卧位时，重力的影响将有所减轻，特别是在上侧，而胸部的前后扩张、膈肌活动将得到改善，但侧卧位也能造成用力肺活量、用力肺容积等参数的降低，并增加患者的心肺不良事件。这种体位可能特别适合于肺炎及肺不张患者。当患者采取肺炎或肺不张对侧卧位时，患侧的氧供将得到改善，且有利于肺复张及分泌物排出。

众多研究已经证实俯卧位能改善重症患者的氧合过程、增加肺泡通气量，如急性呼吸窘迫综合征、I 型呼吸衰竭等。相关研究结果提示俯卧位能可使严重低氧血症的急性呼吸窘迫综合征患者的死亡率降低 10%，并增加其氧饱和度 27%~39%。但是进行这种体位时需要注意前胸部受压所引起的低血压现象，特别是在胸廓畸形患者中。此外，俯卧位还能增加机械通气患者气管插管移位及误吸几率。

与卧位相比，直立体位对患者呼吸功能的改善效应更加明显，另外，直立体位还能有效减少坠积性肺炎的发生。在直立体位时，腹内容物下降，膈肌活动度扩张，潮气量将显著增加，患者的浅促呼吸方式将得到有效缓解，特别是在站立位时。而对于高位截瘫患者，由于腹壁肌群张力性募集的协同效应缺失，直立体位将导致潮气量显著下降。这时，可采用腹带部分替代腹壁肌群的作用，避免潮气量过度减少。

2. 改善运动能力的呼吸与活动技巧 在患者吸气时，可指导其同步进行节律性腕关节旋前运动，当其呼气时，同步进行旋后运动，呼吸运动与上肢活动的协调配合可使患者在平顺、轻松的呼吸中完成肢体活动。同样地，当上肢前屈上举或外展上举时，患者吸气，双眼追随上肢朝上看，或者当患者需向前上方伸手取物时，指导其进行吸气，从而避免屏气等异常呼吸方式。当患者呼气时，患者应被动或主动屈曲、内收肩关节，同样的动作也可以应用在当患者需要进行平静被动呼气、用力呼吸或咳嗽、发音说话时。反过来，当患者需要屈曲、内收肩关节时或取物后上肢回缩时，患者也可采用缓慢呼气的方式促进肺内气体排空，如果患者未能掌握其节律，可指导其从 0 到 10 缓慢报数。除上肢的协同活动外，也可以尝试进行躯干及下肢的屈伸运动。如呼气时弯曲躯干及膝关节，反之亦然。

在进行功能性活动时，呼吸周期控制的配合也能促使两者协同一致，即吸气与躯干伸展相互促进，呼气与躯干屈曲相互促进。当患者需要进行以屈曲躯干为主的功能性活动时，如弯腰拾物，可指导其先缓慢吸气，然后在弯腰俯身时缓慢深呼气，反之亦然。当患者更倾向于通过伸展躯干来完成坐起动作时，我们应指导其同步进行吸气，并双眼朝上方看、头向后仰伸展；若患者倾向于通过屈曲躯干来完成坐起动作时，我们则指导其同步进行呼气，并内收下颌。当患者穿衣时，也可以套用这种模式，值得注意的是，上肢的功能活动可能会对呼吸活动造成一定的干扰，操作者需密切观察患者的呼吸方式变化。穿衣前，患者可端坐在椅子上或在床上取长坐位，以减少躯干的控制需要。当穿裤子或袜子时，患者应缓慢吸气后再缓慢深呼气，并同步屈曲躯干。穿上衣时，可选择宽松舒适的开胸衫，在穿着衣袖时上举一侧上肢，并同步缓慢吸气，然后缓慢呼气并内收肩关节，再缓慢穿着另一侧衣袖，最后双侧肩关节内收、呼气，完成上衣穿着。坐站转换涉及躯干的屈伸变换过程，患者可分三步走，首先进行缓慢深吸气，随后身体前屈、深呼气，重心前移，下肢用力支撑、躯干伸展，并再次吸气。在这一系列过程中，患者还可以充分利用颈部的协同伸展活动，增加吸气幅度，并诱导紧张性迷走反射，促进躯干及髋关节伸展。

3. 上胸部放松技术 杰克布森渐进式放松练习（Jacobsen's progressive relaxation exercises）理论认为肌肉在最大用力收缩后出现最大限度的放松，这一理论可用于患者上胸部及肩部肌群的放松训练。治疗师将手放于患者一侧肩部，向下施力，同时要求患者进行耸肩对抗，持续数秒后停止对抗，并要求患者平静缓慢呼吸、放松肩部及上胸部，除此之外，治疗师还可指导患者水平外展双上肢、掌心向上进行肩部肌群的收缩 - 放松活动，这样将进一步提高放松效应。另外，治疗师也可指导患者进行肩关节前向或后向旋转放松活动。患者也能通过自学掌握这一技巧，并在日常生活中灵活应用。在其他形式训练过程中，治疗师可将这一技巧作为其他训练项目的准备活动，或在发现患者出现上胸部肌群过度使用时，予加插应用。

4. 缩唇呼吸 在部分重度或极重度慢阻肺患者中，常常可发现部分人在呼吸困难发作时自发使用缩唇呼吸来缓解症状。这一技巧能有效地延长呼气时间，增加气道内压，使气道等压点前移，避免小气道过早关闭，增加呼气量。在实际的应用中，治疗师应强调避免用力、过快的呼气，而应采用缓慢、平静、不费力的形式完成这一活动，并保持颈部、胸部及口周肌群的放松。

5. 膈肌呼吸 膈肌呼吸是一种生理性呼吸形式，由于原发性或继发性呼吸功能障碍，可导致患者出现呼吸方式的异常，这时，指导患者重新掌握这一呼吸方式显得尤其重要。一般来说，指导的最终目标是患者在不同体位或活动形式变换过程中，仍能熟练地使用膈肌呼吸形式，并避免不必要的呼吸肌群异常募集。因此，在指导过程中，治疗师可先引导患者在侧卧位、仰卧位进行膈肌呼吸，然后转为辅助端坐位、独立坐位、站立位等，再将膈肌呼吸与步行、登梯等简单日常生活活动形式相结合，最后到各种复杂的功能性活动，由简到难。

在实施指导前，治疗师可通过上述的辅助性技巧，如上胸部放松技术、经鼻呼吸技术等，提高患者依从性与膈肌呼吸诱导的成功率。在指导过程中，应引导患者通过各种感觉信息全面地感受正确有效的膈肌呼吸形式，并掌握其中的技巧。首先，患者应取舒适放松体位，如支持下半仰卧位或半侧卧位，膝关节屈曲，骨盆轻微后倾，腹部肌群放松；将治疗师手掌置于患者剑突下腹部，要求患者缓慢轻松地呼吸，手掌跟随腹部起伏上下活动数个呼吸周期，感受其呼吸方式；在患者的自主呼气末期，治疗师的手向患者前胸部方向给予缓慢轻柔的挤压，再要求患者缓慢、轻松地向手掌挤压的方向吸气，并予同步减少挤压力量；在患者连续进行数个周期的引导呼吸后，可逐渐减少手部的挤压和放松动作，改为单纯使用言语指令继续引导患者完成膈肌呼吸活动；当患者已经能够比较熟练地完成正确的膈肌呼吸方式后，将患者双手置于治疗师手部上方，要求患者自行感受膈肌呼吸时腹部肌群的募集方式，如果患者仍可保持正确的呼吸方式，再将患者双手直接置于上腹部，强化其感受，并要求其记住“吸气时腹部缓慢上抬、呼气时腹部缓慢回缩”。在引导期间，应避免强调深呼吸或用力呼吸，这将使患者过度关注腹壁的上下活动，而造成不必要的肌群募集和呼吸氧耗增加(图 4-5-1)。同时，还要注意呼吸过程中颈部肌群的募集、上胸部的起伏与躯干位置的变化。另外，当患者在改变体位或结合各种功能活动时，治疗师需提醒其应将呼吸时间比保持在 1∶1~2 之间，原发性呼吸功能障碍，如慢阻肺者，可延长至 1∶3 或 4。

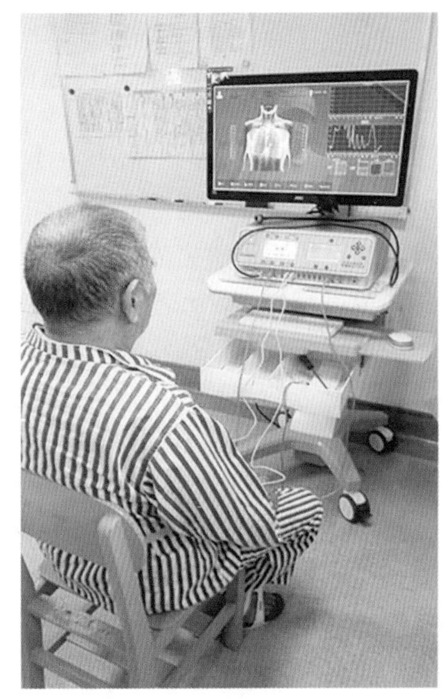

图 4-5-1 反馈式呼吸训练

6. 上胸部活动抑制 经过上述的呼吸技巧指导后，如果患者仍未能熟练地掌握膈肌呼吸方式，特别是仍出现显著的吸气相颈胸部辅助呼吸肌募集时，可考虑对患者进行吸气相上胸部活动的抑制。

首先，患者取侧卧位、半坐卧位或仰卧位，在使用一只手引导患者继续尝试膈肌呼吸的同时，治疗师将另一只手置于患者胸骨角水平，并与胸骨走向垂直，跟随其自发呼吸活动而上下起伏，注意感受呼吸周期中上胸部的活动特点；在患者呼气结束即将转为吸气时，治疗师保持手掌位置，并给予少量的阻力或压力阻碍上胸部的吸气相扩张，施加的压力在每一次吸气启动时逐渐增大，但不应引起患者的明显不适感，直至患者在无意识下逐渐增加下胸部的扩张程度；当患者成功减少吸气相的上胸部活动，并增加膈肌活动度时，治疗师提醒患者感受且维持这一变化，并在保持上腹部手法引导力度的同时，逐渐减少对上胸部的压力或阻力。如果患者对这一技巧掌握的并不熟练，可对其重复进行，直至其熟练掌握为止；如果患者在引导过程中出现不适感或抵触，可适量降低对上胸部的施力程度，维持在其舒适范围内。

7. 胸廓松动技巧 在部分呼吸功能异常的患者中，除膈肌功能异常外，还合并不同程度的胸廓活动障碍，表现为胸廓僵硬、活动度与顺应性下降等，这种情况常见于辅助呼吸肌长期过度募集的慢阻肺患者，或见于胸部手术后合并疼痛时，也见于各种神经肌肉病。这些病理改变不仅使呼吸周期中胸廓自身扩张受限，还能阻碍胸 - 腹间协同呼吸活动，降低呼吸效率，增加呼吸氧耗及不适感。

改善胸廓的松动技术有很多种，但在实施前应注意使患者获得良好的支撑体位，并适量使用薄枕或毛巾圈提高舒适度。如患者取仰卧位，在背部延脊柱长轴垫以条形毛巾卷可加强两侧胸部外展，增加前侧胸壁活动度，加强肋间肌与胸大肌等牵拉，促进上胸部的扩张。在侧卧位下，可在患者下侧胸壁尾侧(第 8 至 10 肋)区域给予软枕支持，从而被动增加上侧胸壁活动度。

8. 辅助呼吸肌易化技术 与原发性呼吸功能障碍患者不同，继发性呼吸功能障碍，特别是神经肌肉疾病患者，单纯的膈肌舒缩并不能满足患者的通气需求，这时，如何进一步提高辅助呼吸肌的舒缩活动是呼吸控制的另一项重要内容。治疗师不仅要指导患者加强膈肌呼吸运动，还需要对其辅助呼吸肌进行易化引导，促进两者间平衡协作，改善患者症状。

在实施指导前，仍需再次强调患者的体位摆放与小枕的支持作用，在每次指导前详细评估患者的头、上肢、躯干、骨盆及下肢体位，务必使患者处于舒适体位，并得到良好的支撑。

(1) 胸大肌易化技术：胸大肌的主要作用是扩张上胸腔的前部与两侧，在一定的训练后可有效地替代上胸部瘫痪的肋间肌。训练时，患者取仰卧位或支撑下的侧卧位，治疗师将双手置于患者胸大肌表面，并与其肌纤维收缩方向平行（手掌根部置于近胸骨侧，手指朝外，指向同侧肩峰处），在患者向手掌处吸气时给予向胸骨及尾侧的快速手法牵拉，即 PNF 手法中的重复收缩技术。这将引出肌肉的快速牵拉反射，并同时提供更强烈的本体感觉输入，引导出更强有力的特定肌肉收缩。为进一步诱导出胸腔两侧的扩张，手法牵拉的施力位置可由手掌根部逐渐转移至手指处。相比之前的膈肌呼吸引导，胸大肌易化操作需要更强力的言语指令，并要求患者更多的主观用力配合。

(2) 胸锁乳突肌与斜角肌易化技术：患者取仰卧位，治疗师双手置于患者上胸部，手掌与胸骨相平行，指尖朝上，指向头部，与胸大肌易化技术相同，治疗师在患者吸气相施加向胸骨及尾侧的快速手法牵拉，并同步给予适当的言语指令。胸锁乳突肌与斜角肌易化技术将增强胸腔上部的扩张。

(3) 斜方肌易化技术：斜方肌主要参与胸腔上部的扩张。患者取仰卧位或支持下侧卧位，治疗师将双手置于患者肩部，在患者吸气时施加向下的快速手法牵拉，从而诱导出更强烈的肩部上提。增加重复收缩技巧能进一步易化整个关节活动范围的肌肉收缩。在实施过程中，患者应同步进行双侧耸肩运动，双眼向上运动以使这一技术效应最大化。当患者比较熟练地掌握时，可尝试在坐位下进行操作。

(4) 膈肌抑制技术：膈肌抑制技术一般被用于抑制吸气相膈肌过度募集。通常地，治疗师需要平衡辅助呼吸肌，如肋间肌、胸锁乳突肌、斜角肌等与膈肌间的收缩，这样才能预防胸部的矛盾运动，或减少胸壁不良骨骼及系统改变，如漏斗胸等。

脊髓损伤、小儿麻痹症、脊柱裂、发育迟缓、颅脑外伤、脑瘫等是进行膈肌抑制的一类适应证。这些患者的膈肌过于衰弱，在没有辅助呼吸肌协同收缩时不能产生足够的潮气量或分钟通气量。在这种情况下，使用膈肌抑制技术可以加强辅助呼吸肌的使用，并与膈肌协同收缩，增加潮气量，同时使各部位肺叶获得更好的通气，也使整个胸廓得到更好的活动。另一类适应证是过于强有力的膈肌，这时膈肌往往得不到周围肌肉系统的支持、协同，特别是肋间肌与腹部肌群。如截瘫或低位四肢瘫患者，他们具有完整的膈肌功能，但缺乏腹部和肋间肌群的协同收缩，这将可能导致矛盾呼吸方式。在这种情况下，强化辅助呼吸肌收缩能的治疗目标是通过平衡募集胸腔上下部肌群抑制吸气相胸腔上部的矛盾呼吸，限制膈肌的过度募集，避免漏斗胸，并增加潮气量、更大范围地松动胸腔。

在实施时，患者取仰卧位或半坐卧位、支持下侧卧位，上肢高举过头或置于腰部后方，充分暴露胸腔上部，骨盆前倾，同时确保患者能保持平顺呼吸。治疗师手掌根部轻轻置于患者脐水平上方的腹部，在患者呼气时将手掌根部缓慢轻柔地推向膈肌中心腱方向，并予保持，使患者在吸气相感受到到妨碍膈肌下移的阻力。在下一呼气相，重复这一操作，并小心地增加施加的力度，维持更大的吸气相抑制。在两到三个呼吸周期后，患者一般都能改变其呼吸方式，诱导出更多的胸腔上部扩张，来弥补膈肌抑制带来的潮气量下降。此时，治疗师需小心观察患者的辅助呼吸肌募集情况，确保不同肌群间的同步、平顺收缩，观察是否出现肌肉收缩疲劳或协同不良。

在操作过程中，治疗师应密切观察患者呼吸方式的变化情况，在不移动手掌位置的情况下，将患者呼吸方式的具体变化通过语言告诉患者，对其进行鼓励，并提醒其注意呼吸方式变化带来的本体感觉改变。在练习4~6个呼吸周期且患者比较熟练地掌握新的呼吸方式后，治疗师可逐渐减少双手施加的力量，并继续密切留意患者的呼吸方式。一旦患者再次出现原有的呼吸方式或膈肌抑制效果减弱，治疗师可以再次对膈肌下移施加阻力，重复上述的诱导过程，使患者加强胸腔上部的扩张和膈肌活动的抑制。

这种易化技术在部分认知障碍患者中效果有限，如颅脑损伤、痴呆、学习障碍患者等，另外，儿童患者的效果也不理想。另外，治疗师还需避免过于快速地增加膈肌活动阻力，这样有可能增加不必要的腹部肌群收缩或痉挛，也可能导致膈肌反射性收缩加强。在全程中需避免引起患者疼痛，并始终将手掌置于腹部，而不是肋腔上。

第二种膈肌抑制技术常用于更严重的患者，采用简单的自身阻力抑制膈肌扩张。患者取前臂支撑俯卧位，使用自身重力抑制胸腔下部前部与侧方的扩张，由于胸腔上部的扩张没有受到阻碍，且双上肢因支撑而固定，使胸腔上部及前侧的辅助呼吸肌的长度 - 张力关系得到优化。另外，在这一体位下，胸腔上部处于重力位，借助前述的本体感觉促进技术，治疗师能够更容易地抑制膈肌活动，同时诱导出患者胸腔上部的扩张。相比第一种技术，后者对膈肌的抑制更加全面、强烈，也适用于严重神经系统疾病患者，但有可能导致通气量下降，所以，通常在第一种技术无效或效果不佳时才考虑使用。

(5) 前锯肌俯卧撑：前臂支撑体位除能抑制膈肌活动外，还可促进胸腔背部的扩张。在这一体位下，患者需要进行上身俯卧撑样运动(下半身可不抬离支撑平面)，即固定双侧上臂，在呼气时肩胛骨内收夹紧、躯干下移，吸气时躯干弯曲向上抬高，双侧肩胛骨外展，扩张胸腔背部，增加肺背侧各肺叶、肺段通气。需注意的是，仅在这一技术下，患者躯干在吸气相时是屈曲的，而在其他的呼吸控制技术中，吸气相躯干均是伸展的。

9. 胸腔活动的同步化 胸腔非同步呼吸活动是临床常见现象，治疗师可通过体位调整、呼吸肌抑制与易化技术、时间顺序重建等技术令患者不同部位胸腔活动趋于同步化。

(1) 体位调整：体位调整是最省力的改变患者非同步性呼吸活动的技巧。例如，由于肌肉无力或痉挛，偏瘫患者在端坐时常常倒向患侧，又或者是胸部手术后，为避免疼痛，患者在不自觉地减少患侧胸腔的活动。这些患者都容易出现非同步化胸腔活动，并减少患侧的肺通气量。调整胸壁的位置将有助于纠正患侧通气不足，而常用的措施包括使用薄枕或毛巾卷支撑患侧或加强疼痛管理。

(2) 姿势抑制：对于部分更严重的患者，可能需要采用姿势抑制技巧来减少健侧或活动过强侧的活动。通常来说，抑制一侧胸腔活动的最佳方法是同侧侧卧位。当患者采用健侧卧位，肩关节屈曲不超过90°时，同侧胸腔将因身体阻碍而减少扩张，特别是胸腔侧方。这将增加患侧胸腔扩张，提高通气量以满足机体需求，从而使两侧活动趋于同步。治疗师还可增加感觉与运动输入，进一步强化患侧胸腔上中下各部分的通气活动。在康复初始阶段或胸部术后早期，患者可能无力对抗重力完成患侧胸腔侧方的扩张，可采用3/4仰卧位减少重力的影响。

(3) 强调顺序：另一种促进胸壁同步化活动的技巧可在多种体位下进行，治疗师将双手置于胸壁上部，或中部、下部，在患者呼气末对其所接触的肌肉进行快速牵拉，诱导该区域的深吸气活动，一旦患者的呼吸转变成吸气时，治疗师通过双手分别对健侧胸壁施加阻力抑制其扩张，同时对患侧胸壁予持续快速牵拉，促使两侧胸腔活动趋于同步。

10. 减慢呼吸频率的技巧 除了通过易化技术与抑制技术改善呼吸方式的控制外，减慢呼吸频率也是其中的一个重要内容。这项技术的适应人群包括部分神经肌肉疾病患者，他们往往合并神经肌肉张力升高、潮气量下降，必须通过增加呼吸频率来满足机体活动需求；另一类患者是合并神经精神异常者，如合并焦虑症的支气管哮喘患者、胸部手术术后者等。这些减慢呼吸频率的技巧多是通过增加潮气量来改善整个呼吸方式，从而减慢呼吸频率，常用的措施包括前述的缩唇呼吸、胸廓松动技巧、胸腔上部松动技巧等。除此之外，还包括以下几种技巧：

(1) 反向旋转：反向旋转技术可特异性减慢呼吸频率和增加胸廓的活动度，有助于降低升高的神经肌肉张力、增加胸廓扩张度及潮气量，尤其适合神经损伤或手术后合并觉醒功能下降者、婴幼儿、神经肌肉张力升高者。另外，这项技术还可作为一种非常有效的咳嗽辅助技术。但由于该项技术涉及旋转，因此禁用于脊柱不稳定的患者。

患者取侧卧位，膝关节屈曲，上肢置于头肩部上外方，保持舒适。在这一技术中，上肢在保持舒适的情况下上举位置越高，其作用效果越明显，但前提是患者必须保持体位的舒适性，从而减少因体位不适导致的神经肌肉张力与呼吸频率的进一步升高。治疗师站立于患者躯干后方，与其躯干相垂直。若患者取左侧侧卧位，治疗师应将左手置于患者肩部上方，环握肩关节，另一手置于髋部，并随着患者的自主呼吸感受患者呼吸的频率与节律活动、整体的神经肌肉张力情况。在熟悉患者呼吸情况后，治疗师使用 PNF 技术中的节律性启动，左手引导患者在侧卧位下进行小范围的轻柔的躯干来回滚木头样运动，使患者躯干在侧卧位与俯卧位间来回变换，并逐渐增加滚动范围以抑制患者的神经肌肉张力。在这一过程中，治疗师可通过声音模拟患者的呼吸频率，一旦患者出现躯干滚动范围的增加、呼吸频率的下降，治疗师需要使用声音作为一种暗示诱导更缓慢的呼吸频率。在数个周期后，患者逐渐建立充分的呼吸频率听觉暗示，治疗师可逐渐减少施力力度。

随后，治疗师逐渐缓慢变换体位，改为站立或半跪在患者髋关节后面，并与患者的躯干成大概 45°。在患者开始呼气时，治疗师将其左手移至肩关节与胸部连接处，并避免使用拇指和指尖，同时将右手移至患者右髋关节臀沟处。此时，治疗师可在患者呼气末通过轻柔地向背侧、下侧牵拉肩关节，同时向头侧、上侧推髋关节，使患者胸腔的三条轴线同时受到挤压，增加其呼气量。当患者进行下一次吸气前，治疗师再次变换手掌位置，将左手移至患者右侧胸部，右手向前移至其右侧髂前上棘，随着患者进行吸气时，治疗师双手向不同方向缓慢牵伸患者胸部，即左手向上、向侧方挤推肩胛骨，右手同时向后、向下牵拉骨盆，令胸腔的三条轴线同时受到牵伸，令吸气最大化。

在操作初始阶段，治疗师应根据患者的呼吸频率对其呼吸进行引导，随着患者神经肌肉张力的下降和潮气量的增加，治疗师应逐渐减慢操作频率，并给予患者充分的听觉暗示，引导其进一步减慢呼吸频率。在操作起效后，治疗师可逐渐减少手掌的感觉输入，而将减少听觉暗示放在后期。另外，如果患者呼吸频率极快(50~60 次 / 分)，可考虑在每 2~3 个呼吸周期间进行一次反向旋转技术操作，避免患者和治疗师的疲劳。

(2) 蝴蝶样呼吸技术：如果患者具备较好的运动控制能力，可以尝试使用蝴蝶样呼吸技术。首先，患者取独立端坐位，双手抱头，十指交叉，呈蝴蝶状，根据患者的平衡能力，治疗师可站立在患者后方或前方，双手握住患者双侧肘关节。当患者吸气时，治疗师引导患者躯干向后伸张、双上肢外展，呼气时，躯干向前屈曲、双上肢内收，同时给予患者听觉暗示，引导患者逐渐减慢呼吸频率。

除这种躯干直立上下屈伸式蝴蝶样呼吸技术外，还可以采用对角线屈伸式呼吸技术，以进一步强化肋间肌和腹部肌群的易化诱导。

三、呼吸肌训练

如前所述，呼吸肌训练是呼吸训练中的重要组成部分，不同的肺源性与非肺源性呼吸功能障碍都可能导致呼吸肌功能的绝对和（或）相对下调，导致呼吸困难、运动耐受性下降及生存质量降低。对呼吸肌的功能训练集中在力量与耐力两个方面，其中又以吸气肌训练的研究更为常见。

1. 呼吸肌训练处方的制定

(1) 功能性超负荷原则：制定呼吸肌训练处方时，首先应考虑功能超负荷原则，涉及训练的时长、强度与频率，也就是受训者需要完成更长时间、更高强度和（或）更高呼吸频率的呼吸负荷训练。

就健康人群而言，功能超负荷训练的操作方式包括经口的外加呼吸负荷（训练强度）和在相对更长的时间内进行的自发性用力呼吸，并进行每天或至少每周 3 次的训练（训练频率）。现有的临床研究大部分采用不低于 50% 的个人最大吸气压作为外加训练负荷，训练频率为每天 1~2 次，每周 5~7 天。显著性肌肉功能性改变出现在训练的第 3 周，并逐渐强化，直至 6 周后出现平台，而进一步的训练负荷的增加并不能引起功能的进一步强化。传统上认为训练 2 周后出现的肌肉力量提高是神经适应性改变的结果，即肌群间协同收缩改善的结果。4 周的吸气肌训练已经可引起膈肌厚度增加与Ⅱ型肌纤维肥厚，并伴随着最大吸气压改善。以 15% 个人最大吸气压为训练阻力，重复 30~60 个呼吸周期的吸气肌训练并不能提供足够的功能性超负荷。因此，健康人的吸气肌训练负荷应设置在 50%~70% 个人最大吸气压，并连续进行 3~4 周以上。

以自主用力呼吸的形式进行呼吸肌耐力训练时，一般以 70% 的最大分钟通气量作为功能性超负荷的强度，并要求受训者每天进行 15~40 分钟的训练，每天 1 次，每周 4~5 天。在这种形式下，肌肉负荷主要通过增加吸气流速、吸气肌对抗自身呼吸系统阻力与惯性做功来实现。一般在训练 4 周左右出现吸气肌耐力增强，而现有资料未显示受训者在随后的训练后功能改善出现明显的平台期。

在制定健康人的呼吸肌训练处方时，需要注意强度与频率间的平衡，避免过度训练导致肌肉疲劳。大部分研究均使用中等强度吸气肌训练（负荷为 50%~70% 个人最大吸气压），但没有就吸气训练频率有统一的意见。

(2) 训练方式特殊性原则：在制定力量训练型处方时，除了考虑到训练强度的个体化，还需要考虑气流流速，两者由于肌肉的力量 - 收缩速度曲线而相互影响，即肌肉不可能在克服高强度阻力下以快速收缩的形式对外做功，要么以高强度 - 低速度的处方增加最大吸气压，要么以低强度 - 高速度的处方增加肌肉收缩速度，而折中的方案是中等强度负荷 - 中等收缩速度的处方则可以同时增加最大吸气压与收缩速度。

在制定耐力训练型处方时，除选用传统的自主性用力呼吸处方外，还可以考虑通过力量训练来增加耐力，更强健的肌肉在应对同样的呼吸阻力时可表现出更显著的抗疲劳性。也就是说，吸气肌力量训练可诱导双重作用，而自主性用力呼吸训练等特异性耐力训练则不能改善其肌肉力量。

(3) 重复性原则：虽然吸气肌训练终止后，其原有获益的持续时间与范围上没有统一的定论，但有研究表明，这一过程与外周肌肉相似，因为日常的呼吸活动并不足以提供足够的训练负荷。Romer 等发现，在健康成年人中，9 周的吸气肌训练获益将在终止训练后 18 周内逐渐消失。而耐力训练的获益则在终止后 9~18 周内消失。Weiner 等将经过 3 个月吸气肌训练的慢阻肺患者随机分为对照组(给予 $7cmH_2O$ 的无效负荷吸气肌训练)与实验组(继续原负荷吸气肌训练)，并随访 12 个月，结果提示终止训练 3 个月后，治疗组的吸气肌耐力与最大吸气压仍高于训练前，而在 12 个月后，两项指标均回归至训练前。

相反地，Romer 与 Weiner 等都证实即使将训练频率降低至原 2/3，受训者也能维持原有的吸气肌训练获益，即健康成年人为每周 2 天，而慢阻肺患者为每周 3 天。

2. 吸气肌训练的方式

(1) 抗阻训练

1) 吸气气流阻力负荷型抗阻训练：吸气气流阻力负荷型(inspiratory flow resistive load，IFRL)抗阻训练是受训者通过小管径的气流通道完成吸气活动，借助管径的大小调节吸气阻力，管径越小，阻力越大。但除管径大小外，受训者的吸气流速也是影响吸气阻力的重要因素。因此，这种训练方式存在阻力负荷不恒定的缺点，在训练时，治疗师需要密切监视受训者的呼吸方式，以取得较好的训练效果。部分临床研究发现使用该方法可使受训者吸气肌力量增加 18%~54%，但 Smith 等对慢阻肺患者训练效果进行了荟萃分析，结果显示如果不控制受训者的吸气流速，受训者将不能从中获益，而通过控制流速来调整吸气阻力本身需要较丰富的经验，造成了这种训练方式在推广应用中的困难。虽然后来的渐进性呼吸耐力测试技术(the test of incremental respiratory endurance，TIRE)有效地弥补了这一缺陷，但相关的临床研究只证实新的训练方法对吸气肌力量的改善，却没有证实其对个体功能性活动能力的有益影响。

2) 动态吸气气流阻力负荷型抗阻训练：近年出现了一种新型的电子设备——动态吸气气流阻力负荷型(dynamic IFRL)抗阻训练仪。该设备的吸气负荷可在呼吸周期间或呼吸周期内进行调整，制造出不同的负荷水平，以符合事先设定的最大吸气压的百分比，即该仪器提供的吸气负荷将随着肺扩张而逐渐下降。Langer 等比较了两种吸气气流阻力负荷型抗阻训练对慢阻肺患者的影响，结果提示动态训练能更显著提高患者的吸气肌力量及功能表现。

3) 吸气压力阈值负荷型抗阻训练：在进行吸气压力阈值负荷型(inspiratory pressure threshold loading IPTL)抗阻训练时，受训者需要首先产生一个足够的吸气负压(压力阈值)才能完成吸气活动，在此期间，装置通过对吸气活动提供非流速依赖型、可变的、定量阻力来实现抗阻训呼吸训练。阈值负荷训练能改善健康成年人、慢阻肺、心衰、神经肌肉疾病患者的吸气肌功能表现，包括吸气肌力量、最大收缩速度、对外做功与吸气肌耐力等。另外，由于该装置属于非吸气流速依赖型，对呼吸模式没有严格要求，大大地增加了其易用性。

4) 呼气压力阈值负荷型抗阻训练：呼气压力阈值负荷型(expiratory pressure threshold loading，EPTL)抗阻训练与 IPTL 相似，受训者在呼气时需先产生足够的呼气正压才能完成呼气活动，其阈值阻力也表现为非流速依赖型，并具有可变性与定量等特点。临床研究显示此类训练也能改善健康成年人与慢阻肺、多发性硬化患者的呼气肌力量，并提高其全身耐力运动表现。

(2) 耐力训练：自主性非高碳酸血症性用力呼吸(voluntary isocapnic hyperpnoea training，VIH)是常用的耐力训练模式，需要受训者进行最高 30 分钟的持续性高水平通气活动。为避免出现过度通气，一般要求受训者在同一密闭小空间内重复呼吸，并给予吸氧。训练处方一般设置为60%~90%的个人最大分钟通气量，每周3~5次。研究显示，VIH型耐力训练能增加健康人、神经肌肉疾病与慢阻肺患者的耐力表现。

3. **吸气肌训练的适应证与禁忌证**

(1) 适应证：如前所述，凡是合并呼吸肌需求与能力间关系失衡的患者都是吸气肌训练的适应人群（表4-5-3）。

表4-5-3 吸气肌训练适应证

症状	与活动相关的呼吸困难或运动不耐受	
系统	呼吸系统疾病	胸腹部手术
	心血管系统疾病	健康老年人
	神经系统疾病	
疾病	肌萎缩侧索硬化症	甲状腺功能减退症
	强直性脊柱炎	脊柱侧弯
	神经性厌食症	多发性硬化
	关节炎	肌营养不良
	机械通气	重症肌无力
	支气管哮喘	肥胖
	支气管炎	阻塞性睡眠呼吸暂停综合征
	恶性肿瘤	帕金森病
	脑性麻痹	小儿麻痹症后遗症
	慢性心力衰竭	怀孕
	慢性阻塞性肺疾病	肺动脉高压
	长期口服激素	肾功能不全
	囊性纤维化	间质性肺疾病
	糖尿病	衰老
	膈肌麻痹	脊髓损伤
	胸腹部手术	呼吸肌相关肌萎缩
	呼吸衰竭	呼吸机脱机困难

(2) 禁忌证：在吸气肌训练过程中，胸膜腔内压可能出现显著波动，这将有可能导致气压伤。但自1969年Black.L.F等首次发表呼吸压的测量方法及1976年Leith.D.E等进行了首次吸气肌训练研究以来，尚没有文献报道吸气肌训练或经口最大呼吸压测量时的不良事件。

另外，值得注意的是，部分患者在理论上还是存在吸气肌训练损伤的可能，如自发性气胸患者、创伤性气胸患者、鼓膜破裂未完全治愈者。除此之外，不稳定的支气管哮喘患者及呼吸困难感知障碍者在训练过程中也需特别注意。

(3) 注意事项：在冠状动脉粥样硬化性心脏病患者进行吸气肌训练时，应采用减慢呼吸频率、重建生理性呼吸等技术将低氧血症的影响最小化，避免患者出现心绞痛等症状。另外，在训练过程中，部分受训者可能出现轻度的耳部不适感、鼻窦炎、鼓膜两侧压力失衡等，必要时可暂停训练。

4. **吸气肌抗阻训练的实施**

(1) 训练时的体位：众所周知，卧位或半卧位可抑制呼吸肌功能，而直立位则能优化其功能。因此,训练时的体位可影响吸气肌训练时可耐受的负荷水平,站立位或坐位时受训者耐受负荷更高,训练效果更显著。在采取直立位进行吸气肌训练时,还需要考虑到呼吸肌的双重身份,即通气肌群与躯干稳定肌群,如果减少呼吸肌对躯干控制的参与,则有助于进一步提升训练的效果。

吸气肌训练的最终目的是令受训者能在各种情况下完成有效的呼吸活动,因此,受训者的体位在经过一段时间的训练后应由基础性体位逐步转向功能性体位,即在各种日常生活活动中进行吸气肌训练,特别是吸气肌耐力训练。

(2) 训练时的呼吸方式:吸气肌训练对呼吸肌群刺激作用与范围的最大化是优化训练的目的,在确定所选用的装置与处方后,呼吸方式的选择成为优化训练效果的又一关键。选择合适的呼吸方式不仅能避免呼吸肌矛盾运动,减少呼吸相关氧耗,还能提高训练的针对性,令目标肌群在短时间内获得更显著的功能改善。

1) 膈肌呼吸:膈肌是最主要的吸气肌,其承担了 75% 以上的吸气功能。因此,从这一角度来看,膈肌呼吸是吸气肌训练时最适宜的呼吸方式。在训练时,治疗师可先引导患者进行充分的膈肌呼吸,再在这一基础上引导其进行吸气肌抗阻训练,进而获得最佳的训练效果。

Ⅰ. 潮气量:吸气肌训练的效果与所采用训练方式有显著关联,从理论上来说,受训者应在各种不同的肺容积下进行吸气肌训练,从而使吸气肌得到全面的锻炼。这一点在合并气道狭窄及过度充气的患者中特别重要。但从生物理学的研究中可得出随着肺容积的增加,吸气肌收缩力量将逐渐下降,当训练负荷超过其能力时,将抑制患者潮气量与呼吸做功,降低训练效果。因此在设定训练负荷时,还需要考虑到肺容积、训练负荷、潮气量等因素间的关系。

Ⅱ. 吸气流速:肌肉中包含多种运动单元,募集不同运动单元所产生的肌肉收缩速度是有差异的。在膈肌纤维中,平静呼吸仅需募集Ⅰ型纤维,而用力咳嗽或喷嚏则可募集包括Ⅱx 纤维在内的所有膈肌纤维。也即是说,当呼吸肌收缩速度降低、吸气流速减慢时,膈肌募集纤维较少,而收缩速度提高、吸气流速增加时,肌纤维募集增加。因此,在进行吸气肌训练时,提高吸气流速有助于增加募集百分比,令更多的肌纤维得到有效的锻炼。一般来说,吸气活动应在 1~2 秒内完成,并尽可能地使气流通过阈值活瓣时发出更大的声音(气流流速增加),而呼气活动应为被动性,在 3~4 秒或 4~6 秒(慢阻肺患者)内完成。

2) 吸气肌抗阻训练的进阶与维持:经过一段时间的训练后,患者出现吸气肌功能的改善,治疗师就可以考虑调整其训练计划,增加训练难度(进阶)。一般来说,当患者能够比较轻松地完成连续 30 次的呼吸抗阻训练时,即可调整训练方案。

在缺乏吸气肌力量测试工具时,可增加 1/4~1/2 圈的阻力(以阈值型吸气肌抗阻训练器为例),使患者可耐受的连续呼吸周期控制在 25~30 次间。通常的做法是在训练开始后的第 8~12 周期间,每周增加 1/4 圈阻力。如果条件许可,患者应每周进行最大吸气压测试,并将其训练负荷始终保持在最新的个人最大吸气压的 50%~60%。

经过 12 周左右的训练后,吸气肌功能改善速度显著减慢,进入平台期。研究发现,维持性吸气肌抗阻训练的频率可减少至每周 3 次,或隔日 1 次。

四、呼吸电刺激训练

神经肌肉电刺激不仅可模拟中枢神经放电冲动,募集外周肌群并完成功能性活动,还具有延缓肌肉萎缩,锻炼虚弱肌肉等作用。在 1965 年,由美国格林教授首先将这一理论付诸应用,发明了植入式膈肌起搏器(IDP),并应用于各种高位脊髓损伤患者或神经肌肉疾病患者,令其得以改善呼吸功能。基于这一原理,张鸣生教授团队从 20 世纪 90 年代开始将神经肌肉电刺激技术应用于呼吸康复训练,并取得国家发明专利。主要通过体表电极对膈神经和腹肌进行电刺激治疗训练,改善慢性呼吸系统疾病与胸部手术后患者的膈肌和腹肌功能,提高潮气量、吸气肌和呼气肌力量,减轻患者活动相关呼吸困难。而近年,在张鸣生教授的主持下,对原有的电刺激呼吸训练仪进行了升级改造,将生物反馈信号与呼吸电刺激技术相结合,令呼吸电刺激输出节律与患者自身呼吸时相更加协同,减少人机对抗几率,避免矛盾呼吸造成呼吸做功增加;同时还将超声技术引入呼吸康复的诊治,充分利用超声技术的无创性与便携性,一方面对膈神经进行精准定位,提高治疗应答,另一方面又对治疗期间膈肌与腹肌等呼吸肌群的活动度进行观察比较,记录其形态学改变,为疗效评估提供更客观有力的依据。

1. 呼吸电刺激训练原理 任何功能性活动均是以运动模式为基础,腹式呼吸等亦不例外。而慢性阻塞性肺疾病及肺切除术后患者因呼吸肌结构异常、呼吸中枢驱动增强、伤口疼痛等众多外界因素干扰,导致原有正常呼吸模式运行障碍。改善运动控制或具有模拟正常运动功能的低频电刺激是利用低频电流来刺激具备完整反射环路的神经肌肉,使肌肉产生一个正常的动作,以达到模拟正常运动功能的目的。该项技术广泛应用于偏瘫及截瘫患者的上下肢运动及吞咽功能的运动控制康复训练中,并已取得预期的效果。在呼吸肌控制方面,使用低频电刺激膈肌起搏技术辅助高位截瘫患者自主呼吸的相关研究已有数十年的历史,FDA 于 2008 年批准植入型膈肌起搏用于高位截瘫患者的治疗。

近年的基础研究表明:①经皮低频电刺激均能使实验动物及人膈肌肌纤维构成比改变;②低频电刺激具体参数不同可产生不同结果:Costa D 等使用 50Hz、通断比 2 : 2、脉冲时间 0.4ms 等递增低频电流使实验兔膈肌肌纤维中 type Ⅰ纤维减少,而 type Ⅱx 纤维明显增加;李军梅等使用低频慢性电刺激(40Hz)使膈肌 type Ⅱx 型纤维向 type Ⅰ型纤维转化,而生理频率电刺激(10Hz)增强各类型纤维功能,并保持肌纤维比例的相对正常,两种频率综合作用(10+40Hz)的结果表现为膈肌 type Ⅱx 型纤维向 type Ⅰ及 type Ⅱa 型纤维转化;③慢性低频电刺激可增强肺气肿兔膈肌肌浆网 Ca^{2+}-ATP 酶活性,导致了肌浆网 Ca^{2+} 释放动力学的变化,摄取和释放功能增强,对细胞外 Ca^{2+} 敏感性增高;④经皮膈肌低频电刺激能增加兔模型膈肌肌糖原升高 85%;⑤脉冲幅度匀速增加的膈肌起搏低频电流可减少氧自由基产生、增加细胞总抗氧化能力,从而减少膈肌疲劳发生;⑥低频电刺激能改善 COPD 患者的通气功能、呼吸肌肌力和耐力、生活质量。

张鸣生博士早在 20 世纪 90 年代的专利发明(专利号:ZL 93116644X),其呼吸电刺激训练治疗原理如下:该机的两个输出通道交替输出一组低频双向方波(脉宽 0.5Hz,频率 35Hz)和一组随时间增加幅度的低频调制正弦波电流(载波 4kHz ,调幅波 50Hz),另外同步给出模拟吸气和呼气的声音信号,即在 A 通道输出方波时,给出模拟吸气的声响;在 B 通道输出正弦波时,给出模拟呼气的声响。两路输出之间有 0~2 秒的停顿间隔(4 步程序输出),即停 0~2 秒,A 通道输出,停 0~2 秒,B 通道输出。低频双向方波通过放置于双侧膈神经点(锁骨上 2~3cm,胸锁乳突肌外缘)的电极刺激膈神经引起深吸气。低频调制正弦波则通过放置于腹肌的电极刺激腹肌引起深呼气,电流特点为电流幅度逐渐增大,使腹肌收缩逐渐增强,避免骤然强电流的刺激引起腹肌突然收缩,从而避免使患者感到不舒服。膈神经和腹肌的电刺激应用的是神经肌肉电刺激技术，能够增加肌力和肌肉抗疲劳能力。

2. 生物反馈技术在呼吸训练的应用 腹式呼吸运动的掌握实际上是一种呼吸运动技能的获得。如何使受训者更快、更好、更牢固地掌握运动技能一直是研究的热点。根据运动学习理论，技能的习得可分为外显学习和内隐学习。外显学习是人类有意识、有目的地利用身体动作去完成一项运动，内隐学习是“无意识地获得刺激环境复杂知识的过程”。通过内隐学习法获得的运动技巧可在受训者记忆中保留较长时间，并可在无意识状态下引出，更符合重建生理呼吸模式的要求。其中“无错学习法”是目前研究较成熟且广为研究者们肯定的内隐学习法。其原理不是字面意思上的没有错误发生，而是将错误保持在最低水平，特别是在早期的学习过程中。当前，已经有越来越多的证据显示，避免了训练中的错误，学习成绩会显著提高。此外，还有研究表明无错学习组受试者在疲劳状态下依然能保持较好的成绩，而有错学习组受试者则出现成绩明显下降。

反馈技术与技能获得有密切关系。目前认为反馈分为内源性反馈及外源性反馈，后者又存在结果认识及执行认识两种重要形式。虽然现阶段对外源性反馈两种不同形式的具体作用仍有分歧，但反馈技术对运动技能获得的促进作用是毋庸置疑的。目前已有不少研究者将反馈技术应用于偏瘫、截瘫及脑瘫的治疗，而 N. Ambrosino 等认为，对于呼吸训练而言，使用反馈技术可辅助受训者调整呼吸模式、改善氧气交换、减少呼吸功。

3. 膈肌和膈神经超声定位

(1) 膈肌活动度：膈肌活动度即为呼吸运动过程中，膈肌上下活动的距离，反映了膈肌收缩幅度，间接体现了呼吸功能，研究表明，膈肌活动度每增加 1cm，潮气量则增加 350ml。膈肌无力和膈肌瘫痪都可以出现膈肌活动度下降。仰卧位是最佳的测量体位，研究表明，仰卧位下膈肌活动度变异小，左右侧膈肌活动度差别小，具有较高的可重复性，在吸入同体积气体的时候，仰卧位下的膈肌活动度比坐位或者站立位更加大，仰卧位下膈肌活动度和呼吸潮气量具有更大的相关性，并且仰卧位下患者胸腹矛盾活动更加容易引出。

1) 膈肌活动度直接法

A. 肋缘下入路：测量右侧半膈肌活动度时，为方便观察，一般选用低频超声探头(2~6MHz)，探头置于右肋下缘右上腹部锁骨中线位置。首先用 B 型超声在视窗右侧找出下腔静脉，然后在视窗中间找到胆囊，右侧半膈肌即为一条强回声的曲线，随呼吸而活动。前后调整探头方向，找到右侧膈肌后三分之一的视窗，该处的膈肌活动度最大。将超声类型切换为 M 型超声，调整超声探头方向使其与锁骨中线呈 30° 角，就可以测量平静呼吸、深呼吸或者抽鼻动作下的右侧膈肌活动度。也有研究者在腋前线和锁骨中线向前、背、中部调整声束后，距离下腔静脉侧面约 5cm 处就可以定位右侧膈肌的后三分之一，再转换为 M 型超声记录膈肌活动度。

和右侧膈肌超声相比，由于肠道和胃部空气的影响，直接测量左侧膈肌活动度比较困难，目前相关的研究也较少。有研究报道，超声探头置于腋前线和腋中线之间、左侧肋缘下或者下段肋间隙路径都可以观察到呈高回声弧形线的左侧膈肌，M 型超声定标线和膈肌垂直线大约呈 30° 夹角，此时即可以测量左侧膈肌活动度和收缩速度。

B. 后肋下路径：该方法和前肋下路径相似，低频曲性 B 型超声探头置于背侧肋缘下，两侧膈肌顶都可以在矢状平面观察到，转换为 M 型超声后可以测量膈肌活动度和收缩速度。和前肋下路径不同的是，检查时患者需要采取坐位，因此不适用于病重患者和机械辅助通气的患者。

C. 剑突下路径：剑突下路径的特点在于可以同时观察对比两侧膈肌的活动情况，特别适用于儿童。低频曲性B型超声探头横向置于受试者剑突下，向后上方调整角度，在倾斜的横状面可以观察到两侧部分膈肌的活动情况。该方法可以实时对比两侧膈肌活动度，也可以分别测量两侧膈肌的活动度。由于M型超声只有一条标线，因此只能测量一侧膈肌活动度后再测量另外一侧。

2）间接法测量膈肌活动度：由于深呼吸时膈肌位移超声声束角度变化及下肋部的活动增大，超声探头难以固定探测膈肌，因此超声直接观察膈肌有时结果不准确，甚至无法测量。为了避免直接测量法的缺点，有人采用了间接测量的方法。顾名思义，间接法测量膈肌活动度是以和膈肌附近同步活动的器官为参考，以这些器官活动度来间接测量膈肌活动度。

由于肝脏是一实质器官，腹部超声容易观察到，其随呼吸活动时形状变化不大，并且肝脏随呼吸活动的距离和右侧膈肌活动度相似，肝内结构比如肝内胆管或者肝内静脉都可以用以理论上代替右侧膈肌活动度。目前测量右侧膈肌活动度使用较多的是以肝门静脉肝内段左侧分支为参考。测量时，低频（2~6MHz）B型曲性超声探头纵向置于右侧肋缘下，调整探头方向，使声束垂直于肝门静脉头尾轴，此时在视窗内可以找到肝门静脉肝内段的左侧分支，以图标标注该分支，呼吸时分支的活动度即代表右侧膈肌活动度。

由于直接测量左侧膈肌活动度比较困难，目前研究多采用间接法测量左侧膈肌活动度。该方法利用脾随呼吸的位移为参考点，以脾门或者脾下极的活动度间接代表左侧膈肌活动度。测量时低频B型曲性超声探头纵向置于左侧肋缘下，在视窗内找到脾门或者脾下极结构，在呼气时以光标标注脾门或者脾下极的位置，吸气时再次以光标标注，呼气和吸气光标之间的距离即为呼吸时膈肌的位移。

（2）膈肌收缩速度的测量：膈肌收缩速度的测量是在测量膈肌活动度的基础上，膈肌活动度（cm）和收缩时间（s）的比值。由于膈肌活动度可由平静呼吸、深呼吸和抽鼻动作三种呼吸动作获得，因此，膈肌收缩速度亦分为这三种不同呼吸动作下的收缩速度。有研究表明，呼吸肌肌力与抽鼻测试下的膈肌最大收缩速度相关，因此，有人通过超声抽鼻试验间接评价呼吸肌肌力。超声抽鼻试验测量时，受试者以最快的速度做吸鼻动作，此时M型超声记录的膈肌快速收缩的活动度和膈肌收缩时间的比值即为膈肌最大收缩速度。抽鼻动作下的膈肌收缩速度可达平静呼吸膈肌收缩速度的7倍（平静呼吸1.52cm/s；抽鼻动作10.4cm/s），在测量膈肌强度方面具有较高的可重复性和准确性（图4-5-2）。

（3）膈肌厚度的测量：膈肌厚度的测量可分为不同呼吸相的膈肌厚度测量和呼吸膈肌厚度变化的测量。许多疾病都可以导致膈肌厚度发生变化，例如，健康者膈肌平均厚度为0.22~0.28cm，而膈肌瘫痪患者膈肌平均厚度下降至0.13~0.19cm。因此，有研究以呼气末期膈肌厚度小于0.2cm作为膈肌萎缩的诊断标准之一。由于越靠近下部，膈肌厚度越大，因此膈肌厚度的测量主要定位于膈肌并置区域。操作时患者仰卧位，B型线性超声探头（8~13MHz）置于腋前线和腋中线之间、第10肋间，使超声视窗垂直于肋间皮肤，可以看到两条平行的高回声线，嘱受试者深呼吸，两条高回声线之间肌肉随呼吸而运动，此时可以确定膈肌。调整超声声束，使其垂直于膈肌，两条高回声线的垂直距离即为膈肌厚度。嘱患者做平静呼吸或者深呼吸，可以测量不同呼吸相和不同呼吸动作下的膈肌厚度。有研究发现，跨膈压速度（PTPdi，即膈肌每秒产生跨膈压速度），可用于间接评价机械通气患者呼吸肌用力和呼吸氧耗量，以及膈肌做功负荷和膈肌收缩分数（TFdi，呼气末膈肌厚度-吸气末膈肌厚度/呼气末膈肌厚度）具有平行关系，TF可以用来评估重病患者的膈肌功能和呼吸负荷。

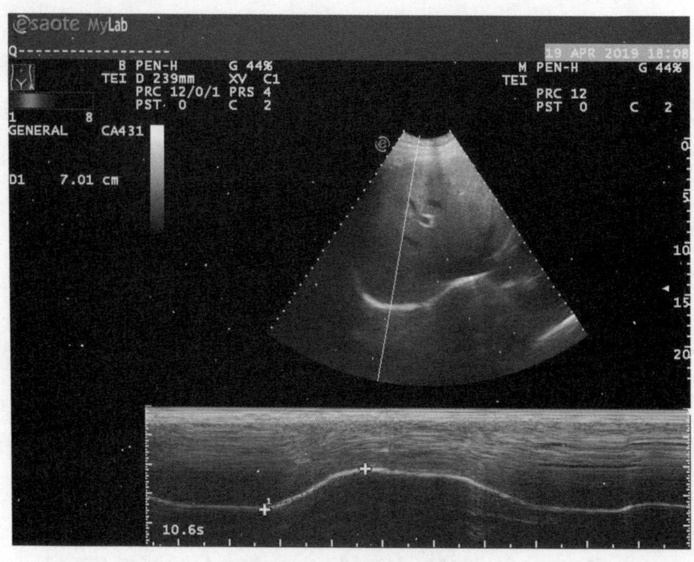

图 4-5-2　膈肌超声测量

4. 膈神经定位技术　膈神经主要从 C4 神经前支发出，但也有部分从 C3 或 C5 发出，然后向下经过颈部前斜角肌表面、胸锁乳突肌后侧之间进入胸部，其周围结构有颈内静脉、锁骨下动脉、锁骨下静脉、颈外静脉。在环状软骨水平，膈神经行程于前斜角肌表面、胸锁乳突肌后侧。因此，超声测量膈神经时，患者坐位或卧位，头部稍侧向对侧，将 5~9MHz 的线性超声探头置于颈部环状软骨上 1cm 到下 3cm 的水平、垂直于该处的皮肤，在胸锁乳突肌后侧、颈内静脉外侧以及臂丛神经内侧可以定位前斜角肌，在前斜角肌的表面，可以观察到一卵圆形低回声结构，即为膈神经。超声识别膈神经后，仍需额外沿着前斜角肌外侧缘进行扫描，以辨认是否存在副膈神经。膈神经的臂丛起始段不能被超声识别，但当膈神经行程到达前斜角外侧缘时即可识别，在膈神经最表浅处皮肤做好标记（图 4-5-3）。

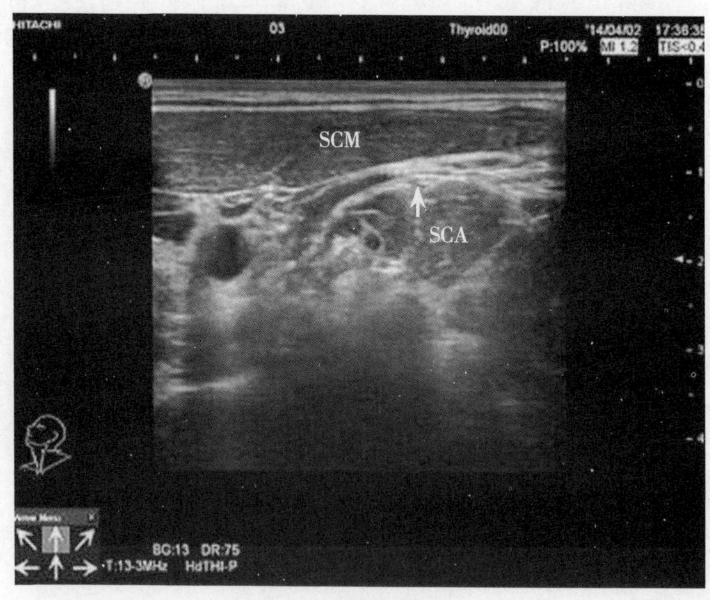

图 4-5-3　膈神经定位

5. 研究成果 经过数年间的临床试验,张鸣生教授的团队已经成功证实,使用新一代反馈式呼吸电刺激技术可改善慢性阻塞性肺疾病患者的动态过度充气,增加呼吸肌力,减慢呼吸频率,增加潮气量,并最终改善其运动能力。另外,对肺癌切除术后患者使用该疗法,可缩短患者术后肺功能恢复时间,促进术后肺复张与余肺代偿性改变,减少患者术后肺部并发症,提高其生存质量,而更多的研究尚在进行中。

(曾 斌 张鸣生)

第六节 社区—家庭运动训练项目

(一) 社区康复概论

1. 社区的基本概念 作为社会学专业用语,“社区”一词是在1933年首次引进中国,是由英文词community翻译而来。社区是指进行一定的社会活动,具有某种互动关系和共同文化维系力的人类生活群体及其活动区域。其中,人群是社区的主体,地域或聚集场所是社区生产和生活的物质基础,秩序与管理机构是维持社区生活关系的协调机构,而社区归属感和认同感则是维系社区成员关系的精神纽带。

2. 社区康复的基本概念 社区康复(community-based rehabilitation,CBR)在1978年世界卫生组织根据初级医疗保健国际大会《阿拉木图宣言》提出了社区康复主要针对专业医疗康复服务机构的局限性,作为一种新的残疾人康复服务方式提出来,是利用社区资源为本社区残疾人提供康复服务。社区康复的创立旨在通过社区措施提高残疾人的生活质量,这些措施是利用和依靠社区的人力资源而进行的,也为确保在发展中国家人数最多的残疾人能享受到康复服务。其重点是鼓励和指导残疾人在家庭或社区进行各种功能训练,以社区为主要资源,能独立进行日常生活活动、上学、游戏、参加家庭与社区活动以及劳动和就业谋生。

根据国际上对社区康复的定义,结合我国国情和社区康复实践,目前,我国对社区康复定义为:社区康复是社区建设和新农村建设的重要组成部分,是指在政府领导下,相关部门密切配合,社会力量广泛支持,残疾人及其亲友积极参与,争取社会化方式,使广大残疾人得到全面康复服务,以实现机会均等,充分参与社会生活的目标。

(二) 康复运动项目在社区—家庭中的开展

1. 社区康复的对象 社区康复的对象为所有有康复需求的患者。主要是:

(1) 老年人:如视听功能、消化功能、老年痴呆、心脑血管系统疾病、慢性关节炎引起的残疾等。开展社区康复是解决这些老年问题的有效途径和手段。

(2) 慢性病患者:很多慢性病患者病程缓慢发展或反复发作,致使相应的机体器官与脏器功能障碍,而功能障碍又导致原发病加重,形成恶性循环。对慢性病患者的康复治疗不但能改善功能障碍,更能有助于防止原发病的进一步发展。

(3) 残疾人:残疾人包括肢体、精神、智力或感官有长期损伤的人,这些损伤与各种障碍相互作用,可能阻碍残疾人在与他人平等的基础上充分和切实地参与社会。根据1980年WHO的国际残损、残疾、残障分类(International classification of impairment,disabilities and handicap,ICIDH)标准,将残疾分为三个层次。残损(impairment)是“心理上、生理上或解剖结构上或功能上的任何丧失或异常”。残疾(disability)是“由于残损的原因使人的能力受限或缺乏,以至于不能在正常范围内和以正常方式进行活动"。残障(handicap)是"由于残损或残疾的原因,限制或阻碍一个人充当正常社会角色(按照年龄、性别、社会和文化的因素)并使之处于不利地位"。2001年5月22日举行的第54界世界卫生大会正式通过:国际功能、残疾和健康分类(International Classification of Functioning, Disability and Health, ICF)。ICF基于"生物-心理-社会"理论模式,从残疾人融入社会的角度出发,将残疾作为社会性问题,不再仅仅是个人特性,是由社会环境形成的一种复合状态。

2. 社区康复内容 社区康复为基础康复服务,应采取全面康复模式,从残疾的预防到残疾人的医疗、教育、职业、社会等方面,对康复对象进行指导和帮助,发挥自助、互助原则及重建功能的训练,以提高病伤残者的自我护理、自我保健意识和能力。主要内容为:

(1) 残疾预防与普查:依靠社区的力量,落实各项有关残疾预防的措施;在社区范围内进行普查,查出残疾人员及其分布,做好登记,进行残疾总数、分类、原因等统计分析,为制订残疾预防和康复计划做好准备。

(2) 康复训练:主要为残疾人提供诊断、功能评定、康复治疗、康复护理、家庭康复病床和转诊服务等。对需要进行康复训练的残疾人,制订训练计划,传授训练方法,指导使用矫形器和制作简易训练器具,评估训练效果。

(3) 教育康复:帮助残疾儿童解决上学问题,或组织社区内的特殊儿童教育学习班;为残疾人、亲友及健全人举办基础知识讲座,开展康复咨询活动,发放普及读物,传授残疾预防知识和康复训练方法,增强残疾预防和康复的自我意识和群体意识,使能正确地对待残疾和残疾人,为残疾人重返社会创造条件。

(4) 职业康复:对社区内还有一定劳动能力、有就业潜力的青壮年残疾人,提供就业咨询和辅导,或介绍到区、县、市的职业辅导和培训中心,进行职业前的评估和训练,对个别残疾人,指导自谋生计的本领和方法。

(5) 社会康复:组织社区内的残疾人与非残疾人一起举行文娱体育和社会活动,以及组织残疾人自己的文体活动,帮助残疾人解决医疗、交通、住房、参加社会活动等方面的问题和困难;以及社区无障碍环境建设和维护。

(6) 咨询转介服务:协助残疾人组织起"独立互助中心",根据残疾人在康复医疗护理、康复训练、心理疏导和用品用具等方面存在的不同需求,提供有关残疾人独立生活的咨询和服务。并联系有关康复机构和人员,提供有针对性的转介服务,并做好登记和跟踪服务。

(三) 社区—家庭康复形式

社区-家庭康复医疗模式是康复医疗体系中不可或缺的一部分。其负责接收从综合医院康复医学科(三级医院)和康复医院/中心(二级医院)机构转出的有进一步改善功能或治疗慢性病需求的患者,在社区医院或家庭内为患者进行进一步的康复指导。该模式在减轻患者花费的同时,尽可能地让患者恢复正常功能,适应家庭环境且正常参加社区生活。

2015年民政部的数据表示,我国60岁以上老年人口数将达到2.16亿,约占总人口数的16.7%,年均净增老年人口800多万,超过新增人口数量;80岁以上的高龄老人将达到2400万人,约占老年人口的11.1%。我国是目前世界上唯一失能老年人口数量超过1000万人的国家,根据中国社会科学院《中国社会发展蓝皮书(2014)》的数据显示,我国部分失能和完全失能的老年人口已高达3750万，这将给养老、护理等工作带来很大压力。我国目前有8000多万的残疾人、7000多万的老年人还有很多慢性病患者有康复服务的需求，然而现在我国现阶段康复资源匮乏。因此，我们必须要加快康复建设，充分利用社区资源，完善社区—家庭康复模式。在《“健康中国2030”规划纲要》中提出广泛开展全民健身运动，促进康体紧密融合。要求加大体育与医疗、养老等融合力度，积极发挥体育在防病、治病、康复等方面的作用。所有人都要明白有三个重要的基本要素影响着人们的生活，基本要素永远是第一位的，它包括呼吸、姿势、行走。呼吸是人最原始最重要的动作模式，错误呼吸模式非常普遍，但大多数人很少注意自己的呼吸模式。如果呼吸是错误的，就谈不上其他动作模式的正常。呼吸模式对运动系统的影响包括血液pH、压力情绪、动作质量与核心稳定。发育动作是我们最纯粹的动作模式，原始动作模式次序包括呼吸、抓握、头-眼动作、肢体动作、滚动、爬行、跪、转换动作及站立。膈肌的稳定激活在脊柱矢状面的稳定性起了很重要的作用，肢体运动与脊柱稳定性结合，所有的核心发育过程都是通过四肢活动发展的。为了稳定脊柱下段的稳定，膈肌与其他稳定肌群作为一个功能单位发挥作用，在相位性动作中确保脊柱及躯干的稳定性。在三级康复医疗体系中，尤其在社区—家庭康复训练与服务中要注意这一点。

（四）慢性阻塞性肺疾病的社区—家庭康复训练与服务

1. 概述 慢性阻塞性肺疾病（COPD）的社区-家庭康复是采用多种综合措施，针对呼吸系统疾病的各种功能障碍进行辅助训练与自我训练，在肺障碍程度和其生活环境允许的条件下恢复至最佳功能状态，提高运动能力、日常生活能力和社会交往能力，预防或延缓呼吸功能障碍的发展，降低住院率，减少经济消耗，提高患者生活质量，延长寿命。

2. 社区—家庭康复干预措施

(1) 自我腹式呼吸训练：①放松可以采用前倾依靠法，椅后依靠法、仰卧法、俯卧法、侧卧法、前倾站法。②辅助呼吸法可以采用双手置上腹部法、双手分置胸腹法、下胸季肋部布带束胸法、抬臀呼气法。③缓慢呼吸法，以每分钟呼吸频率宜控制10次左右。以上三种方法每次练习1~2分钟，逐渐增加至每次10~15分钟，每日锻炼两次。

(2) 他人辅助姿势训练：①单侧胸廓呼吸法，以扩展右侧胸为例，患者左侧侧卧，吸气，辅助者双手掌跟及掌指关节顶住右侧肋弓下缘，双手辅助胸廓向外扇形扩张，呼气时双手辅助胸廓向内回缩。对于胸廓活动度差，不能主动配合的患者可在吸气末做抗阻维持，阻力撤除后胸廓弹性扩张训练。②牵张胸大肌，以牵拉右侧为例，左侧卧，双手抱头，辅助者固定患者腰及肩胛，患者吸气扩胸，呼气时转身直至有牵伸感。③活动上胸及肩带训练，坐于椅上或站立位，吸气时两上臂上举，呼气时弯腰屈此同时两手下伸触地，或尽量下伸。以上三种方法每次练习5~10分钟，每日锻炼两次。④纠正头前倾和驼背姿势，背贴墙壁站立，双脚并拢距离墙5~10cm，双肩自然下沉，肩胛骨内收，骨盆后倾紧贴于墙，颈部向天花板方向延展，收下颌使枕骨靠近墙壁（已存在颈椎曲度改变者可在枕后放置毛巾卷辅助站立），进行腹式呼吸训练，每次5~10分钟，每天锻炼3~5次。

(3) 抗阻呼气训练：可以采用缩唇呼气、吹瓶呼吸和发音呼吸等。以缩唇呼气为例，让患者处于舒适放松体位，闭嘴经鼻深吸气，呼气时将口收拢为吹口哨状，使气体缓慢地通过缩窄的口形，吸气与呼气的比为1∶2，呼气时缩唇大小由患者自行选择调整，不要过大或过小。患者掌握腹式呼吸后，可不再使用缩唇呼气方式。

(4) 排痰训练:①体位引流。②胸部叩击、震颤再嘱患者咳嗽以排痰。③咳嗽训练。

(5) 全身训练:①下肢训练,通常采用有氧训练方法如快走、划船、骑车、登山等。②上肢训练,上肢训练,即上肢功率车训练及提重物训练等。

(6) 呼吸肌训练:①吸气训练:采用口径可调节的呼吸管,呼气无阻力,将吸气阻力增大。开始时每次锻炼 3~5 分钟,每天 3~5 次,可逐渐增加至 20~30 分钟 / 次。②呼气训练:可进行腹肌训练,训练时患者取仰卧位,腹部放置沙袋做挺腹训练(腹部吸气时隆起,呼气时下陷),开始为 1.5~2.5kg,以后可以逐步增加至 5~10kg,也可使用吹蜡烛法和吹瓶法,每次腹肌训练 5 分钟。

(7) 中国传统康复方法:根据患者舌、脉、证来辨证施药、针灸、穴位按摩、拔火罐、太极拳、八段锦、五禽戏等。

(8) 自然疗法:可采用空气浴、森林浴、日光浴、冷水浴等。

(9) 日常生活指导:①能量节省技术,如物品摆放有序化,活动程序合理化、操作动作简单化、劳动动作工具化。②营养状况,包括营养不良和营养过剩,前者每天摄入热量应是休息时能量消耗的 1.7 倍,其中蛋白质摄入应当大于 1.7g/(kg·d),后者则减肥锻炼是这类患者需要强调的内容。

(10) 心理行为矫正:应指导 COPD 患者学会放松肌肉,减压及控制惊慌可有助于减轻呼吸困难及焦虑,另外家人、朋友的支持也必不可少。

(11) 教育和宣传患者教育:COPD 康复教育内容除了一般知识,了解呼吸道的解剖、生理、病理生理药物的作用、副作用、剂量及正确使用症状的正确评估等还应包括:①正确及安全使用氧气长期低流量吸氧(小于 5L/min);②预防感冒;③戒烟。

3. 注意事项

(1) 方案个体化。

(2) 循序渐进。

(3) 持之以恒。

(4) 环境适宜,避免在风沙、粉尘、寒冷、炎热、嘈杂的环境锻炼,呼吸时最好经鼻。

(5) 警惕症状,锻炼时不应该有任何症状,锻炼次日晨起时应该感觉正常,如果出现疲劳、乏力、头晕等,应该及时就诊。

(6) 结合临床,临床病情变化时务必及时调整方案。

(邓景元)

第七节 气道廓清技术

一、概述

气道廓清技术(airway clearance therapy, ACT)利用物理或机械方式作用于气流,帮助气管、支气管内的痰液排出或诱发咳嗽使痰液排出。呼吸训练、体位引流、手法技术或机械装置都可以用于改变气流或诱发咳嗽或起到类似于咳嗽样的效果。很多疾病会引起纤毛功能受损,影响气道分泌物生成和黏液流变学(黏弹性)以及咳嗽反射。分泌物在气道聚集和滞留,为细菌定植感染提供了机会,激发炎症反应发生,造成气道及软组织损伤。因此,尽快将分泌物清除对减少肺炎等相关并发症的发生非常重要。

二、气道廓清的机制与技术原理

正常的气道廓清功能基于两个机制：黏液纤毛廓清（mucociliary clearance，MCC）和有效地咳嗽。气道廓清技术能提高黏液纤毛系统的清除功能，辅助气道产生气流清除气道分泌物。

1. 黏液纤毛廓清 黏液纤毛的运送作用是清除分泌物的重要方式。黏膜纤毛活动依靠纤毛和黏液层。杂质被黏液黏附，通过纤毛层的运动将黏液向上一级气管运动，在人体健康状态下，气道黏液层的黏液量每天大约 100ml。黏液层主要由水构成。

小气道中的分泌物和碎屑被黏膜纤毛活动或通过咳嗽运送到大气道。当一定量的分泌物到达喉和咽，在清嗓子或咳嗽时被感知时，这时分泌物被称为痰，痰的出现即为异常表现。

2. 有效的咳嗽 咳嗽是一种防御反射，可清除气道中的分泌物或外来异物。任何作用于喉头、气管或支气管感受器的刺激都可以诱发咳嗽。大多数正常人每天都会有咳嗽发生，反复咳嗽会干扰人们的正常生活。

咳嗽是气道廓清重要机制。咳嗽的效果受气道分泌物的黏度和咳嗽气流通过的速度所影响。有效的咳嗽需要高流量的气流和小的横截面积。气道的动态压力源于等压点，等压点是支气管内外压力相同点。压力在气道横截面积减少的情况下可增加气流速度。当肺和气管疾患时，正常力度的咳嗽可有效地将气道分泌物以痰的形式排出体外，达到有效的肺气道廓清。

咳嗽的严重程度跨度较大，它可从偶然性的咳嗽到持续不断的咳嗽。当用力咳嗽时，引起肺内高压和高速气流呼气，可引起机体各系统很多不利的反应，心血管系统可影响到血压、心率；泌尿系统可影响大小便；消化系统可出现胃食管反流、腹股沟疝；肌肉骨骼系统可出现椎体压缩性骨折、腹直肌断裂、肋骨骨折；神经系统可出现头痛、脑卒中晕厥以及呼吸系统的并发症、气胸、气管支气管损伤、喉损伤。高声、犬吠样咳嗽表明喉部或气管的疾病。长期每天的排痰性咳嗽则是慢性支气管炎及支气管扩张的重要特征。对于老年患者的常见疾病则是心力衰竭。

3. 气道廓清的技术原理 正常情况下，黏液纤毛系统的清除功能是非常有效及高效的。在呼吸系统疾病状态下或麻醉和手术后等影响因素发生时，气道自身功能受损，纤毛运送功能及正常咳嗽机制受到破坏，气道内分泌物过多潴留或难以排出。气道廓清技术运用各种主动及辅助物理方式改变气道气流，加强黏液纤毛的清除功能，促进清除远端气道的分泌物，防止阻塞，辅助将分泌物移到中央气道，促进排痰提高肺通气和换气。

三、气道廓清功能受损的病理生理基础

1. 黏液成分的增加 通常表现痰液生成模式的改变，分泌物过多或潴留。肺部疾患引起炎症反应，释放炎症介质诱导某些弹性蛋白酶及胰蛋白酶活性使得气道上皮损伤，气道不稳定顺应性高，造成气道廓清障碍。

2. 黏液成分的改变系统脱水 术后限制液体的进入量、长期高呼吸频率可导致液体丧失，造成痰液黏度改变，黏膜清除率下降（MCC）使痰液难以排出和移动。

3. 纤毛结构和功能异常 原发性纤毛运动障碍，其中纤毛内部结构缺陷使纤毛能动性减少导致上下呼吸道疾病。过多使用气管内吸引术也可致纤毛黏膜受损，使得纤毛功能不能正常工作，分泌物不能正常排出。

4. 黏液纤毛廓清受损（MCC） 年龄增大、睡眠状态等因素使黏液纤毛运送功能降低。很多患者多会反映在深夜及晨起时痰液量较多。麻醉药物的使用能使MCC降低；吸烟、职业、工作和生活环境等因素也能引起MCC能力受损。

5. 异常的咳嗽反射 咳嗽反射降低、增强、咳嗽无效等都将影响气道气流的改变，影响痰液的正常排出。

(1) 咳嗽反射降低：意识降低、麻醉、麻药性止痛剂、疼痛抑制剂的使用；胸部受损、胸膜炎、迷走神经或舌咽神经受损、喉切除、声带麻痹、去神经支配的肺均能导致咳嗽反射的降低。

(2) 咳嗽反射增加：支气管高反应性控制差的哮喘、病毒感染可增加敏感性造成呼吸道刺激而增加咳嗽。

(3) 咳嗽无效：由于不能蓄积足够的排痰气流，肺活量严重降低呼吸肌无力气流受限导致咳嗽无力或无效。气流通过扩大的气管腔而气流降低。

(4) 异常咳嗽：鼻液倒流、食管反流障碍可引起慢性咳嗽和胃内容物吸入刺激气管引起咳嗽反射。

6. 气道廓清功能受损的临床特征 分泌物过多和（或）潴留是气道廓清障碍临床主要特征性表现。从患者每天痰的产生情况可揭示慢性痰性咳嗽。痰量的增加、颜色的改变或者稠度的改变。检查可发现呼吸模式的改变，感染的出现会导致发热和心率加快。分泌物导致明显的气道受限，听诊发现呼吸音改变，咳嗽可能是干性或湿性、有效或无效、无痰的。

(1) 黏液量较平常增加：呼吸道支气管黏液分泌量增加、痰量增加是肺疾患常见的症状。慢性支气管炎、囊性纤维化、人工气道导致气道黏膜黏液分泌增加。

(2) 无力低效的湿性咳嗽：呼吸困难和通气量减少。许多肺容积和肺活量减少的患者，不能满足体力活动的通气要求，出现呼吸困难和运动耐力下降。气流通过扩大的支气管管腔时气流降低。胸壁、呼吸肌或胸膜病变可造成呼吸肌的无力，这些均无法进行有效足够的深呼吸导致呼吸气流降低和无效咳嗽。

(3) 排出的痰液中含有细菌：痰中带病毒、细菌及真菌破坏支气管壁黏膜，炎性介质分泌，体内免疫机制的参与炎性分泌物参与炎症进展过程，增加了痰液的分泌，导致支气管黏膜损伤顺应降低痰液排出障碍。

(4) 发热：常伴随新陈代谢加速，体温每升高1℃，氧耗量和二氧化碳生成大约增加10%，心率及呼吸频率均增加。

(5) 影像学检查肺不张：肺不张反映了肺体积的减少，指肺通气量减少。肺塌陷无通气的肺叶密度增大、移位和实变。

(6) 肺炎表现：肺部感染气道是廓清受损常见特征性表现，术后和重症患者、慢性呼吸道疾患常可见到。原因可能是误吸及感染的分泌物造成。病理学表现为肺毛细血管通透性增加，导致肺泡水肿微血栓形成，病变进一步可成为大片弥漫性肺组织水肿。

四、气道廓清技术

气道廓清方法的选择受患者的年龄、疾病严重程度、方法的简易舒适程度、花费、民族文化、治疗方案及为清除哪个部位的分泌物的影响。它包含了两大类：

1. 辅助廓清 运用辅助手段，协助患者将远端气道的分泌物移动到中央气道，再通过用力呼气（咳嗽、呵气）来促进排痰。在呼吸道清洁方案中，当一种设备的使用或辅助的一些手法来辅助咳嗽及气道分泌物的排出。胸部摇动，振动和（或）胸部叩拍等这些胸科物理治疗技术联合应用，可能有助于进一步清除分泌物。

2. 自主廓清 运用一切手段使患者获得主动气道廓清的能力。患者有主动气道廓清能力，辅助物理治疗廓清气道就是非必要的了。主动循环呼吸，自主引流，舌咽式呼吸，使用单独的呵气方案或用力呼气技术、呼吸控制及胸廓扩张运动来改变跨肺压，以清除气管内的分泌物。单一的持续呵气直至降低相同的肺容积时，同样可以进行有效地咳嗽咳痰。

3. 常用气道廓清技术

(1) 主动循环呼吸技术：主动循环呼吸技术（active cycle of breathing techniques，ACBT）可有效地清除支气管分泌物，并能改善肺功能而不加重低氧血症和气流阻塞。任何患者，只要存在支气管分泌物过量的问题，都可以单独应用 ACBT 或辅以其他技术。ACBT 一周期分为三个部分：呼吸控制、胸廓扩张运动和用力呼吸技术。

1) 呼吸控制（breathing control，BC）：在主动循环呼吸中，介于两个主动部分之间的休息间歇为呼吸控制。患者按照自身的速度和深度进行潮式呼吸（tidal breathing），并鼓励其放松胸部和肩部，尽可能地利用下胸部及膈肌呼吸模式来完成呼吸，这种呼吸模式使肺部和胸壁回复至静息位置。以此呼吸方式持续维持，直到患者开始进行胸廓扩张运动或用力呼气技术中的呵气动作。

2) 胸廓扩张运动（thoracic expansion exercise，TEE）：是指着重于吸气的深呼吸运动。吸气是主动运动，在吸气末通常需屏气 3 秒钟，这一策略可以减少肺组织的塌陷。在内科胸部患者中，与病变和阻塞区域相比，气流可以更迅速地进入到无阻塞的健康区域，引起通气不同步。对这类患者来说，“屏气”策略是有用的。在平行的呼吸单元之间，如果时间常数不同，摆动时气流就会随之发生。气流对气道清洁来说是非常重要的。

在正常的肺内，气流流经旁系通气系统时，阻力相当高，所以气体在这些通路中几乎无法流动。当肺容积增加和肺出现病理性改变时，阻力减小，以至于气体可以流经这些旁路——肺泡间的 Kohn 孔，细支气管与肺泡之间的 Lambert 通路以及细支气管之间的 Martin 通路，并随分泌物进入肺内。

胸廓扩张运动有助于肺组织的重新扩张，并协助移除和清理过量的支气管分泌物，这一效应由相邻肺泡之间的扩张力所致，也可以用相互依存的现象来解释。当肺容积增大时，肺泡之间的扩张力较潮式呼吸时更大，可能有助于肺组织的重新扩张。在每一主动循环呼吸中，完成 3 次左右的扩张运动后，需暂停几秒钟，然后再进行呼吸控制。多而深的呼吸能引起通气过度，导致患者疲乏，而且会使一定时间范围内所能完成的呵气次数减少。胸廓扩张运动可被连续使用，也可以在正常呼吸之间使用。

将患者或物理治疗师的手置于被鼓励进行胸部运动的那部分胸壁上，可以通过本体感受刺激进一步促进胸部扩张运动。最初可引起这部分肺的通气增加，随后，胸壁运动也相应增加。

在深吸气末，采用一种“嗅气”（sniff）策略可以使肺容积进一步增加。这一策略不适用于过度充气的患者，但对于需要更多动力以增加其肺容积的外科患者来说，它可能是一种有用的技术。

3）用力呼吸技术（forced expiration technical，FET）：用力呼气技术由 1~2 次用力呼气（呵气）（huff）组成，随后进行呼吸控制。呵气可以使低肺容积位的更多的外周分泌物移出，当分泌物到达更大的、更近端的上气道时，在高肺容积位的呵气或咳嗽可以将这些分泌物清除。用力呼气动作是在应用呵气或咳嗽以清理气道的机制中最有效的组成部分。用力呼气动作可以引起等压点（equal pressure point）以下的气道（从等压点至口腔之间）动态压缩和塌陷。当肺容积大于功能残气量时，等压点位于肺叶或肺段支气管。在用力呼气过程中，随肺容积的减少，等压点向远端移动，直至更小的、更外周的气道。胸膜腔内的压力为 +20cmH_2O，肺的弹性回缩压为 +5cmH_2O，因此，外周气道内的压力为 +25cmH_2O。从肺泡至口腔，压力从 +25cmH_2O 阶梯下降，直至为零，所以在气道内的某处，气道内的压力将等于胸膜腔压力。在等压点的近端，气道的动态塌陷和压缩随之出现。在用力呼气过程中，等压点下游的梗阻点所致的动态塌陷和压缩更显著。

在无吸气动作干预的情况下，一连串的咳嗽可以清除支气管分泌物。在临床上，单一的持续呵气直至降低到相同的肺容积时，同样可以进行有效的咳嗽咳痰，而且较少引起患者疲劳。咳嗽与 FET 在清除肺部分泌物方面，这两种方法都同样有效，但 FET 无需太大消耗。

在自主咳嗽过程中，平均跨肺压高于用力呼气时，这将引起气道更大程度的压缩和狭窄，从而导致气流受限和支气管清除的有效性降低。呵气过程中所产生的剪切力会降低黏液的黏度，加之用力呼气时流量很高，这些都被认为有助于黏液的清除和痰液的排出。

在移除和清除外周分泌物时，如果在高肺容量位开始呵气，将导致不必要的能量消耗。从中肺容量位开始呼气时更有效，而且可能更有力。由中肺容量开始，以中等深度进行呼吸，呼气时保持口腔和声门开放，利用胸壁和腹部肌肉的收缩将空气挤出。呼气时间应该足够长，以便将位于更远端气道内的分泌物松解咳出。但是，如果呼气时间持续太久，可能会引起不必要的阵发性咳嗽。当分泌物已经达到上气道时，在高肺容积位进行较短的呵气或咳嗽就足以将这些分泌物清除。

呵气过程需要用力。但非剧烈动作。为达到最大效能，呵气的时间以及呼气肌的收缩力应适当调整，以使气流达到最大并尽量减少气道塌陷。

作为用力呼气技术的一个重要组成部分，1~2 次用力呵气后需要暂停并进行呼吸控制，以防止气流阻塞的加重。暂停时间的长短因人而异。当患者存在支气管痉挛或气道不稳定时，或患者虚弱而且容易疲劳时，较长时间的暂停（10~20 秒）可能是比较适当的。当患者不合并有支气管痉挛时，呼吸控制周期可以大大缩短。

呼吸控制、胸廓扩张运动和用力呵气技术可根据每个患者和每个治疗周期进行灵活调整。在完成一组胸廓扩张运动后，可能接着进行用力呼气技术。但是，在两组胸部扩张运动之间穿插一个呼吸控制周期，这种方案可能更适用于分泌物松解缓慢的患者。胸廓扩张运动中的 3 秒钟屏气策略将使大多数手术患者从中受益。

对许多患者，坐位时使用 ACBT 就可以有效清除分泌物。在某些情况下，有必要采用重力辅助体位（如肺脓肿）。大多数患者首选平卧位和甚少感到呼吸困难的位置，而非选择头低倾斜位。

无论是由物理治疗师指导治疗还是患者自我进行治疗时，如果在有效呵气至低肺容积位的过程中，呵气音变干而且无痰液生成时，被认为是达到了治疗周期的“终点”。重症患者因疲劳可能无法达到这一终点指标，所以，在患者出现筋疲力尽之前，应该终止任何形式的气道清理技术。

(2) 自主引流：自主引流（autogenic drainage，AD）的目的是最大限度地增大气道内的气流，以改善通气功能并清除黏液。在实施自主引流时，患者应在不同肺容积位进行平静呼吸，以松解、移除和清除支气管分泌物。

最初，有学者将 AD 描述为：“松动”，“集聚”和“排出”三个阶段。有人建议在呼吸过程中屏气 2~4 秒。因为在肺部不同的区域（旁路通气）之间，时间常数存在差异，所以“屏气”有利于气体在肺段内达到更均匀的充盈。在呼气过程中保持上气道（口腔和声门）开放，类似于叹气动作。呼气力量要平稳，以使呼气流量达到可能的最高速度而且不会造成气道压缩。气流速度增高时，剪切力增加。低肺容积位的呼吸可移除外周黏液。这是“松动”阶段。随后，在接近于个体的潮气容积位进行一段时间的呼吸，可以“集聚”中间气道的黏液。然后，在“排出”阶段，患者在高肺容积位呼吸，分泌物从中心气道排出。当有足够多的黏液集聚在大气道时，咳嗽或呵气帮助分泌物的清除。在分泌物被移至大气道之前，并不主张优先进行咳嗽。自主引流时，通常采用坐位或仰卧位。

患者在低肺容积位呼吸时常感到很不舒服，有学者将 AD 操作重新修正，不再将其分为三个阶段，这种技术被称为改良的自主引流。患者在潮气容积位呼吸，而且在每次吸气末屏气 2~3 秒。然后用咳嗽清除喉部黏液。

(3) 胸部叩拍（clapping）：将手掌微曲成弓形，五指并拢，以腕部有节奏的屈伸运动拍打患者肺部，利用手掌的拍击产生空气振动，使痰液松动易于排出。正确的叩拍会产生一个空而深的声响，在叩击同时要鼓励患者做深呼吸和咳嗽（可以使用机械叩拍器，频率 3~5 次 / 秒）。通常使用两手叩拍。自我胸部叩拍可使用单手胸部叩拍，在进行胸部扩张运动的同时，双手叩拍是很难协调的。

胸部叩拍应使患者感觉舒适。操作时隔一层衣服，避免对皮肤有异常感觉刺激。胸部叩拍的力度可根据不同的个体作出适当的调整。

对于神经肌肉无力或瘫痪的患者以及合并有智力障碍的患者来说，胸部叩拍是一种用以刺激咳嗽的有用技术，咳嗽可能由分泌物的动员所激发。

自我胸部叩拍常引起患者疲劳，可导致低氧血症，这种情况可使用血氧计对患者进行监测。叩拍过程中，如果氧饱和度降低应停止叩拍。当患者处于临床稳定期时，患者认为自我胸部叩拍是有利于分泌物的排出。

有力而快速的胸部叩拍能引起患者屏气，而且会诱发气道高反应性患者的支气管痉挛。胸部叩拍的频率应使患者和物理治疗师均感到舒适的节奏。

叩击部位由下往上，每个部位叩击 1~2 分钟。叩击时要避开胸骨，脊柱，肝脏、肾脏、乳房等位置，必要时可垫布片，以减轻胸壁不适。多与体位引流同用，重点叩击需引流部位，沿着支气管走向由外周向中央叩击，利用腕关节活动、力量适中，重复叩击时间 1~5 分钟。应用过程中要预防低氧血症、气管痉挛加重、呼吸功增加及颅内压增高。术后患者及胸部创伤患者不适合进行胸部叩拍。严重的骨质疏松症和大咯血是此项技术的禁忌证。

(4) 胸部摇动,振动和压迫:将治疗师的手置于胸壁上。在呼气过程中,借助于机体的重量,沿肋骨正常运动方向的振动被传至胸部。这一动作可以加快呼气流量,并可能有助于分泌物的移除。这种技术常与胸部扩张运动联合应用,它能抵消由任何振动所致的气道关闭。

胸部振动(vibratory)可以是粗糙运动(摇动)(chest shaking),也可以是精细运动(振动)(chest vibrations)。胸部振动和摇动应根据不同的患者做适当的调整,应该使患者在舒适感觉中进行。患者也可进行自我胸部振动,双手掌交叉重叠置于胸廓的适当部位,在呼气过程中进行胸部振动或摇动。也可将手掌置于相应的位置,在整个呼气过程中进行胸部压迫(compression)来增强呵气时的用力呼气动作(图 4-7-1)。侧卧时,可以利用同侧的上臂和肘部以及另一侧的手掌共同完成对该侧的自我胸部压迫。

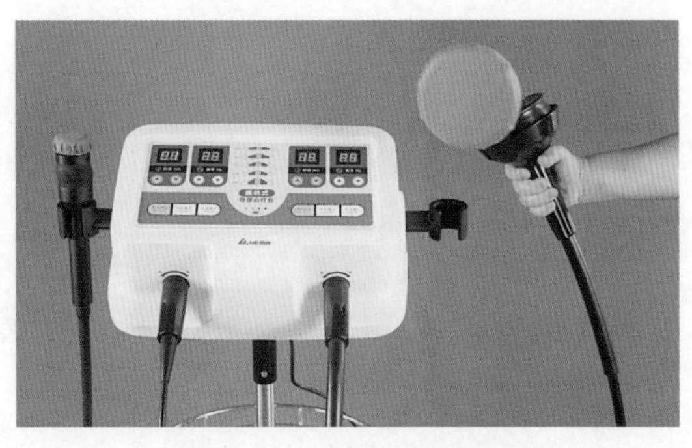

图 4-7-1 手持式振动排痰仪

在呼气或咳嗽过程中,治疗者可以对患者进行胸部压迫。通常,在术后患者中,伤口的支撑有利于呵气和咳嗽。当合并肋骨骨折和其他胸部创伤时,不适宜进行胸部摇动,但是,胸部压迫可能有助于分泌物的清除。

肋骨弹跳技术(rib spring)可以应用于瘫痪患者。在整个呼气过程中,持续压迫胸壁,并且在呼气末加压,然后迅速松开双手,吸气动作被触发。对非瘫痪患者来说,该技术是不恰当的,因为对反弹胸部进行压迫时,可能会导致肋骨骨折。

对嗜睡、浅昏迷的患者(如慢性支气管炎致呼吸衰竭并伴有痰液潴留时)采用相似的,但力度较小的胸部压迫时,肋骨弹跳技术可能会刺激更深的吸气动作。在手动过度通气治疗的呼气阶段,胸部摇动或胸部振动常常被用以协助清除分泌物。患者合并有骨质疏松症或使肋骨或脊柱受累的迁移性沉积症时,对胸部摇动、振动和压迫技术的应用必须谨慎。

(5) 高频胸壁振荡(high-frequency chest wall oscillation,HFCWO)通常以 5~20Hz 的频率压迫胸壁。调整可充气背心以使其紧贴患者胸壁,使空气传送至背心内并产生一定的压力。将气体脉冲发生器与背心连接,以提供间歇正压气流。致使背心迅速扩张,压迫胸壁,引起气道内气流的瞬间增加(气流"振荡")(图 4-7-2)。

气流振荡和气道管壁的振动增强了黏液清除能力。其机制为:黏液/气流相互作用增强,导致咳嗽样剪切力增加和黏液黏弹性降低。此外,HFCWO 引起呼气气流的偏流,这样可促进黏液向下游运动,移至口腔。也有人提出,HFCWO 能会增强纤毛运动能力。

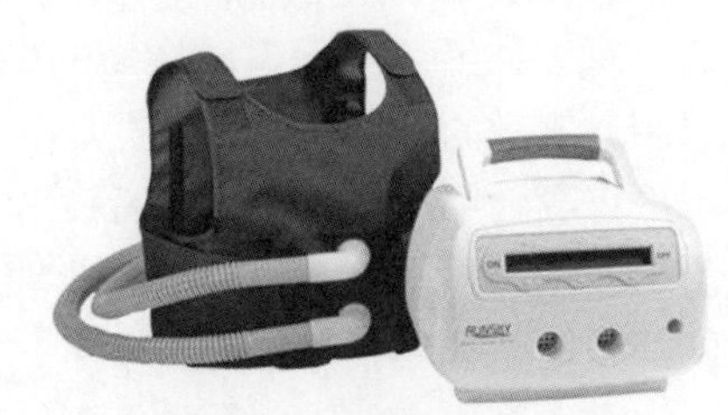

图 4-7-2 胸壁振动背心

最常使用的方案是,总治疗时间为 30 分钟,包括 6~25Hz 之间的六个频率。建议总治疗时间为 10~30 分钟。治疗方案应随个体不同根据所用机器的波形而调整,以确定最佳治疗频率。

(6) 体位引流(重力引流):重力对气道清除的作用即增加引流,同时又改善通气功能。

根据肺支气管解剖位置给予患者摆位，使得肺节在摆位下，其支气管与重力呈垂直状态。诱发分泌物引流到支气管，由咳嗽或抽吸排出。

体位引流摆放原则：评估患者以决定肺部哪一段要引流，病变部位在上，引流支气管开口在下，肺上叶引流可取坐位或半卧位，中下叶各肺段的引流取头低脚高位。将患者置于正确的引流姿势。并根据肺段位置的不同转动身体角度。

引流时让患者轻松呼吸，不能过度换气或呼吸急促。体位引流过程中，可结合使用手法叩击等技巧。如有需要，应鼓励患者做深度、急剧地双重咳嗽。如果上述方法不能使患者自动咳嗽，则指导患者做几次深呼吸，并在呼气时给予振动，可诱发咳嗽。每次引流一个部位，时间 5~10 分钟，如有数个部位，则总时间不超过 30~45 分钟，以免疲劳。每天进行 2~3 次，引流治疗结束后缓慢坐起并休息，防止姿势性低血压。夜间分泌物容易潴留，故在清晨醒后行体位引流效果最好。引流后有意识的咳嗽或运用用力呼气技术，可将分泌物更好地从大气道排出。不宜在餐后、胃潴留时进行体位引流。

引流时要预防严重高血压、颅内压增高、心衰、气喘发生。

此技术适合于支气管扩张、肺脓肿等有大量脓痰的患者。严重的心血管疾病、肺水肿、近期大咯血的患者禁止使用。

(7) 振荡呼吸正压：利用一种小型的便携式装置。此装置结合呼气过程中气道内气体振荡技术与可变的呼气正压技术于一体。通过此装置在呼气过程中产生一种呼气正压，引起气道内气体的振荡。调整振荡的流量、压力和频率以满足不同个体的需求，清除气道分泌物。

此装置为一个管形结构，一端开口连接于口件，管的上方由一个有孔板盖覆盖。管碗内放置一个高密度不锈钢球于一小锥形结构上。呼气过程中，钢球沿锥形表面运动，产生呼气正压(PEP)，引起气道内气体的振荡。此外，钢球运动导致间歇性的气流加速，调节该装置放置角度，达到最大的振荡效应时为最佳。使用过程中，患者通常取坐位或仰卧位。此装置可使痰液黏度、弹性降低。

将此置于口腔内，然后通过鼻子吸气或口件周围的间隙从口腔吸气(通过此装置吸气是不可能的)。缓慢吸气，深度稍大于正常，屏气 3~5 秒后，然后以较正常稍快的速度呼气。这就是所谓的“黏液松动和移除”阶段。完成 4~8 次这样的呼吸后，深吸气后“屏气”，然后通过用力呼气。这可能需要重复两次，该阶段为“黏液排出”阶段。它可能引起痰液沉积，所以在呼气或咳嗽后，应该暂停一段时间以完成呼吸控制。

因为它的作用不依赖于重力，可在任何体位下使用。开始呼吸(5~8 次)的深度略大于正常，其间穿插 1~2 次更深更有力的呼吸，而且通常在吸气末屏气 2~3 秒。呵气或咳嗽来清除已移除至大气道的分泌物，随后进行呼吸控制。推荐的治疗时间为 10~15 分钟。

(8) 呼气正压：呼气正压(positive expiratory pressure，PEP)能增加痰液的排出并能改善经皮氧分压。接受 PEP 治疗时，肺容积的增加使得气体绕到引起小气道阻塞的分泌物之后，以协助这些分泌物的移出。

最初的 PEP 仪器，包括一个面罩和一个连接呼气阻力器的单向活瓣。对于该装置，必须达到呼气中段所必需的压力。压力表装于活瓣和阻力器之间以监测压力。呼气中段的压力通常在 10~20cmH_2O 水平。

患者取坐位，身体前倾，肘部支撑于桌面，用面罩紧扣鼻子和口腔进行潮气呼吸，然后轻轻地主动呼气 6~10 次。应避免进行完全彻底的呼气，以使肺容积得以保持。呼气正压呼吸之后,接着完成用力呼气技术以清除已松动的分泌物。治疗时间和频次应根据个体进行调整。在稳定期胸部疾病并伴有支气管分泌物过多的患者中,通常采用的治疗方案为每次约15 分钟,每天 2 次。应根据患者的体征和症状做调整。

吸气阻力 - 呼气正压(inspiratory resistance-positive expiratory pressure,IR-PEP)是将一电阻器置于 PEP 面罩的吸气开口处,以便在吸气和呼气时均能提供阻力。患者对着阻力器吸气和呼气,这有助于减慢流速,使吸气气流更平缓。

高压 PEP(high-pressure,PEP)由 PEP 面罩治疗改良而来,通过面罩进行潮式呼吸,同时,在进行充分用力呼气时也应佩戴面罩。当患者气道功能不稳定时,在用力呼气过程中施于呼气正压,分泌物将会被更容易被移除。将面罩与肺活量计连接,指导患者完成用力肺活量动作,并对该技术进行评估。运用肺功能装置对呼气阻力定期评估,以选择适合于每一个体的阻力器,阻力不正确将导致肺功能恶化和呼吸道清除无效,因此使用该方法需谨慎。

治疗过程中,患者取直立坐位,将面罩紧扣于面部。6~10 次节律性潮式呼吸后,吸气至肺总量位,然后对着阻力器用力呼气直至低肺容积位。在此过程中,所产生的压力为50~120cmH_2O,这通常会导致痰液的排出。

(9) 其他气道廓清技术(吸入 / 呼出辅助咳嗽、阻抗性吸气策略、体力活动、气道抽吸等)

1) 吸入 / 呼出辅助咳嗽:机械式吸入 / 呼出装置(mechanical insufflator/exsufflator)为上气道提供正压使肺脏最大限度地扩张,随后气道压力突然逆转为负压。气道压力从正到负的迅速改变,模拟咳嗽过程所出现的气流改变,协助痰液的清除(图 4-7-3)。

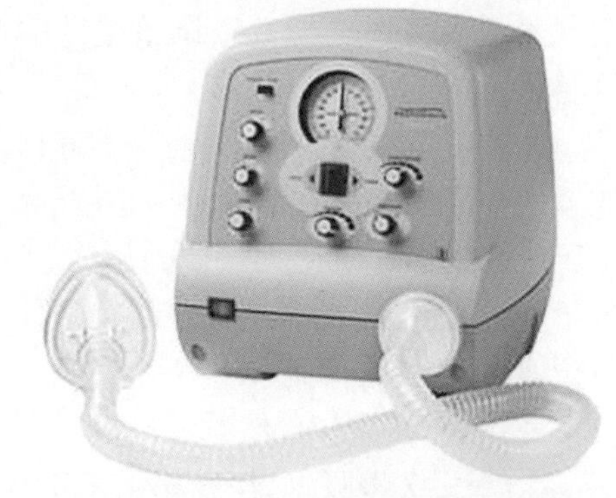

图 4-7-3 咳嗽辅助装置

机械式吸入 / 呼出可增加神经肌肉疾病患者的峰值咳嗽流量(peak cough flow,PCF)。PCF 的增加能提高咳嗽效能,有助于分泌物的清除。

最初使用该装置的患者可能无法忍受压力的极速改变。较高的压力能导致气体从面罩周围泄漏。用低压力也可以产生一个很好的效果。所使用压力的中位数分别为 +30/–30cmH_2O,范围为 +15~+40cmH_2O(吸入)和 –20~–50cmH_2O(呼出)。通常采用自动模式。这种装置可在家庭环境中使用,无需训练有素的专业人员操作。在这种模式下,该装置在设定的负压和正压之间摆动,在规定时间内持续吹入,然后切换到呼出阶段,在一段预设的治疗时间后,进入暂停期。手动模式下,吸入和呼出之间没有任何停顿,该运动应该是一个连续的运动。

当装置切换至吐气阶段时,患者应学会调整咳嗽动作。最初可给指令提示患者:其应该深呼吸,当感到压力变负时进行咳嗽。机械式吸入/呼出可以与手动辅助咳嗽技术联合应用。最初,患者需适应该装置的手动模式,而且通常需要佩戴全罩式面罩。吸入(正的)压力应设置在 15~20cmH_2O,随后增加,以使肺吸气达到肺总量位。最初的呼出(负的)压力应该与吸入压力相同,但是,在适当情况下,负压应增加,并高于正压 10~20cmH_2O。咳嗽声增强为判断疗效的最佳指标。

2) 阻抗性吸气策略(resistive inspiratory manoeuvres):该技术是指对着一个固定的阻力

器重复进行最大吸气肺活量动作，阻抗性吸气以促进痰液的清除。要求受试者在 80% 最大压力下，对着固定阻力器呼吸并完成深吸气肺活量动作。最大压力在残气量至肺总量位之间产生。阻力器使吸气时间延长，阻抗性吸气策略能使更多的吸气气流进入到外周气道，以致在吸气阶段，气流所产生的剪切力作用于气道分泌物。

3）体力活动：体力活动（physical activity）可增加呼吸道廓清能力。采用气道廓清技术和运动方案可以减缓肺功能的下降。除了有助于气道清除外，体力活动还有许多其他益处，但往往不可能与其他呼吸道廓清技术同等有效，特别是对那些生成大量痰液的患者。

4）气道抽吸（airway suction）：对插管及在未插管但伴有分泌物潴留的成人患者（经鼻咽部吸引）进行气道分泌物抽吸。

经鼻气管内吸引是一种刺激咳嗽的方法，此操作能引起患者不适，所以此方法只有在绝对必要的情况下才使用。其适应于气道分泌物潴留，但无法有效咳嗽和排痰时。在某些情况下，例如，慢性支气管炎急性发作致二氧化碳麻痹和呼吸衰竭，以及在神经系统疾病、术后并发症或喉部功能障碍时，抽吸将是必要的。在进行气道抽吸之前，非常重要的一点是，应仔细耐心地向患者解释该过程。

气道抽吸易导致喉痉挛或迷走神经反射（引起心律失常）。合并有喘鸣或严重支气管痉挛、头部外伤致脑脊液渗漏至鼻腔患者，禁用经鼻气管内吸引。呼吸肌麻痹存在分泌物潴留，此患者气体容量降低，不足以协助分泌物的清除，应考虑运用其他技术，如机械式吸入 / 呼出、辅助性咳嗽、间歇正压呼吸、舌咽呼吸和重力辅助体位。

气道抽吸可损伤气道上皮，应选择合适的导管及细心操作，将损伤减少到最小。对成人患者通常选用内径为 12FG 的弯曲导管，用水溶性凝胶润滑导管，然后轻轻地插入鼻腔弯曲进入咽部。当导管到达咽部可刺激咳嗽，此时，抽吸可以进行以吸出分泌物，随后拔出导管。很多情况下，有必要将导管经声门插入气管以刺激咳嗽。当患者头向后仰，或者患者能够合作并能将舌头伸出时，导管是不进入食管内的。在吸气过程中插入导管，如果其进入气管，将会激发强有力的咳嗽。抽吸时，真空压力应保持在尽可能低的水平，通常为 60~150mmHg（8.0~20kPa），抽吸压力一般要根据黏液的黏度进行缓和的逐步调整。

在抽吸过程中，应该给予患者吸氧并观察其是否合并有低氧血症的迹象。如果一直难以插入而且患者出现发绀时，除从气管中撤出导管外，应停止抽吸并给予持续吸氧，直至患者的肤色有所改善。然后，再次进行抽吸。

抽吸可以在坐位下进行。但昏迷患者应采用侧卧位，如果呕吐发生，这种体位可避免误吸。

经口咽吸引（orop-haryngeal suction）是另一种替代方法。经口咽的气道为一可塑性比较好的管状结构，该形状与弯曲的上腭相适应。将吸管的尖端直接插向口腔的上颚部，然后旋转，直至尖端到达舌头的后方。

如果小心谨慎地进行吸引，而且供氧充足时，气道抽吸是一种非常有价值的技术，同时可避免进行侵入性更强的操作，如支气管镜、气管插管或微型气管切开术。然而，当所有的手段、尝试都未能获得有效咳嗽时，应该使用这些侵入性方法。

五、疗效评估

短期的评估通过痰液的改变来检测，例如痰液的重量，体积和（或）排痰频率进行评价 。

排痰的容易程度可以通过分类量表及视觉类比量表(visual analogue,VAS)评分法。在急性期,肺部影像学检查及听诊也可以为患者提供依据。患者长期的疗效可以通过加重次数,抗生素的使用疗程,住院日和每年旷工的天数来评估。生活质量的评估,肺功能 - 肺量计也可用于评定气道廓清技术的作用。呼吸疾病问卷其中量化咳痰症状和痰液。

(何予工)

第八节 氧 疗

一、氧疗的定义

氧是维持人体生命的必需物质,是维持机体器官功能的基本条件,但人体氧储备甚少,代谢所需氧全依赖呼吸器官不断从空气中摄取,并通过循环和血液系统的功能运往全身的器官和组织。18 世纪 80 年代,人类发现氧气的存在,之后便慢慢认识到氧在生命运动中的机制,氧气逐渐被利用到各种疾病的治疗中。1798 年,著名医生 Beddoes 在英格兰创办了肺病研究所,并开始了氧疗。第一次世界大战期间,霍尔丹用氧气成功地治疗了氯气中毒,引起医疗界的轰动,氧疗被确立为一种疗法。1924 年,霍尔丹给受伤士兵吸氧,战伤的死亡率大大降低,使人们对氧疗更加重视。之后,随着医学研究的不断深入,制氧技术的不断发展,补给氧气慢慢成为医院的重要常规治疗手段。1958 年 AlvanBarach 第一次将氧气规范地应用于细菌性肺炎的患者;20 世纪 60 年代中期产生便携式液体氧气,是家庭氧疗的一个革命;20 世纪 60 年代后期,美国医学家开始系统观察氧疗对慢性低氧血症的疗效。从 70 年代开始,氧疗渐渐进入家庭。80 年代初期,由于世界制氧技术的革命性突破——分子筛制氧机的研制成功以及制造技术的不断提高,家庭氧疗开始成为许多疾病出院康复期患者的一种重要治疗手段和预防病情急性发作的生命保障手段。1987 年 2 月,在美国召开了第一届国际家庭氧疗学术会议,会议指出:坚持家庭氧疗使一些疾病的死亡率成倍下降,生存期延长,生存质量提高,综合医疗费用下降。研究人员开始系统地评价氧疗在慢性低氧血症患者中的有益作用,这些研究工作为现代氧疗奠定了基础,促进了此领域的发展。氧气治疗(oxygen therapy)是通过增加吸入氧浓度(FIO_2),提高肺泡氧分压(P_AO_2),加大肺泡膜两侧氧分压,促进 O_2 弥散,提高动脉血氧分压(PaO_2)和血氧饱和度(SaO_2)。故氧疗可大部分改善或纠正因吸入低浓度 O_2 和呼吸功能障碍所致的低氧血症,而尚难改善因肺水肿、肺实变和肺不张所致的肺内静脉血的较大的分流所引起的低 O_2 血症。一般氧疗亦难以纠正细胞型的组织缺氧。氧疗如同用药一样,应有其指征、具体方法、剂量、疗程、监测其疗效及其不良反应。氧疗可分为吸入氧疗和静脉氧疗。吸入氧疗:吸入高浓度的氧,使血浆中溶解氧量显著增加,以改善组织供氧的治疗方法被称为氧疗(oxygen therapy),主要用于各种缺氧的治疗或预防。静脉氧疗:通过口服或静脉输注辅助供氧。2002 年我国学者徐礼鲜"用光量子溶氧技术"将 O_2 高浓度的溶解在林格液或 5% 葡萄糖等临床常用液体中,氧分压由 21kPa 上升到 90~100kPa(称为高氧液体或晶体携 O_2 液),能容量依赖性的提高静脉血氧分压和氧饱和度,能明显提高急性失血性休克家兔的 PaO_2 和 SaO_2,并降低血液黏滞度。

氧疗的分类方法很多,常见的如按吸入氧浓度分类、吸入方式分类等。

（一）按吸入氧浓度分类

1. 低浓度吸氧 又称控制性氧疗，吸氧浓度低于 35%。应用于低氧血症伴二氧化碳潴留的患者，如各种原因引起的Ⅱ型呼吸衰竭（氧分压低于 60mmHg，二氧化碳分压高于 50mmHg）；慢性阻塞性肺疾病等。对于慢性呼吸衰竭的患者，持续低浓度氧疗（1~2L/min），氧疗能明显改善喘闷气急的症状、动脉血气值、肺功能等。当机体发生Ⅱ型呼吸衰竭（高碳酸性呼吸衰竭）时，机体同时伴有低氧血症和高盐酸血症，两者都可刺激呼吸，但长时间的二氧化碳潴留会造成中枢化学感受器的适应，此时的呼吸运动主要依靠低氧外周化学感受器的刺激作用来维持。因此对这种患者进行氧疗时，如吸入高浓度氧，由于解除了低氧对呼吸中枢的刺激作用，可造成呼吸抑制，应注意避免。

2. 中等浓度吸氧 吸氧浓度为 35%~50%。主要用于有明显通气 / 灌流比例失调或显著弥散障碍的患者，特别是血红蛋白浓度很低或心输出量不足者，如肺水肿、心肌梗死、休克等。

3. 高浓度氧疗 是指吸氧浓度大于 50%，应用于单纯缺氧为主而无二氧化碳潴留的患者，如成人呼吸窘迫综合征、心肺复苏后的生命支持阶段。慢阻肺患者家庭氧疗不适宜高浓度氧疗，但是慢阻肺急性加重患者无创通气（NIV）期间，对于低浓度氧疗不能纠正低氧血症的患者，可考虑提高吸入氧浓度，不加重二氧化碳潴留。

（二）按吸氧环境分类

1. 常压下氧疗 地球纬度 45°的海平面上，温度 0°时，测出每平方厘米面积所承受的压强为 760 毫米汞柱（mmHg），称为 1 个标准大气压强，也就是常压。临床常用的鼻塞及鼻导管氧疗、普通面罩吸氧等都是在常压下进行的，主要用于呼吸系统疾病。

2. 高压氧疗 凡是高于常压（1 个标准大气压）的压力称为高气压。在高气压环境下吸高浓度氧称为高压氧疗。高压氧疗法是将患者置于高压环境中（高压氧舱内）吸氧以治疗疾病的方法。高压氧的临床应用已相当广泛，涉及内、外、妇、儿、传、五官、皮肤等，几乎所有的临床学科，对许多疾病都有显著疗效。如：①减压病与气体或者空气栓塞症是高压氧氧疗的绝对适应证；②一氧化碳中毒伴昏迷或引起心搏呼吸骤停，也是高压氧的治疗适应证；③通过抑制梭状芽胞杆菌的生长繁殖和毒素产生来治疗气性坏疽；④挤压伤、间隔综合征和其他急性创伤出血、氰化物中毒、热烧伤以及各种原因所致的急性脑缺氧和脑水肿、心肌缺血及急性心肌梗死等。

（三）按吸入氧气的方式分类

1. 鼻塞和鼻导管吸氧 鼻塞法：分单孔、双孔两种类型，是将塑料制成的鼻塞置于鼻前庭，操作简单，局部刺激小，患者易接受。导管吸氧是传统的吸氧方法，是鼻咽部供氧，鼻塞吸氧法以其简单轻便、氧疗效果肯定、不影响咳痰和进食、患者耐受性高等优点，成为临床常用的吸氧方式。鼻塞法持续用氧者，每周更换鼻导管 2 次，并及时清除鼻腔分泌物，阻止导管阻塞而失去用氧作用。临床研究发现，采用鼻导管吸氧是导管插入深度以 2~3cm 左右为宜。因为此长度正好将鼻导管置入鼻前庭，这符合患者鼻腔的解剖生理特性，鼻腔具有温化吸入空气的功能。鼻腔分鼻前庭和固有鼻腔，鼻前庭由于面积大，毛细血管有特殊的海绵状组织，当吸入不同温度的空气时，通过三叉神经的反射作用，调整鼻黏膜的动脉充血情况，改变鼻腔宽度与血运量，从而对吸入空气起调节温度的作用。鼻毛及黏液毯对吸入的氧气起过滤清洁作用，保护下呼吸道不受刺激或感染。吸氧导管大多为橡胶、硅胶或塑料制品，其对鼻腔黏膜具有一定的刺激作用，鼻导管插入过深，刺激鼻腔的分泌物增多很容易引起鼻导管堵塞，影响氧疗效果。刘善洪发现随着导管插入深度的增加，患者的不适感也随之增加,甚至于有的患者不能忍受而自行拔除鼻导管。

2. 鼻面罩法氧疗 使用面罩将患者口鼻全部罩上的供氧方式称为面罩法氧疗,此种氧疗方法对患者气道黏膜无刺激,易固定,氧流量大,氧浓度可达较高水平但不能保证有效氧浓度。对于呼吸衰竭的患者,首先使用面罩吸氧法是临床的最佳选择,因为面罩吸氧可以在较短时间内改善缺氧状态。面罩吸氧在治疗过度换气综合征时有着重要作用,可以缓解过度换气综合征的症状,同时可以改善心率、呼吸频率及二氧化碳分压。高流速气体可促使面罩中呼出的二氧化碳稀释排出,二氧化碳的重复吸入少。面罩吸氧对于鼻黏膜刺激小,缺点是对进食、饮水、吸痰等造成不便,这些操作需要频繁取下面罩 ,中断氧气吸入,不能保证持续供氧,造成患者严重缺氧。近来有临床研究发现高流量的空气冲入面罩内导致氧气被稀释不能保证有效氧浓度。鼻塞法氧疗优于面罩吸氧之处是鼻塞法能保证持续供氧,不受饮食、吸痰等操作的影响。

(四)按不同机械通气供氧分类

1. 有创机械通气 凡需要通过气管插管或气管切开建立有创人工气道进行机械通气的方式称为有创机械通气。当生物体自主呼吸不能满足正常生理需要时,用来支持人体呼吸。适用于各类医疗机构,用于心肺脑复苏的呼吸支持,各种原因导致的急性呼吸功能不全或氧合功能障碍,术中、术后呼吸支持,其他需要呼吸机治疗者。气管插管和气管切开连接正压呼吸机成为有创机械通气治疗的首选途径。

2. 无创机械通气 所谓有创与无创机械通气的区别,主要在于呼吸机与患者的连接方式的不同。通过鼻、面罩、接口器等相对无创方式与呼吸机连接成为无创机械通气。随着对有创通气的严重不良反应的认识加深,比如呼吸机相关性肺炎、呼吸机相关性肺损伤等,使得无创通气技术重新得到人们的重视。因此 CPAP(continuous positive airway pressure,持续气道正压通气)、Bipap(双水平气道正压提供压力支持通气)两种无创呼吸机模式应用增多。CPAP 在临床上用于治疗睡眠呼吸暂停综合征(SAS)、慢性气道疾病和相关疾病,这些疾病所引起的血氧饱和度下降、交感神经张力增高、副交感神经张力下降、血二氧化碳浓度升高、pH 降低以及胸内负压增高,严重影响各种重要脏器功能。BiPAP 呼吸机作为一种无创通气手段,多年来已成功地应用于各型肺源性呼吸衰竭患者的治疗,效果良好。另外,急性左心衰患者应用 BiPAP 呼吸机后心率、血压、血氧饱和度、平均动脉压、血氧分压、呼吸频率均可有显著的改善,因此 BiPAP 呼吸机能减少肺泡渗出,纠正低氧血症,是急性左心衰竭的有效治疗方法。若患者同时合并呼吸衰竭,BiPAP 也能明显缓解临床症状,有助于患者的恢复。

二、氧疗临床意义

慢性气道 - 肺疾病的发病率、患病率、致残率和死亡率在近数十年来不断增高,尤其在我国的慢性阻塞性肺疾病,已经上升为第 4 位的常见病、多发病。慢性气道 - 肺疾病引起的慢性呼吸衰竭也日益增多,其中大部分是由慢性阻塞性肺疾病引起的。由于呼吸功能障碍逐渐加重,使患者活动能力逐渐下降,最终残疾、致死。而且此类患者常因各种急性加重、急性心肺功能失代偿而住院抢救,花费大量的卫生资源,产生高额的疾病负担。因此氧疗是各种原因引起的低氧血症患者常规和必不可少的治疗。

氧疗可有效治疗呼吸系统疾病、心血管系统疾病等所引起的急性或慢性缺氧,吸氧能减缓患者缺氧症状和显著提高血氧饱和度。氧疗提高动脉血氧分压，使氧输送能力增强、逆转低氧血症引起的支气管痉挛；增加呼吸肌对氧的摄取利用。随着各类制氧机进入家庭(图4-8-1)，持续家庭氧疗可延长慢性阻塞性肺疾病患者的寿命，所延长寿命的时间与每日吸氧时间相关。如对于呼吸系统常见的慢性阻塞型肺疾病，若患者急性发作，在控制诱因的基础上，适当氧疗可以快速缓解患者喘憋等临床症状，减轻患者痛苦，缩短病程；若患者处于缓解期，长期家庭氧疗可以提高动脉氧分压，降低肺动脉压和延缓肺源性心脏病的进展，提高患者运动耐力，延长生存时间、提高生活质量，是提高COPD患者生存率的治疗手段之一。

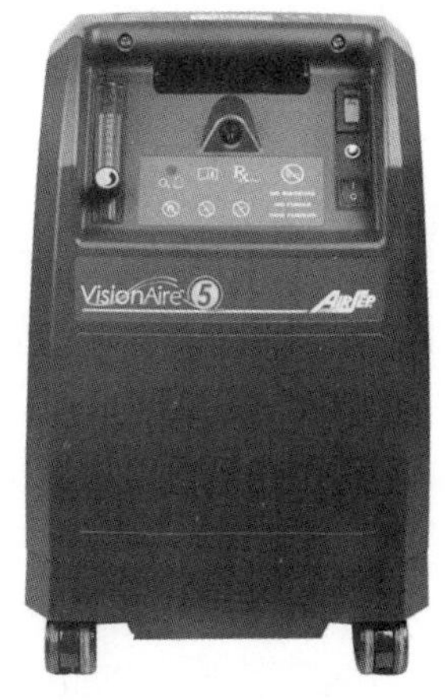

图4-8-1 家用制氧机

另外，氧疗对严重支气管哮喘患者有很好的治疗作用。哮喘病是由于支气管痉挛而使通气功能降低，并产生换气障碍。吸氧可提高肺泡内的氧浓度，有助哮喘的缓解，避免哮喘急性发作导致的重度缺氧引起患者不良后果。

氧疗可缓解肺源性心脏病的进展，减少慢性气管-肺疾病并发症心功能衰竭的发生。

心绞痛是因急性心肌缺氧所致，心肌持续缺氧30分钟以上者，可造成心肌梗死的发生，是患者猝死的一大危险因素。适当的氧疗可预防或缓解心绞痛、心肌梗死的发生，为治疗争取时间。吸氧可预防猝死型冠心病，猝死型冠心病因发病突然而使人防不胜防，其发病前往往有持续的轻度胸闷、气急、情绪异常或心率混乱，若在此时能辅以氧气治疗可以起事半功倍的疗效。

氧疗对健康人士可能有预防保健作用。大多数人认为，生病住院的人才可以吸氧。随着环境污染日益加剧，生活节奏加快，脑力和体力消耗增大，在某些特定情况下日常的呼吸有时难以满足人体对氧气的需要，尤其是脑力劳动者、学生、司机，由于大脑长期处于高度紧张状态，极易造成大脑缺氧，出现头昏胸闷、疲惫嗜睡、反应迟钝、精力不集中等症状，严重时会影响正常的学习、工作和生活，适当吸氧可缓解系统缺氧状态，改善症状。

三、氧疗应用指征

理论上，凡存在动脉低氧血症，便有氧疗指征。但应根据血气分析结果决定是否实施氧疗及实施方案。

(一) 氧疗的临床应用指征

1. 急性低氧血症 各类呼吸系统疾病、心血管系统疾病和吸入氧浓度不足等所致低氧血症。若无二氧化碳潴留，吸氧浓度或流量以达到维持满意的氧合为准；一般单纯低氧血症，其PaO_2低于正常，$PaCO_2$尚正常，包括所有通气功能正常或有轻度抑制的患者，这类患者可给予较高浓度的氧，而任何较高浓度的氧在维持满意的血氧分压时，应注意吸入高浓度氧的危险。氧疗后PaO_2的理想水平是60~80mmHg。若伴有二氧化碳潴留，则应采用控制性氧疗。低氧血症伴高碳酸血症，其PaO_2低于正常，$PaCO_2$高于正常，包括所有通气功能异常，以依赖低氧作为兴奋呼吸中枢的患者(如COPD、阻塞性肺气肿、慢性肺心病)。这类患者的氧疗指标相对严格，一般在$PaO_2<50$mmHg时开始氧疗，必须结合患者的通气功能实施控制性氧

疗,使动脉血氧分压达到 50mmHg 以上,而避免二氧化碳分压升高,保持 pH 不低于 7.25。以避免因解除低氧性呼吸驱动而抑制呼吸中枢的危险。如果患者合并冠状动脉缺血、循环衰竭或大脑缺氧等,必须保持患者动脉的良好氧合。在给予高浓度氧吸入时,使用无创机械通气治疗以降低 $PaCO_2$。如果提高吸氧浓度,氧分压不能达到 50mmHg 或者所期望水平,或者伴有二氧化碳潴留,则需要改用有创机械通气。

2. 慢性低氧血症 COPD、中枢性睡眠性呼吸暂停性等慢性低氧血症需要长期氧疗或者间隙氧疗。

3. 循环系统缺氧 心功能不全患者氧疗有帮助。急性心肌梗死的患者高流量吸氧可改善心电图异常,但对预后和减少心律失常的发生率似乎没有帮助。

4. 氧运输障碍性缺氧 严重贫血、急性失血者重在补偿治疗,氧疗的价值十分有限。CO 中毒及其他血红蛋白携氧障碍应用高压氧舱是有意义的临时治疗措施。

5. 氧利用障碍性缺氧 理论上高浓度氧疗可能提高血氧分压,改善组织细胞对氧的摄取和激活失活的细胞呼吸酶,但实际效果很难确定。另外,纯氧或者高浓度吸入可增加气胸吸收速度,亦有助于纵隔气肿的吸收;氧疗也是围术期综合治疗的措施之一,术后轻度低氧血症很常见,应予监测和合理氧疗。

(二)按照发病机制应用指南

1. 通气不足 任何原因造成通气不足所致的缺氧(常伴 CO_2 潴留),均适宜氧疗,但给氧并不能代替病因治疗,应加用呼吸兴奋剂,对呼吸中枢抑制者,除给氧外,必要时采用辅助通气,以提高通气量;对阻塞性通气不足者,首先必须消除呼吸道的梗阻,如解除支气管痉挛、促进排痰、清除异物等,否则氧疗效果不佳。必要时可行气管插管或气管切开。

2. 通气/血流(V/Q)比值失调 正常人 V/Q 比为 0.8,V/Q 失调可能是血流灌注正常而肺脏通气不足(V/Q<0.8),或通气正常而血液灌流不足或中断(如肺梗死,V/Q>0.8),两者均可引起 Hb 氧合不足(功能分流),出现低氧血症。增加吸入气的氧浓度使肺泡气氧浓度增高,可改善通气不足引起的 V/Q 失调和增加氧的扩散,高浓度给氧效果更佳,但伴有明显 CO_2 潴留及呼吸调节异常者,高浓度给氧可造成呼吸抑制,不仅缺氧不能改善,且可使 CO_2 潴留加重。

3. 弥散障碍 氧从肺泡弥散入血,必须通过肺泡 - 毛细血管膜,包括肺泡上皮、基底膜、间质及肺泡毛细血管内皮。肺泡膜增厚、肺组织水肿或毛细血管壁增厚以及气体弥散面积减少均可使弥散功能下降,出现缺氧。凡有肺泡间隔毛细血管膜增厚产生低氧血症的肺部疾病,通称"肺泡毛细血管阻滞综合征",常见肺间质纤维化、肺水肿,此类患者,吸入纯氧可取得较好效果。由于 CO_2 弥散能力强,弥散障碍多以缺氧为主,CO_2 常无明显潴留。

4. 右向左分流 此类缺氧是由部分静脉血未经肺充分氧合,直接进入左心或动脉系统,见于先天性心脏病、动静脉瘘(解剖分流)或肺不张(功能分流)。吸入纯氧或进行高压氧疗,使血液溶解氧量增加,可改善此类缺氧。

5. 血氧正常的组织缺氧 是指有组织缺氧而无明显低氧血症,包括非严重休克、心输出量减少、急性心肌梗死、严重贫血、氰化物或一氧化碳中毒以及全麻及大手术术后的患者等。此类患者,PaO_2 对判断是否需要氧疗及氧疗的效果并非合适,临床一般均给予氧疗,但其疗效较难评价,只有一氧化碳中毒给予氧疗的疗效是肯定的;必要时可给予较高浓度氧疗或高压氧疗治疗。此类患者对缺氧耐受性差,PaO_2 降至 6.7kPa(50mmHg)时,即可危及生命;PaO_2 达到 8.0kPa(60mmHg)时仍可诱发心律失常及心搏出量下降。因此,对此类患者,只要

PaO_2降至9.3kPa(70mmHg),即应给予氧疗。另外,其他一些内科疾病,外科疾病、妇产、儿科疾病,氧疗亦是不可或缺的手段。如某些外科手术前后患者、大出血休克患者、胎心音不良或分娩时产程过长等患者。还有O_2疗应用不当的情况,如持续高浓度氧疗会引起氧中毒(oxygen toxicity),可产生机体多器官损害,使病情恶化,所以必须开展合理氧疗和预防氧中毒现象发生。

四、肺康复中氧疗常用方案

美国胸科医师协会1974年提出,并在1982年重申的对肺疾病康复所做的说明中指出:肺疾病康复可以视为医疗实践中的专门学科,它必须被个别对待,根据患者的具体情况,通过准确的诊断、治疗、心理支持和教育,以形成多学科、多措施的康复方案,用于稳定或者逆转患者肺部疾病引起的病理生理和精神病理改变,以期在呼吸障碍程度和其生活地位允许的条件下恢复至最佳状态。呼吸康复是针对慢性呼吸系统疾病和继发性呼吸障碍患者进行治疗的手段。慢性呼吸系统疾病包括慢性阻塞性肺疾病(COPD)、支气管哮喘、囊性肺纤维化、继发性肺纤维化、支气管扩张等。继发性肺外性呼吸功能障碍包括其他原因造成的呼吸障碍的疾病,例如周围肌肉病、神经肌肉疾病、呼吸肌功能障碍等疾病。

肺康复的目的是缓解或者控制呼吸疾病的急性症状及并发症。目前肺康复完整的方法包括:体能训练、呼吸肌锻炼、长期家庭氧疗、营养支持、药物治疗、卫生宣教、预防感染、心理和行为干预等,肺康复中各种手段往往是联合应用。尤其是氧疗,可以贯穿于体能训练、呼吸功能不全机械通气和药物治疗等措施中。另外,长期家庭氧疗本是肺康复手段之一,正确的家庭氧疗可以有效改善患者的症状,延缓肺功能下降,提高生存率。通过肺康复的合理应用,使患者能够争取在日常生活中达到最大活动量,并提高运动耐力,增加日常生活自理能力,减少住院的需要,消除疾病遗留的功能障碍和心理影响。

(一)体能训练联合氧疗

运动训练包括躯体的耐力训练、局部肌肉的训练。可先测算全身运动锻炼量,观察呼吸和心血管反应,然后再逐渐增加训练量至接近耐受上限,摸索出符合患者自身条件的四肢锻炼强度,以出现轻微气急和心率增快为限,运动时给予吸氧可以提高耐受上限、延长训练时间,增加运动强度。锻炼方式有步行、慢跑、登梯、踏车、太极拳、气功等。

(二)呼吸肌训练联合氧疗

呼吸肌疲劳训练是COPD患者稳定期治疗的一种方法,呼吸肌训练与体能训练联合执行对改善肺功能是有一定作用的。特异性的呼吸肌训练主要是增强呼吸肌的肌力和耐力,其简单的方法有:吹气球、吹蜡烛、缩唇-膈式呼吸以及呼吸操等,最常用的方法是缩唇呼吸,先闭嘴以鼻吸气数秒钟,缩唇呈吹哨状呼气4~6秒,呼吸时伴或者不伴有腹肌收缩;腹式呼吸方法为吸气时有意识的使用横膈并尽量鼓腹,呼气时收缩腹肌以利于横膈运动并使胸腔扩大,降低残气量,改善肺的通气和换气功能。但在一些肺功能较差为GOLD 3、4级的患者,要有效完成呼吸肌耐力训练存在易疲劳,无法坚持的问题,如果在进行呼吸肌耐力训练的同时给予吸氧治疗,可提高呼吸肌训练的可及性和有效性。

(三)心理介入治疗联合氧疗

慢性肺疾病患者由于病程较长,常可出现不同程度的情感障碍,虽然对心理和精神状态的评估方法各异，但资料显示抑郁、忧虑在相当一部分患者中存在，而且在一部分患者中症状还特别严重，有些患者存在对各种治疗尤其是体能锻炼恐惧感，自认为肺功能无法承受训练的负担，如果结合低流量吸氧，患者明显减轻心理负担，配合肺康复治疗的依从性明显提高。一些资料表明慢性肺疾患者伴有心理障碍者许多伴有日常生活能力的受限，他们更需要医生、社会、家庭的支持，并且氧疗是这些患者不可或缺的改善症状的治疗手段。肺康复2013年最新指南中新增了氧疗在这方面的应用。

（四）家庭无创通气联合氧疗

慢性呼吸衰竭的患者，常伴有二氧化碳潴留。这些患者每天使用无创正压通气加低流量吸氧数小时，连续2年，患者白天的呼吸能力和健康状态的恶化得到缓解，而且住院天数也减少。无创正压通气技术也可以在运动训练时使用，并使训练中的高强度运动成为可能，潜在地扩大了运动训练效果，生活质量也有改善。尽管上述研究提示正压通气有应用前景，但是无创性正压通气治疗尚未成为肺康复治疗的推广内容，仍需进一步研究。肺康复中常采用2种可联合氧疗的无创通气方式：①运动中的无创正压通气，包括持续气道正压通气技术、压力支持等辅助通气技术；②运动期间使用夜间无创正压通气治疗。用无创正压通气作为辅助治疗，可以使患者呼吸困难和运动耐力在短期内得到改善，但这种改善尚不能区分是否为完全使用无创正压通气的结果。新指南中将无创通气作为严重COPD患者运动训练的辅助治疗，推荐级别2B。

（五）长期家庭氧疗

慢阻肺是导致疾病死亡的第三大原因，该疾病是一个渐进性进展，患者常因呼吸衰竭而死亡，50%的患者需要反复入院 。因此患者缓解期的康复治疗显得尤为重要。诸多研究报道长期氧疗可以延长慢阻肺患者的生存期，尤其是合并严重低氧血症的患者。家庭环境中应用氧疗8周以上，即使是COPD患者在运动中氧饱和度没有降低，吸氧仍然有显著效果，包括氧饱和度提高、运动耐力提高（延长30%）和生活质量改善，而且效果优于使用罐装空气。长期氧疗能改善呼吸困难，而且还可阻断或延缓慢阻肺发展的进程和速度，提高COPD及其他肺部疾病患者的生活质量和生存率，也被公认是最能影响COPD预后的主要因素之一。2017年GOLD指出，对于合并重症静息性低氧血症的患者，长期氧疗可改善生存率；对于稳定期COPD患者，若合并静息或劳力后中度氧饱和度下降，根据患者个体情况制订个性化方案，给予补充氧疗；对于合并慢性高碳酸血症、曾因急性呼吸衰竭住院治疗的COPD患者，长期无创通气可降低死亡率，预防再入院风险。

目前长期氧疗的主要适应证之一是COPD患者，COPD患者伴有以下情况之一者均可适用长期家庭氧疗：①继发性红细胞增多症（血细胞比容 >0.55）；②肺源性心脏病的表现；③肺动脉高压。其具体方法是每日鼻导管低流量吸氧至少15小时以上，特别夜间应持续吸氧。开始吸氧时应由医生根据病情确定吸氧量，争取用最小流量的吸氧达到最大的效果。通常先从1~2L/min的低流量起，调节氧流量，每天吸氧时间不少于12~16小时。对慢性阻塞性肺疾病患者，伴严重肺功能异常的患者，注意控制氧气流量一般为每分钟1~2L，因为高流量吸氧可加重慢性阻塞性肺气肿患者的二氧化碳潴留，引发肺性脑病；对部分患者平时无或仅有轻度低氧血症，在活动、紧张或劳累时，短时间给氧可减轻“气短”的不适感，提高活动能力，改善紧张感，降低疲劳感。

长期家庭氧疗联合肺康复训练在慢阻肺合并呼吸功能不全的患者康复治疗中有明确的疗效，能提高生活质量评分、改善肺功能、增加运动耐力。因此长期家庭氧疗联合肺康复训练对慢阻肺合并呼吸功能不全患者具有积极作用,值得推广。

肺康复已经成为慢性呼吸系统患者标准治疗的内容之一,虽然在我国仍在起步阶段,该治疗理念已在医疗卫生系统推广,并已逐渐为广大患者所接受。人人享有健康是和谐社会的目标,在肺康复的领域还有许多未知的和需要进一步研究探讨的问题,需要我们进一步用更多的实践来推动肺康复的学术发展,也使患者更多地从科学的发展中受益。

(朱惠莉)

第五章 患者自我管理、营养支持与心理干预

第一节 患者的自我管理

一、患者自我管理的目的

随着全球人口结构的改变和老龄化社会的到来，慢性病患病率急剧上升，我国很多医护科研人员借鉴国外的成功经验，在慢性患者自我管理教育方面开展了一些研究和实践，这些干预措施为患者提供了获取自我管理信息的途径，逐渐促使患者有效地管理疾病。自我管理项目不但可以帮助患者更好地控制疾病、提高生活质量，而且可以促进卫生资源的有效利用，值得社会和医疗体系更多地关注。

（一）患者自我管理的内容

自我管理实际上就是在治疗过程中患者积极地参与到疾病的治疗过程中，同时有各方面的专家对其进行指导，最终患者与专家之间建立了信任和依从的伙伴关系。国外大量的研究表明，慢性病患者参与自我管理后各方面都有了进步，尤其是在积极配合医护人员的治疗和提高生活质量方面。由于做到了早发现早治疗，降低了住院时间同时还减轻经济负担。自我管理的主要内容包括以下几个方面：

1. 改变患者不良的生活方式 生活方式是不同阶层人群在其生活圈、文化圈内所表现出的行为方式，一般是由经济条件、社会性质及自然地理条件所决定。而不良生活方式(unhealthy lifestyle)是指一系列有害的生活习惯、生活方式和生活态度，其形成因长期受一定的社会条件、风俗习惯和家庭因素等的影响。对人类健康危害最大的不良生活方式包括酗酒、吸烟、不良饮食习惯、滥用药物和缺乏体育锻炼等。其中吸烟是易罹患恶性肿瘤、慢性阻塞性肺疾病、冠心病等疾病，导致心脑血管病，慢性呼吸系统疾病等多种疾病和死亡的重要危险因素。并且烟雾中含有一氧化碳、尼古丁、烟焦油和氰化物等有害物质，不但会污染环境，而且对被动吸烟者的健康也造成很大危害。因此要形成良好的生活方式，建立融洽的社会和人际关系，这样才能远离诸多疾病，减轻家庭和社会的负担。

2. 调整饮食习惯 食物是人体能量的主要来源，如果日常生活中吃饭不规律，就不能为机体提供足够能源，机体为了维持正常代谢的需要，不得不大量分解肌肉及内脏蛋白来氧化供能，久而久之形成一些疾病。例如素食主义者，很少摄入一些高脂肪和高蛋白质的食物，由于体内缺少蛋白质和含铁矿物质，不能满足蛋白质消耗与更新补充的要求，影响抵抗力，影响激素分泌，容易感冒，甚至出现月经紊乱等症状。据统计素食者总体平均寿命要比正常普通人短 10 年，完全素食不利于健康，荤素搭配的良好饮食习惯才有益于健康。长期吃饭无定时的习惯只能偶尔为之，长期如此也会影响健康。因为当饱餐时可能因胃过于扩张形成反流性食管炎，长期引起腹胀；过度饱餐时有可能引起胰腺消化液的过度分泌，导致急性

胰腺炎,甚至丧失生命。总之吃饭不规律的人特别易患胆囊炎和胆石症等,所以一定要三餐规律饮食。尤其对于肺功能受损的患者,要注意营养支持,有的肺功能受损患者体内处于高代谢状态,能量消耗比正常人高数倍。因此,这类人群尤其是慢阻肺等慢性病患者,由于呼吸肌负荷较重和不同程度的缺氧,导致进食不足和能量消耗过大,最终多形成营养不良。此类患者更需掌握少食多餐的饮食原则,合理分配三餐进食量,同时多吃些新鲜蔬菜和水果,不宜吃辛辣油腻等食物。食物要尽量切成小块,煮的时间要略长些。可以适当地多摄入高蛋白食品,少吃产气的食物,多吃容易消化的蔬菜。

3. 进行适量运动 不同的人可根据自己的身体状况选择适宜的运动量。比如中等强度的锻炼,每周活动3次以上,每次持续30分钟以上。运动量是否适宜可根据下述表现制订:锻炼后有微汗、轻松舒畅感,脉搏10分钟内恢复,饮食、睡眠良好,次日体力充沛,说明运动量适当;如果锻炼后大汗淋漓、头昏眼花、胸闷胸痛、心悸气短、饮食、睡眠不佳,脉搏15分钟内不恢复甚至整天比前一天快,次日感到周身乏力、缺乏运动欲望,则表明运动量过大;如果运动后身体无发热感,脉搏无明显变化,并在3分钟内恢复,说明运动量不足。所以只要意识到体力活动的益处,在日常生活中做到适量运动并不难。在工作时可以进行的体力活动如下:在电脑前工作时,不时转动肩或者脖子;上班时不坐电梯,走楼梯;每工作1小时,站起来运动10分钟;同事之间把开展某些体力活动作为工作之余的一项共同爱好。在家可以进行的体力活动:进行多项家务活动;晚餐后外出散步半个小时;下班回家提前2站下车,步行回家;回家不乘电梯,走楼梯;跟着电视运动节目做10分钟左右的体力活动。对于早期肺功能受损还没有症状的人群,可以适当运动来恢复受损的肺功能,散步、慢跑、游泳、打太极都比较适宜,在没有不适的情况下,还可以打羽毛球、投篮等。

4. 练习用意念和药物的作用达到预防和控制病情的目的 意念,即人的思想,它看不见、无形,却是一种内在、隐形的力量。在各个领域,善于开发、训练、运用意念产生的力量,并结合其他训练方法,将可成功挖掘出人体最大潜能。每个人生了病,常习惯迫切问医生该怎样治疗,该吃什么药。其实一个不断急求获得外在成效的人,内心往往充满了恐惧、焦虑、担忧,降低了人体本身具有的免疫功能,尽管有充足的医疗物质条件,也难以达到康复的效果。每个人有不同的思想,从事不同的工作,而训练意念且把意念变成持续不断、坚定不移的动力,就有了人生信念,这种信念将引导一个人走向成功。当我们身体乏累,休息即可消除疲劳。而当我们处于亚健康状态,应该用自己的意念去调理,而不是过多的求助于外界的力量。由于冬季天气比较寒冷,再加上气候比较干燥,容易引起我们呼吸道抵抗力的下降,因此容易发生一些呼吸道的疾病,其中又以老人、儿童等抵抗力较低的人群为主。患有慢性支气管炎、慢阻肺疾病、支气管哮喘等慢性呼吸道病史的患者,随着天气转冷也容易出现上呼吸道感染。我们对这些疾病要有一个正确的认识,这样才能正确的防治。流感因为是通过呼吸道传播,比如说和患者接触,患者咳嗽、打喷嚏,带有飞沫在空气中,如果空气不是特别流通的话,能够长时间漂浮在空中的话,也可能进入体内。防治流感,现在有流感疫苗。流感也是急、慢性支气管炎发作重要的一个诱因。急性支气管炎主要的治疗是缓解症状,注意保暖,多饮水,可以使用止咳药,如干咳可用复方甘草片。祛痰药,如氨溴索,橘红痰咳颗粒效果都不错。如果伴有发热,黄痰,外周血白细胞增加等细菌感染的证据,可以使用抗生素或是具有清热解毒作用的中成药。但是,必须强调,绝大多数急性支气管炎患者是没有必要使用抗生素的,尤其没有必要静脉输注抗生素治疗急性支气管炎。用一些疏散风寒、清热解毒的中成药效果就很好。哮喘更多在春季、秋季、夏季发作,有急性发作期和缓解期。急性期受到刺激以后会发作,不发作的时候属于缓解期,它的代表药物是皮质激素,单纯用消炎药效果不好。有些疾病发作的时候死亡也是随时可能发生的,因此必须对一些疾病有正确的认识。

（二）患者自我管理的效果

1. 患者疾病控制 包括临床和实验室评估(如肺功能测定等)、自觉症状评估(如气短等)、自我功能评估(如健康评估、日常生活活动能力评估等)、心理状态评估、生活质量和行为评估(如锻炼、饮食、预防措施等)等。肺功能测定结果有助于判断有无通气功能障碍,以及障碍的性质和程度,可作为某些肺疾病诊断的辅助手段。肺功能检查也可作为重要的疗效判断指标以指导和评价临床治疗。随着医学和其他科学技术的发展,肺功能检查将日趋普及和完善,发挥更大的作用。动脉血气分析是检测肺换气功能的重要项目,主要指标包括:动脉血氧分压、动脉血二氧化碳分压、pH、标准碱、缓冲碱、剩余碱等。根据上述指标可判断出有无缺氧及其程度,有无酸碱失衡及其失衡的类型、程度等,可为手术、麻醉、危重症的监护及抢救提供重要的依据。当肺脏发生病变时就会造成人体的缺氧,引起全身各脏器的损害,而通过肺功能的检查,医生就可以了解患者的肺脏是否正常或肺脏因病变受损的程度,这样有利于医生采取积极的方法来阻止病变进一步发展,这是十分重要的。我们可以对患者的心理状态进行评估(如抑郁、焦虑等),焦虑是对事件或内部想法与感受的一种不愉快的体验,包括对未来感到恐惧、易激动、烦躁、注意力不集中等。焦虑测试的方法有很多,有侧重于测试受试者主观体验的,也有侧重于测试受试者主观体验与行为表现的。汉密尔顿焦虑量表(hamilton anxiety scale,HAMA)就属于后者。它内容包括焦虑心境、紧张、恐怖、睡眠障碍、认知障碍、抑郁心境、交谈行为等 14 个项目,每项可按轻重程度评为 0~4 五级。日常生活活动能力反映了人们在家庭内和在社区中的最基本的能力,有许多评定方法。常用的标准化评定为 Barthel 指数,内容包括进食、洗澡、穿衣、控制大小便、行走、上下楼梯等 10 个项目。Barthel 指数评分结果:满分 100 分,60 分以上者为良,生活基本自理;40~60 分者为中度残疾,有功能障碍,生活需要帮助;20~40 分者为重度残疾,生活依赖明显;20 分以下者为完全残疾,生活完全依赖。Barthel 指数得分 40 分以上者康复治疗的效益最大。评定前应与患者交谈,让患者明确评定的目的,取得患者的理解和合作。

2. 医药服务利用 我们的社会里存在有两个医疗健康体系:一个是社会医疗健康服务体系,如社会各级医院等,另一个则是自我医疗健康服务体系。自我医疗健康服务体系包括群众的自我医疗健康活动、对群众自我医疗健康活动的服务和政策的扶持引导和监督管理。自我医疗行为是市民健康意识增强、时间价值观念改变的结果。有组织的自我医疗的益处是明显的。一方面可使居民用药状况得到改善,居民具有更多更便利的健康保健机会;公众通过健康保健服务系统、通过大众媒体、因特网、非处方药服务等渠道获取医疗保健和用药的信息,采用自我医疗的方式解决健康与保健方面的问题。对一些无需要特别医药咨询的症状实施快速、有效的缓解手段,比去医院诊疗更便利。不必挂号、候诊,节约了时间和费用。另一方面减少公众对国家医药资源的依赖,缓和对医疗服务日益增长的压力;自我医疗的实施将改变人们过去生病不分大小、轻重都去医院的观念,小病自我医疗。用药者可选择更多价格相对低廉的非处方药品或者养生中药材,从而控制了国家公共卫生费用的增长,减少了个人医疗账户的支出,实现了对资金的合理分配和最佳利用。所以居民在医疗中应该处于主体地位,应该掌握着医疗健康的主动权。这样明显有利于居民自身疾病的康复和自己身体健康的发展。

二、患者自我管理的重点内容

（一）患者自我管理的概念、分类、意义

患者的自我管理是指患者在应对慢性疾病的过程中发展起来的一种管理症状、治疗、生理和心理变化以及作出生活方式改变的能力。慢性病患者自我管理需要完成疾病的治疗管理，如服药、改变饮食、自我监测（如血糖）等；建立和保持在工作、家庭和朋友中的新角色；处理和应对疾病所带来的各种情绪，如愤怒、恐惧、悲伤和挫败感等任务。自我管理教育是在传统的疾病知识教育加入了疾病管理技能训练，除心理健康指导外，更注重提高患者与他人沟通的技能、解决疾病带来的各种问题以及寻求家庭社会支持的能力等。慢性病患者进行疾病自我管理不仅仅是简单的提高对治疗的依从性，身体和社会等方面的管理也应融合到长期应对慢性疾病的过程中。有效的自我管理是为了更好地控制疾病，维持满意的生活质量，将慢性病患者的健康状况、健康功能维持在一个满意的状态，使患者过上独立的生活。尽管自我管理由患者完成，但医疗保健系统有责任为患者提供自我管理支持包括提供教育和支持干预来增加患者处理健康问题的技巧和信心，其中自我管理教育为提高患者自我管理和促进行为改变而设计，应用行为技术提高患者的自信和生活中处理疾病的技巧。与仅仅传递信息的传统患者教育相比，自我管理教育不仅给患者提供信息，更重要的是促进其行为改变。

自我管理项目有许多的形式，例如自我管理团体项目：团体课程形式，通常每次持续2~2.5 小时，连续 5~7 周。强调互动方法、经验学习和提高自我效能，内容集中在解决问题的技巧，促进互动支持。社区教育团体课程：可在社区由合格的专业人员组织，包括提高自我效能策略、解决问题的练习和讨论。进行系列课程有助于支持患者长期行为改变，促进互动支持。电话支持：由经过培训的专业咨询师接听随叫随通的专线电话，电话咨询内容包括疾病症状监测、日常药物维持和药物副作用处理、自我保健活动等。该模式能够加强专业化指导、效果可靠，同时减少临床面对面相见、通话费用低廉、节省费用。家庭自学计划：患者通过邮件和网络，如音频视频辅助、网络计划等工具参与，交流内容可以集中在某个方面（如精神压力的应对）或系列自我管理主题。该方法具有缩短专业人员工作时间、加强专业指导(经过筛选的内容更有效)、覆盖患者范围广、网络模式容许互动等优点。医务人员一对一口头指导：典型内容是疾病和治疗知识。自我管理教育的形式：改变了以往医护人员集中授课的被动教学方式，转变为“专业人员集中授课 + 疾病管理技能训练 + 病友相互交流防病经验、相互教育”模式，如“高血压之家”、“糖尿病学校”、“哮喘俱乐部”等形式。能结合临床实际、满足患者的个性需求。疾病教育手册通常作为附属于其他干预措施的方法，单独应用时不能认为是自我管理教育的一种形式。

我国中老年人最常见并且是最难治的慢性呼吸系统疾病，具有病情反反复复和不易根治的特点。随着慢性病患病率急剧上升，全球卫生保健系统都面临着巨大挑战，需要积极应对。必须培养患者主动管理自己的意识，从内心上主动接受并积极地去实施。我们国家对于这一领域的探索开始的比较晚，虽然也提出了一些比较独到的干预行为，但很难从根本上做到以患者的利益至上的原则。究其原因是我国还没有独立构建自己一套完整的患者管理体系，再加上多种危险因素影响患者的健康。因此在对患者实行治疗前必须对患者作出全面的评估（心理活动、生理方面、社会行为等），这样医护人员对患者的病情有了全方位的认识和了解，才能从各个方面采取具体的干预措施，久而久之让患者感受到自我管理在控制症

状和减慢病情上的重要作用并积极的转变成日常生活中的一部分。希望通过医护人员和社会各方面支持者的共同努力,提高患者的生存质量,改善目前我国落后的自我管理局面。

(二) 改变患者不良生活方式

1. 雾霾天的自我防护 雾霾是对大气中各种悬浮颗粒物含量超标的笼统表述,二氧化硫、氮氧化物和可吸入颗粒物这三项是雾霾主要组成部分,可吸入颗粒物才是加重雾霾天气污染的罪魁祸首。北京监测的是 PM2.5(直径小于 2.5 微米)的污染物颗粒。这种颗粒本身既是一种污染物,又是重金属、多环芳烃等有毒物质的载体。雾霾天气高频率的出现,会对我们的身体产生很大的危害。空气中飘浮大量的颗粒、粉尘、污染物病毒等,一旦被人体吸入,就会刺激并破坏呼吸道黏膜,使鼻腔变得干燥,破坏呼吸道黏膜防御能力,细菌易进入呼吸道,造成呼吸道感染,引发咽喉炎、肺气肿、哮喘、鼻炎、支气管炎等炎症。雾霾天也是诱发心血管疾病患者发病的因素。起雾时气压低,空气中的含氧量下降,人们很容易感到胸闷,早晨潮湿寒冷的雾气还会造成冷刺激,很容易导致血管痉挛、血压波动、心脏负荷加重等。同时,雾中的一些病原体会导致头痛,甚至诱发高血压、脑出血等疾病。长期处于这种环境还会诱发肺癌、心肌缺血及损伤。下面重点介绍一些雾霾天自我防护的措施:避免雾霾天锻炼,有慢性病的患者,建议避免在清晨雾气正浓时出门、参加各种户外活动。可以改在太阳出来后再晨练,也可以改为室内锻炼。尽量减少外出,如果不得不出门时,最好戴上口罩。但是对于呼吸道疾病特别是呼吸困难的患者,戴上口罩后人为地制造了呼吸障碍,心脏病、肺气肿、哮喘患者也不适合长时间戴口罩。外出归来后要用温水洗脸、漱口并清理鼻腔。若身体出现不适,要尽快前往医院就医。要尽量远离马路,上下班高峰期和晚上大型汽车进入市区这些时间段,污染物浓度最高。最重要的是呼吸疾病患者和心脑血管病患者在雾天更要坚持按时服药。

2. 要注意养肺 如戒烟、避免不健康的饮食、避免情绪大起大落、避免过度劳累、减少室内 PM2.5 等。到了秋冬季,空气干燥,呼吸道黏膜的防护功能会下降,容易感冒、咳嗽,所以我们应该多给呼吸道补充水分和维生素。多吃养肺的食物,比如梨、百合、甘蔗、柿子、橘子、藕、萝卜、荸荠、银耳等,这些食物都有清肺止咳,清热生津的疗效。但是对于体质虚寒的人群梨和荸荠最好不要生吃。也可以通过锻炼提高免疫力,包括体能锻炼,比如游泳、慢跑、散步;呼吸锻炼,比如缩唇呼吸、腹式呼吸、呼吸操;传统的体育锻炼,比如八段锦、太极拳等,配合呼吸锻炼。无论哪种锻炼关键是持之以恒。可在清晨 7~9 点到空气新鲜的地方,尤其多做扩胸运动,增强心肺功能。不论冬夏,冷热刺激能提高心肺活力。室内常打扫,定期消毒,肉眼看不到的细菌很多都会悄无声息的影响我们的健康。保持愉快乐观的情绪,避免与减少生气、动怒、悲伤等不良精神刺激。多笑,大笑,这个是最简单的了,大笑宣肺,它能使肺扩张,人在大笑中不知不觉深呼吸,清理呼吸道,扩大肺活量,改善肺功能。

3. 了解肺病的警示信号 肺是人身体中最重要的器官之一,如果肺脏出现异常,会给人的日常生活工作产生很大的影响,甚至影响生命。肺病是指在某种因素的影响下,比如说外感、内伤等,造成肺脏功能失调和病理变化的一类病症,种类有很多,不同的肺病,危害有大有小,治疗方法也有所不同,肺病如果不及时治疗,容易引起其他并发症,给患者带来极大的困扰。因此,对于肺病,一定要早发现,早检查,早治疗。那么肺病的症状都有什么呢? 以下就是详细介绍。

(1) 咳嗽:咳嗽是生活当中普遍存在的一种病症,人们应该都对咳嗽习以为常了,但殊不知咳嗽也是肺癌早期易被忽略的症状之一。咳嗽通常是肺癌的首发症状和初期警报,肺癌肿块刺激支气管黏膜引起干咳，无痰或少量白色泡沫痰，肺癌肿块增大引起支气管狭窄，咳嗽加重，且多为持续性，是一种阻塞性咳嗽，肺部继发感染时，痰量增加，呈脓性。干咳或刺激性咳嗽多见于上呼吸道炎症、气管异物、支气管肿瘤等；慢性持续性咳嗽常见于慢性支气管炎、支气管扩张、咳嗽性哮喘等。

(2) 咳痰：支气管炎、肺炎、支气管哮喘咳白色泡沫痰或黏液痰。肺结核、肺癌咳红棕色痰；慢性支气管炎、支气管扩张、肺脓肿等常于清晨或变动体位时咳嗽加剧、排痰量较多。

(3) 呼吸困难：吸气性呼吸困难见于气管、大支气管的狭窄和阻塞性疾病；呼气性呼吸困难见于支气管哮喘、肺气肿等；混合性呼吸困难见于弥漫性肺炎、肺纤维化等。

(4) 胸痛：是因病变波及胸膜引起，突发胸痛常见于气胸；胸痛伴发热大多是肺炎；胸痛伴咳嗽、咳痰、咯血多见于支气管扩张、肺癌等。

(5) 咯血：肺结核、支气管扩张、支气管肺癌患者常伴有咯血。肺结核、肺癌早期一般表现为痰中带血丝；如果是整口咯血或者大咯血，支气管扩张、肺脓肿可能性比较大。

(6) 胸闷：在日常生活当中人们也经常会出现，不过一般人们都不会想到这是肺癌的早期症状，也就对此忽略了。支气管狭窄，阻塞引起气急见于中心型肺癌，周围型肺癌较少见，弥漫型细支气管肺癌使呼吸面积减少，并影响弥散功能，气急进行性加重，并伴有发绀。

4. 掌握肺病的防治科普知识，及早检查肺防肺疾病 在日常生活中，必须通过各种渠道掌握一定防治疾病的科普知识，这样才能做到早发现，早治疗。下面就介绍一些防止肺疾病发生的科普知识。

(1) 远离污染环境：少去人多的公共场所，重视居室通风换气。避免在门窗紧闭、烟气弥漫的室内工作。

(2) 忌进过咸饮食：过咸饮食可加重高血压，而肺心病人往往右心功能不全，高血压会进一步增加右心负担，使心悸、咳喘等症状加重。此外，宜少进食或不进食辛辣刺激性食品。

(3) 及时治疗疾病：急性发作或病情加重，要在医生指导下及时治疗，并加强家庭护理。合理应用抗生素和祛痰、解痉药物，必要时持续进行低流量吸氧。可适当饮些淡茶水以利排痰。

(4) 彻底戒烟：吸烟时产生的烟雾可直接刺激细支气管，使气管黏膜发生炎性水肿，分泌物增多，削弱纤毛的清除功能，使痰潴留在支气管内，造成气道阻塞。所以，应少吸烟最好彻底戒烟。

(5) 防止过度疲劳：过度劳累可使人体抗病能力下降，诱发肺部感染，加重心悸、胸闷症状，易使耗氧量增加，使缺氧加重，从而影响心肺功能。

5. 正确的呼吸方式有助于清肺 大多数人喜欢用口呼吸，虽然能多吸进些空气，可是冷空气大量进入气管和咽喉，容易引起咳嗽、气管炎、腹痛。用口吸气会把空气中的尘埃和细菌直接吸入体内，这样还容易引起其他疾病。每天清晨起床先站在窗口，吸入清气、呼出浊气。吸气时，最大限度向外扩张腹部，胸部保持不动；呼气时，最大限度向内收缩腹部，胸部保持不动。呼吸要深长而缓慢，用鼻呼吸，每次深吸气 3~5 秒，屏息 1 秒，然后慢呼气 3~5 秒，屏息 1 秒。每次 5~15 分钟，每天练习一两次。腹式呼吸法：伸开双臂，尽量扩张胸部，然后用腹部带动来呼吸，这种呼吸方式的目的是增加肺容量，尤其有利于慢阻肺和肺气肿患者病情的恢复。缩唇呼吸法：快速吸满一口气，呼气时像吹口哨一样慢慢“吹”出，目的是让空气在肺里停留的时间长一些，让肺部气体交换更充分，支气管炎患者可常做。上述呼吸法最好每天早晚各练一组，每组次数可量力而行。另外，也可直接用吸入水蒸气的办法使肺脏得到滋润。方法很简单:将热水倒入茶杯中,用鼻子对准茶杯吸入,每次10分钟左右,可早晚各一次,有气管炎的患者不宜。一般来说,在长跑的开始阶段或跑得很慢时,尤其是在冬天练长跑或顶风跑时,应该用鼻呼吸。因为鼻腔内有丰富的血管,能把通过的空气温度提高一些;鼻黏膜分泌有液体,能提高通过的空气的湿度;鼻毛和鼻黏膜的分泌液,还能阻挡和清除尘埃及细菌,对呼吸道起一定的保护作用。

6. 经常动手捏捏鼻子养肺又防呼吸道感染 作为外与自然界相通,内与很多器官相连接的重要部位,鼻子的保健养生十分重要,而按照一定的手法按摩鼻也能养肺。经常摩擦鼻两侧可使鼻腔血流通畅,温度增高,从而可使吸进的空气变温,使肺脏部免受冷空气的刺激,免除咳嗽,预防感冒。增强局部气血流通,使鼻部皮肤津润光泽、润肺。从鼻的作用来看,鼻是呼吸道的出入口,既是人体进行新陈代谢的重要器官之一,又是防止致病微生物、灰尘等侵入的第一道防线。鼻腔内有鼻毛,又有黏液,故鼻内常有很多细菌、脏物,有时会成为播散细菌的疫源。因此,鼻的保健十分重要,健鼻功可分三步进行锻炼。两手拇指擦热,揩擦鼻头36次,然后静心意守,排除杂念。双目注视鼻端,默数呼吸次数3~5分钟;晚上睡觉前,俯卧于床上,暂去枕头,两膝部弯曲使两足心向上,用鼻深吸气4次,呼气4次,最后恢复正常呼吸。本法可润肺健鼻,预防感冒和鼻部疾病,还有健身强体的作用。

(三)调整饮食习惯

1. 食物养肺也应随"季节"改变 春季正是大自然气温上升,阳气逐渐旺盛的时候,此时养生应该侧重于养阳,才能预防和减少一些疾病的发生。春季味过于酸,则易伤脾胃,因此春季饮食要省酸增甘以养脾。如菠菜味甘,益脾健胃,滋阴润燥。大枣性平味甘,养肝健脾,春天可常吃。芥菜性味辛温,补虚益阳,但久食则积温成热。牛肉性甘味平,有补中益气、健脾养胃、强筋健骨之功效。春季除保肝外,还要注意补充微量元素硒,多吃富含硒的食物,如鹌鹑蛋、芝麻、杏仁、枸杞子、豇豆、黄花菜等,以提高人体的免疫功能,有利于保健养生。而老年慢性支气管炎易在春季发作,宜多吃具有祛痰、健脾、补肾、养肺的食物,如梨、枇杷、莲子、百合、蜂蜜等。不应食用太过油腻和辛辣的东西,胃寒的人可以每天服用一些姜糖水,以防治感冒和温胃驱寒。

夏季味过于苦易伤肺气,因此夏季饮食要省苦增辛以养肺气。在盛夏季节,人们的日常饮食应以清淡为主,少吃高脂厚味、辛辣上火的食物。夏季人体出汗多,饮食宜多食酸,如绿豆汤、酸梅汤均可消暑解渴之品,酸味起到收敛作用,防出汗过多,以固肌表。而清淡的饮食不仅可起到清热、祛暑、敛汗、补液的作用,还有助于增进食欲。新鲜蔬菜瓜果,如西红柿、黄瓜、苦瓜、冬瓜、丝瓜、西瓜之类清淡宜人,既有营养又有预防中暑的作用。夏季应该多补水,还可以多选用菊花茶、赤豆汤、莲子粥、荷叶粥、百合汤等,亦可清暑热、又可生津开胃。忌过食冷饮,大渴时不宜一次饮水过多,以免胃部出现不适。

秋季的主气为燥,燥邪伤肺,其气清肃,其性干燥。而人们在夏季过多的发泄之后,体液缺乏,更易使得燥邪侵袭。肺为娇脏,喜润恶燥,秋燥之气与肺喜润娇嫩之性相违背,所以秋燥之气易伤肺气。秋天味过于辛,则易伤肝气,因此秋季饮食要省辛增酸以养肝气。同时还要润燥、养肺、益气。食用梨,由于梨为百果之宗。多吃些鱼、瘦肉、蛋类、山药、红枣、莲藕等先调理一下脾胃功能,经常食用具有滋阴润燥的食物,如芝麻、木耳、萝卜、蜂蜜、番茄、豆腐、香蕉、银耳羹等。同时饮食上还应注意尽量少食生冷、辛辣刺激、滋腻厚味之品,葱、姜等辛味之品会发散泄肺,也应少食。

冬季是一年中最冷的季节,此时阴气盛极,万物收藏,而人体阳气也收藏,容易吸收营养和储存热能，从而增强抵抗力。顺应冬时之气而养阴养藏，阴精是人体最重要的物质，生命之本，肾藏先天与后天之精，人体精气充足生命才能强健。冬天味过于咸，易伤心气，因此冬季饮食要省咸增苦以养心气，并且必须避寒就温，敛阳护阴以使阴阳相对平衡。饮食宜温热，但燥热的食物不宜多吃，否则内伏的阳气会郁久化热损伤机体。饮食可多采用栗子、韭菜、山药等御寒力强的甘温食物。还应多食些羊肉、白萝卜、黑木耳、芹菜、粳米、茯苓、番茄、海带、大白菜等。气虚、阳虚的人可食用羊肉、鸡肉、人参、核桃仁等；血虚的人可食用鸭肉、阿胶、当归、银耳等；阴虚的人可食用羊肉、鸡肉、鹅肉，以补虚益气和养胃生津。水果方面则为苹果可生津止渴、和脾止泻；橘子可理气开胃、消食化痰；香蕉清热润肠、降压防痔；山楂可扩张血管、降低血脂、增强和调解心肌，有效防止冠状动脉硬化。忌饮酒御寒，有些人认为饮酒后身体会发热而起到御寒的作用，可酒过之后反而容易受寒感冒，且有伤神耗气和损心伤肝之弊。

2. 食物清润肺的种类和作用 日常生活中润肺的食物有很多，下面就重点介绍几种常见的食物。石榴是可以润肺的食物，它能止烦渴，生津，有津液不足以及口干、喉燥症的人可以食用石榴，石榴可以直接吃，也可以将它捣烂成汁或煎汤喝。甘蔗是解热、润燥、滋养、生津的佳品，它有着消痰镇咳的作用，能助脾和中，对于一些有口舌干燥、大便干燥、高热、烦渴等症状的人可以食用甘蔗。萝卜可以清热化痰、消食，对于热病口渴、肺热咳嗽、痰稠等症有很好的治疗效果。其中白萝卜生吃促消化，化痰作用，熟吃补气。常吃生萝卜，可预防上呼吸道感染、咽喉疼痛及支气管炎等。生吃时其辛辣的成分可促胃液分泌，调整胃肠功能，还有消炎作用。需要注意的是，白萝卜属于寒凉性蔬菜，体质偏寒的，脾胃虚寒的人不宜多吃。荸荠有着凉血解毒、化湿祛痰、清热的作用，对于热病伤津、口干舌燥、肺热、咳嗽等症的治疗调理功效佳，荸荠可以和莲藕一起榨汁喝。柿子可以起到润肺止咳、清热化痰的作用，吃新鲜的生柿能治疗咳嗽、痰多、虚劳咯血。而红软的熟柿子能调理治疗热病、口干舌烂等症。葡萄有着益气益血、利尿、补肝肾、生津的功效，秋冬季节可以食用葡萄滋阴去烦。也可以直接把葡萄捣烂成汁液，然后再加蜂蜜煎膏，用开水冲服。柑橘，除了可以润肺止咳，柑橘还可以醒酒利尿，一些身体虚弱或是热病之后又津液不足、伤酒烦渴的人可以食用。洋葱中含有较强的抗感染活性，还含有蒜素，有很强的抗菌灭菌能力，对呼吸系统、消化系统疾病的防治有明显效果。银耳中含有 17 种人体必需化合物，特别是其中的酸性异多糖，能增强人体免疫功能，对支气管炎、肺部感染有显著疗效。山楂中的槲皮苷有扩张气管、促进气管纤毛运动、排痰平喘功效。罗汉果有清热凉血、化痰止咳、润肺功效。

3. 益肺中药的种类与作用 药补其实就是吃一些具有生津润肺作用的食材，常见的有很多，例如西洋参、沙参以及太子参、百合、玉竹、芦根等都是非常不错，适合在秋天的时候服用。另外在选择这些药物的时候也要注意，一定要对症下药。所以说，在用药的时候一定要在医生的指导之下进行，千万不能够滥用药物，特别是一些青少年以及老年人。

（四）运动养神又健肺

秋高气爽，空气质量较佳，不妨多接近自然、多运动，吸收天地精华。要想促进肺功能，最根本的就是全面增强体质，坚持锻炼身体。步行是最简便、安全的运动。体质较弱者可以从慢速散步开始，每日步行 500~1500 米，开始时可用自己习惯的速度走，然后用稍快的速度，适应后再逐渐增加锻炼的时间和距离。每天锻炼半小时左右，也可采用隔天锻炼一次，每次锻炼一小时以上。另外，上下楼梯、慢跑、太极拳等运动也对肺功能有益。对于居住在城市而又无活动场所的人可通过上下楼梯进行锻炼，开始时可只上一层楼梯，然后根据体力和呼吸功能的情况逐渐增加强度，间歇进行，每日 1~3 次。慢跑能使全身得到运动，可防止肺组织的弹性衰退。还可进行呼吸功能锻炼，尽可能在户外进行，要持之以恒，有规律，这样才能增进肺功能。另外，呼吸肌的针对性锻炼可增强呼吸肌肌力和耐力，改善肺功能，加大呼吸幅度，有助于减少解剖无效腔的影响，提高肺泡通气量和血氧饱和度。呼吸肌锻炼包括腹式呼吸、缩唇呼吸及全身性呼吸体操等。另外去郊外踏青，呼吸新鲜空气，有助于保持开朗的情绪状态，减少抑郁的发生。更是一种养肺的办法，因为郊外的空气中可吸入颗粒少，负氧离子丰富，对肺的保健大有好处。不过，有过敏性鼻炎或哮喘的人，踏青时要格外注意过敏原，有效的办法就是戴口罩。登山是立秋之后户外运动的不错选择，登山能增强人体的呼吸和血液循环功能，使人的肺活量及心脏收缩力增大。此外，立秋后郊游登山能使人吸收空气中更多的负氧离子，对人的神经系统具有良好的营养和调节作用，但有骨关节炎的患者不适宜进行此项运动。这些方法有助于锻炼肺部的生理功能，大家宜根据实际情况，进行一些专门提高肺功能的锻炼，开始运动养肺之旅。

强健肺脏的最佳方法是体育锻炼，如体操、气功等，其中气功尤为优越。由于秋主收藏，故以静功为妙。吸收功晚餐后两小时，选择室外空气清新之地，先慢步走 10 分钟，然后站定，面对明月，两脚分开与肩平，两手掌相搭，掌心向上，放于脐下 3cm 处，双目平视，全身放松，吸气于两乳之间，收腹，再缓缓呼气放松，持续半小时即可。拍肺功每晚临睡前，坐在椅子上，身体直立，两膝自然分开，双手放在大腿上，头正目闭，全身放松，意守丹田，吸气于胸中，同时抬手用掌从两侧胸部由上至下轻拍，呼气时从下向上轻拍，持续约 10 分钟，最后用手背随呼吸轻叩背部肺俞穴数十下。一些长期伏案工作的人，易使肺部组织弹性降低，肺活量降低，甚至招致支气管炎和心律不齐等疾患或头昏、目眩、恶心等症状。扩胸运动可有效地消除肺部因伏案而造成的压抑感，增强心肺功能，防止上述疾病与症状发生。具体做法是：站立，双臂展开做扩胸动作，每次舒展胸廓 3~5 分钟。同时活动颈部，耸双肩，左右转体，并进行深长呼吸，捶打按摩腰部肌肉。一般每伏案工作 1~2 小时，即应做一次。捶背也是一种很好的健肺方式，首先端坐，腰背自然直立，双目微闭，放松，两手握成空拳，捶脊背中央及两侧，各捶 30 次。捶背时，要从下向上，再从上到下，先捶脊背中央，再捶左右两侧。这种方法可以畅胸中之气，通脊背经脉，同时有健肺养肺之功效。尤其伸展动作，可维持身体灵活度，滋脾补筋，强化循环。伸展具有“运化作用”，能收敛心神。运指呼吸，“运之始畅”，意思是呼吸一旦舒畅开来；“化之始通”，从呼吸带动的循环系统、肠胃消化到内分泌系统，一路顺畅，气血循环自然活络。

（五）常见肺病的自我防护

1. 流行性呼吸道感染 流行性呼吸道感染简称流感，该病起病急，有传染性，症状易变，以全身中毒症状为主，呼吸道症状较轻。有畏寒、高热（39~40℃），全身不适，腰背四肢酸痛，乏力，头痛、头昏，喷嚏、鼻塞、流涕、咽痛、干咳、少痰。查体呈重病容，衰弱无力，面潮红，鼻咽部充血水肿，传染性强，常有较大范围的流行。一般患者起病急，全身症状重，畏寒、高热、全身酸痛、眼结膜炎症明显，部分患者有恶心、呕吐、腹泻等消化道症状。鼻咽部症状较轻。儿童可出现恶心、呕吐、腹痛、腹泻等消化道症状。发热通常持续 3~4 天，但疲乏虚弱可持续 2~3 周。该病有自限性，能自行痊愈，但极少数年老、体弱、基础疾病较多，尤其合并严重慢性肺部疾病如慢性阻塞性肺疾病（COPD）者，可因严重并发症预后不良。另外，流感也可引起心肌炎、脑炎等并发症。流感有传染性，病毒为流感病毒，必要时可通过病毒分离或血清学明确诊断。早期应用抗流感病毒药物如金刚烷胺、奥司他韦疗效显著，也可通过注射流感疫苗进行预防。本病病情较轻、病程短、为自限性疾病，多数患者预后良好。增强机体自身抗病能力是预防急性上呼吸道感染最好的办法。如坚持有规律的合适的身体锻炼、坚持冷水浴，提高机体预防疾病能力及对寒冷的适应能力。做好防寒工作，避免发病诱因。生活有规律，避免过度劳累，特别是晚上工作过度。注意呼吸道患者的隔离，防止交叉感染等。预防上呼吸道感染的关键：积极锻炼身体，增强体质；平时不要穿着过多，气温变化时应增减衣服；避免与患者接触，在上呼吸道感染流行季节尽量不带孩子去公共场所，必要时可戴口罩或服用板蓝根、大青叶等中药预防；及时治疗容易诱发上呼吸道感染的疾病，如营养不良、锌缺乏、维生素 A 缺乏、佝偻病等。

2. **普通呼吸道感染** 好发于春冬季节，局部鼻咽部症状较重，如出现鼻塞、流清涕、打喷嚏、咽痛等，全身症状轻或无；可见鼻黏膜充血、水肿、有分泌物，咽部轻度充血；血常规白细胞计数偏低或正常，淋巴细胞比例升高；病毒分离在成人多为鼻病毒，儿童多为呼吸道合胞病毒。上呼吸道感染有 70%~80% 由病毒引起。包括鼻病毒、冠状病毒、腺病毒、流感和副流感病毒、呼吸道合胞病毒、埃可病毒、柯萨奇病毒等。另有 20%~30% 的上感由细菌引起。细菌感染可直接感染或继发于病毒感染之后，以溶血性链球菌为最常见，其次为流感嗜血杆菌、肺炎球菌、葡萄球菌等，偶或为革兰阴性细菌。各种导致全身或呼吸道局部防御功能降低的原因，如受凉、淋雨、气候突变、过度疲劳等可使原已存在于上呼吸道的或从外界侵入的病毒或细菌迅速繁殖，从而诱发本病。老幼体弱，免疫功能低下或患有慢性呼吸道疾病的患者易感。病情较重或年老体弱者应卧床休息，忌烟、多饮水，室内保持空气流通。如有发热、头痛、肌肉酸痛等症状者，可选用解热镇痛药。具有清热解毒和抗病毒作用的中药亦可选用，有助于改善症状，缩短病程。对于成人上呼吸道感染，可以在医生的指导下服用一些药物，一定要首先确定自己的病因，因为成人上呼吸道感染的原因也有很多种，且每种病因的治疗方案都是不同的。患者平时一定要注意和病原菌的隔离，出门时候要做好防护措施，尽量少去人多的地方。

3. **慢性咳嗽** 慢性咳嗽病因较多，通常根据胸部 X 线检查有无异常分为两类。一类为 X 线胸片有明显病变者，如肺炎、肺结核、支气管肺癌等；另一类为 X 线胸片无明显异常，以咳嗽为主或唯一症状者，即通常所说的不明原因的咳嗽。咳嗽具有清除呼吸道异物的防御功能，但是咳嗽也是疾病的信号。慢性咳嗽可以造成许多危害，包括心血管、胃肠道、泌尿生殖系统、神经系统、骨骼肌肉和呼吸系统的并发症。首先，长期频繁的咳嗽会造成气道黏膜损伤，而这种气道黏膜的损伤又会加重咳嗽。其次，反复剧烈咳嗽可使肺内压急剧升高，会引起或加剧肺气肿的形成，乃至发生气胸。再次，肺内压升高能导致回心血量减少，进而使心脏搏出量下降，脑供血不足，引起咳嗽性晕厥的临床症状。多数慢性咳嗽与感染无关，无需使用抗菌药物治疗。咳嗽原因不明或不能除外感染时，慎用口服或静脉糖皮质激素。

慢性咳嗽与其他系统疾病相关慢性咳嗽的常见病因包括：咳嗽变异性哮喘、上气道咳嗽综合征和胃食管反流性咳嗽。上气道咳嗽综合征是指鼻部疾病引起分泌物倒流鼻后和咽喉等部位，直接或间接刺激咳嗽感受器，导致以咳嗽为主要表现的综合征，它是引起慢性咳嗽最常见的病因之一。除了鼻部疾病外，上气道咳嗽综合征还常与咽喉部的疾病有关，如过敏性或非过敏性咽炎、喉炎、咽喉部新生物、慢性扁桃体炎等。咳嗽变异性哮喘是一种特殊类型的哮喘，咳嗽是其唯一或主要临床表现。其无明显喘息、气促等症状或体征，但有气道高反应性，主要表现为刺激性干咳。其患者通常咳嗽比较剧烈，夜间咳嗽为其重要特征。感冒、冷空气、灰尘、油烟等容易诱发或加重咳嗽。胃食管反流性咳嗽是因胃酸和其他胃内容物反流进入食管,导致以咳嗽为突出表现的临床综合征,属于胃食管反流病的一种特殊类型,是慢性咳嗽的常见原因。典型反流症状表现为烧心(胸骨后烧灼感)、反酸、嗳气等。部分胃食管反流引起的咳嗽伴有典型的反流症状,但也有不少患者以咳嗽为唯一的表现。咳嗽大多发生在低头或平卧位,干咳或咳少量白色黏痰。进食酸性、油腻食物容易诱发或加重咳嗽。慢性咳嗽的经验性治疗是指在病因诊断不确定的情况下,根据病情和可能的诊断给予相应的治疗措施,通过治疗反应来确立或排除诊断。经验性治疗主要应遵循以下几条原则:首先针对慢性咳嗽的常见病因进行治疗。如患者的主要表现为夜间刺激性咳嗽,则可按咳嗽变异性哮喘治疗;咳嗽伴有明显反酸、嗳气、烧心者则考虑按胃食管反流性咳嗽治疗;如感冒后继发咳嗽迁延不愈,可按感染后咳嗽进行处理;咳嗽伴有流涕、鼻塞、鼻痒者,先按上气道咳嗽综合征进行治疗。咳嗽、咳脓痰者或流脓鼻涕者可用抗生素治疗。多数慢性咳嗽病因与感染病因有关,经验治疗时应避免滥用抗生素。经验治疗有效者,继续按相应咳嗽病因的标准化治疗方案进行治疗。经验性治疗无效者,应及时到有条件的医院进行相关检查明确病因。密切随访,避免漏诊早期支气管恶性肿瘤、结核和其他肺部疾病。

4. 支气管哮喘 哮喘是由多种细胞包括气道的炎性细胞和结构细胞(如嗜酸粒细胞、肥大细胞、T 淋巴细胞、中性粒细胞、平滑肌细胞、气道上皮细胞等)和细胞组分参与的气道慢性炎症性疾病。这种慢性炎症导致气道高反应性,通常出现广泛多变的可逆性气流受限,并引起反复发作性的喘息、气急、胸闷或咳嗽等症状,常在夜间和(或)清晨发作、加剧,多数患者可自行缓解或经治疗缓解。哮喘发病的危险因素包括宿主因素和环境因素两个方面。哮喘尚不能根治,但通过有效的哮喘管理,通常可以实现哮喘控制。

(1) 疾病知识指导:指导患者增加对哮喘诱发因素、发病机制、控制目的和效果的认识,以提高患者在治疗中的依从性。

(2) 生活环境指导:改善居住环境避免室内过度装修,控制和减少居室空气中的过敏原。在明确过敏原后应避免与其再接触。且不宜在室内摆放鲜花,饲养猫、犬等小动物。

(3) 运动:患者在剧烈运动后也常诱发哮喘,临床表现有咳嗽、胸闷、气急、喘鸣,听诊可闻及哮鸣音。有关研究认为,剧烈运动后因过度通气,致使气道黏膜的水分和热量丢失,呼吸道上皮暂时出现分子浓度过高,导致支气管平滑肌收缩。体育锻炼对本病患者大有好处,患者可以根据自己的体质情况适当选择运动方式。

(4) 心理社会指导:精神心理因素在哮喘的发生发展过程中起重要作用,患者情绪激动、紧张不安、怨怒等都会促使哮喘发作,一般认为它是通过大脑皮质和迷走神经反射或过度换气所致。因此患者首先要保持情绪稳定,让患者接受自己所患疾病,告知虽然哮喘不能治愈,但只要接受正规治疗,保持愉快心情,注意饮食起居是可以很好控制的。

(5) 自我监测病情:指导患者识别发作哮喘的前驱症状和病情加重的表现,学会发作哮喘时进行简单的紧急自我处理方法。支气管哮喘发作的前驱症状:鼻咽痒、喷嚏、流涕、咳嗽、眼痒等过敏的症状。如不及时处理,可因支气管阻塞加重而出现哮喘,严重者可被迫采取坐位或呈端坐呼吸,干咳或咯大量白色泡沫痰,甚至出现发绀等。出现以上情况不要紧张,正确使用短效定量雾化吸入器,以保证药物的及时供给和疗效。在临床上还存在非典型表现的哮喘。如咳嗽变异型哮喘,患者在无明显诱因咳嗽 2 个月以上,夜间及凌晨常发作,运动、冷空气等诱发加重,抗生素或镇咳、祛痰药治疗无效,使用支气管解痉剂或皮质激素有效,但需排除引起咳嗽的其他疾病,出现此种情况应及时就诊。

5. 肺炎 肺炎是一种常见的呼吸道感染疾病,主要是由细菌或病毒等引起的肺部炎症。其具有病程长的特点，不易治疗。肺炎的种类很多，主要分为大叶性肺炎、小叶性肺炎和间质性肺炎。常是由于细菌及病毒侵入肺脏而引起的。初期为刺激性干咳，继而咳出白色黏液痰或带血丝痰。肺炎的常见症状表现为可咳出黏液血性痰或铁锈色痰，也可呈脓性痰，进入消散期痰量增多，痰黄而稀薄。典型病例以突然寒战起病，继之高热，体温可高达39~40℃，呈稽留热型，常伴有头痛、全身肌肉酸痛，食量减少。抗生素使用后热型可不典型，年老体弱者可仅有低热或不发热。肺炎可能会反复发作，也可能导致支气管扩张症。肺炎发生时会有发热、咳嗽、多痰、胸痛等诸多症状，重症肺炎患者还会有喘气急促、呼吸困难的症状，有时甚至会危及生命。肺炎在治愈之后就可以恢复肺组织原来的结构和功能，一般不会在肺组织上留下瘢痕。小儿肺炎是小儿最常见的一种呼吸道疾病，四季均易发生，3 岁以内的婴幼儿在冬、春季节患肺炎较多。如治疗不彻底，易反复发作、引起多种重症并发症，影响孩子发育。小儿肺炎临床表现为发热、咳嗽、气促、呼吸困难和肺部细湿啰音，也有不发热而咳喘重者。小儿肺炎有典型症状，也有不典型的，新生儿肺炎尤其不典型。由细菌和病毒引起的肺炎最为多见，目前可通过疫苗预防小儿肺炎。成人肺炎可以通过以下几个方面来自我管理。

(1) 预防感染：肺部感染是间质性肺炎发病的重要因素之一。间质性肺炎患者的免疫功能往往受到损伤，只是程度有所不同。很容易并发呼吸道感染，所以要提高呼吸道的免疫功能。在秋冬季节可以适当进行一些运动与锻炼，提高肺活量与耐力。根据温度的变化适当增减衣物，防止因为感冒而引起的呼吸道感染。

(2) 均衡饮食：在饮食上要保证营养均衡，同时要尽量清淡可口，多吃些新鲜蔬菜与水果，但是要注意的是饮食要适量。在秋季天气比较干燥可以多吃些润肺生津的食物，如梨、柑橘、石榴和大枣等。具有润肺止咳、清热生津、化痰等功效。

(3) 充足睡眠：睡眠是保证健康增加免疫力的重要方面。睡觉时不要用被子盖住面部会使人呼吸困难，对于间质性肺炎患者更是雪上加霜。在睡时切忌吹风，因为人体在睡眠的时候对外面的环境适应能力低下，易感冒受风寒，所以在睡眠的时候要注意保暖。

(4) 保持心情愉快：要培养一个乐观的心态，正确面对自己的疾病，每天要保持心情舒畅，精神饱满，这些也是对治疗疾病的一道坚固屏障。

(5) 适当运动：肺炎患者的免疫力都有所降低，只是在程度上不同。秋冬时节适宜体育锻炼，不仅可以调心养肺，还可以提高肺功能，并且有利于增强各组织器官的免疫功能和身体对外界寒冷刺激的抵御能力。肺炎患者的锻炼要量力而行，可以做些有氧运动。肺炎患者自我防护对治疗也是很重要的，在运动的时候也要注意不要过度，防止运动损伤，因为长期服用皮质类的激素骨骼脆弱，容易发生骨折，所以一定要注意做好预防。

(6) 注意家庭卫生和个人卫生；家庭居室经常开窗通风，保持室内空气清洁，定期进行空气、地面和常用物品的消毒等。保持良好的个人卫生习惯，勤洗手，勤洗澡，多人进食提倡分餐等。尽可能少去医院，避免在人员聚集的地方长时间停留，减少被感染的机会。

6. 慢性阻塞性肺疾病 慢性阻塞性肺疾病（COPD）是一种常见的慢性呼吸道疾病，其重要特征为气流受限呈进行性发展且不完全可逆。COPD 给患者和家庭、社会带来沉重的经济负担，已经成为一个重大的公共卫生问题，因此，对 COPD 患者应进行长期和规范化的防治。这个过程需要得到广大COPD 患者及其家属的充分理解、大力支持和密切配合。其次，应当强调的是 COPD 患者到医院进行诊治（包括门诊、住院治疗）对其一生来说只是一个短暂的片段。其生命中的大部分时间是在家庭和社会中度过的，因而我们对于 COPD 的防控不能只停留或局限于医院这个小天地，应当尽可能拓展到患者的家庭乃至整个社会。实践表明，广大患者热切地渴望学习与其所患疾病及健康息息相关的医学知识和医疗技能，从长远观点来讲，只有当 COPD 患者真正掌握了医疗知识和防治技术，他们从以往的消极被动地接受治疗变为防病、治病的主体时，才算是实现医学的最终目的和最高目标。我们结合前几年的工作实践，参考国外有关文献，对 COPD 的教育管理提出若干建议。

(1) 呼吸训练：日常生活中有许多简便易行的方法锻炼 COPD 患者呼吸肌力和耐力，比如锻炼呼气训练可以采用吹蜡烛法、吹瓶法、缩唇呼气法和暗示呼吸法等。因此适当的呼吸训练可以明显改善 COPD 患者的呼吸肌耐力和缓解呼吸困难的症状，腹肌是最主要的呼气肌，加大胸腹呼吸可以提高气体的交换能力。治疗过程强调不同轻中度患者应该持之以恒、量力而行、自然放松的掌握这些技巧并能灵活的联合使用，这样才能缓解患者呼吸困难的症状。研究证实肺功能指标（肺活量、用力肺活量等）和生活质量指标可以改善，只要我们有针对性并且持之以恒地去锻炼，就会有意想不到的效果。体质较好者，还可做呼吸操，早晚各 1 次。需要更加关注 COPD 患者的呼吸锻炼，因为容易获得和降低住院率，延长患者的生命，所以把呼吸技巧锻炼纳入了 COPD 的自我管理项目中。

(2) 进行宣传教育：通过开办 COPD 患者学习班、俱乐部、联谊会等多种生动活泼的形式集中进行系统的教育，这样做效率比较高，讲授比较系统全面，医患双方可以面对面进行交流和讨论。组织患者观看电视、录像或听录音带。组织患者阅读有关 COPD 防治的科普图书，报纸、杂志上刊登的有关科普文章。利用网络媒体技术可以更迅速地传播防治 COPD 的知识。组织 COPD 患者召开防治疾病讨论会、交流会，患者可以在会上介绍其防控疾病的心得体会，充分发挥某些患者在防控疾病中的示范和辐射作用。充分利用患者每一次就诊或住院，把宣传教育工作贯穿于日常医疗工作中，每位 COPD 患者初诊时，主管医生应当向其介绍一些有关 COPD 的基本知识，教会其基本的防控技术，以后还需要不断重复和强化。

(3) 戒烟干预：吸烟（包括主动吸烟和被动吸烟）是 COPD 患者的一个主要危险因素，严重吸烟者死于 COPD 的危险性比不吸烟者高 30 倍。可见各种年龄和各期的患者戒烟干预刻不容缓，要使患者真正认识到戒烟的重要性，让其从思想上坚决戒烟。戒烟能减少呼吸道黏液的分泌和气管壁的炎症，同时是减少 COPD 发生并阻碍其发展的最有效、最经济的独立干预措施。完全控制吸烟难度非常的大，但是戒烟必须进行强制性干预。

(4) 上下肢运动锻炼：运动训练主要采用有氧训练和医疗体操，下肢训练主要是增加 COPD 活动耐量，从而提高身体免疫力。在日常生活中常用的是快走、骑车、登山等，运动训练的频率最好控制在每周 2~5 次为宜。运动强度不宜过大，运动后不应出现胸闷、气短或者剧烈咳嗽。有运动诱发哮喘的患者应该从小强度的锻炼开始，逐步适应运动刺激，必要时可以在监护下进行运动。很多活动都需要上肢的参与，为了加强上肢活动的耐受性，可对上肢实行提重物和手摇车训练。提重物要求患者从 0.5kg 开始以后增加到 2~3kg，一次 1~2 分钟，每天 2 次。为保持训练效果，建议终身坚持锻炼。改善肌肉代谢和全身运动耐力可有效地提高患者的生活质量，使其更好地适应社会的需要。为了改善气急、气促的症状和耐受更高强度的锻炼，提倡患者在运动过程中吸氧，最终达到更好的预期效果。

(5) 营养平衡：COPD 患者由于呼吸肌负荷较重和不同程度的缺氧，导致进食不足和能量消耗过大，最终多形成营养不良。因此患者需掌握少食多餐的饮食原则，合理分配三餐进食量，同时多吃些新鲜蔬菜和水果，不宜吃辛辣油腻等食物。这样才能逐渐改善患者营养状况，增强机体免疫力和呼吸肌的肌力，从一定程度上改善肺功能。有的患者病情较重且出现严重呼吸困难,则不宜进食过多蛋白质或糖类食物,因为有可能会加重呼吸困难。如果出现病情严重的情况,在进食前和进食后应吸氧3~5分钟可缓解呼吸困难等不适症状。最大限度地改善患者的整体健康水平,是COPD患者控制症状及预后的重要决定作用。

(6) 开展家庭氧疗:COPD患者因呼气时小气道过早塌陷,肺泡弹性回缩力明显降低,致使肺残气量增加,严重影响气体有效交换功能。长期家庭氧疗可以缓解支气管痉挛,减轻呼吸困难和改善通气功能障碍。严重慢性阻塞性肺疾病患者每天适度低流量吸氧1~2L/min,超过15小时,可有效改善肺循环和体循环缺氧的症状,减慢向呼吸衰竭发生的进程。长期氧疗可改善患者体质和慢性缺血缺氧的大脑皮质问题,提高运动耐力和COPD患者的认知能力。再加上患者的生活质量也明显提高,使患者5年生存率提高2倍。但是在使用过程中千万不能吸烟,防止火灾和爆炸的发生。

(7) 音乐疗法:当我们心情浮躁时听听音乐能让我们心情放松,缓解内心的压力,避免因自律神经紧张失调而导致的慢性疾病的发生。音乐疗法是目前新兴的康复干预手段,在治疗失眠和镇痛方面有一定的作用,如果能真正运用音乐疗法,对控制COPD患者的呼吸困难及调整心理状态都有良好效果。在社区对患者进行随机对照试验,结果表明音乐通过对人的精神和情绪进行调节,缓解了呼吸困难的症状,因此被作为一种有效的干预手段在慢性呼吸系统疾病方面。其实音乐的作用是巨大的,除了对呼吸系统疾病的治疗外,在精神病和老年性疾病领域也受到重视。

(8) 健康心理指导:心理治疗具有改善患者发病后焦虑和恐惧的作用,并且良好的心理教育可充分调动患者的积极性并能够积极配合治疗,最重要是减轻患者的痛苦和降低了经济耗费。COPD患者因病一遍又一遍地在很长一段时间里肺功能不佳,需要家人照顾的同时社交范围也在缩小,很容易产生不同程度的消极情绪。一般采用心理支持的治疗方法,让患者意识到自己的病情并积极地进行肺康复治疗。必要时需请专业心理医生进行心理治疗,让患者树立战胜疾病的信心和决心,以此缓解自己的压力和内心对疾病的恐惧感,控制病情进一步发展。总之,对COPD患者进行系统的教育、管理和规范治疗,辅以必要的康复锻炼,可以有效地减轻其症状,改善肺功能,减少门诊就诊次数,提高生活质量,如能长期坚持下去,有望延缓其病情进展。

我们希望我国的医药体制改革能够重视自我医疗健康服务体系的组织和管理工作,把群众自我管理项目作为一件重要事情来抓,把我国的医药卫生事业搞得更适合中国的实际情况,做得更好、更完美。医疗技术服务能力基于传统的生物医学模式,创造一流的服务能力;医疗价值体验基于心理医学模式,营造医患双方的良好价值体验;医疗质量安全基于社会医学模式,维护和谐的医患关系。

(王德强)

第二节 患者的营养评估与治疗

一、概述

据发表在柳叶刀的《全球疾病负担研究2015(GBD 2015)》数据显示,2015年中国死因前五位(占总体死亡数的比例)中,慢性阻塞性肺疾病、肺癌分别占据了第三位和第四位,成为严重危害我国居民健康的两大类疾病。

随着病情进展，慢性肺疾病患者肺功能的持续下降，会对机体运动功能、免疫功能、营养状况等造成严重损害，患者的生活质量也大大下降。为此，患者需要进行肺康复。营养是机体维持正常生理功能、修复受损组织、免疫功能维护的物质基础，因此，营养也是慢性肺疾病患者实施肺康复计划中不可轻视的重要组成部分。营养不良对肺的结构、弹性和功能，呼吸肌的质量、收缩力和耐受性，呼吸运动的调节，呼吸系统的免疫防御功能等都具有不良影响，最终削弱肺功能，导致疾病进一步恶化。营养不良与患者的疾病过程、临床预后、生活质量都密切相关，因此，在积极进行原发病治疗的同时，根据患者的营养状况和代谢特点，进行合理的营养治疗，改善患者的营养状况，有利于减少呼吸肌消耗，维持通气功能，并增强机体免疫能力，进而促进疾病的康复，改善临床结局。

二、呼吸系统疾病患者营养不良的诊断——筛查与评估

近年来，随着对各种疾病状态下营养代谢的改变、疾病相关营养不良的病理生理及其对临床结局影响的研究的深入，营养不良的定义、诊断标准、营养筛查与评估的方法亦不断更新与改进，为临床循证开展营养支持、规范营养疗法提供了重要的依据。本章节主要介绍营养不良的定义演变，营养不良诊断标准，以及几种临床常用的营养筛查与评估工具。

1. 营养不良再认识

(1) 营养不良定义的演变：早期营养不良的定义基本等同于营养不足，定义为：食物或某种营养素（包括能量、脂肪、碳水化合物、蛋白质、维生素及矿物质）摄入不足、或营养素吸收和利用障碍导致身体组分和体细胞质量改变，进而引起生理和心理功能减退的一种状态。

在 2006 年 ESPEN（European Society for Clinical Nutrition and Metabolism）将营养不良定义修定为营养物质摄入不足、过量或比例异常，与机体的营养需求不协调，从而对机体细胞、组织、形态、组成与功能造成不良影响的一种综合征。营养不良概念中包括营养不足和营养过剩两种类型，涉及摄入失衡、利用障碍和消耗增加三个环节。

为了进一步区分不同原因引起的营养代谢问题，2015 年 ESPEN 在最新颁布《营养不良诊断指南》的专家共识中提出了营养失调（nutrition disorder）的概念，将营养失调分为 3 类：营养不良（malnutrition）、微量营养素异常（micronutrients abnormalities）及营养过剩（overnutrition）。营养不良包括饥饿相关性低体重（starvation-related underweight）、恶病质 / 疾病相关性营养不良（cachexia/disease-related malnutrition）、肌肉减少症（sarcopenia）、虚弱症（frailty）（图 5-2-1）。

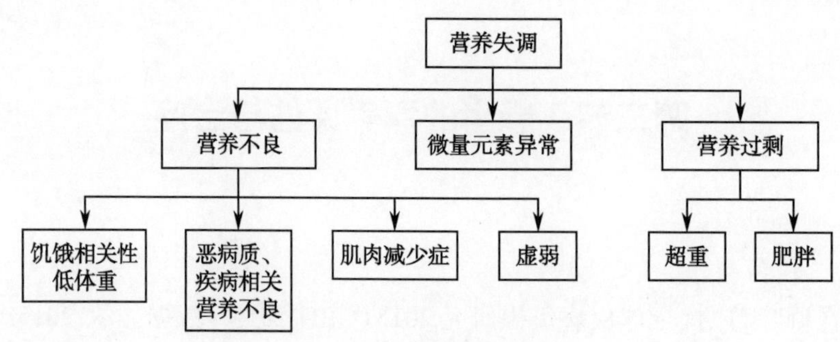

图 5-2-1 营养失调分类

(2) 营养不良诊断:2015ESPEN 专家共识同时更新了营养不良诊断标准,建议通过营养筛查(常用的营养评估量表有 NRS-2002、MNA-SF 或 MUST 等)发现营养不良风险的患者,并对高风险的患者进行营养评估,以明确诊断。其诊断标准如下:

诊断标准一:体质指数(BMI)<18.5kg/m^2。

诊断标准二:与平时体重相比,无意识的体重下降,在任何时间内体重下降 >10%;或 3 个月内体重下降 >5%),同时符合以下两点之一即可诊断。

1) 体质指数(body mass index,BMI)BMI<20kg/m^2(年龄 <70 岁)或 BMI<22kg/m^2(年龄 ≥70 岁);

2) 去脂肪体重指数(fat free mass index,FFMI)降低,FFMI<15kg/m^2(女性),FFMI<17kg/m^2(男性)。

在保留了 WHO 制定 BMI<18.5kg/m^2 的营养不良诊断标准的基础上,2015 ESPEN 的新指南还将体重减轻合并 BMI 或 FFMI 降低作为营养不良诊断指标,界定任何时间内无意识的体重下降 >10%;或 3 个月内体重下降 >5% 时具有临床意义,当 BMI、FFMI 达到上述标准即可诊断为营养不良,新的诊断标准有利于及早发现超重、肥胖患者的营养风险及营养不良。

(3) 肌肉减少症:肌肉减少症以肌肉质量减少、肌肉力量降低以及身体活动能力下降为特征,被公认为是多因素导致的临床综合征,已被正式纳入到 ICD-10 疾病编码中,成为近年来老年医学、肿瘤以及慢性消耗性疾病等领域的研究热点,但其原因及病理生理机制尚未完全清楚,可能与老化以及疾病引起的营养改变、机体活动、神经肌肉完整性、慢性炎症、激素以及内分泌改变等多种因素有关。

骨骼肌是人体运动和代谢器官,也是人体最大的蛋白质储存库。肌肉质量的减少与功能减退可导致肌肉无力、步态不稳、虚弱、生活自理能力下降,增加患者跌倒、失能风险。另一方面,随着肌肉衰减程度的加重,患者的营养状态、身体机能、免疫与抗病能力进一步受损,不利于原发疾病的治疗,并增加患者死亡风险。

肌肉减少症可分为原发性和继发性,前者主要是由老化引起;继发性肌肉减少症包括活动相关性肌肉减少症、疾病相关性肌肉减少症及营养相关性肌肉减少症。目前尚未有明确的骨骼肌质量减少的诊断标准,但建议以同种族、同性别的健康青年人均值为基准,肌肉量下降 2SD 为诊断切点。一般采用四肢骨骼肌指数(appendicular skeletal muscle index)诊断标准如下:①DXA(双能 X 线骨密度仪)测量法:四肢骨骼肌指数男性 <7.26kg/m^2,女性 <5.5kg/m^2。②BIA(生物点阻抗)测量法:四肢骨骼肌指数男性 <8.87kg/m^2,女性 <6.42kg/m^2。目前尚缺乏理想的中国人群肌肉质量的相关研究数据,迫切需要更多的大样本研究以得出中国成人肌肉质量减少的最佳诊断切点。

(4) 恶病质:恶病质是营养不良的特殊形式,常伴发于慢性消耗性疾病,如进展期肿瘤、慢性阻塞性肺部疾病、慢性肾衰竭、肝衰竭、艾滋病等。近年来,围绕肿瘤恶病质的定义、诊断与分期,国内外各专业学会进行了大量的循证证据研究和探讨,相继出台了相关指南或共识。在中国抗癌协会肿瘤营养与支持治疗专业委员会发布的《肿瘤恶液质营养治疗指南(2015)》中,继续沿用了得到国际公认的,由英国 Kenneth Fearon 等专家于 2011 年在《癌症恶液质的定义与分类国际共识》中提出的恶病质定义、诊断标准与分期,该共识将恶病质定义为以骨骼肌质量持续下降为特征的多因素综合征,伴或不伴脂肪量减少,不能被常规的营养治疗逆转,最终导致进行性功能障碍。恶病质病理生理特点为厌食、代谢异常等因素综合作用引起的蛋白质尤其是骨骼肌的过度分解及能量的负平衡。

2. 营养筛查与评估相关定义与用语

(1) 营养风险(nutritional risk)与营养风险筛查:营养风险是指现有的或潜在的与营养和代谢状况有关的导致患者出现不良临床结局的风险。该定义由ESPEN提出,与营养不良风险(risk of malnutrition)是两个截然不同的概念,强调与营养因素有关的出现不良临床结局(如感染相关并发症发生率增高,住院时间延长、住院费用增加等)的风险,而非出现营养不良的风险。

营养风险筛查是一个在全部患者中快速识别需要营养支持的患者的过程。ESPEN认为:通过营养筛查如果发现患者存在营养风险,提示需要制订营养支持计划,但并不是实施营养支持的指征。是否需要营养支持应该进一步行营养评估。目前国内在成年住院患者中营养风险筛查广泛使用的是NRS2002筛查量表。

(2) 营养不良风险筛查:美国肠内肠外营养学会(American Society for Pof Parenteral and Enteral Nutrition ASPEN)将营养不良风险筛查定义为:"营养不良风险筛查是识别与营养问题相关特点的过程,目的是发现个体是否存在营养不足和有营养不足的危险"。

(3) 营养不良筛查:人体测量指标一定程度上反映了与营养状况变化有关的机体结构的改变,通过测量身高、体重、腰围、皮褶厚度、上臂围、上臂肌围等可以初步了解机体总体的营养状况。临床上是最经典的营养不良筛查方法有理想体重法、BMI判断法,评定标准(表5-2-1、5-2-2)。这两种方法简单、便捷,但对肥胖、水肿或大量胸腹水的患者则无法反映真实的体重和营养状态。

表5-2-1 实际体重占理想体重的百分比评价标准

百分比	体重评价	百分比	体重评价
<80%	消瘦	110%~	超重
80%~	偏轻	>120%	肥胖
90%~	正常		

理想体重法:理想体重(kg)= 身高 –105(Broca改良公式),以实际体重占理想体重的百分比作为评价标准

表5-2-2 成人BMI值评定标准

	WHO	中国		WHO	中国
正常值	18.5~24.9	18.5~23.9	一级肥胖	30~34.9	≥28为肥胖
中轻度消瘦	17~18.4	16~16.9	二级肥胖	35~39.9	
重度消瘦	16~16.9	<16	三级肥胖		
超重	25~29.9	25~27.9			

BMI法:BMI被公认为是反映蛋白质-能量营养不良及肥胖症的可靠指标,其计算公式为:BMI= 体重(kg)/[身高(m)]^2

(4) 营养评估:营养评估(nutritional assessment)是对营养筛查阳性的患者进行更加细致的判断,以发现患者是否存在营养不良并判断其严重程度的过程,其结果是保证营养治疗的合理应用,确定营养治疗适应证的依据。

疾病状态下的营养和代谢紊乱纷繁复杂,单靠一种工具或方法并不能完全准确地判断存在的营养问题或预测营养支持的有效性,因此需要对反映患者营养状态的主观资料(病史、症状、活动能力与身体功能等),以及客观资料(膳食调查、人体测量、体格检查、实验室检查及器械检查)等多种指标进行综合评估,与营养筛查相比,营养评估内容更加客观与细化,

在临床应用中是一个非常耗时的过程，常常需要接受过培训的营养专业技术人员完成。

(5) 临床营养诊疗流程：规范化临床营养诊疗流程起步于营养筛查与评估，筛查发现高营养风险或已确诊营养不良的患者，应对反映其营养状态的多种指标进行综合评估，并分析疾病的病理生理和治疗措施对营养摄入、消化、吸收、代谢、利用以及排泄等环节的影响，以明确该患者发生营养不良的类型、特点和主要原因。最后，综合患者的营养状态、代谢情况以及脏器功能，为患者制订有个性化的营养治疗方案；在治疗过程中，监测并动态评估营养支持效果和安全性，及时根据疗效及病情变化调整营养治疗方案。

定期对肺康复患者进行营养筛查与评估，可以尽早发现患者的营养风险及营养不良，并制订个体化的营养支持计划。进一步根据营养不良的类型和严重程度分层处理，营养不良的分层管理，有助于降低营养代谢并发症的发病率，减少再入院率，降低医疗费用，并减轻由此而产生的对临床结局的不良影响。

规范化的临床营养诊疗流程(图 5-2-2)。

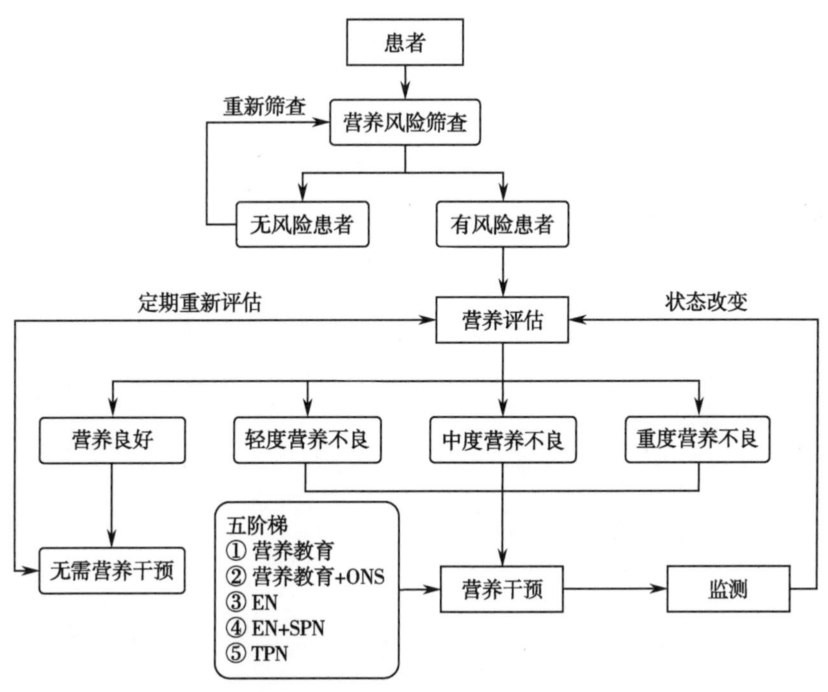

图 5-2-2 临床营养工作流程图

ONS：口服营养补充；EN：肠内营养；SPN：补充性肠外营养；TPN：完全肠外营养

3. 常用的营养筛查与营养评估量表 营养筛查及营养评估常常容易被混淆，实际工作中，营养筛查是一个在全部患者中，快速识别需要营养支持的患者的过程。其目的是发现患者是否存在发生营养风险，或发生营养不良的风险，并由此而引起的不良临床结局的影响。营养评估则更加深入、复杂，是对包括疾病病史、膳食调查资料、实验室生化检查、体格检查以及人体成分分析等反映营养状态的多种指标进行综合评估的过程，对制订个性化的营养治疗方案，评估营养支持的疗效及安全性具有指导性作用。

目前临床上最为常用的筛查与评估工具有：营养风险筛查 2002(Nutritional Risk Screening 2002，NRS 2002)、主观整体评估(Subjective Globe Assessment，SGA)、患者主观整

体评估(Patient-Generated Subjective Global Assessment，PG-SGA)，微型营养评估(Mini Nutritional Assessment，MNA)等。上述方法中，NRS 2002 为纯筛查性质工具；SGA，PG-SGA 为纯评估工具，而 MNA 则兼备筛查与评估功能。

(1) 营养风险筛查 2002(Nutritional Risk Screening 2002，NRS 2002)：NRS 2002 由丹麦、瑞士及 ESPEN 特别工作小组开发，ESPEN、中华医学会肠外肠内营养学分会(Chinese Society for Parenteral and Enteral Nutrition，CSPEN)推荐使用。NRS 2002 适用于成年住院患者，该方法基于 128 个临床 RCT(randomized controlled trial)研究，以高强度的循证医学证据为基础，从疾病、营养和年龄三方面筛查住院患者是否存在营养风险。循证研究已证实 NRS2002 营养筛查的应用有助于识别需要营养支持的患者，及时开始营养干预，有利于改善患者的临床结局，同时也有助于避免营养支持的不合理使用。2004 年 CSPEN 主持了中国首次大城市大医院住院患者 NRS2002 营养风险筛查，结果显示，将 BMI 替换为符合中国人的诊断界值后，NRS2002 营养风险筛查能够应用于 95% 以上的中国住院患者。

2013 年我国国家卫生和计划生育委员会在 NRS2002 的基础上结合中国人的 BMI 界限值发布了适用于我国患者的《临床营养风险筛查(WS/T427-2013)》，(表 5-2-3)。营养风险评分为营养状态评分、疾病严重程度评分和年龄评分之和，评分标准(表 5-2-4)。

表 5-2-3　临床营养风险筛查记录表

1. 患者基本信息 科室床号:__________ 病历号:__________ 入院日期:__________ 病房__________，病床__________，姓名__________，性别_____，年龄_____岁， 联系电话____________________ 适用对象：18 岁~90 岁，住院 1 天以上，次日 8 时前未进行手术，神志清者。 不适用对象：18 岁以下，90 岁以上，住院不过夜，次日 8 时前进行手术，神志不清。
2. 临床营养风险筛查 主要诊断:____ 2.1　疾病评分 若患有以下疾病请在【　】打“√”，并参照标准进行评分。 注：未列入下述疾病者须“挂靠”，如“急性胆囊炎”、“老年痴呆”等可挂靠“慢性疾病急性发作或有并发症者”计 1 分(复核者有权决定挂靠的位置)。 髋骨骨折、慢性疾病急性发作或有并发症、慢性阻塞性肺疾病、血液透析、肝硬化、一般恶性肿瘤(1 分)【　】； 腹部大手术、脑卒中、重度肺炎、血液恶性肿瘤(2 分)【　】； 颅脑损伤、骨髓移植、APACHE-II 评分 >10 分 ICU 患者(3 分)【　】； 疾病评分：0 分【　】，1 分【　】，2 分【　】，3 分【　】。 2.2　营养状况受损评分 2.2.1　人体测量 身高(经过校正的标尺，校正至 0.1cm)______m(免鞋)； 体重(经过校正的体重计，校正至 0.1kg)______kg(空腹、病房衣服、免鞋)； 体质指数(体重指数，BMI)______kg/m²(若 BMI<18.5 且一般状况差，3 分，若 BMI≥18.5，0 分)； 小计:______分。 2.2.2　体重状况 近期(1 个月~3 个月)体重是否下降?(是【　】，否【　】)；若是体重下降______kg；体重下降 >5% 是在:

续表

3 个月内(1 分)【 】,2 个月内(2 分)【 】,1 个月内(3 分)【 】; 小计:________分。 2.2.3 进食情况 一周内进食量是否减少? (是【 】,否【 】); 如果减少,较从前减少:25%~50%(1 分)【 】,51%~75%(2 分)【 】,76%~100%(3 分)【 】; 小计:________分; 营养状况受损评分:0 分【 】,1 分【 】,2 分【 】,3 分【 】; 注:取上述 3 个小结评分中的最高值。 2.2.4 年龄评分 若年龄≥70 岁为 1 分,否则为 0 分; 年龄评分:0 分【 】,1 分【 】。 2.2.5 营养风险总评分 临床营养筛查总分________分; 注:临床营养筛查总分 = 疾病评分 + 营养状况受损评分 + 年龄评分。
3. 筛查日期 筛查日期:________年______月______日

表 5-2-4 临床营养风险筛查的评分

评分内容	评分分值			
	0 分	1 分	2 分	3 分
营养状况受损评分(0 分 ~3 分)	BMI≥18.5	—	—	BMI<18.5kg/m²,伴一般临床状况差
	近 1 月 ~3 月内体重无下降	近 3 月内体重下降 >5%	近 2 月内体重下降 >5%	近 1 月内体重下降 >5% 或近 3 月内体重下降 >15%
	近一周进食量无变化	近一周进食量减少 25%~50%	近一周进食量减少 51%~75%	近一周进食量减少 76% 及以上
疾病严重程度评分(0 分 ~3 分)	—	髋骨骨折、慢性疾病急性发作或有并发症、慢性阻塞性肺疾病、血液透析、肝硬化、一般恶性肿瘤患者、糖尿病	腹部大手术、脑卒中、重度肺炎、血液恶性肿瘤	颅脑损伤、骨髓移植、APACHE-Ⅱ评分 >10 分的 ICU 患者
年龄评分(0 分 ~1 分)	18~69 岁	70 岁及以上	—	—

注:每项评分内容的最后得分为该项目最高评分分值,临床营养筛查总分(0 分 ~7 分)= 上述三项评分相加之和。

* 由经过培训的实施人员询问筛查对象后判断。

结果判定及处理

若临床营养筛查总分≥3 分,表明有营养风险,应结合患者的临床状况,制订营养支持治疗计划。

若临床营养筛查总分 <3 分,表明目前没有营养风险,应每周重复进行筛查

(2) 主观整体评估(subjective global assessment,SGA):SGA 是一个基于病史和体格检查的营养评估工具,(表 5-2-5)。SGA 具有无创性、易操作的优点,其信度和效度已经得到大量检验,美国肠外肠内营养学会 ASPEN 推荐使用。其结果是发现营养不良,并对营养不良进行分类。SGA 已被广泛用于外科手术、慢性疾病、肿瘤、透析患者、肝移植患者和 HIV 感染

的患者，其局限性在于侧重检出慢性或已经存在的营养不良。SGA 内容主要包括病史和体格检查两个方面，共 8 项指标，进行 A（良好）、B（轻～中度）、C（重度）评级，病史部分包括体重变化、摄食改变、持续 2 周以上的消化道症状；活动能力改变以及疾病导致的应激反应程度。体格检查方面主要包括：①皮下脂肪的丢失；②肌肉的消耗；③踝部、骶部水肿以及腹水。最终给出综合评级：营养良好（A）、轻～中度营养不良（B）、重度营养不良（C）。

表 5-2-5 主观全面评定（SGA）

A. 病史

1. 体重变化

最大体重_____ 1 年前体重_____ 6 个月前体重_____ 目前体重________

过去 6 个月体重变化　　总量 =______kg；% 体重流失 =______。

过去两周体重变化：________增加，______减少，______下降

其他病史：(如衣服大小改变，宽松等)

A= 无明显变化；B=5%~10% 体重丢失；C=10% 或更多持续性体重丢失

2. 摄食改变（相对正常水平）

A= 无明显变化；B= 差，但可改善或摄入下降；C= 饥饿，不能进食

3. 胃肠道症状（持续两周以上）

______无（A），______某些症状（B）（恶心、呕吐、腹泻、厌食），______多种症状（C）。

4. 活动能力

______无功能障碍（A）

______功能障碍：轻度（B）______，严重（C）______时间 =______周

5. 疾病及其与营养需求关系

代谢需要（应激）：______无（A），______轻微～中度（B），______高度（C）

B. 体格检查（对每一项检查：A 代表正常，B 代表轻度～中度，C 代表重度）

皮下脂肪丢失（肱三头肌、胸壁）______；

肌肉消耗（肱四头肌、三头肌）______；

踝部水肿______，骶部水肿______，腹水______。

C. SGA 评分

______营养良好（A）；

______中度（或可疑存在）营养不良（B）；

______重度营养不良（C）。

（3）患者主观整体评估（scored patient-generated subjective global assessment，PG-SGA）：PG-SGA 是在 SGA 基础上，专门为肿瘤患者设计的营养状况评估工具，（表 5-2-6）。评估内容由患者自我评估部分及医务人员评估部分两部分组成，患者部分包括四个方面内容：体重变化、摄食情况、影响患者进食的消化道症状以及疼痛、焦虑等症状、身体活动能力和功能；医务人员部分包括疾病与营养需求的关系、代谢特点、体格检查等三个方面。总体评估包括定量评估及定性评估两种。定量评估为将七个方面的计分相加，得出一个最后积分。定性评估将肿瘤患者的营养状况分为 A（营养良好）、B（可疑或中度营养不良）、C（重度营养不良）三个等级。定性评估与定量评估之间有密切的关系，A（营养良好）相当于 0~1 分、B（可疑或中度营养不良）相当于 2~8 分、C（重度营养不良）相当于≥9 分。国内外研究提示，PG-SGA 营养状况评分可客观反映患者生活质量的变化，对预测肿瘤患者住院时间有积极意义，是一

种有效的肿病患者特异性营养状况评估工具。

表 5-2-6　患者主观整体营养状况评量表 PG-SGA 评分工作表

工作表 -1　体重丢失的评分

评分使用 1 月体重数据，若无此数据则使用 6 月体重数据，使用以下分数积分，若过去 2 周内有体重丢失则额外增加 1 分

1 月内体重丢失	分数	6 月内体重丢失	1 月内体重丢失	分数	6 月内体重丢失
10% 或更大	4	20% 或更大	2%~2.9%	1	2%~5.9%
5%~9.9%	3	10%~19.9%	0~1.9%	0	0~1.9%
3%~4.9%	2	6%~9.9%			

工作表 -2　疾病和年龄的评分标准

分类	分数	分类	分数	分类	分数
cancer	1	肺性或心脏恶病质	1	创伤	1
AIDS	1	压疮、开放性伤口或瘘	1	年龄≥65 岁	1

本项评分（Box 5）

工作表 -3　代谢应激状态的评分

应激状态	无(0)	轻度(1)	中度(2)	高度(3)
发热	无	37.2~38.3℃	38.3~38.8℃	≥38.8℃
发热持续时间	无	<72h	72h	>72h
糖皮质激素用量（泼尼松 /d）	无	<10mg	10~30mg	≥30mg

本项评分（Box 6）

工作表 -4　体格检查

	无消耗：0	轻度消耗：1+	中度消耗：2+	重度消耗：3+
脂肪	0	1+	2+	3+
眼窝脂肪垫	0	1+	2+	3+
三头肌皮褶厚度肋下脂肪	0	1+	2+	3+
肌肉				
颞肌	0	1+	2+	3+
肩背部	0	1+	2+	3+
胸腹部	0	1+	2+	3+
四肢	0	1+	2+	3+
体液				
踝部水肿	0	1+	2+	3+
骶部水肿	0	1+	2+	3+
腹水	0	1+	2+	3+
总体消耗的主观评估	0	1	2	3

本项评分（Box 7）

工作表 -5 PG-SGA 整体评估分级

	A 级 营养良好	B 级 中度或可疑营养不良	C 级 严重营养不良
体重	无丢失或近期增加	1 月内丢失 5%（或 6 月 10%）或不稳定或不增加	1 月内 >5%（或 6 月 >10%）或不稳定或不增加
营养摄入	无不足或 近期明显改善	确切的摄入减少	严重摄入不足
营养相关的症状	无或近期明显改善 摄入充分	存在营养相关的症状 Box 3	存在营养相关的症状 Box 3
功能	无不足或 近期明显改善	中度功能减退或近期加重 Box 4	严重功能减退或近期明显加重 Box 4
体格检查	无消耗或慢性消耗 但近期有临床改善	轻～中度皮下脂肪和肌肉消耗	明显营养不良体征 如严重的皮下组织消耗、水肿

PG-SGA 病史问卷表

PG-SGA 设计中的 Box 1~4 由患者来完成，其中 Box 1 和 3 的积分为每项得分的累加，Box 2 和 4 的积分基于患者核查所得的最高分。

患者姓名：　　年龄：　　住院号：　　医生签名　　记录日期：

1. 体重（见工作表 1）
   我现在的体重是　kg
   我的身高是　m
   1 个月前我的体重是　kg
   6 个月前我的体重是　kg
   最近 2 周内我的体重：
   ☐ 下降（1）　☐ 无改变（0）　☐ 增加（0）
   本项评分（Box 1）：

2. 膳食摄入（饭量）
   与我的正常饮食相比，上个月的饭量：
   ☐ 无改变（0）
   ☐ 大于平常（0）
   ☐ 小于平常（1）
   我现在进食：
   ☐ 普食但少于正常饭量（1）
   ☐ 固体食物很少（2）
   ☐ 流食（3）
   ☐ 仅为营养添加剂（4）
   ☐ 各种食物都很少（5）
   ☐ 仅依赖管饲或静脉营养（6）
   本项评分（Box 2）：

3. 症状
   最近 2 周我存在以下问题影响我的饭量：
   ☐ 没有饮食问题（0）
   ☐ 无食欲，不想吃饭（3）
   ☐ 恶心（1）　☐ 呕吐（3）
   ☐ 便秘（1）　☐ 腹泻（3）
   ☐ 口腔疼痛（2）　☐ 口腔干燥（1）
   ☐ 味觉异常或无（1）　☐ 食物气味干扰（1）
   ☐ 吞咽障碍（2）　☐ 早饱（1）
   ☐ 疼痛；部位？（3）
   ☐ 其他 **（1）
   ** 例如：情绪低落，金钱或牙齿问题
   本项评分（Box 3）：

4. 活动和功能
   上个月我的总体活动情况是：
   ☐ 正常，无限制（0）
   ☐ 与平常相比稍差，但尚能正常活动（1）
   ☐ 多数事情不能胜任，但卧床或坐着的时间不超过 12 小时（2）
   ☐ 活动很少，一天多数时间卧床或坐着（3）
   ☐ 卧床不起，很少下床（3）
   本项评分（Box 4）：

Box 1-4 的合计评分(A):

5. 疾病及其与营养需求的关系(见工作表 2)	
所有相关诊断(详细说明):	
原发疾病分期: Ⅰ Ⅱ Ⅲ Ⅳ 其他	
年龄	本项评分(B):
6. 代谢需要量(见工作表 3)	本项评分(C):
7. 体格检查(见工作表 4)	本项评分(D):

总体评量(见工作表 2)	PG-SGA 总评分
A 级 营养良好	评分 $=A+B+C+D$
B 级 中度或可疑营养不良	
C 级 严重营养不良	

营养支持的推荐方案

根据 PG-SGA 总评分确定相应的营养干预措施,其中包括对患者及家属的教育指导、针对症状的治疗手段如药物干预、恰当的营养支持。

0~1 此时无需干预,常规定期进行营养状况评分

2~3 有营养师、护士或临床医生对患者及家属的教育指导,并针对症状和实验室检查进行恰当的药物干预

4~8 需要营养干预及针对症状的治疗手段

≥9 迫切需要改善症状的治疗措施和恰当的营养支持

营养筛查与评估的工具有很多,前面介绍了近期临床上常用的几种营养筛查与评估工具,每一种方法各有其优点与局限性,遗憾的是,到目前为止,仍没有一种通用的工具或标准,可以客观全面地评价营养状况,因此实施营养评估时应根据筛查对象的特点,同时结合临床可操作性考虑,进行合理的选择。

三、肺部疾病营养支持的基本原则和要求

1. 慢性阻塞性肺疾病营养支持

(1) 概述:慢性阻塞性肺疾病(chronic obstructive pulmonary disease,COPD),是一种常见的以持续性气流受限为特征的可以预防和治疗的疾病。气流受限的进行性发展,与气道和肺脏对有毒颗粒或气体的慢性炎性反应增强有关,急性加重和并发症影响着疾病的严重程度,并会对患者的预后产生不良影响。

COPD 主要症状为慢性咳嗽、咳痰以及呼吸困难。随着病情的进展,COPD 常伴发多种共患病。体重减轻、骨骼肌功能障碍、骨质疏松、营养不良、心血管疾病、代谢综合征以及抑郁和焦虑等均为 COPD 的常见共患病,这些共患病显著影响 COPD 患者的预后。研究表明,COPD 患者的营养不良可能与再入院相关;由于营养不良、体力活动不足、低氧、炎症、全身糖皮质激素的应用,COPD 患者体重下降,肌肉和骨骼肌的损失可能引起或加速 COPD 患者的急性发作。

骨骼肌功能障碍是 COPD 最常见的共患病之一。对 COPD 患者人体组成研究发现,在体重下降不明显的 COPD 患者中也可以有机体构成的变化,表现为肌肉蛋白降解加速、骨骼

肌纤维重新分布、肌肉氧化能力降低等，明显限制了运动耐力和生活质量。近年来随着人体成分测量技术广泛用于临床，疾病相关肌肉减少症成为研究热点，肌肉质量减少、肌肉力量降低以及身体活动能力下降是肌肉减少症的主要表现，而这些表现在COPD中都非常常见。Sarah E Jones等对COPD稳定期门诊患者的研究显示：约15%的COPD稳定期患者受到肌肉减少症影响，肌肉减少症患者与非肌肉减少症患者相比，出现了运动能力、身体活动能力和健康状况下降（$P<0.001$）。呼吸衰竭是重度COPD患者中最常见的死因，而肌肉减少症和恶病质恰是呼吸衰竭重要的危险因素。另一方面，COPD主要发生在中老年人群，病程的迁延伴随老龄化改变，使COPD患者共患心血管疾病如心脏病、脑卒中和高血压的风险不断增加。研究显示，COPD合并肥胖尤其是腹型肥胖的患者，体内的炎症反应更加明显，更易发生心血管代谢并发症，心脑血管疾病的风险也大大增加。

有研究表明营养支持可改善COPD患者的肺功能、血气指标、呼吸肌力，促进疾病的康复，提高生活质量。通过提供均衡合理营养以满足患者对能量、蛋白质、维生素和矿物质的需要，维持患者良好的营养状态并减轻负氮平衡，可以防止肌肉以及其他瘦体组织的进一步丢失，并改善呼吸肌质量与功能，维持有效呼吸通气功能；同时对于增强机体免疫力、降低感染风险、预防和减少由于营养缺乏而产生的各种并发症也有较大帮助。COPD的肥胖患者还需通过饮食调整、运动康复适度降低体重，以降低心血管疾病的风险。

（2）COPD营养代谢特点

1）能量消耗增加：COPD患者由于肺过度通气与呼吸肌额外无效做功明显增加了机体的能量消耗。气道阻力增加和肺顺应性下降，使COPD患者呼吸功和氧耗（VO_2）增加，每日用于呼吸的耗能达到1799~3012kJ（430~720kcal），较正常人高10倍。此外，系统慢性炎症反应，大量炎症因子的释放以及氧化应激进一步加重高代谢状态，并激活蛋白质降解，还引起厌食。针对COPD患者代谢研究显示，其基础代谢率高于Harris-Benedict方程式推算的能量预计值约10%~20%，而且病情越严重，代谢率增加的程度越明显，体重下降也越显著。

2）营养物质摄取、消化、吸收和利用障碍：咀嚼、吞咽动作会改变原有的呼吸模式，同时进食后胃充盈等改变，使重度至极重度COPD患者常常在进食后SaO_2降低、气促加重，这种进食相关的呼吸困难加重现象反过来又进一步限制了食物的摄入。低氧血症、高碳酸血症、心功能不全会引起肠道淤血；抗生素、糖皮质激素、茶碱类药物存在胃肠道副作用，长期使用易导致胃黏膜受损，严重可引起溃疡；广谱抗生素引起的肠道菌群失调，进一步影响营养物质消化吸收以及肠内黏膜屏障功能。

3）机体分解代谢增加：反复感染、系统炎性反应、长期低氧状态、全身糖皮质激素使用等多种因素常常引起并加重COPD患者胰岛素抵抗及糖代谢受损；蛋白质分解代谢亢进、合成受到抑制，导致负氮平衡、蛋白质尤其是肌肉蛋白质丢失，并发肌肉衰减症、恶病质，造成恶性循环。

（3）慢性阻塞性肺疾病患者的营养评估：发现营养风险、诊断营养不良是进行营养治疗的前提与先决条件。对COPD患者进行营养筛查与评估应依据目的及实际情况选用合适的量表，如主观全面评定量表、营养不良通用筛查工具、营养风险筛查量表以及微型营养评定量表等，详见本章节营养筛查与营养评估量表部分。

连续地监测体重变化情况能够为患者营养状态的评估提供有用信息。作为营养评价中最直接可靠的指标，体重的测量简单易行，加强患者自我监测体重的意识以及掌握体重测量与评估的技巧，有助于患者尽早意识到自己的营养状况的变化，并及时寻求专业的评估与支持。

体重的测量宜在空腹、排净小便条件下进行，并减除衣着与鞋帽的重量。当1周内体重比平时下降超过1%~2%，1个月内下降超过5%，3个月内下降超过7.5%，6个月内下降超过10%时，患者体重被认为有显著改变，应及时就诊，由专业技术人员对其进行营养筛查与评估，并结合临床情况制订膳食计划或营养治疗方案。应注意的是，对于大量输液、水肿、胸腔积液、腹水的患者来说，体重受身体水分含量影响较大，此时体重并不具参考意义。

自2011年慢性阻塞性肺疾病全球倡议（GOLD）提出慢阻肺综合病情评估方法以来，在疾病严重程度、急性加重风险等评估基础上，肺康复治疗中患者机体功能、营养与代谢状况的评估和管理越来越受到重视。为了更好地指导临床关于COPD患者的营养治疗决策，欧洲呼吸学会（European Respiratory Society，ERS）成立了一个多学科工作组，荟萃分析了相关文献后，于2014年提出了《COPD患者营养评估和治疗》声明。与ESPEN在此之后提出的营养不良诊断标准相似的是，该声明在BMI<18.5kg/m^{2}营养不良诊断标准的基础上，将体重改变合并BMI或FFMI降低作为营养不良诊断指标，同时该声明以体质指数（BMI）、人体组成成分为评估指标，对COPD患者的营养代谢表型（metabolic phenotype）进行了分层（表5-2-7）。

表5-2-7 COPD患者代谢表型

代谢表型	定义	临床风险
肥胖	BMI 30~35kg/m^2	增加心血管疾病风险
病态肥胖	BMI>35kg/m^2	增加心血管疾病风险，身体活动能力受损
肥胖症	① BMI 30~35kg/m^2 ② SMI* 小于年轻男女均值的两个标准差以下	增加心血管疾病风险，身体活动能力受损
肌肉减少症	SMI 小于年轻男女均值的两个标准差以下	增加死亡风险，身体活动能力受损
恶病质	① 6月内无意识体重下降 >5% ② FFMI**<17kg/m^2（男）或 <15kg/m^2（女）	增加死亡风险，身体活动能力受损
恶病质前期	6月内无意识体重下降 >5%	增加死亡风险

*SMI：appendicular skeletal muscle index 四肢骨骼肌指数（四肢肌肉量 / 身高^2）

**FFMI：fat-free mass index 去脂体重指数（去脂体重 / 身高^2）

临床上COPD患者的营养、代谢状况表现复杂且多样，除体重不足外，超重、肥胖伴发肌肉衰减症、恶病质情况亦十分常见，因此，肥胖COPD患者的营养评估亦应注重对代谢综合征的生物指标、并发症的评价和炎症水平的测定。2014 ERS声明的这种营养风险分层对于指导个体化的营养管理具有重要的临床意义。

（4）能量与营养素需求

1）适宜能量：患者每日总能量的需求应考虑基础能量消耗、活动水平及疾病状态等因素。临床上常采用Harris-Benedict公式估算基础能量消耗（BEE），再依据患者的活动水平与疾病状态进行校正，即每日能量 = 静息能量消耗(BEE)× 活动系数 × 应激系数 × 矫正系数。

男性BEE（kJ/d）=〔66.47+13.75× 体重（kg）+5× 身高（cm）-（6.76× 年龄（岁）〕×4.18

女性BEE（kJ/d）=〔655.1+9.56× 体重（kg）+1.85× 身高（cm）-（4.68× 年龄（岁）〕×4.18

活动系数：卧床1.2，轻度活动1.25，正常活动1.3；应激系数：体温正常1.0，38℃ 1.1，39℃ 1.2，40℃ 1.3；校正系数：男性1.16，女性1.19。

研究显示，COPD患者静息能量消耗通常高于Harris-Benedict方程式推算的能量预计值10%~20%，Planas等研究推荐，COPD稳定期患者，其能量供给可按照BEE×1.3倍估算。COPD患者个体间能量需求差异很大，在条件允许的情况下，采用间接能量测定仪测定当前状态下实际的能量消耗，有助于更加精准确定患者尤其是超重、肥胖患者的能量需求。

2）充足蛋白质：肌肉的质量和力量与蛋白质摄入量呈正相关。一般建议COPD患者每日的蛋白质供给1.2~1.5g/（kg·d），占总能量的15%~20%，其中优质蛋白质比例最好达50%，该推荐量与欧洲营养与代谢学会对急慢性疾病的老年患者的推荐相一致。在蛋白质来源方面，富含亮氨酸的乳清蛋白与动物蛋白具有较好的促进肌肉蛋白质合成的效应，同时，将全日蛋白质相对均衡的分配到三餐中有助于提高蛋白质利用率。目前尚无COPD稳定期患者蛋白质摄入量的指南推荐，期待更多的研究，为不同营养状态与分层下的COPD患者提供理想的蛋白质摄入推荐量与循证证据。

3）碳水化合物与脂肪：在蛋白质充足的基础上，COPD稳定期患者膳食中非蛋白质能量的构成比同样遵循平衡膳食的原则，碳水化合物的供能比为50%~60%，脂肪的供能比为25%~30%。但在需要营养支持的患者中什么样的糖脂比最合适，现在还存在不同观点。在早年的临床营养支持中常强调高能量高营养支持原则。据国外文献报道，给予COPD通气功能受损患者高葡萄糖负荷后容易出现高碳酸血症，甚至发展为急性呼吸性酸中毒。因此，建议COPD患者，尤其是进展至Ⅱ型呼吸衰竭的患者，优先采用高脂低糖的原则进行营养支持，以减少CO_2的生成并降低呼吸熵。但随后Vermeeren等开展的RCT研究显示：稳定期COPD患者在相同能量负荷情况下，使用低糖高脂型配方（碳水化合物供能比为30%）与使用高糖低脂型配方相比，患者的症状、功能状态与能量代谢情况无显著差别。Talpers等在研究中比较了能量负荷不同、碳水化合物和脂肪供能比例相同，与能量负荷相同、碳水化合物和脂肪的供能比不同等营养支持情况，结果发现只有当能量摄入大于1.5REE时，CO_2产生量的增加才有显著差异。此外，高脂肪膳食会加重饱腹感、延缓胃排空，进而干扰膈肌运动，同时增加氧和血红蛋白的去饱和度，加重呼吸负荷。目前的共识是对于慢性阻塞性肺疾病稳定期的患者，使用低碳水化合物高脂肪的配方与使用标准高蛋白或高能量配方相比没有额外优势。

4）维生素：骨质疏松是COPD常见共患病之一；此外，低水平的25-（OH）D也与肌无力和增加跌倒风险相关，因此，患者应适当增加户外活动，多晒太阳，并结合营养调查、糖皮质激素用药史以及25-（OH）D监测结果综合考虑是否需要补充维生素D和维生素K。一些证据显示，COPD患者体内抗氧化营养素水平较低，膳食中应注意多选择维生素C、维生素A、维生素E及B族维生素等含量丰富的食物。

5）矿物质与微量元素：COPD患者应特别注意对呼吸肌功能影响大的钾、镁、磷、钙等元素的补充，必要时应依据生化检验结果进行纠正。对于外周水肿的患者，应限制钠的摄入，同时结合利尿剂使用情况增加膳食中钾的摄入。持续高代谢患者和（或）已经存在营养不良的患者容易发生微量元素的缺乏，日常膳食中应注意摄入锌、铜、铁、硒、铬等微量元素含量丰富的食物。

6）膳食纤维：膳食纤维的健康效应在疾病预防和治疗中所起的作用越来越受到重视，其生理作用除了与化学结构有关，还取决于水溶性、发酵性、持水性和黏性等理化特性。

存在于全谷物和蔬菜中的不溶性膳食纤维增加了粪便体积，缩短结肠通过时间，有助于预防改善便秘症状。抗生素的使用容易导致肠道菌群失调，引起消化不良、腹胀、腹泻等症状。而存在于燕麦、大麦、大豆和众多水果中的可溶性膳食纤维是结肠细菌发酵的底物，其发酵产物短链脂肪酸对维持肠道正常菌群生长以及肠上皮细胞的结构与功能十分重要。血糖生成指数研究表明，存在于全谷物、豆类中的可溶性膳食纤维可降低碳水化合物吸收速率并对餐后血糖应答产生有利作用。

7）液体：保证液体摄入量的充足，防止或纠正脱水。体液不足可使呼吸道分泌的黏液变稠，不利于咳出。而合并肺心病、肺动脉高压和液体潴留的患者则应注意限制液体的摄入，避免加重液体潴留及水肿。

(5) 口服营养补充（oral nutritional supplements，ONS）在 COPD 患者中的应用：ONS 使用的是包括宏量营养素（碳水化合物、蛋白质及脂肪）和微量营养素（维生素、矿物质和微量元素）的多种营养成分的混合配方，属肠内营养支持范畴中的一类。合理使用 ONS 作为疾病相关营养不良管理的一个组成部分，已获得大量的循证证据支持。

营养不良或存在高营养不良风险的患者应给予营养支持治疗，首先考虑膳食指导，并选择多次少量给予 ONS，与普通膳食相比，其营养成分全面、均衡、可控，且能量密度高，单位体积 ONS 可以提供更多的营养底物。气促、活动后气促的 COPD 患者，常常存在一定程度的咀嚼困难和（或）吞咽障碍，以致大多不能从食物中获得足够的能量和蛋白质。经口营养补充方式，有助于维持和改善患者的营养摄入状况。Thornton 等的研究显示：COPD 患者应用 ONS 后患者体重、瘦体重、肌力、六分钟步行距离、活动能力等方面功能会有所改善。建议 ONS 日均摄入量为 1672~2508kJ（400~600kcal）之间。

(6) 慢性阻塞性肺疾病急性加重期：慢性阻塞性肺疾病急性加重期（acute exacerbation of chronic obstructive pulmonary desease，AECOPD）是指 COPD 患者出现超越日常状况的持续恶化，咳嗽、咳痰、气短和（或）喘息加重，痰量增多，呈脓性或黏脓性，可伴发热等炎症明显加重的表现。随着病情进展，患者的营养、代谢状况也进一步恶化。为防止营养状态的进一步恶化，所有 COPD 急性加重期住院患者均应常规进行营养风险筛查，对存在营养风险的患者进一步评估并制订营养干预计划，必要时行规范的口服肠内营养补充，或留置鼻胃管或鼻空肠管行肠内营养支持。研究证实，在 COPD 急性加重期综合治疗中，有效的营养干预十分重要，对维持患者的营养状态，改善呼吸肌功能与肺功能，减轻与进食相关的呼吸困难以及餐后低氧血症的程度，进而对缓解疾病的进展和改善预后有着积极的作用。

(7) 膳食计划：营养宣教对于 COPD 患者的康复具有重要意义，良好的膳食计划有助于 COPD 患者的康复，稳定期患者营养治疗应从调整饮食习惯和合理安排食谱着手。全日能量、蛋白按适宜的比例比较均匀地划分到每餐中。膳食中应包括谷类、肉类、蛋类、乳类、豆类及制品、蔬菜和水果等，并做到比例适宜和品种多样化。

COPD 患者常伴有腹胀、厌食、上腹部饱胀等胃肠道症状，病情较重的患者进食时可出现气促、呼吸困难加重现象，应指导这些患者采取一些特定有效的措施来提高每日摄食量，如配制营养丰富的清淡、精细、易咀嚼、易消化的食物，增加餐次安排、进餐时细嚼慢咽、避免进餐时服用祛痰药物等。通过调整食物的形式和质量，大多数患者可以有效改善摄食不足的状况。当经过上述饮食调理措施摄食情况仍无明显改善，建议在专业人员指导下，予以特殊医学配方食品，进行口服肠内营养支持。在使用特殊医学配方食品时，重症患者为了避免误吸，应注意调整好呼吸和吞咽的顺序与进餐体位，并控制好进餐的速度。必要时于餐前、餐后予以氧疗治疗，以减轻因进食而引发的 SaO_2 降低，缓解进食相关呼吸困难症状。

在食物选择方面，注意避免选择有刺激性的食物。当胃肠胀气时，应限制饮食中与产气相关的食物，如韭菜、洋葱、大豆芽菜、芹菜等。近年来对胃食管反流（gastroesophageal reflux，GER）与某些呼吸道症状和病变关系的大量观察性研究表明，长期咳嗽、哮喘、反复肺部感染、肺纤维化可能与 GER 存在一定关联；患者有烧心、反胃伴有咳嗽和典型的吸入症状时，提示其呼吸系统症状与 GER 有关。对于合并 GER 的患者应给予易消化的膳食，并避免摄入降低食管下段括约肌张力的食物，如巧克力、咖啡、浓茶、薄荷等香料，以及碳酸饮料、含乙醇饮品等，以及刺激性调味品如辣椒粉、芥末等。睡前不宜进食，以防止胃内容物反流。

营养状况是影响 COPD 患者预后的一个重要因素，也是肺康复治疗中不可或缺的一个重要环节。COPD 患者营养康复的长期目标是提供适宜的能量与充足的蛋白质，以避免和纠正体重下降、避免肌肉质量的丢失与功能的减退、维护患者的肺功能和免疫功能。

2. 呼吸衰竭营养治疗

（1）概述：呼吸衰竭（respiratory failure）是由于肺内外各种原因引起的肺通气和（或）换气功能严重障碍，以致不能进行有效的气体交换，患者在呼吸空气时（海平面大气压、静息状态下），容易产生严重缺氧和（或）伴高碳酸血症，从而引起一系列生理功能和代谢紊乱的临床综合征。其标准为海平面静息状态呼吸空气的情况下动脉血氧分压（PaO_2）<60mmHg（8.0kPa）伴或不伴动脉血二氧化碳分压（$PaCO_2$）>50mmHg（6.67kPa）。

按照病情发展的急缓，呼吸衰竭可分为急性呼吸衰竭（acute respiratory failure）和慢性呼吸衰竭。根据病理生理和动脉血气分析结果分类，呼吸衰竭又可分为Ⅰ型呼吸衰竭和Ⅱ型呼吸衰竭。

Ⅰ型呼吸衰竭：是由于换气功能障碍所致，有缺氧，PaO_2<60mmHg，不伴二氧化碳潴留，$PaCO_2$ 正常或下降。

Ⅱ型呼吸衰竭：是由于通气功能障碍所致，既有缺氧，PaO_2<60mmHg，又伴有二氧化碳潴留，$PaCO_2$>50mmHg。

慢性呼吸衰竭患者往往存在一定程度的营养问题，社区的定期随访和管理，有利于尽早发现营养不良并给予及时的营养干预。合理的营养治疗能够为患者提供充足的能量、适宜的能量底物配比，维持氮平衡，并提高患者的呼吸肌肌力，改善呼吸功能，以及预防疾病的急性发作。另一方面，良好的营养管理，有利于避免饮食不当如饱食引起的餐后低氧血症、胃食管反流，以及过度营养加重已有的糖脂代谢紊乱等。

急性呼吸衰竭在数秒或数小时内迅速发生，病情危重，往往需采用机械通气等生命支持系统及时抢救才能挽救患者的生命。机械通气的患者通常需要经肠内置管给予肠内营养支持。只要胃肠道解剖与功能允许，应首选肠内营养；任何原因导致胃肠道应用不足或胃肠道不能安全使用时，应考虑联合使用部分肠外营养支持或全肠外营养支持。

营养治疗目的是供给适宜的能量、充足的蛋白质，并维持患者体液及电解质平衡，以在满足患者的基本营养需求的同时减缓肌肉蛋白丢失，维护呼吸肌功能及机体免疫功能等。

（2）呼吸衰竭病理生理改变对代谢的影响：呼吸衰竭发生的缺氧和二氧化碳潴留等病理生理改变，可影响全身各系统器官代谢和功能。患者常出现摄食障碍、胃肠道吸收功能受损、全身系统炎症反应、静息能量消耗增加以及分解 / 合成代谢失衡，同时这些改变又进一步加重了营养与代谢紊乱。

营养对呼吸衰竭患者的预后有较大的影响。一方面，呼吸衰竭的患者在住院期间的营养状态容易恶化，特别是机械辅助通气的患者。无论是急性还是慢性呼吸衰竭，营养状态的受损会降低患者的呼吸肌功能、通气动力、低氧反应，同时导致免疫功能的低下以及肺表面活性物质的减少，损害肺的防御机制。对于这一类营养不良的机械通气的患者，撤机也将更为困难。但另一方面，过度的营养亦会对机体产生不利影响，甚至使呼吸衰竭加重。

(3) 能量与营养需求

1) 适宜的能量供给：营养供给时应考虑到危重症应激状态下机体的器官功能、代谢状态及机体对补充营养底物的代谢、利用能力。如果条件许可，尽量使用间接能量测定仪测定患者的实际能量消耗状况，依据实际能量消耗情况确定每日的能量摄入，可以同时避免过度喂养或营养不足导致的并发症如高碳酸血症、呼吸肌无力等，有利于机械通气患者的撤机和康复。

如果无法测定能量需求，可根据能量预测方程进行估算。尽管已发表的预测公式达上百种之多，至今为止 Harris-Benedict 方程仍是临床上预测个人基础能量消耗的(BEE)的经典公式。但是，急性呼吸衰竭患者氧气消耗和二氧化碳生成之间的生理平衡已经发生紊乱，用预计方程式计算可能存在较大误差。近年来，经过大量的临床研究证实，简化的基于体重的能量估算公式能够较好的用于大部分重症患者，已被多国肠外肠内营养学会、重症学会所推荐，但不同地区在急性应激期的能量推荐具体数字上略存在差异。中华医学会外科学会肠外与肠内营养支持分会推荐重症患者急性应激期营养支持，应按 20~25kcal/(kg·d)计算能量的供给量；在应激与代谢状态稳定后，能量供给量需要适当增加至 30~35kcal/(kg·d)。而 2016 年 SCCM/ASPEN 重症营养指南推荐危重症患者能量供给量为 25~30kcal/(kg·d)。

2) 三大产能营养的构成：COPD 患者，尤其是合并慢性呼吸衰竭患者，肌肉质量与功能的维护十分重要。合理的运动和营养干预是防治肌肉减少症的有效手段。食物中充足的蛋白质供给可促进肌肉蛋白质合成。建议急慢性病老年患者蛋白质的供给量为 1.2~1.5g/kg，其中优质蛋白质比例最好占一半以上。机械通气患者蛋白质的供给量可提高到 1.5~2.0g/(kg·d)。

呼吸肌疲劳与 CO_2 潴留常常是患者不能成功脱离氧气治疗以及撤离机械通气的主要原因，有研究显示，在总能量供给≥1.5×REE 时，CO_2 的产生量明显增加，容易引起营养性高碳酸血症；营养性高碳酸血症增加呼吸做功，使本来已经处于衰竭状态的呼吸系统不得不维持高通气状态，极易诱发急性呼吸衰竭发生；对于机械通气的患者，撤机时间延长是呼吸系统疾病营养支持的并发症之一。

目前共识认为总能量过多较适宜能量下碳水化合物占供能比的大小更有可能影响 CO_2 生成量。2016 年 SCCM/ASPEN 重症营养指南中也明确指出不建议急性呼吸衰竭的 ICU 患者使用高脂 / 低糖的配方用于降低呼吸熵和 CO_2 的产生。因此，在实施营养支持之前，需要对基础病有全面的认识，并结合肺功能受损程度进行充分考虑，以下几点措施有助于预防营养性高碳酸血症的发生：①适宜的能量供给，尽量使用间接能量测定仪测定患者的实际能量消耗状况，避免过度喂养。②积极解痉、排痰，保持呼吸道通畅。③正确氧疗，不宜单纯高浓度吸氧。

3) 维持水和电解质平衡、并注意维生素及微量元素的补充：水和电解质是人体内环境的重要组成部分。钾、钙、镁、磷等电解质缺乏可以在细胞水平影响呼吸肌的功能，与膈肌收缩力降低相关。磷是人体内最丰富的阴离子，主要生理功能包括：①参与能量代谢；②参与糖、脂代谢；③调节体内酸碱平衡；④维持生物膜正常结构；⑤参与核苷酸的组成；⑥参与骨骼和牙齿的构成等。低磷血症会引起肌无力、并加重心功能衰竭和呼吸衰竭。低磷血症导致供细胞利用的磷减少，因而肌肉极度疲弱，同时也使红细胞内二磷酸甘油浓度降低，血红蛋白与氧的亲和力增加，加重缺氧状态。疾病导致的高分解代谢状态使机体的磷的消耗增加。相反，进入合成代谢占优势的恢复期后，随着葡萄糖及营养素的补充，细胞会出现对磷的净摄取。因此，在营养治疗中注意磷、钾、镁等电解质以及微量元素补充，保持水、电解质的平衡对维持呼吸功能十分重要。

急性期由于内分泌激素的改变常常伴有水、钠潴留；需要限制液体入量的肺水肿或液体潴留的患者，可使用高能量密度营养配方（1.5kcal/ml 或 2kcal/ml）。在配方中添加部分中链脂肪可增加肠道对高能量密度营养配方的耐受性。为呼吸衰竭患者进行营养治疗时，应仔细监测并评估患者液体及电解质的摄入情况、是否存在异常途径丢失情况以及第 3 间隙丢失等状况。营养治疗的目标是达到水与电解质的平衡。

呼吸衰竭患者的持续高分解代谢状态常常使机体对多种维生素、微量元素需求量增加，此外，由于病程较长，有相当一部分患者已处于较长时间的营养摄入不足的状态，或存在不同程度的对营养物质的消化、吸收障碍，因此，在给予营养支持时应注意维生素、微量元素的补充。不同商业化肠内制剂中维生素、矿物质、微量元素的含量差别很大，可依据肠内营养制剂成分表进行含量的评估，必要时给予额外添加补充。

(4) 营养支持途径：营养支持的途径需要结合以下几方面考虑：①患者病情严重程度；②是急性亦或慢性起病；③是否采取机械通气治疗；④营养风险高低及营养状况等。呼吸衰竭患者只要肠道能够安全使用，首选肠内营养。肠内营养置管可选择鼻胃管，如存在反流及误吸风险可选择鼻空肠管并应将床头抬高 30~45 度。如果单独使用肠内途径 7~10 天仍不能达到能量或蛋白需求的 60% 以上，应考虑使用补充性肠外营养。当预计患者胃肠道不能安全使用超过 5~7 天时，可应用全肠外营养。肠外营养置管途径可选择中心静脉或外周静脉。

(5) 膳食计划：慢性呼吸衰竭的患者由于长期存在缺 O_2、CO_2 潴留、心功能不全或胃肠道淤血等，常常导致摄食量不足以及存在胃肠道消化、吸收功能障碍。为此，应动态监测患者的营养代谢指标、实际进餐情况，给予适当的饮食辅导。此外，合理地应用氧疗也可改善患者对食物的摄入、消化及吸收状况，并有助于减轻餐后低氧血症现象。对已存在营养不良的患者，应进一步对患者营养不良的类型进行评估，并制订合适的营养治疗方案。为患者制订个性化营养配膳方案时，可结合患者病情及营养状况选择合适的肠内营养制剂辅助 ONS 支持。同时，加强患者营养健康知识的教育与配膳技巧的指导，提高患者的饮食管理的技能，对于呼吸衰竭患者生活中自主摄入能量、蛋白质及微量营养素情况的改善十分重要。

另一方面，对于呼吸衰竭患者实施营养支持时，除了对患者基础疾病需要有整体的认识外，还需要充分考虑到患者受损器官的耐受能力，对通气储备功能较差的患者进行营养补充时应注意通气负荷情况，避免不恰当的营养供给加重代谢紊乱与器官负荷。合理、安全、有效的营养支持对维持组织器官功能与结构的完整性、调控内环境、减少或避免多脏器功能衰竭综合征的发生发展具有重要意义。

3. 肺癌恶病质营养治疗

(1) 概述：恶病质是以骨骼肌持续下降为特征，伴随或不伴随脂肪组织减少，不能被常规的营养治疗逆转，最终导致进行性功能障碍的多因素综合征。其病理生理特征为摄食减少，代谢异常等综合因素作用引起的蛋白质及能量负平衡。恶病质是营养不良的特殊形式，经常发生于肿瘤进展期患者，研究显示，高达一半的肿瘤终末期患者都伴发恶病质。恶病质已经被认为是一种癌症共患病，它可以削弱患者对化疗的反应性、增加化疗的毒副作用、增加并发症风险及肿瘤患者的死亡率。

恶病质临床分为恶病质前期、恶病质期与恶病质难治期，目前临床上对恶病质的研究多集中于肿瘤患者。肿瘤恶病质进展风险取决于肿瘤的类型与分期、系统性炎症的严重程度、能量及营养摄入低下、代谢紊乱及对抗肿瘤治疗的反应等。（表 5-2-8）。

表 5-2-8 肿瘤恶病质临床分期

分期	表现
恶病质前期	厌食和糖耐量异常等代谢改变，体重丢失≤5%
恶病质期	6 个月内体重丢失 >5%（排除单纯饥饿）； 或 BMI 小于 20kg/m²（中国营养不良标准为 18.5kg/m²），同时体重丢失 >2%； 或符合肌肉减少症诊断患者同时体重丢失 >2%； 常伴有厌食或系统性的炎症。
恶病质进展期	肿瘤持续进展、分解代谢亢进，体重持续丢失无法纠正，对抗肿瘤治疗无反应的终末状态，预期生存期通常小于 3 个月。

导致肿瘤恶病质的病理生理机制复杂，至今尚未阐明。一方面，进展期恶性肿瘤患者体内促炎因子释放的增多，及肿瘤因子的产生，会导致高分解代谢、蛋白质的分解亢进及合成抑制，使许多患者已存在肌肉衰减、体重下降、恶病质等营养受损情况。另一方面，肿瘤相关症状如疼痛、疲劳、焦虑、厌食、恶心、口干、便秘、腹胀、呼吸困难及呕吐等，都可导致患者食物摄入量下降。除此之外，化疗等药物的毒副作用也可引起或加重恶心、呕吐、腹泻、厌食等消化道症状，以及造成肝功能损害等，都可能会加重患者营养状况的恶化。

肺癌是全球范围内最常见、死亡率最高的癌症，由于肺癌的筛查尚未广泛普及，许多患者在出现症状并确诊时往往已进展到中晚期，这部分患者本已存在较高的发生恶病质的风险，而随后的手术、化疗或放疗等抗肿瘤治疗更进一步促进了恶病质的发生，故定期对肺癌患者进行营养风险筛查及评估、及早发现并干预肺癌患者的恶病质便显得十分重要。目前对肺癌恶病质患者的营养治疗主要遵从于肿瘤恶病质营养治疗的原则及目标，期待进一步对肺癌恶病质的循证医学研究。

(2) 肿瘤恶病质营养治疗目标：肿瘤恶病质一旦发生，常规的营养治疗往往无法逆转。因此，早期诊断、及时干预对减缓恶病质进展很必要。肿瘤恶病质的治疗提倡多方面、多靶点、全方位干预，并非仅仅是营养支持，其主要靶点包括减缓系统炎症反应、降低高代谢高分解状态、延缓骨骼肌蛋白丢失等，治疗目标是改善患者厌食状况、提高机体功能进而提高生活质量。主要治疗措施包括原发病治疗、营养干预、刺激食欲、抑制炎症、代谢调节以及机体功能康复等。药物治疗方面，目前仍无一种药物单纯地使用可以有效地治疗恶病质，常常需要多种药物联合使用。

(3) 肿瘤营养治疗的原则：近年来，肿瘤营养学的研究及临床应用方兴未艾，在肿瘤患者营养代谢特点、肌肉减少症、恶病质的病理生理机制以及肿瘤患者的营养诊疗等方面取得很大的进展。为了规范临床肿瘤诊疗疗法的应用，中国抗癌协会肿瘤营养与支持治疗专业委员会提出了肿瘤营养疗法（cancer nutrition therapy，CNT）。肿瘤营养疗法是指在肿瘤和相关并发症治疗中，对肿瘤患者计划和实施营养干预，以改善治疗效果。肿瘤营养疗法包括三个阶段：①营养评估；②进行营养治疗，包括营养咨询、饮食调理、通过口服或管饲或肠外途径提供营养补充；③监测和随访，这对于动态观察肿瘤患者的营养状态变化并及时调整营养治疗方案，及确保肿瘤营养疗法目标的实现十分重要。

肿瘤的营养治疗中，目前对于能量及各营养素的供给有以下建议：①关于能量供给量，ESPEN 2009年指南推荐卧床患者为20~25kcal/(kg·d)，活动患者为25~30kcal/(kg·d)；如存在放疗、化疗、手术等应激因素，应给予相应应激系数校正营养治疗的能量。能量的摄入至少应满足患者需要量70%以上。②蛋白质的目标剂量是1.2~2g/(kg·d)，蛋白质摄入量应尽可能保证100%达到预期供给目标。对于进行肠内、肠外营养支持的患者，蛋白质供给量可高达1.8~2g/(kg·d)，同时应注意支链氨基酸与必需氨基酸的补充。营养不良肿瘤患者在维持营养治疗阶段，蛋白质供给量通常应达1.5g/(kg·d)[1.25~1.7g/(kg·d)]。研究发现，单纯能量供给达标、蛋白质未达标的营养治疗并不能降低病死率。此外，低能量、低氮营养供给引起的能量赤字及负氮平衡，或过度的营养供给引起的高代谢负担，均不利于肿瘤患者。对于三大营养素供能比例，非荷瘤状态下碳水化合物与脂肪的供能比与良性疾病无明显差异，碳水化合物供能比50%~55%，脂肪25%~30%。对于荷瘤状态下患者则建议在保证充足蛋白质供给量的基础上，降低碳水化合物量，相应增加脂肪供给量，在选择肠内营养制剂时推荐高脂低糖配方，或者肿瘤相关性特殊医学用途配方食品。

(4) 肿瘤恶病质的营养疗法：肿瘤恶病质的营养疗法基本遵从肿瘤营养疗法，但需要更加强有力的干预及更加密切的监测，必要时还需联合治疗肿瘤恶病质的药物对症处理。下面为引自中国抗癌协会肿瘤营养与支持治疗专业委员会《肿瘤恶液质营养治疗指南》中的推荐意见及其证据级别，(表5-2-9)。

表5-2-9 肿瘤恶病质营养治疗指南相关推荐意见

推荐意见	证据级别
a. 对肿瘤恶病质患者需明确诊断，并进行分期、分级，有助于抗癌治疗及营养治疗。	A
b. 对肿瘤恶病质患者进行营养评估，PG-SGA是推荐的评估方法。	A
c. 恶病质患者的低摄入量及代谢异常均能导致蛋白及能量负平衡，需要增加能量及营养素摄入以纠正该负平衡。	A
d. 密切的营养随访、营养咨询和对患者的营养教育是预防及治疗恶病质的重要措施，仅仅是对食物的不同选择以及提高食物摄入量，就已能使患者摄入更多的能量及营养素，从而可能有助于改善患者营养状况。	A
e. 对于患者不能摄入足够食物满足营养需求时，建议补充营养剂，首选ONS。	A
f. 饮食调整及ONS的总能量摄入连续7天未能达到标准量的60%时，建议管饲EN以避免增加进食相关痛苦。	B
g. 在饮食、ONS或管饲EN不足的情况下，推荐给予SPN。	B
h. 推荐增加蛋白质摄入，尤其是富含BCAA的必需氨基酸的摄入。	B
i. 富含ω-3PUFA的膳食、肠内或肠外营养制剂可能对患者有益，但在保证总能量摄入的情况下可能更有效。	B
j. 对各期恶病质患者，除营养支持外的非药物治疗，推荐鼓励适当锻炼、心理干预等。	A

四、营养支持途径的选择和实施

营养不良的规范治疗应该遵循五阶梯治疗原则，五阶梯治疗的第一阶梯为营养健康教育，第二阶梯为饮食调理联合经口营养补充（ONS），第三阶梯为全肠内营养支持（TEN），第四阶梯为部分肠内营养支持联合部分肠外营养支持（PEN+PPN），第五阶梯为全肠外营养支持（TPN）。参照 ESPEN 指南建议，当前一阶梯营养治疗的能量摄入不能满足目标需求的60%，时间超过 3~5 天时，应该向上一阶梯晋级。当肠道不能安全使用，即存在肠内营养绝对禁忌证时，则需采用全肠外营养（total parenteral nutrition，TPN）。本章节主要介绍在肺康复中应用到的肠内营养支持途径。

1. 第一阶梯：营养健康教育 营养健康教育的目的是帮助患者改善营养状态，同时需要避免加重患者代谢紊乱、心肺以及其他受损脏器的负荷。可疑或轻度营养不良的患者大部分都可以通过饮食调整从日常膳食中获得足够的能量、蛋白质和微量营养素。良好的膳食模式构建是饮食营养治疗的基础，优化膳食结构、加强优质蛋白质供能比、均衡微量营养素的供给等饮食营养干预措施，对维持或改善患者的负氮平衡状态、减缓骨骼肌丢失与体重减轻等很有意义。因此，给予患者个性化的膳食指导中，可参照中国居民平衡膳食指南及平衡膳食宝塔的结构，向患者阐述平衡膳食模式的要领，并提供患者具体的饮食调整建议，包括如何选择富含优质蛋白质、维生素、矿物质的食物，如何通过合理搭配食物匹配好能量-蛋白质比例及均匀分配到各餐次中等。

与此同时，为患者制订简单易行的个体化的参考食谱，采用图片、视频、模具及健康管理智能软件等多种形式，辅助患者掌握膳食制备及饮食管理的技巧。此外，帮助患者正确认识营养对疾病的影响，引起患者对饮食营养治疗的重视，有利于促进患者对营养健康教育知识的吸收并转化为实际行动，对饮食营养治疗目标的达成可以起到事半功倍的效果。

充足的营养摄入是维持健康免疫系统运行以抵抗感染性疾病发生的关键，特别是能量及优质蛋白质的充足摄入，对维持机体的消耗、增强机体防御功能并降低反复感染的几率等尤其重要。

肺康复患者在食物选择方面，除了应保证对牛奶、豆制品、蛋类及瘦肉等富含优质蛋白质类食物的摄入充足外，也应注意膳食模式中蔬菜、水果、全谷物的均衡摄入，以保证维生素、微量元素和膳食纤维的摄入。

一些微量元素和维生素的缺乏会使肺对氧化损伤的易感性增加、造成肺部免疫功能下降等。如维生素 A、C 的缺乏，可使得支气管黏膜上皮细胞防御能力降低，黏液分泌受抑制，支气管纤毛活动减弱，进而加重肺部感染。正常的组织维生素和微量元素水平有利于保持宿主的抵抗力，故肺疾病患者应从膳食摄入充足的维生素 A、维生素 D、维生素 E、维生素 C、B 族维生素以及硒、锌、铜等微量营养素以满足自身需要。

不同类型的膳食纤维具有不同的健康效益。抗生素的使用容易导致肺疾病患者的肠道菌群失调，引起消化不良、腹胀、腹泻等胃肠道症状。而存在于燕麦、大麦、大豆和众多水果中的可溶性膳食纤维，可经结肠细菌发酵产生短链脂肪酸，对维持肠道正常菌群生长以及肠上皮细胞的结构与功能十分重要。存在于全谷物、豆类中的可溶性膳食纤维可降低碳水化合物吸收速率并对餐后血糖应答产生有利作用。而存在于全谷物和蔬菜中的不溶性膳食纤维则有助于预防改善便秘症状。故应鼓励患者多摄入富含膳食纤维的新鲜蔬菜、全谷物等，对肠道功能及血糖平衡的维持都有较大帮助。

鼓励患者多饮水，有助于防止脱水，及促进排痰，保持气道通畅。而合并肺心病、肺动脉高压和液体潴留的患者则应注意限制液体的摄入。

除了帮助肺疾病患者制订饮食计划表，调整饮食习惯外，必要时应给予辅助进食支持，包括以下措施：有慢性心、肺基础疾病患者，出现缺氧或通气不足时，餐前给予氧疗；少食多餐，将每天的食物分成5~6餐，以小份量的形式提供；将食物形式调整为易于消化吸收的软食或半流质饮食，所有食物切碎煮软，或者使用婴儿辅食剪将食物剪碎以方便咀嚼和吞咽；宜选择营养丰富的食物，并避免坚硬、刺激性的食物，以免加重咳嗽、气喘等症状。当经过健康教育后摄食情况仍无明显改善甚至恶化，或者出现体重丢失时，应进一步评估是否需要给予口服肠内营养补充。

2. 第二阶梯：饮食＋口服营养补充 当单纯通过饮食调理难以满足患者的营养需求时，应当为其提供口服营养补充（oral nutritional supplements，ONS）。ONS作为临床营养治疗基础且简单易行的措施，已获得系统评价和荟萃分析的证据支持，Philipson TJ等一项纳入4400万成人住院患者大样本回归分析研究发现：在4400万成人住院患者指南，1.6%的患者使用了ONS，使用ONS的患者中住院时间减少21%（缩短2.3天）；住院费用减少21.6%（降低$4734）；出院30天内再次入院率下降了6.7%。2010年英国国家卫生与临床优化研究所（National Institute for Health and Clinical Excellence，NICE）在指南中推荐：对于BMI较低的COPD患者，应给予ONS以增加总热量摄入，同时鼓励患者锻炼以增加营养补充剂的作用。ONS在临床应用的临床获益主要包括显著降低死亡率、并发症，如感染、应激性溃疡、压疮等。对伴有症状和日常活动能力降低的COPD患者，常常存在一定程度的咀嚼困难和（或）吞咽障碍，以致不能从食物中获得足够的能量和蛋白质，经口营养补充（ONS）方式，有助于维持和改善患者的营养摄入状况。

ONS支持的配方通常是指包括宏量营养素（碳水化合物、蛋白质及脂肪）和微量营养素（维生素、矿物质和微量元素）的多种营养成分的混合配方，与普通膳食相比，其营养成分全面、均衡、可控，具有能量密度高，单位体积提供更多的营养底物的特点。特殊医学用途配方食品（food for special medical purposes，FSMP）中的全营养配方食品和特定全营养配方食品，均可用于ONS支持。商业化制剂的品种多样，应针对患者具体情况选择和配制最适合患者的配方。

随着支持使用ONS的证据不断增加，多个权威学会和指南对ONS的临床应用作了相应推荐。基于目前证据，在配方选择方面，CESPEN、ESPEN、ASPEN等发布的专家共识均认为对慢性阻塞性肺疾病稳定期，低碳水化合物高脂肪的配方与标准高蛋白或高能量配方相比没有额外优势。对于需要改善蛋白质储备的肥胖患者则建议选用高蛋白低能量密度的配方，适当限制总膳食能量，同时减少饱和脂肪酸以及精制碳水化合物的摄入，以避免加重糖、脂代谢紊乱。

一般来说，ONS安排在两餐之间服用，并以小剂量多次摄入的方式补充，以减少对三正餐摄食的影响。需要注意的是ONS使用不当也会引起一定不良反应，如恶心、腹胀、腹泻。

3. 第三阶梯：全肠内营养 肠内营养（enteral nutrition，EN）是指通过口服或管饲的途径，经消化道为患者提供较全面的营养素的营养治疗方式。当所有营养物质均通过管饲途径供给的营养支持方式称为全肠内营养支持（total enteral nutrition，TEN）。肠内营养的作用不仅仅是维持患者的营养状况，更重要的是维护肠黏膜结构的完整性及肠黏膜屏障功能，并支持肠道免疫系统。

(1) 肠内营养适应证：对于存在以下情况的患者，只要胃肠道有功能且能够安全使用，就应考虑通过各种肠内途径给予营养支持。

1) 昏迷的患者，或其他无法经口正常饮食的患者。

2）各种疾病导致的吞咽困难、呛咳的患者。

3）经过第一、第二阶梯营养干预效果不明显的营养不良患者。

4）其他，如多脏器功能衰竭、器官移植围手术期营养支持。

此外，家庭肠内营养治疗日益普及。对于长期摄食障碍的患者，如神经系统疾病、口咽部疾病、食管病变、呼吸系统疾病等造成吞咽困难、呛咳的患者，家庭肠内营养支持是一项维持生命的治疗，营养状况的恢复可改善细胞和组织器官功能，包括肺、大脑、心血管、消化道的功能，以及增强肌肉质量及功能，最终改善患者生存质量。

(2) 肠内营养禁忌证：以下情况不宜或慎用肠内营养。

1）完全性肠梗阻。

2）活动性消化道出血。

3）严重腹泻、顽固性呕吐和严重腹腔感染。

4）高流量的小肠瘘。

5）由于衰竭、严重感染及手术后消化道麻痹所致的肠功能障碍。

6）休克的患者。

(3) 肠内营养的途径：常用的肠内营养输入途径有鼻胃管、鼻肠管、胃造瘘管、空肠造瘘管等，(图 5-2-3)。

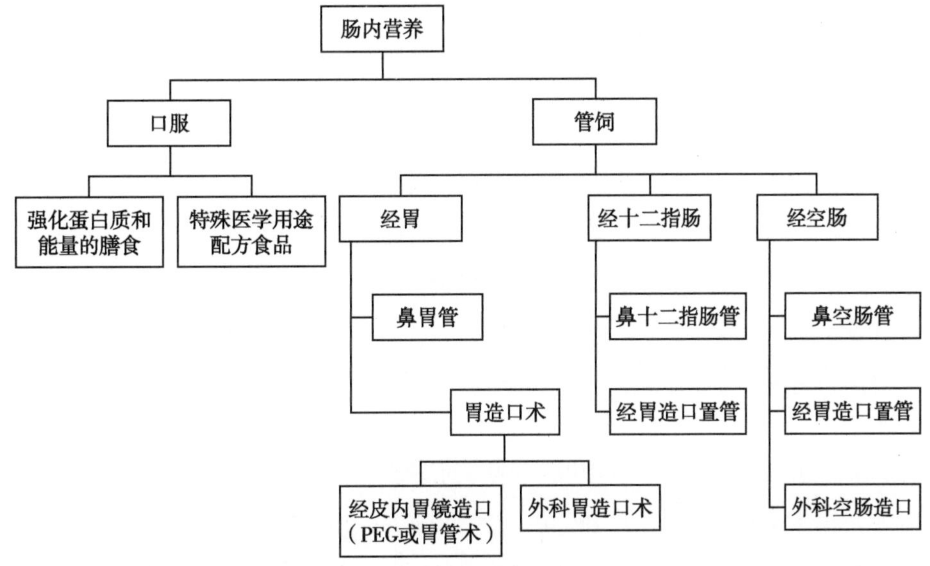

图 5-2-3　肠内营养输入途径

途径的选择主要取决于患者原发疾病、胃肠道解剖的连续性、功能的完整性、实施肠内营养支持的预计时间和有无误吸风险等。同时应遵循以下原则：满足肠内营养的需要；置管方式尽量简单、方便；尽可能使患者舒适并有利于长期带管。临床上以经鼻胃管管饲的方式最为常见，它的优点包括容易放置、符合生理消化的特点和既可连续又可间隙输注。

(4) 营养制剂输注方式：肠内营养输注方式主要有：①间隙推注法；②重力滴注法；③喂养泵连续输注法等。对于住院患者，有条件情况下优先考虑喂养泵进行连续营养输注，人工智能喂养泵可依据患者的肠道耐受情况设置输注速度，最大限度地减轻消化系统负担。有研究显示，喂养泵连续输注法可降低住院患者误吸风险，且患者肠道耐受情况较间隙推注法好。此外，喂养管的位置对肠道耐受情况也有一定的影响。

(5) 肠内营养监测：管饲的患者应定期监测疗效并进行安全性评价。监测的内容主要包括：出入液量；电解质、血糖、血脂、血清白蛋白、前白蛋白等营养生化指标；胃潴留、消化吸收及肠道耐受情况、体重变化等。

(6) 肠内营养并发症及其预防：肠内营养并发症包括机械性并发症、胃肠道并发症、代谢性并发症以及感染性并发症，导致肠内营养并发症的常见原因及预防措施，详(表 5-2-10)。

表 5-2-10 肠内营养并发症分类

类别	举例
机械性并发症	鼻、咽及食管损伤，喂养管堵塞，喂养管拔出困难，造口并发症
胃肠道并发症	恶心、呕吐，腹痛、腹泻，腹胀，便秘，倾倒综合征
代谢性并发症	脱水，高血糖、低血糖、高钾血症、低钾血症、高血钠、低血钠、维生素及微量元素缺乏等
感染性并发症	吸入性肺炎、管饲污染，造口旁皮肤感染

a. 胃肠道并发症：腹胀、腹泻、肠蠕动亢进

原因	预防及处理
与管饲喂养有关并发症	
膳食纤维素摄入不足	应用含纤维配方
喂养速度过快	由小剂量、低浓度开始，逐渐递增喂养速度，先慢后快
微生物污染	操作卫生、规范
高渗配方	使用等渗配方，或稀释至等渗
碳水化合物吸收不良	应用水解程度更高的配方
乳糖不耐受	应用不含乳糖的配方
脂肪吸收不良	应用低脂配方
营养液温度过低	用温水坐热或使用加热棒
与管饲喂养无关并发症	
抗生素引起的肠道菌群紊乱	停用可能腹泻的药物
低蛋白血症，肠黏膜萎缩	补充蛋白质；肠内喂养从小剂量、低浓度开始，逐步适应
消化功能障碍性疾病、胰腺炎、短肠综合征等	必要时使用要素配方，或补充胰酶；当肠内营养不能满足需求的 60% 时，联合 SPN

b. 肠内营养并发症：感染并发症

并发症	原因	预防及处理
吸入性肺炎	床头未抬高	床头抬高 30°~45°
	喂养管位置不当	调整喂养管位置
	高危患者反流	胃造瘘或空肠造瘘
	胃排空延迟或胃潴留	胃潴留 >100ml，停止输入 2~8 小时，然后减速或稀释营养液
	喂养管太粗	改用细软喂养管

c. 肠内营养并发症:代谢并发症

并发症	原因	预防及处理
高渗脱水	高渗和高蛋白配方	使用等渗或稀释
	机械通气、昏迷患者	注意水分补充
	严格限制入水量	监测 24 小时出入量
水钠潴留	心、肾功能不全	限制总入液量
高血糖	营养液中糖含量过高	可选择糖尿病适用型配方
	糖尿病患者 应激状态	应用胰岛素控制血糖
低钾血症	心肾功能不全限制摄入	监测血钾及尿量,适量补充,见尿补钾
维生素缺乏	长期使用自制匀浆膳	改用特殊医学用途配方食品或复合维生素补充剂

d. 肠内营养并发症:机械并发症

	原因
鼻胃 / 十二指肠 / 空肠管	异位入气管;鼻、咽、喉、食管炎症、糜烂、溃疡
颈部食管 / 胃造口 / 空肠造口	造口处出血、渗出、瘘道形成
管腔堵塞、不通畅	管径较细,特别是当营养液 pH<5 时

4. 第四、五阶梯:部分肠外营养与全肠外营养 肠外营养(parenteral nutrition,PN)是指为无法经胃肠道摄取营养物质或经胃肠道摄取营养物质不能满足自身代谢需要的患者经静脉途径提供包括氨基酸、脂肪、碳水化合物、维生素及矿物质和水在内的营养素,以抑制分解代谢,促进合成代谢并维持功能蛋白的生理作用。所有营养物质完全经肠外途径获得的营养支持方式称为全肠外营养(total parenteral nutrition,TPN)。只有部分营养素经肠外途径获得,其余部分营养物质可能通过经肠途径(口服或管饲)补充的营养支持方式称为部分肠外营养(partial parenteral nutrition,PPN)。肠外营养是现代营养支持的重要组成部分,在危重症及肠道功能衰竭患者治疗中发挥不可或缺的作用。

五、特殊医学用途配方食品

1. 特殊医学用途配方食品(food for special medical purposes,FSMP)定义 2013年国家卫生和计划生育委员会颁布《特殊医学用途配方食品通则》(GB 29922-2013)和《特殊医学用途配方食品良好生产规范》(GB 29923-2013)两项国家标准,为特殊医学用途配方食品进入食品安全法奠定了基础。通则将特殊医学用途配方食品定义如下:为了满足进食受限、消化吸收障碍、代谢紊乱或特定疾病状态人群对营养素或膳食的特殊需要,专门加工配制而成的配方食品。根据通则规定,特殊医学用途配方食品的配方应以医学和(或)营养学的研究结果为依据,其安全性及临床应用效果均需经过科学验证。同时指出该类产品必须在医生或临床营养师指导下,单独食用或与其他食品配合食用。已有的研究证实,特殊医学用途配方食品在患者治疗、康复及机体功能维护过程中起着极其重要的营养支持作用。

特殊医学用途配方食品主要目标人群为各种疾病状态下营养和代谢紊乱的患者,包括食物摄入量不足的患者;由于疾病导致的营养素需求改变的患者;或者消化道功能减退,食物消化、吸收障碍的患者;以及代谢普通食物或其含有的特定营养素能力受限或降低的患者等。

通则对特殊医学用途配方食品的基本要求、原料要求、感官要求、营养成分以及标签等技术指标均进行了规定。评价特殊医学用途配方食品的主要技术指标包括能量密度、碳水化合物、蛋白质和脂类的含量和组成、热氮比、渗透压浓度、肾溶质负荷、纤维素含量、微量营养素含量以及细菌学安全性等。

2. 特殊医学用途配方食品的分类 食品安全国家标准《特殊医学用途配方食品通则》(GB29922-2013)将特殊医学用途配方食品分为3类,即全营养配方食品、特定全营养配方食品和非全营养配方食品。

全营养配方食品可作为单一营养来源满足目标人群营养需求的特殊医学用途配方食品。主要针对有医学需求且对营养素没有特别限制的人群,如体质虚弱者、严重营养不良者等。按照年龄分为适用于1~10岁人群的全营养配方食品,以及适用于10岁以上人群的全营养配方食品。

通则对全营养配方食品的技术指标进行了详细的规定,比如对适用于10岁以上人群的全营养配方食品每100ml所含有能量不低于70kcal;蛋白质含量不低于3g/10kcal,其中优质蛋白质比例不少于50%;亚油酸功能比不低于2.0%,α-亚麻酸功能比不低于0.5%。以及对所含维生素和矿物质也有相应的规定)。不同商业配方其营养成分会有所不同,如部分配方中是否添加了膳食纤维,或是否强化了 ω-3脂肪酸、维生素D与钙等微量营养素等,可通过标签进一步了解与比较。

特定全营养配方食品可作为单一营养来源能够满足目标人群在特定疾病或医学状况下营养需求的特殊医学用途配方食品,是在满足上述全营养配方食品的基础上,依据特定疾病对部分营养素的限制或需求增加而进行适当调整后的产品。根据现有的科学依据,目前获得批准的特定全营养配方食品共13种类型,如糖尿病全营养配方食品、呼吸系统疾病全营养配方食品、肾病全营养配方食品、肿瘤全营养配方食品、肌肉减少症全营养配方食品等。

特定全营养配方食品,以往称为疾病专用型配方,是肠内营养制剂中一个不断发展的领域,但在疗效以及不良反应方面仍需要进一步循证研究。因此,在使用特定全营养配方时,应了解该产品有没有前瞻性、对照和随机临床实验证据支持;该试验的结果能否被一般性地应用于其他人群,还是仅限于研究群体等。

非全营养配方食品指可满足目标人群部分营养需求的特殊医学用途配方食品,不适用于作为单一营养来源。按照其产品组成特征分类,主要包括了营养素组件、电解质配方、增稠组件、流质配方和氨基酸代谢障碍配方等。

特殊医学用途配方食品的制剂的选择以及目标剂量的制定都必须以患者为中心,选择配方时需要对患者的营养状态、代谢状态、胃肠道功能以及基础病有全面的认识,并充分考虑到受损脏器的耐受能力。特殊医学用途配方食品应在医生或临床营养师指导下使用,并按照标准的营养治疗路径实施使用。患者应通过筛查评估,并确定符合使用的适应证后,再结合特殊医学用途配方食品制订合适的营养支持计划。

自1957年为宇航员开发无需消化就可吸收的要素型(氨基酸或短肽型配方)肠内营养液并引入患者营养支持以来,肠内营养制剂的研制经历了前所未有的变革,已经成为营养干预中一种很重要的手段,特殊医学用途配方食品概念的确定及规范化的应用于临床极大地推动了肠内营养支持的发展。

(闫 凤 陈荣昌)

第三节 心理评估与干预

多数慢性肺疾病不能够完全治愈,症状长期反复、迁延不愈,肺功能呈持续下降的趋势;同时身体上的负担造成日常功能的受限、运动能力的降低、生活质量的下降、社会参与的减少,以上共同造成生活方式上日积月累的改变,当患者无法适应这些变化后必然出现情绪上的问题。另一方面,长期的治疗不仅造成家庭经济负担、家庭照料者负担,同时也对患者本人的职业发展造成严重阻碍,使患者感到前途黯淡,自卑、自罪,对家庭感到愧疚。基于上述原因,慢性肺病患者心理变化较为复杂,其主要表现为抑郁心境、归因转移、怀疑、恐惧、愤怒和患者角色强化等,心理问题与慢性疾病两者相互影响、相互加剧,延迟患者恢复和愈合的过程,降低患者的生活质量,并增加了死亡率。

一、常见心理情绪障碍的临床表现

情绪变化是多数慢性肺病患者在患病中不同程度地体验到的最常见的心理变化。由于负性情绪的持续是影响疾病痊愈的重要因素,因此把握患者情绪表现特点及干预方法十分重要。患者常见情绪反应如下:

(一) 焦虑(anxiety)

这是一种对自己疾病的预后和个人生命过度担心所产生消极的情绪反应,常见症状如下:

1. 情感症状 常表现为忧心、紧张、不安和焦躁等,容易心烦、紧张、害怕或恐惧,外在表现可为表情急切、言语急促、心神不宁,患者警觉性和敏感性增高,常对小事失去耐心,发脾气、易抱怨,注意力较难以集中。

2. 躯体症状 症状多表现为自主(或植物)神经症状,可涉及呼吸、心血管、消化、神经、泌尿等多个系统,临床症状与原发疾病关系不大,包括口干、出汗、心悸、呼吸困难、喉部堵塞感、气急、尿频、尿急、面色潮红或苍白、阵发性发冷发热,颤抖、头昏、头晕、失平衡感、四肢酸软、乏力、腹部不适、恶心、呕吐、腹泻及各种躯体疼痛等。同时患者也常常有坐卧不宁,躯干四肢震颤、发抖,深长呼吸、过度换气或经常叹气等。

(二) 恐惧(fear)

恐惧反应是认为对自己有威胁或危险的刺激存在所引起的情绪。引起恐惧的原因主要是患病的事实,以及对病后的生活和工作的顾虑。恐惧情绪可极大地影响治疗进程和效果。常表现为不安、手颤、说话声音改变。如哮喘急性发作时的窒息感、濒死感会让患者极度恐惧,即使发作过后也因担心再次发作而时刻处于害怕、焦虑、无望的悲观情绪之中;部分慢性肺病患者会出现惊恐发作:患者突然感到一种突如其来的惊恐体验,伴濒死感或失控感,有严重的自主神经功能紊乱症状。发作时患者自觉死亡降至或大难临头,或冲动、惊叫、呼救,伴心动过速、心律不齐、呼吸困难或过度换气,头晕、头痛、四肢麻木、全身发抖等自主神经症状,惊恐发作通常起病急骤,终止迅速,一般历时 5~20 分钟,但不久可突然再发。患者发作间期始终意识清晰，警觉度高，心有余悸，担心再发，发作后常感虚弱无力，需数小时到数天才能恢复，同时未发现任何恰当的躯体疾病来解释上述症状。

（三）抑郁（depression）

人患病以后可产生“反应性抑郁”，表现为：

1. 情感症状 ①情绪低落、表情烦忧，闷闷不乐、忧愁、压抑、难过，觉得心情如同“乌云笼罩”，没有愉悦感，把自己的困难（疾病或不适症状看得很严重），常感委屈悲伤，失望自怜甚至绝望，容易哭泣；②兴趣减退：患者对以往喜好甚至热衷从事的事务与活动不再感兴趣，对周围的事物反应迟钝、冷漠，经常独处或独坐不语，疏远他人，较重的患者会回避社交活动或长时间居家不出，甚至卧床不起；③消极观念及行为：患者感受到对自己的状况“无能为力”，忧虑自己的疾病能否治疗，失去生活的乐趣，认为拖累别人，甚至会想到自杀。

2. 躯体症状 ①疲劳或乏力：患者常感到明显的疲乏、身体虚弱或沉重，体力下降，一般活动即引起显著疲劳，且休息之后无法缓解；②睡眠障碍：可以表现为入睡困难、睡眠不深、易醒、早醒、睡眠感缺乏、多梦或睡眠过多；③食欲和体重改变：多数患者常常感到食欲缺乏、进食量减少、体重下降，也可以出现腹胀、早饱、餐后上腹痛、胃部烧灼感、恶心、嗳气、便秘、排便困难或腹泻等多种消化道症状；④多部位的疼痛或不适：与原发疾病不相称的多部位疼痛不适可以是抑郁症的重要症状，包括肌肉痛、头痛、腰痛、背痛、四肢关节痛、颈部痛、腹痛、胸痛等；⑤其他：头昏、头沉，心悸、胸闷，口干、多汗，尿频、尿急，耳鸣、视力模糊、眼部异物感，肢体麻木、肌肉痉挛等非特异性症状均可出现。

（四）愤怒（anger）

愤怒的情绪多发生在个体感受到挫折时。患者的愤怒既是对患病本身的无奈，也见于治疗不理想或对医疗环境的不满意。例如医疗条件的限制而疗效不佳、医务人员态度不佳、或者认为医院管理混乱等，此外，患者的愤怒也可以来自医院医疗之外的事情如家庭关系等。往往表现为易激怒、烦躁、行为言语过激，甚者有破坏物品或攻击行为。

（五）患者的行为反应

患者常见行为反应有依赖行为、不遵医行为、退化行为和攻击行为等。

二、心理障碍的评估

所谓心理评估是指有计划系统地收集资料，运用多种手段从各方面获取信息，对患者心理现象做全面、系统和深入的客观描述，以了解患者的心理健康状态。对于慢性心肺疾病的患者应当常规进行心理障碍的评估。鉴于患者的心身现象的复杂性，以及问题性质和主客观条件的不同，临床上应当根据实际情况采用相应的心理评估方法。

（一）观察访谈

一般人口学资料主要包括患者姓名、性别、年龄、文化程度、职业、婚姻、宗教文化等，以此了解患者的背景资料，然后再评估患者目前的疾病状态。如：同样对于肺癌的患者，年轻人与老年人，家人和患者的接受程度都是不同的，同时，可能还与患者及家属对自身疾病的理解和态度以及患者的应对能力有关。如果患者对疾病有正确的认知通常会导致积极的应对和适应，反之就是消极应对。因而，应该通过交流了解患者对疾病的认知情况，譬如测试者可以询问：“你了解自己的疾病状况吗？你对自己目前的治疗措施怎么想的？对疾病的预后和治疗结果有了解吗？你觉得你怎样配合才能取得最佳效果？你最担心的是什么？等”

用以评估患者目前对疾病的认知、对治疗的预期和配合。如果在访谈交流中发现患者及其家属存在对疾病信息的不了解或错误片面的认识应该及早提供信息或者认知校正。应对能力方面，对于疾病这一应激过程，患者需要依据信息来调整自己的心理和行为，使之适应。但是人们的适应性反应并不总是成功的，一旦发生适应不良可能导致明显的焦虑不安、恐惧、愤怒、抑郁等情绪反应，或者拒绝治疗等消极行为。因此医者应该了解患者的应对方式，引导积极应对，根据不同的情况提供情绪的疏导和支持、提供信息的支持、引导解决问题。良好的社会支持可以缓解应激，有利于个体的身心健康。因此在患者入院时、住院过程中，通过观察和交流了解患者的家庭结构和成员，家庭成员之间的交流方式、情感表达方式、人际关系，了解患者在家庭当中的角色，目前患者家庭功能状态（角色功能、经济功能等），家庭决策方式，有无冲突等。并对患者社会角色和功能，其职业的性质和特点，社会人际关系，医疗费用的支付方式，以往的就医经历和感受作出评估。

（二）心理测验

症状评定量表是针对患者心身健康状况的心理评定测验，在临床诊疗中常用的有心理卫生综合评定、生活质量、个体情绪与情绪障碍等心理测验。这里重点介绍临床常用的有关心理健康症状评定量表和情绪评定量表。

1. 抑郁自评量表 抑郁自评量表（self-rating depression scale，SDS）（表 5-3-1），系 William W.K 于 1965 年编制的，用于衡量抑郁状态的轻重程度及其在治疗中的变化，可用于门诊及住院患者筛查抑郁症状。SDS 由 20 个陈述句和相应的条目组成，每一个条目相当于一个有关症状。20 个条目反映抑郁状态四组特异性症状。①精神性 - 情感症状：包含抑郁心境和哭泣两个条目；②躯体性障碍：包含情绪的日夜差异、睡眠障碍、食欲减退、性欲减退、体重减轻、便秘、心动过速、易疲劳共 8 个条目；③精神运动性障碍：包含精神运动性抑制和激越 2 个条目；④抑郁的心理障碍：包含思维混乱、无望感、易激惹、犹豫不决、自我贬值、空虚感等 8 个条目。

表 5-3-1 抑郁自评量表（SDS）

填表注意事项：下面有二十条文字，请仔细阅读每一条，把意思弄明白。然后根据您最近一星期的实际情况在适当的方格里划一个“√”，每一条文字后有四个格，表示：没有或很少时间；小部分时间；相当多时间；绝大部分或全部时间。

	没有或很少时间	小部分时间	相当多时间	绝大部分或全部时间	工作人员评定
1. 我觉得闷闷不乐，情绪低沉	□	□	□	□	□
2. 我觉得一天之中早晨最好	□	□	□	□	□
3. 我一阵阵哭出来或觉得想哭	□	□	□	□	□
4. 我晚上睡眠不好	□	□	□	□	□
5. 我吃得跟平常一样多	□	□	□	□	□
6. 我与异性密切接触时和以往一样感到愉快	□	□	□	□	□
7. 我发觉我的体重在下降	□	□	□	□	□
8. 我有便秘的苦恼	□	□	□	□	□
9. 我心跳比平时快	□	□	□	□	□
10. 我无缘无故地感到疲乏	□	□	□	□	□

续表

	没有或很少时间	小部分时间	相当多时间	绝大部分或全部时间	工作人员评定
11. 我的头脑跟平常一样清楚	□	□	□	□	□
12. 我觉得经常做的事情并没有困难	□	□	□	□	□
13. 我觉得不安而平静不下来	□	□	□	□	□
14. 我对将来抱有希望	□	□	□	□	□
15. 我比平常容易生气激动	□	□	□	□	□
16. 我觉得作出决定是容易的	□	□	□	□	□
17. 我觉得自己是个有用的人,有人需要我	□	□	□	□	□
18. 我的生活过得很有意思	□	□	□	□	□
19. 我认为如果我死了别人会生活得好些	□	□	□	□	□
20. 常感兴趣的事我仍然照样感兴趣	□	□	□	□	□

总粗分________

标准分________

评分方法:采用1,2,3,4级评分。1表示没有或很少时间;2表示小部分时间;3表示相当多时间;4表示绝大部分或全部时间。20个项目的各个得分相加是总粗分,总粗分 ×1.25后所得的整数部分为标准分。粗分大于41分,标准分大于53分,考虑存在抑郁状态。轻度抑郁:标准分53~62;中度抑郁:标准分63~72;重度抑郁:标准分 >72。

2. 焦虑自评量表 焦虑自评量表(self-rating anxiety scale,SAS)(表5-3-2),由Zung于1971年编制,从量表构造的形式到具体评定的方法都与SDS十分相似,是一种分析患者主观症状的相当简便的临床工具。它也是一个含有20个项目、分为4级评定的自评量表,具有广泛的应用性,是了解焦虑症状最常用的自评工具。评分方法:SAS评分方法与SDS类似,粗分大于40分,标准分大于50分,考虑存在焦虑状态,分值越高,反映焦虑程度越重。标准分 = 粗分 ×1.25。轻度焦虑:标准分50~59;中度焦虑:标准分60~69;重度焦虑:标准分 >70。

表5-3-2 焦虑自评量表(SAS)

填表注意事项:下面有二十条文字,请仔细阅读每一条,把意思弄明白,然后根据您最近一星期的实际感觉,在适当的方格里划一个"√",每一条文字后有四个方格,表示:没有或很少时间;小部分时间;相当多时间;绝大部分或全部时间。

	没有或很少时间	小部分时间	相当多时间	绝大部分或全部时间	工作人员评定
1. 我觉得比平常容易紧张和着急	□	□	□	□	□
2. 我无缘无故地感到害怕	□	□	□	□	□
3. 我容易心里烦乱或觉得惊恐	□	□	□	□	□
4. 我觉得我可能将要发疯	□	□	□	□	□
5. 我觉得一切都好,也不会发生什么不幸:	□	□	□	□	□
6. 我手脚发抖打颤	□	□	□	□	□

续表

	没有或很少时间	小部分时间	相当多时间	绝大部分或全部时间	工作人员评定
7. 我因为头痛、头颈痛和背痛而苦恼	☐	☐	☐	☐	☐
8. 我感觉容易衰弱和疲乏	☐	☐	☐	☐	☐
9. 我觉得心平气和，并且容易安静坐着	☐	☐	☐	☐	☐
10. 我觉得心跳得很快	☐	☐	☐	☐	☐
11. 我因为一阵阵头晕而苦恼	☐	☐	☐	☐	☐
12. 我有晕倒发作，或觉得要晕倒似的	☐	☐	☐	☐	☐
13. 我吸气 - 呼气都感到很容易	☐	☐	☐	☐	☐
14. 我的手脚麻木和刺痛	☐	☐	☐	☐	☐
15. 我因为胃痛和消化不良而苦恼	☐	☐	☐	☐	☐
16. 我常常要小便	☐	☐	☐	☐	☐
17. 我的手常常是干燥温暖的	☐	☐	☐	☐	☐
18. 我脸红发热	☐	☐	☐	☐	☐
19. 我容易入睡并且一夜睡得很好	☐	☐	☐	☐	☐
20. 我做噩梦	☐	☐	☐	☐	☐

总粗分________

标准分________

3. SCL-90 症状自评量表 SCL-90 症状自评量表（symptom checklist 90，SCL-90），由 90 个反映常见心理健康状况的项目组成（表 5-3-3），包含了感觉、情感、思维、意识、行为、生活习惯、人际关系和饮食睡眠等各个方面。该量表可以了解躯体疾病患者的精神症状，有助于发现患者是否存在心理情绪障碍。共包括 10 个症状因子，包含如下：

表 5-3-3 90 项症状清单（SCL-90）

注意：以下表格中列出了有些人可能会有的问题，请仔细地阅读每一条，然后根据最近一星期以内下述情况影响您的实际感觉，在 5 个方格中选择一格，划一个"√"。

	没有 1	很轻 2	中等 3	偏重 4	严重 5
1. 头痛	☐	☐	☐	☐	☐
2. 神经过敏，心中不踏实	☐	☐	☐	☐	☐
3. 头脑中有不必要的想法或字句盘旋	☐	☐	☐	☐	☐
4. 头昏或昏倒	☐	☐	☐	☐	☐
5. 对异性的兴趣减退	☐	☐	☐	☐	☐
6. 对旁人责备求全	☐	☐	☐	☐	☐
7. 感到别人能控制您的思想	☐	☐	☐	☐	☐
8. 责怪别人制造麻烦	☐	☐	☐	☐	☐
9. 忘性大	☐	☐	☐	☐	☐
10. 担心自己的衣饰整齐及仪态的端正	☐	☐	☐	☐	☐

续表

	没有 1	很轻 2	中等 3	偏重 4	严重 5
11. 容易烦恼和激动	□	□	□	□	□
12. 胸痛	□	□	□	□	□
13. 害怕空旷的场所或街道	□	□	□	□	□
14. 感到自己的精力下降，活动减慢	□	□	□	□	□
15. 想结束自己的生命	□	□	□	□	□
16. 听到旁人听不到的声音	□	□	□	□	□
17. 发抖	□	□	□	□	□
18. 感到大多数人都不可信任	□	□	□	□	□
19. 胃口不好	□	□	□	□	□
20. 容易哭泣	□	□	□	□	□
21. 同异性相处时感害羞不自在	□	□	□	□	□
22. 感到受骗、中了圈套或有人想抓住您	□	□	□	□	□
23. 无缘无故地突然感到害怕	□	□	□	□	□
24. 自己不能控制地在发脾气	□	□	□	□	□
25. 怕单独出门	□	□	□	□	□
26. 经常责怪自己	□	□	□	□	□
27. 腰痛	□	□	□	□	□
28. 感到难以完成任务	□	□	□	□	□
29. 感到孤独	□	□	□	□	□
30. 感到苦闷	□	□	□	□	□
31. 过分担忧	□	□	□	□	□
32. 对事物不感兴趣	□	□	□	□	□
33. 感到害怕	□	□	□	□	□
34. 我的感情容易受到伤害	□	□	□	□	□
35. 旁人能知道您的私下想法	□	□	□	□	□
36. 感到别人不理解您，不同情您	□	□	□	□	□
37. 感到人们对您不友好，不喜欢您	□	□	□	□	□
38. 做事必须做得很慢以保证做得正确	□	□	□	□	□
39. 心跳得很厉害	□	□	□	□	□
40. 恶心或胃部不舒服	□	□	□	□	□
41. 感到比不上他人	□	□	□	□	□
42. 肌肉酸痛	□	□	□	□	□
43. 感到有人在监视您谈论您	□	□	□	□	□
44. 难以入睡	□	□	□	□	□

续表

	没有 1	很轻 2	中等 3	偏重 4	严重 5
45. 做事必须反复检查	□	□	□	□	□
46. 难以作出决定	□	□	□	□	□
47. 怕乘电车、公共汽车、地铁或火车	□	□	□	□	□
48. 呼吸有困难	□	□	□	□	□
49. 一阵阵发冷或发热	□	□	□	□	□
50. 因为感到害怕而避开某些东西、场合或活动	□	□	□	□	□
51. 脑子变空了	□	□	□	□	□
52. 身体发麻或刺痛	□	□	□	□	□
53. 喉咙有梗死感	□	□	□	□	□
54. 感到没有前途没有希望	□	□	□	□	□
55. 不能集中注意	□	□	□	□	□
56. 感到身体的某一部分软弱无力	□	□	□	□	□
57. 感到紧张或容易紧张	□	□	□	□	□
58. 感到手或脚发重	□	□	□	□	□
59. 想到死亡的事	□	□	□	□	□
60. 吃得太多	□	□	□	□	□
61. 当别人看着您或谈论您时感到不自在	□	□	□	□	□
62. 有一些不属于您自己的想法	□	□	□	□	□
63. 有想打人或伤害他人的冲动	□	□	□	□	□
64. 醒得太早	□	□	□	□	□
65. 必须反复洗手、点数目或触摸某些东西	□	□	□	□	□
66. 睡得不稳不深	□	□	□	□	□
67. 有想摔坏或破坏东西的冲动	□	□	□	□	□
68. 有一些别人没有的想法或念头	□	□	□	□	□
69. 感到对别人神经过敏	□	□	□	□	□
70. 在商店或电影院等人多的地方感到不自在	□	□	□	□	□
71. 感到任何事情都很困难	□	□	□	□	□
72. 一阵阵恐惧或惊恐	□	□	□	□	□
73. 感到在公共场合吃东西很不舒服	□	□	□	□	□
74. 经常与人争论	□	□	□	□	□
75. 单独一人时神经很紧张	□	□	□	□	□
76. 别人对您的成绩没有作出恰当的评价	□	□	□	□	□
77. 即使和别人在一起也感到孤单	□	□	□	□	□
78. 感到坐立不安心神不定	□	□	□	□	□

续表

	没有 1	很轻 2	中等 3	偏重 4	严重 5
79. 感到自己没有什么价值	□	□	□	□	□
80. 感到熟悉的东西变成陌生或不像是真的	□	□	□	□	□
81. 大叫或摔东西	□	□	□	□	□
82. 害怕会在公共场合昏倒	□	□	□	□	□
83. 感到别人想占您的便宜	□	□	□	□	□
84. 为一些有关“性”的想法而很苦恼	□	□	□	□	□
85. 您认为应该因为自己的过错而受到惩罚	□	□	□	□	□
86. 感到要赶快把事情做完	□	□	□	□	□
87. 感到自己的身体有严重问题	□	□	□	□	□
88. 从未感到和其他人很亲近	□	□	□	□	□
89. 感到自己有罪	□	□	□	□	□
90. 感到自己的脑子有毛病	□	□	□	□	□

总　分：　　　　阳性项目数：　　　　阴性项目数：

总均分：　　　　阳性症状均分：

因子分：(1) 躯体化：　　　　(2) 强迫：　　　　(3) 人际关系：

(4) 抑郁：　　　　(5) 焦虑：　　　　(6) 敌对：

(7) 恐怖：　　　　(8) 偏执：　　　　(9) 精神病性：

(10) 其他：

(1) 躯体化：包括1、4、12、27、40、42、48、49、52、53、56和58，共12项。反映主观的身体不适感，包括心血管、呼吸道、胃肠道系统主诉的不适，以及头痛、背痛、肌肉酸痛和焦虑的其他躯体表现。

(2) 强迫症状：3、9、10、28、38、45、46、51、55和65，共10项，反映临床上的强迫症状群。

(3) 人际关系敏感：包括6、21、34、36、37、41、61、69和73，共9项。主要指某些个人不自在感和自卑感，尤其是在与其他人相比较时更突出。

(4) 抑郁：包括5、14、15、20、22、26、29、30、31、32、54、71和79，共13项。反映抑郁苦闷的情感和心境，以及与抑郁相关的其他感知及躯体方面的问题。

(5) 焦虑：包括2、17、23、33、39、57、72、78、80和86，共10个项目。指在临床上明显与焦虑症状群相联系的精神症状及体验。

(6) 敌对：包括11、24、63、67、74和81，共6项。主要从思维，情感及行为三方面来反映患者的敌对表现。

(7) 恐怖：包括13、25、47、50、70、75和82，共7项。它与传统的恐怖状态或广场恐怖所反映的内容基本一致。

(8) 偏执：包括8、18、43、68、76和83，共6项。主要是指猜疑和关系妄想等。

(9) 精神病性：包括7、16、35、62、77、84、85、87、88和90，共10项。其中幻听，思维播散，被洞悉感等反映精神分裂样症状项目。

(10) 附加项：19、44、59、60、64、66及89共7个项目，它们主要反映睡眠及饮食情况。

SCL-90的每一个项目均采用5级评分制，被试者根据自己最近2周的情况作出选择。①没有：自觉无该项问题；②很轻：自觉有该项症状，但对被试者并无实际影响，或者影响轻微;③中度:自觉有该项症状,对被试者有一定影响;④偏重:自觉有该项症状,对被试者有相当程度的影响;⑤严重:自觉该症状的频度和强度都十分严重,对被试者的影响严重。总分超过 160 分,或任一因子分超过 2 分,可考虑筛查阳性,需进一步检查。

4. 综合医院焦虑 / 抑郁(HAD)情绪测定表 综合医院焦虑抑郁量表(hospital anxiety and depression scale,HAD),由 Zigmond 与 Snaith 于 1983 年创制。主要应用于综合医院患者中焦虑和抑郁情绪的筛查。HAD 量表由 14 个条目组成,可分别评定焦虑和抑郁的状况。其中 A 代表焦虑项目,D 代表抑郁项目每个条目分值为 0~3 分。将两套项目分别叠加即得出各自的总分。总分 0~7 分代表正常;总分 8~10 分表示轻度抑郁 / 焦虑;总分 11~14 分表示中度抑郁 / 焦虑;总分 15-21 分表示严重抑郁 / 焦虑。

指导语:情绪对大多数疾病的发生、发展起着重要作用,如果医生了解你的情绪变化,他们就可以更加全面地了解你的病情,从而给你更多的帮助。这个测定表是专门设计用来帮助医生了解你的情绪,借以辅助判断是否存在心理问题。请阅读以下各个项目,将其中最符合你上个月以来的情绪的答案勾出。对这些问题不要做过多的考虑,对每个问题立即得出答案比考虑后再回答更为准确。

A. 综合医院焦虑情绪测定题

(1) 我感到紧张(或痛苦)

几乎所有时候(3 分);大多数时候(2 分);有时(1 分);根本没有(0 分)

(2) 我感到有点害怕,好像预感到有什么可怕的事情要发生

非常肯定和十分严重(3 分);是的,但并不太严重(2 分);有一点,但并不使我苦恼(1 分);根本没有(0 分)

(3) 我的心中充满烦恼

大多数时间(3 分);常常如此(2 分);时时,但并不经常(1 分);偶然如此(0 分)

(4) 我能够安闲而轻松地坐着

肯定(0 分);经常(1 分);并不经常(2 分);根本没有(3 分)

(5) 感到一种令人发抖的恐惧

根本没有(0 分);有时(1 分);很经常(2 分);非常经常(3 分)

(6) 我有点坐立不安,好像感到非要活动不可

确实非常多(3 分);是不少(2 分);并不很多(1 分);根本没有(0 分)

(7) 我突然有恐慌感

确实很经常(3 分);时常(2 分);并非经常(1 分);根本没有(0 分)

D. 综合医院抑郁情绪测定题

(1) 我对以往感兴趣的事情还是有兴趣

肯定一样(0 分);不像以前那样多(1 分);只有一点儿(2 分);基本上没有了(3 分)

(2) 我能够哈哈大笑,并看到事物有趣的一面

我经常这样(0 分);现在已经不大这样了(1 分);现在肯定是不太多了(2 分);根本没有(3 分)

(3) 感到愉快

根本没有(3 分);并不经常(2 分);有时(1 分);大多数时间(0 分)

(4) 我好像感到人变迟钝了

几乎所有时间(3 分);经常(2 分);有时(1 分);根本没有(0 分)

(5) 我对自己的外表(打扮自己)失去兴趣

肯定(3 分);经常(2 分);并不经常(1 分);根本没有(0 分)

(6) 我怀着愉快的心情憧憬未来

差不多是这样做的(0 分);并不完全是这样做的(1 分);很少这样做(2 分);几乎从来不这样做(3 分)

(7) 我能欣赏一本好书或一段好的广播或电视节目

常常(0 分);有时(1 分);并非经常(2 分);根本没有(3 分)

(A)焦虑总分__________ (D)抑郁总分__________

5. 汉密尔顿抑郁量表 汉密尔顿抑郁量表(Hamilton depression scale,HAMD)(表 5-3-4),由 Hamilton 于 1960 年编制,是临床上评定抑郁状态时应用的最为普遍的医生用评定量表。本量表有 17 项,21 项和 24 项三个版本。国内最常用的是 17 项的版本。HAMD 可归纳为 7 类因子结构:①焦虑/躯体化:由精神性焦虑、躯体性焦虑、胃肠道症状、疑病和自知力 5 项构成;②体重:即体重减轻 1 项;③认知障碍:由自罪感、自杀、激越、人格解体和现实解体、偏执症状和强迫症状 6 项组成;④日夜变化:即日夜变化一项;⑤阻滞:由抑郁情绪、工作和兴趣、阻滞和性症状 4 项组成;⑥睡眠障碍:由入睡困难、睡眠不深和早醒 3 项组成;⑦绝望感:由能力减退感、绝望感和自卑感 3 项组成。通过因子的分析,可以反映靶症状群的临床特点。建议由受过培训的人员进行评定。

表 5-3-4 汉密尔顿抑郁量表(HAMD)

圈出最适合患者情况的分数			
1. 忧郁情绪	01234	2. 有罪感	0123
3. 自杀	01234	4. 入睡困难	012
5. 睡眠不深	012	6. 早醒	012
7. 工作和兴趣	01234	8. 阻滞	01234
9. 激越	01234	10. 精神性焦虑	01234
11. 躯体性焦虑	01234	12. 胃肠道症状	012
13. 全身症状	012	14. 性症状	012
15. 疑病	01234	16. 体重减轻	012
17. 自知力	012	18. 日夜变化 A. 早	012
19. 人格或现实解体	01234	B. 晚	012
20. 偏执症状	01234	21. 强迫症状	012
22. 能力减退感	01234	23. 绝望感	01234
24. 自卑感	01234		

总分__________

HAMD 大部分项目采用 0~4 分的 5 级评分法,各级的标准为:(0)无,(1)轻度,(2)中度,(3)重度,(4)极重度。

评分标准:总分<7 分:正常;总分在 7~17 分:可能有抑郁症;总分在 17~24 分:肯定有抑郁症;总分>24 分:严重抑郁症。

6. 汉密尔顿焦虑量表 汉密尔顿焦虑量表(Hamilton anxiety scale,HAMA)(表 5-3-5),由 Hamilton 于 1959 年编制,包括 14 个项目,临床上常将其用于焦虑症的诊断及程度划分的依据。HAMA 将焦虑因子分为躯体性和精神性两大类。躯体性焦虑者 7~13 项的得分较高,由肌肉系统症状、感觉系统症状、心血管系统症状、呼吸系统症状、胃肠道症状、生殖泌尿系统症状和自主神经系统症状等 7 项组成;而精神性焦虑者 1~6 和 14 项得分较高,由焦虑心境、紧张、害怕、失眠、认知障碍、抑郁心境以及会谈时行为表现等 7 项组成。建议由受过培训的人员进行评定。

表 5-3-5 汉密尔顿焦虑量表(HAMA)

圈出最适合患者情况的分数					
1. 焦虑心境	0	1	2	3	4
2. 紧张	0	1	2	3	4
3. 害怕	0	1	2	3	4
4. 失眠	0	1	2	3	4
5. 记忆或注意障碍	0	1	2	3	4
6. 抑郁心境	0	1	2	3	4
7. 肌肉系统症状	0	1	2	3	4
8. 感觉系统症状	0	1	2	3	4
9. 心血管系统症状	0	1	2	3	4
10. 呼吸系统症状	0	1	2	3	4
11. 胃肠道症状	0	1	2	3	4
12. 生殖泌尿系统症状	0	1	2	3	4
13. 自主神经系统症状	0	1	2	3	4
14. 会谈时行为表现	0	1	2	3	4

总分:________

HAMD 大部分项目采用 0~4 分的 5 级评分法,各级的标准为:(0)无,(1)轻度,(2)中度,(3)重度,(4)极重度。

评分标准:总分 <7 分:没有焦虑症状;总分≥7 分:可能有焦虑;总分≥14 分:肯定有焦虑;总分≥21 分:肯定有明显焦虑;总分≥29 分:可能为严重焦虑。

三、心理障碍的干预治疗

心理干预(psychological intervention)是指在心理学原理和有关理论指导下有计划的、按步骤地对患者的心理活动、个性特征或行为问题施加影响,使之发生指向预期目标变化的过程。心理治疗是心理干预中最主要的内容。心理干预和心理治疗与药物、手术、理疗等方法一样,是用于治疗慢性肺部疾病患者,增进康复的手段。心理障碍的治疗应建立在良好的治疗关系基础上,由经过专业训练的治疗者运用心理学理论知识与技术,帮助解决慢性肺病患者的心理问题,促进其向健康、协调的方向发展,临床常用的治疗方法包括健康教育、运动疗法、心理治疗、药物治疗、物理因子治疗等。对于存在严重心理障碍的患者，应转介精神专科治疗。

（一）加强疾病健康教育

研究显示，患者对于自身所患疾病知识缺乏正确的认识，会加重患者的心理问题。慢性呼吸系统疾病以及其他任何慢性危及生命的疾病的患者，都需要了解自身疾病的病因和性质、如何治疗以及自己能做什么以尽量改善预后，因此，健康教育是一项有效而经济的治疗方法。健康教育的内容应当包括疾病基础知识、相关康复治疗的作用和意义、疾病的家庭预防和应对等，帮助患者建立健康行为模式，如吸烟已经被公认为是慢性呼吸系统疾病的主要患病因素，是一种不健康的行为，我们可以请家属一起配合监督，帮助患者戒烟，去除影响疾病发展的不利因素；科学的饮食，以少食多餐为原则，给予高热量、高纤维富含维生素的食物，以应对患者疾病消耗大于摄入的状况，降低营养不良的发生。

（二）运动疗法

运动呼吸训练是慢性呼吸系统疾病患者有效的康复形式，积极参加运动呼吸康复训练，可以有效改善患者呼吸困难等症状，提高活动耐力。坚持长期综合肺康复训练可以改善患者焦虑、抑郁状况，改变疾病的进程，提高自身生活质量及运动耐受力。可以依据患者心肺功能情况给予合适的运动处方，运动形式多种多样，散步、功率车、游泳、太极拳、体操、集体舞蹈等。有研究显示，适度的运动尤其是游泳、音乐伴奏下的运动在提高慢性肺病患者身体机能的同时能够有效地缓解抑郁焦虑情绪。

（三）心理治疗

心理治疗（psychotherapy），是应用心理学的原则和方法，治疗患者之心理、情绪、认知与行为有关的问题。治疗的目的在于解决患者所面对的心理困难，减少焦虑、抑郁、恐慌等精神症状。主要包括支持性心理治疗、认知治疗、行为治疗等一系列的治疗技术，促进患者康复。

1. 支持性心理治疗（supportive psychotherapy） 其主要的特点在于善用治疗者与患者间建立的良好关系，积极的应用治疗者的权威、知识与关心，来支持协助患者去适应目前所面对的现实环境，使患者能够正确对待疾病。支持资源包括客观条件和心理方面的。当一个人患有难以治愈的慢性疾病是会苦闷烦恼的，是否有亲人、朋友、同事或领导能够给予精神上的安慰或帮助，会左右患者对于疾病的适应情况。支持性心理治疗就是运用此观念，从这几个方面着手去给予患者精神支持。做到如下几个方面：①细听倾诉，要以同情的心态来细心听取患者的申诉，充分了解病情，理解患者的处境，能够让患者倾诉内心的痛苦与烦恼；②支持与鼓励；③说明与指导，治疗者给患者和家属提供其所需的正确的疾病知识，纠正其可能错误的想法；④培养信心与希望，促进信息沟通，加强医患交流，许诺会给予支持和帮助，给患者提供安全感，增强患者信心，培养患者的希望；⑤善用资源，做好患者社会支持系统的协调工作，为患者建立一个治疗、休养和生活的和谐环境。

2. 放松训练（relaxation training） 训练患者依次放松单个肌群，并调整呼吸，以达到放松全身的目的。治疗师让患者采取最放松的姿势坐位，双手放在沙发或椅子扶手或膝盖上，开始练习。首先闭上眼睛，慢慢的调整呼吸，然后让患者握紧拳头，再松开；咬紧牙关，再松开；反复几次，目的是让他体会什么是紧张、什么是放松。当患者了解紧张和放松的感觉后，才开始放松训练。放松训练从前臂开始，以此放松面部、颈部、肩部、背部、胸部、腹部、臀部和下肢。治疗时要求周围环境安静，光线柔和，每次训练 20~30 分钟。要求患者反复练习，最终在日常生活中也可以随意放松，用以缓解紧张焦虑的情绪。

3. 认知行为疗法 焦虑抑郁患者常存在对事物的一些歪曲的认识，灾难性的想象事件的结果，也往往是造成疾病迁延不愈的原因。对患者进行全面的评估后，治疗者要帮助患者分析不良认知并进行认知重建。同时教患者进行松弛训练和呼吸控制训练。对于惊恐发作可以分为三步：第一是让患者了解惊恐发作、发作的间歇性及回避过程；第二是内感受性暴露。通过有计划地让患者暴露于其感觉害怕的境遇如拥挤、摇头引起的眩晕、活动时的气短等，使患者注意这种感受，从而耐受并控制这些感受。浅而慢的呼吸有助于控制过度换气。第三是认知重组。患者原来认为"我将晕倒等"，"我将不能忍受这些感受"，认知重组让其发现惊恐所导致的结果与既往的认识有很大的差别，这样达到新的认知重组而缓解症状。

4. 生物反馈治疗(biofeedback therapy) 生物反馈治疗是借用电子仪器将体内一般不能被人感知的生理活动变化的信息，如肌电、皮肤电、皮肤温度、脑电、脉搏、血压等加以记录、放大并转换成能听到或者看到的信号，并通过对这些信号的认识和体验，学会在一定程度上有意识地控制自身生理活动的过程。治疗师在患者生物反馈治疗的过程中是指导者的角色。

(四) 药物治疗

药物治疗建议在精神专科医生指导下应用，临床常用药物有如下 8 类：

1. 选择性 5-HT 再摄取抑制剂(SSRIs) 代表药物有氟西汀、帕罗西汀、舍曲林、氟伏沙明、西酞普兰和艾司西酞普兰。这类药物的作用机制是通过抑制突触前 5-HT 神经末梢对 5-HT 的再摄取而获得疗效，具有疗效确切，不良反应少，耐受性好，服用方便等特点，临床应用广泛。

2. 选择性 5-HT 和 NA 再摄取抑制剂(SNRIs) 具有 5-HT 和 NE 双重再摄取抑制作用，主要代表药物有文拉法辛和度洛西汀。常见不良反应是血压升高。

3. NA 和特异性 5-HT 能抗抑郁药(NaSSA) 代表药物有米氮平，其作用机制通过增强 NA、5-HT 能的传递及特异性阻滞 5-HT_2、5-HT_3 受体，拮抗中枢 NA 能神经元突触 α_2 自身受体及异质受体，临床特点为镇静作用明显，能改善食欲，抗胆碱能作用轻。

4. 三环类及四环类抗抑郁药 代表药物有丙米嗪、氯米帕明、阿米替林及多塞平、马普替林等，适应证为各种类型抑郁症，其主要药理作用为阻滞单胺类递质(主要为肾上腺素和 5-HT)再摄取，使突触间隙含量升高而产生抗抑郁作用。而其阻断其他多种递质受体与治疗作用无关，却是其诸多不良反应的主要原因，如阻断乙酰胆碱M受体导致口干、视力模糊、心动过速、便秘、青光眼等，阻断肾上腺素 α_1 受体导致直立性低血压、头晕，阻断组胺 H_1 受体导致中枢抑制、镇静、嗜睡，阻断多巴胺 D2 受体导致锥体外系症状。

5. 5-HT 受体拮抗和再摄取抑制剂(SARIs) 主要代表药物为曲唑酮，具有拮抗 5-HT_2 受体，兴奋其他受体特别是 5-HT_{1A} 受体而发挥作用，与镇静药物联用会加强中枢抑制，易引起血压降低，与降压药物联用应谨慎。

6. 选择性 5-HT_{1A} 受体激动剂 这类药物属于新型的非苯二氮䓬类抗焦虑药，目前临床常用的药物有丁螺环酮和坦度螺酮。

7. 苯二氮䓬类药物(BZD) 主要作用于抑制性神经递质 γ- 氨基丁酸系统(GABA)，因其抗焦虑作用强、起效快、疗效好、不良反应轻、安全可靠等特点而被临床广泛应用。此类药物最大的缺点是容易产生耐受性，多种药物之间具有较差耐受现象，长期应用往往会产生依赖性,包括精神依赖和躯体依赖,因而不宜单一长期使用。

8. **其他药物** 代表药物为氟哌噻吨美利曲辛,每片含 0.5mg 氟哌噻吨及 10mg 美利曲辛,前者是一种抑制突触后 D_1、D_2 受体的抗精神病药,后者是一种抑制 5-HT 和 NA 再摄取的抗抑郁剂,此药具有抗焦虑、抗抑郁和兴奋特性,适用于轻、中度的焦虑及伴发抑郁患者,不良反应较轻,耐受性好,但长期使用注意锥体外系反应的发生。禁忌:心肌梗死恢复早期、束支传导阻滞、闭角型青光眼。

(张巧俊)

第六章 呼吸系统疾病的康复策略

第一节 慢性阻塞性肺疾病

(一) 慢性阻塞性肺疾病的定义及病因

1. 慢性阻塞性肺疾病(简称慢阻肺,COPD)的定义 慢阻肺是一种常见的、可以预防和治疗的疾病,其特征是持续存在的呼吸系统症状和气流受限,原因是气道和(或)肺泡异常,通常与显著暴露于毒性颗粒和气体相关。

2. 慢阻肺的病因

(1) 吸入有毒气体或颗粒:吸烟、生物燃料所引起的室内污染、职业性粉尘和化学烟雾、室内外空气污染。

(2) 遗传性抗胰蛋白酶 α-1 缺乏:是最重要的易感危险因素。任何可能影响胚胎和幼儿肺部发育的原因,如低体重儿,呼吸道感染等,也是潜在可导致慢阻肺的危险因素。

(3) 感染:儿童期严重的呼吸道感染与成年后肺功能的下降及呼吸道症状有关。既往肺结核病史与 40 岁以上成人气流受限相关。

(二) 慢性阻塞性肺疾病的临床表现

慢阻肺的临床表现包括:呼吸困难、慢性咳嗽、慢性咳痰。

(三) 慢性阻塞性肺疾病的诊断及鉴别诊断

1. 好发人群 出现呼吸困难、慢性咳嗽或咳痰,并有慢阻肺危险因素暴露史的患者均应考虑诊断为慢阻肺。

肺功能检查是确诊慢阻肺的必备条件。为了早期发现慢阻肺的患者,凡年龄 >40 岁的患者,只要出现以下任一表现,均需考虑慢阻肺的诊断,尽早行肺功能检查。

(1) 呼吸困难:渐进性(随着时间加重)典型表现为劳力时加重,持续存在;

(2) 慢性咳嗽:间歇性,或为干咳;

(3) 慢性咳痰:任何形式的慢性咳痰均可提示慢阻肺;

(4) 危险因素暴露史:如吸烟、吸入烹饪和取暖燃料产生的烟雾或吸入职业性粉尘和化学物质;

(5) 慢阻肺家族史。

2. 诊断方法 肺功能检查是确诊慢阻肺的必备条件,应用支气管舒张剂后,FEV1/FVC<70% 表明患者存在持续性气流阻塞,即慢阻肺。

3. 鉴别诊断

(1) 支气管哮喘:哮喘为慢阻肺的主要鉴别诊断,其鉴别要点:支气管哮喘多在儿童或青少年期起病,以发作性喘息为特征,发作时两肺布满哮鸣音,缓解后症状消失,常有家庭或个人过敏史,哮喘的气流受限多为可逆性,其支气管舒张试验阳性。

但是,在部分患者中,现有的影像学和生理学检查手段并不能将慢性哮喘与慢阻肺鉴别开来。

(2) 支气管扩张：支气管扩张有反复发作咳嗽，咳痰特点，常反复咯血，合并感染时有多量脓性痰，查体常有肺部固定性湿性啰音，部分胸部X片显示肺纹理粗乱或呈卷发状，高分辨CT可见支气管扩张改变。

(3) 肺结核：肺结核有慢性咳嗽，咳痰，近期痰中可带血，并反复发生，胸部X线片及CT可发现占位病变或阻塞性肺不张或肺炎，痰细胞学检查，纤维支气管镜检查以至肺活检，可有助于明确诊断。

(4) 其他需要鉴别的疾病：肺气肿是一病理诊断名词，呼吸气腔均匀规则扩大而不伴有肺泡壁的破坏时，虽不符合肺气肿的严格定义，但临床上也常习惯称为肺气肿，如代偿性肺气肿，老年性肺气肿，Down综合征中的先天性肺气肿等，临床表现可以出现劳力性呼吸困难和肺气肿体征，但肺功能测定没有气流受限的改变，即FEV1/FVC≥70%，与慢阻肺不同。

(四) 慢阻肺评估与管理

慢阻肺的评估 慢阻肺评估是根据患者的临床症状、急性加重风险、肺功能异常的严重程度及并发症情况进行综合评估，其目的是确定疾病的严重程度，包括气流受限的严重程度，患者的健康状况和未来急性加重的风险程度，最终目的是指导治疗。

(1) 症状评估：常采用改良版英国医学研究委员会呼吸问卷（breathlessness measurement using the modified British Medical Reseach Council，mMRC）对呼吸困难严重程度进行评估，或采用慢阻肺患者自我评估测试（COPD assessment test，CAT）问卷进行评估（表6-1-1）。

表6-1-1 慢阻肺评估测试（CAT）呼吸问卷

	分值		得分
我从不咳嗽	⓪①②③④⑤	我一直在咳嗽	
我一点痰也没有	⓪①②③④⑤	我有很多很多痰	
我没有任何胸闷的感觉	⓪①②③④⑤	我有很严重的胸闷	
当我爬坡或上一层楼梯时，没有气喘的感觉	⓪①②③④⑤	当我爬坡或上一层楼梯时，我感觉非常喘不过气	
我在家里能做任何事情	⓪①②③④⑤	我在家里做任何事情都受影响	
尽管我有肺部疾病，但我对离家外出很有信心	⓪①②③④⑤	由于我有肺部疾病，我对离家外出一点信心都没有	
我睡眠非常好	⓪①②③④⑤	由于我有肺部疾病，我睡眠相当差	
我精力旺盛	⓪①②③④⑤	我一点精力也没有	

合计总分：________

(2) 气流受限程度：临床常用时间肺活量（FEV）、深吸气量（IC）、呼吸峰流速（PEFR）、呼气中期最大流速（MM FR）、气道阻力和弥散功能等肺功能指标来评价慢阻肺严重程度和治疗效果。FEV1、用力肺活量（FVC）及FEV1/FVC常用于通气功能检测。FEV1由于检测结果稳定，可重复性好，目前应用最为广泛。

FEV1/FVC对早期慢阻肺敏感，能首先确定是否存在气流受限。临床上应用FEV1占预计值百分比作为气流受限严重程度的判断指标。因此，FEV1/FVC是慢阻肺的一项敏感指标，可检出轻度气流受限，FEV1占预计值百分比是中、重度气流受限的良好指标，此外还应考虑临床症状及并发症的程度（表6-1-2）。

表 6-1-2 气流受限分级(吸入支气管舒张剂后)

分级	患者肺功能($FEV_1/FVC<70\%$)
GOLD1:轻度	• $FEV_1 \geq 80\%$ 预计值
GOLD2:中度	• $50\% \leq FEV_1$ 占预计值百分比 <80%
GOLD3:重度	• $30\% \leq FEV_1$ 占预计值百分比 <50%
GOLD4:极重度	• FEV1 占预计值百分比 <30%

FEV1 亦有一定局限性,其与慢阻肺的部分临床指标(如呼吸困难、生活质量)及预后指标(如病死率)等无显著相关性;部分慢阻肺患者应用支气管扩张剂后症状明显改善,但 FEV1 无显著改善。

(3) 急性加重的风险评估:过去的 1 年中急性加重频率≤1 次,即为低风险;过去的 1 年中急性加重频率≥2 次,或因急性加重而住院 1 次即为高风险。

(4) 并发症评估:常见的并发症包括心血管疾病、骨骼肌功能障碍、代谢综合征、骨质疏松、抑郁和肺癌。慢阻肺常发生于长期吸烟的中老年人,因此常不同程度合并与吸烟、老龄相关的其他疾病。

慢阻肺可增加罹患其他疾病的风险。

慢阻肺严重程度与下列疾病的患病率和住院病死率相关:肺炎、充血性心力衰竭、缺血性心脏病、胸部恶性肿瘤及呼吸衰竭。高碳酸血症、卧床、运动受限、肺动脉高压以及慢阻肺急性加重的频率和严重程度都能在某种程度上独立预测慢阻肺的病死率。近年来有学者提出慢阻肺患者其他脏器的系统性炎症是由肺部产生的物质或细胞介质引起的观点。慢阻肺慢性全身性炎症可使愈后更差,肺功能下降更快。

(5) 其他方面的评估

1) 呼吸困难评价:评价呼吸困难的程度对了解疾病的严重程度和评价疗效有重要意义。目前国际主要采用呼吸困难评分量表、基础呼吸困难指数(BDI)和短暂呼吸困难指数(TDI)、Borg 评分表等。部分特异性量表亦用于临床,常用的有肺功能状态和呼吸困难问卷(PFSDQ)、呼吸障碍问卷(BPQ)、Cincinnati 呼吸困难问卷(UCDQ)。

采用呼吸困难评价工具时要注意除呼吸系统疾病对呼吸困难的影响外,下肢功能、心脏功能和下肢供血亦有影响。采用定量的方法评价呼吸困难程度时,需考虑患者的焦虑和抑郁状态对评价结果的影响。

2) 运动能力评价:主要采用 6MWT(6min 步行试验)。慢阻肺患者 6MWT 平均为 371m(119~705m)。慢阻肺患者的肌肉无力及其常见并发症(如关节炎、心力衰竭)等是影响 6MWT 结果的重要因素。

3) 生活质量评估:用于评价患者总体生活质量的为总体量表,评价与某疾病相关的特异生活质量的为疾病特异性量表。用于慢阻肺患者测量的总体性量表主要有健康状况问卷(GHQ)、疾病影响程度测定量表(SIP)、健康质量指数(QWB)等。常用慢阻肺相关的特异性量表有慢性呼吸系统疾病问卷(CRQ)、圣乔治呼吸疾病问卷(SGRQ)和肺功能状态量表(PFSS)等。

4) 营养状况:慢阻肺患者趋向于分解代谢状态,多数营养不良,尤其是慢阻肺晚期患者。许多研究已经证实,低体重指数(BMI)对慢阻肺病死率是一个有意义的预测值。体质量增加,即无脂肪体质量增加,可减少低 BMI 患者的死亡危险。$BMI<21kg/m^2$ 与慢阻肺病

死率增加相关。

5）慢阻肺的综合评估（表 6-1-3，图 6-1-1）

表 6-1-3 慢阻肺的综合评估

患者分组	特征	每年急性加重次数	mMRC	CAT
A	低风险，症状少	≤1	0~1	<10
B	低风险，症状多	≤1	≥2	≥10
C	高风险，症状少	≥2	0 ~1	<10
D	高风险，症状多	≥2	≥2	≥10

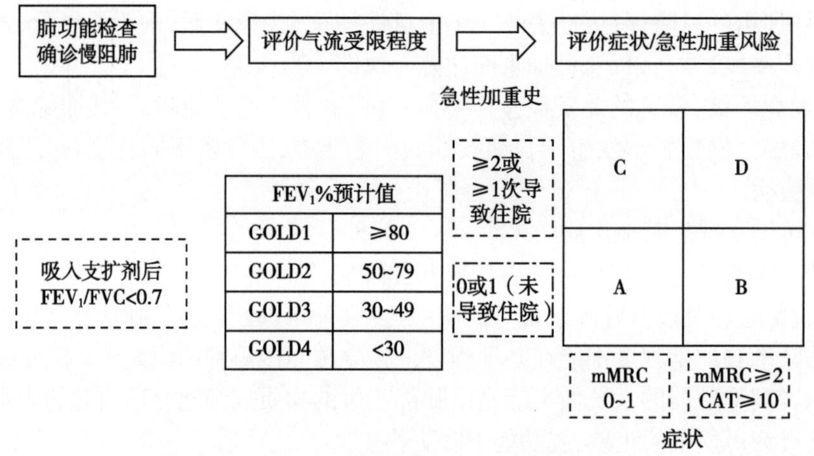

图 6-1-1 慢阻肺的综合评估示意图

（五）慢阻肺患者的药物治疗

1. 稳定期慢阻肺患者的药物治疗（表 6-1-4） 一经诊断为慢阻肺，即可以给予抗氧化药，如羧甲司坦，如存在气促症状，则给予各种支气管扩张剂，根据患者症状选择短效、长效或短长效的结合（表）；对于排除误吸等原因所致的急性加重外，每年急性加重 2 次或 2 次以上者，可以加用 ICS，对于存在极重度肺功能受损者可长期家庭氧疗，对于存在Ⅱ型呼吸衰竭的可家庭无创通气。

2. 急性加重期的药物治疗 其治疗包括：对症治疗、评估和去除急性加重诱因、并发症的防治等，急性加重的主要药物治疗包括三大类：支气管扩张剂、全身糖皮质激素和抗生素。

（六）慢阻肺的非药物治疗

慢阻肺的非药物治疗包括：去除吸烟等病因和肺康复治疗。

1. 慢阻肺患者肺康复定义 肺康复是慢阻肺患者的一种重要的非药物治疗手段，已被国内外证实可以不同程度地提高患者运动耐力、改善呼吸困难症状、提高患者生活质量等。

慢阻肺肺康复分为稳定期康复和急性期康复。慢阻肺稳定期肺康复效果在 GOLD 指南和肺康复指南中是均被肯定，但慢阻肺急性期肺康复在国内外研究中尚有争议，目前尚未达成一致共识。

2013 年 ATS/ERS 官方共识中关于肺康复的定义：是基于全面评估，然后给患者个体化治疗的一种综合干预，其中包括运动训练、教育和行为改变，旨在提高 COPD 患者的生理和

表 6-1-4 慢阻肺稳定期支气管扩张剂的选择

患者分组	首选建议	替代选择	其他可用选择
A	SA 毒蕈碱受体拮抗剂,prn; 或 SA β2 受体激动剂,prn	LA 毒蕈碱受体拮抗剂;或 LA β2 受体激动剂;或 SA β2 受体激动剂 +SA 毒蕈碱受体拮抗剂	茶碱类药物
B	LA 毒蕈碱受体拮抗剂;或 LA β2 受体激动剂	LA 毒蕈碱受体拮抗剂 +LA β2 受体激动剂	SA β2 受体激动剂和(或)SA 毒蕈碱受体拮抗剂; 茶碱类药物
C	ICS+LA β2 受体激动剂或 LA 毒蕈碱受体拮抗剂	LA 毒蕈碱受体拮抗剂 +LA β2 受体激动剂;或 LA 毒蕈碱受体拮抗剂 +PDE-4 抑制剂;或 LA β2 受体激动剂 +PDE-4 抑制剂	
D	ICS+LA β2 受体激动剂和(或)LA 毒蕈碱受体拮抗剂	ICS+LA β2 受体激动剂 +LA 毒蕈碱受体拮抗剂;或 ICS+LA β2 受体激动剂 +PDE-4 抑制剂;或 LA 毒蕈碱受体拮抗剂 +LA β2 受体激动剂;或 LA 毒蕈碱受体拮抗剂 +PDE-4 抑制剂;	SA β2 受体激动剂和(或)SA 毒蕈碱受体拮抗剂; 茶碱类药物

注:表中药物系按字母顺序排列,并非首选顺序;竖排药物可单用,或与其他选项中的第一个药物联用,也可与替代选项中竖排的药物联用;SA= 短效;LA= 长效;ICS= 吸入糖皮质激素;PDE-4= 磷酸酯酶 -4;prn= 必要时

情感状况,并且促进长期坚持增强健康的行为。

2. 慢阻肺稳定期康复方式

(1) 运动训练:运动训练是综合性肺康复方案的基石,根据运动的部位,将康复运动方式分为:上肢运动、下肢运动和全身运动。根据患者是否主动运动分为:主动运动和被动运动。

1) 上肢运动训练:肺康复的循证医学指南已经将上肢运动训练的推荐级别定为 1A 级。上肢的部分肌肉具有辅助呼吸和维持上肢姿势的双重作用。慢阻肺患者无论是在活动还是安静状态下,这部分肌肉都处于工作状态来辅助患者呼吸,当患者进行上肢活动时,这些肌肉还要分担一部分力量维持手臂或躯干姿势,用于辅助呼吸的作用就会减弱,患者随即出现气喘等不适症状,严重可导致功能缺失。上肢康复锻炼可使这些具有双重作用的肌肉得到锻炼,增强它们用于辅助呼吸的力量,从而减轻上肢活动时的症状。因此上肢运动训练可增加前臂运动能力,减少通气需求,提高患者日常生活活动(activities of daily living,ADL)的能力及自我管理能力。

根据锻炼时手臂的重量是否有支撑,将上肢康复锻炼分为有支撑上肢康复锻炼和无支撑上肢康复锻炼。有支撑上肢锻炼,即患者在训练过程中手臂的重量是有支撑的。需要借助手臂测力计来完成,所以又被称为器械训练。具体做法:将手臂测力计固定在与患者肩部水平的位置。有曲柄由患者摇动,让患者的两臂做类似蹬自行车的动作,通过改变测力计的转速或负荷实现对患者锻炼强度的变化。通常在训练前,会用测力计对患者进行一次症状限制性运动试验,将测力计的转速调节至 40~45 转 / 分,测力计的负荷每分钟增加 2.5W 或

5W，鼓励患者一直保持下去直到出现自觉不能承受的不适症状为止。记录患者能承受的最大负荷。训练时的负荷一般设置为最大负荷的50%~80%。无支撑上肢康复锻炼，即患者在训练过程中手臂的重量是没有支撑的。新近的研究结果表明，上肢无支撑耐力训练能显著改善上肢运动耐力。目前锻炼方式多种多样，并无固定统一的模式。McKeough等进行了一项为期8周的手臂耐力训练、手臂力量训练、联合手臂耐力和力量训练、无手臂耐力及力量训练的随机对照研究，结果显示：手臂耐力训练可以显著改善慢阻肺活动耐力，联合手臂耐力和力量训练可以显著减少慢阻肺在日常活动中呼吸困难症状。

2）下肢运动训练：下肢运动训练是肺康复关键性的康复内容，下肢运动训练作为慢阻肺患者肺康复内容，推荐级别为1A级。

下肢运动训练是运动训练的主要组成项目之一，常采用的运动方式有：步行、跑步、爬楼梯、平板运动、功率自行车、游泳、各种体操或多种方式的联合应用。由于康复效果与训练强度之间存在量-效关系，所以训练强度决定了患者的最终获益，在康复方案的制订中非常关键。

2007年美国胸科医生协会和美国心肺康复协会（ACCP/AACVP）的肺康复指南推荐：相当于60%~90%VO_2peak或Wpeak强度的下肢亚极量训练比低强度训练能产生更大的生理学获益。国内吴浩等研究稳定期慢阻肺患者慢跑或者登楼等锻炼的下肢亚极量运动康复能改善慢阻肺患者的健康状况和呼吸困难症状。张晨阳等对慢阻肺患者采用低强度日常活动的下肢踏车训练，陈瑞等也比较了慢阻肺患者在量化强度下的下肢踏车锻炼前后的肺功能指标和运动心肺功能，均证明了下肢运动训练可改善慢阻肺患者肺功能指标及运动能力。此外有研究表明，上肢联合下肢运动训练能显著改善老年慢阻肺稳定期患者的有氧代谢能力和通气水平，从而提高患者的运动耐量。

3）全身运动训练：全身运动训练主要包括上下肢和躯干肌肉的运动场，可以为：步行、原地踏步、慢跑、太极拳、游泳、体操、健身气功八段锦、太极拳和六字诀呼吸操等。

(2) 呼吸肌运动锻炼：呼吸肌肉包括吸气肌肉和呼气肌肉，主要的吸气肌肉为膈肌，负责吸气约70%的功能，辅助吸气肌肉有胸锁乳突肌，主要的呼气肌肉是腹部肌肉，其中最重要的是腹横肌。

常见的呼吸肌训练方式主要包括：快速吸鼻、鼓腹吸气、缩腹呼气、缩唇呼气、阻力吸气、阻力呼气、吸气末停顿呼吸训练及全身性呼吸体操。

其中，快速吸鼻、鼓腹吸气、阻力吸气是锻炼吸气肌肉；而缩腹呼气、缩唇呼气和阻力呼气是锻炼呼气肌肉；吸气末停顿有利于提高氧合；缩唇呼气还可以起到外源性呼气相正压，利于对抗慢阻肺的内源性呼气末正压，帮助肺泡气体的彻底呼出，达到提高深吸气量的作用。

1）吸气肌肉锻炼：吸气肌训练可显著改善慢阻肺患者吸气肌肉力量、吸气肌肉耐力、6分钟步行距离、呼吸困难症状及生活质量。也有研究结果显示：综合呼吸肌训练可以改善患者的肺通气功能（FEV1及FEV1/FVC%）和氧合功能（血氧分压及血氧饱和度）、提高肺泡换气量，减少呼吸时的能量消耗，改善患者的生存质量。

但是目前对于呼吸肌训练改善患者的呼吸肌功能、增强运动能力、减轻呼吸困难症状的相关研究多为单中心、小样本研究，开展大样本的多中心研究是必要的。

吸气肌肉的训练方法的重点是让患者快速吸气，提高吸气肌肉的收缩速率，延长呼气时间，保证慢阻肺患者有足够的呼气时间，减少患者的呼气末肺容积和肺的过度膨胀、增加深吸气量，能减少因活动导致的动态高充气，改善活动后的呼吸困难症状和疲劳感。

2）呼气肌肉锻炼：正常呼吸情况下，呼气是被动的，不需要呼吸做功。但在呼吸困难的情况下，呼气活动就变成主动的过程，呼气肌肉的力量影响患者的呼气做功。彻底的呼气，可以提高膈肌的水平位置，当呼气末容积低于功能残气量位时，呼气肌肉的部分呼吸做功可以转化为吸气的势能，有利于吸气做功，提高患者的运动能力和运动耐力。

呼气肌肉的锻炼是锻炼腹部肌肉，可以采用简单的缩唇呼气、主动缩腹和呼气阻力呼气，锻炼呼气肌肉的重点是：缓慢呼气，特别是慢阻肺的患者更需要缓慢，否则呼气用力、呼气做功明显增加，但因呼气受限，呼气气流不会明显增加，由于呼气用力，胸腔内压增高，气道的等压点向中央气道移动，导致气体闭陷量增加，呼气做功增加并没有得到相应的气体流量增加，因此呼气肌肉锻炼需要缓慢缩腹和缩唇，使用呼气阻力阀锻炼呼气阻力时，也需要缓慢。

这种主动缩腹的呼气动作跟快速吸鼻的吸气动作联合起来，就是腹式呼吸，是中国传统养生学中常用的呼吸训练方法，也称为调息训练，即有意识地快速鼓腹吸气后主动缩腹缓慢呼气。1938 年美国的 Soley 等就提出腹式呼吸训练治疗的概念。训练方法患者取舒适体位，全身放松，闭嘴用鼻深吸气至不能再吸，稍屏气或不屏气直接用口缓慢呼气。吸气时膈肌下降，腹部外凸，呼气时膈肌上升，腹部内凹。呼吸时可让患者两手置于肋弓下，要求呼气时须明显感觉肋弓下沉变小，吸气时则要感觉肋弓向外扩展。

为了提高呼气的效果，可以用双手的手指交叉后紧贴于脐周，呼气时同步按压腹部，促进腹肌内缩，帮助呼气做功。

3）其他呼吸肌肉锻炼方法：缩唇呼吸训练：患者吸气后，缩口唇做吹口哨样缓慢呼气，缩唇大小程度由患者自行选择调整，以能轻轻吹动面前 30cm 的白纸为适度。缩唇呼吸可配合缩腹一起应用。

对抗阻力呼吸训练：通过设置吸气相阻力或呼气相阻力，达到锻炼吸气肌肉或呼气肌肉的功能。呼气相 6~8cmH_2O 的阻力可以延长呼气时间，促进气体从肺泡内排出，减少肺内残气量。此外，采用吹瓶呼吸、吹气囊呼吸和发声呼吸等方法，也可以增加呼气阻力，使支气管内保持一定的压力。

吸气末停顿呼吸锻炼：患者取坐位，全身放松，保持安静，在深吸气末作一停顿，此时会厌和声带仍为开放状态，停顿时间约占呼吸周期 1/4，再徐徐呼气。要求吸、停、呼比例在 1∶1∶2 左右。采用这种训练法能较快使患者的呼吸形态由浅快转为深慢。

全身性呼吸体操方法：全身性呼吸体操指将腹式呼吸、缩唇呼气和扩胸、弯腰、下蹲等动作结合在一起的锻炼方法，呼吸气功等也属于此列。其步骤如下：①平静呼吸；②立位吸气，前倾呼气；③单举上臂吸气，双手压腹呼气；④平举上肢吸气，双臂下垂呼气；⑤平伸上肢吸气，双手压腹呼气；⑥抱头吸气，转体呼气；⑦立位上肢上举吸气，蹲位呼气；⑧鼓腹缩腹缩唇呼吸。在进行呼吸肌肉锻炼时，患者可选择适合自己的一些动作，如病情较重建议不用蹲位等姿势。

3. 提高运动康复效果的方法

（1）运动前使用支气管扩张剂，与安慰剂比较，使用噻托溴铵的慢阻肺患者第一天的次极量踏车运动时间增加 70.7 秒，规律使用至第 6 周时，比安慰剂组增加 235.6 秒。

（2）运动期间存在低氧血症者，在吸氧下运动康复：在保证总运动功率一致的情况下，没有低氧血症的 COPD 在吸氧下进行次极量运动试验 7 周，3 次 / 周，45min/ 次，结果显示：吸氧组的运动耐力增加程度比吸空气组的好。但是,对于运动期间血氧饱和度低于 90% 的慢阻肺患者,在运动中吸氧可以增加其运动耐力,但对训练后的运动能力、最大氧耗量和 6 分钟步行距离、日常生活活动能力评分等与对照组无明显差别;对于运动期间血氧饱和度无明显下降的患者,在运动中吸氧可以使其接受更高强度的训练,但对训练后的 6 分钟步行距离无明显提高。因此指南推荐:运动诱发严重低氧血症的患者,在康复运动训练期间应该氧疗推荐级别(1C 级);运动未诱发低氧血症的患者,在高强度运动训练期间采用氧疗可进一步改善运动耐力(推荐级别 2C 级)。

(3) 肺功能极重度障碍者,吸氧联合无创通气下进行肺康复:一些肺功能严重损害的慢阻肺患者常常由于活动后气促而对活动有恐惧心理。无创正压通气(noninvasive positive pressure ventilation,NPPV)不但能提供压力支持,减少患者的呼吸做功、增加通气量,从而减缓呼吸肌疲劳和改善运动耐力,且能提供呼气末正压(PEEP),可以减轻运动过程中的高充气,提高运动强度,是肺康复的一项辅助干预措施。

无创呼吸机在肺康复中的应用方法:

1) 无创通气下运动康复,提高运动强度:与安慰组比较,无创通气下次极量踏车运动试验的慢阻肺患者,经过 8 周锻炼,无创通气组的运动耐力和 6 分钟步行距离都显著高于安慰剂组。国内王鑫等探讨了严重慢阻肺患者应用以无创正压通气(NPPV)下运动锻炼为基础的肺康复后的疗效,结果显示:药物治疗联合肺康复可明显改善重度和极重度慢阻肺患者的运动耐力和生活质量,并减少急性发作次数和再住院率。

2) 运动后无创通气,有助于减轻运动后的呼吸困难和加快患者呼吸困难的恢复。

3) 白天康复锻炼联合夜间无创通气:对于存在高碳酸慢性呼吸衰竭的患者,可以提高患者夜间的睡眠质量,有利于减少急性加重次数。

(4) 运动康复前后,红外照射运动康复的肌肉,促进血液循环提高运动耐力和加快吸收运动期间肌肉局部产生的乳酸。

(5) 改善呼吸困难:与雾化吸入生理盐水比较,雾化吸入速尿 40mg 后,慢阻肺患者运动后的呼吸困难评分显著降低,有利于提高运动强度。

(6) 联合主动运动和被动运动;

(7) 联合主动运动和针灸或电刺激。

4. 运动处方的要素 运动处方的要素:主要包括运动强度、每周运动频率、每次运动持续时间和运动周期。

(1) 运动强度:指南中的随机对照研究结果证明,慢阻肺患者下肢高强度训练比低强度训练能产生更大的生理学获益(推荐级别为 lB 级),且低强度和高强度训练均产生临床获益(推荐级别 lA 级)。目前大多数运动训练强度是用极量或次极量运动平板(Bruce 或改良的 Bruce 方案)评定心肺运动功能,通常将 >70%VO_2max 运动量作为高强度运动;50%~70%VO_2max 为中等强度运动;<50%VO_2max 为低强度运动,但无统一规定。目前肺康复运动处方中多建议采用中—高强度训练。但是高强度训练患者不容易完成。依从性较差,因此为保证训练效果和训练的安全,建议高强度康复训练应选择在康复中心由专业治疗师指导完成。

(2) 运动时间和频度:ATS 和 ERS 建议慢阻肺患者的运动训练计划应持续 8~12 周,每周 2~5 次。每次至少 20~30 分钟。大部分的医学研究均采用每周 2~3 次的运动频度,但是对于老年重度患者,考虑到其自身耐受条件和依从性,一般采用较低强度运动,运动频度可以设定在每周 3~5 次以上。目前关于比较运动频度方面的研究较少，最佳运动时间和频度的设定有待更多的临床试验予以证实。

(3) 运动周期：观察肺康复效果的运动周期多设置为 8~12 周，即 8~12 周的运动康复运动就显示出肺康复效果，但是，即使严格肺康复治疗后，肺康复期间所得到的康复效果会随停止肺康复后的时间推移而逐渐减弱，故为了维持长期效果，对于慢阻肺等慢性呼吸系统疾病的患者，建议采用长期康复，持续时间越长康复效果越好，开展上级医院住院 - 上级医院门诊一社区医疗机构 - 家庭的肺康复模式将可使患者长期得益。

5. 慢阻肺运动康复处方的制定 在制定肺康复运动处方时，需要遵循的原则有：

(1) 统一运动方式，有利于康复效果的观察；

(2) 康复运动方式以简单有效为前提；

(3) 康复运动方式有广泛的可行性，不受空间、时间的影响，可以在医院、社区和家庭随时随地开展；

(4) 康复运动方式必须安全、利于监管和休息；

(5) 避免发生交叉感染。

根据这个原则，建议肺康复采用：郑氏卧位康复操（拉伸起坐、桥式运动和空中踩车）联合呼吸操（用力快速吸鼻后缩腹缩唇呼气）。郑氏卧位康复操每天三次，每次每个动作要求 20~30 次，完成时间可以适当调整，但每次每个动作次数不比前一天的少。

近年来，国内外临床研究已证实，家庭肺康复是继医院、门诊肺康复项目之后另一种可供选择的更为简单可行的有效干预措施，它可显著提高稳定期慢阻肺患者的运动耐力，改善患者的呼吸困难状况，减少其急性加重次数和住院次数以及提高患者的生活质量水平，已被慢阻肺全球倡议（Global Initiative for Chronic Obstructive Lung Disease，GOLD）认定为是有效的肺康复方式之一。

制订家庭运动肺康复方案时，为了提高患者的依从性，需要考虑室内和室外模式相结合、全身运动和呼吸操相结合，如室内的郑氏卧位康复操和室外的步行相结合，将呼吸操融合于步行期间，需要注意的事项如下：

(1) 运动训练包括：耐力训练、力量（或阻力）训练和呼吸肌训练。

家庭肺康复中耐力训练运动方式可以是：郑氏卧位康复操、骑自行车、步行、爬楼梯和太极等。力量训练（或阻力训练）是一种通过重复上举一定重量的物体来训练局部肌群的训练方式，家庭肺康复中的力量训练常通过伸展弹力带、哑铃操或上举一定重量的物体来进行上肢肌肉的阻力训练。呼吸肌训练方法同前所介绍。

(2) 运动训练的模式、强度及频率

1) 优先选择间歇性运动模式：持续性运动指在达到预定的靶目标后持续运动至规定的时间，间歇性运动是指运动 - 休息 - 再运动的运动形式。与前者相比，间歇性运动模式使患者在运动训练中出现呼吸困难症状更少，可降低心血管事件风险，提高对高强度运动的耐受性，而且患者也更易接受和坚持。家庭肺康复中的运动训练一般也多采用间断性运动训练模式。

2) 运动训练强度以中、低等强度为宜：在家庭肺康复中，由于患者大多训练时间是以自我监督为主，考虑到患者的安全和依从性问题，一般将运动训练强度设置为中低强度。

(3) 运动训练频率、时间和周期：慢阻肺患者肺康复宜长期坚持室内运动的郑氏卧位康复操，室外的步行运动可以 3~5 次 / 周，每次至少 20~30 分钟。肺康复周期宜长期、不中断，肺康复的最短有效周期为6周，但周期越长，获得的康复效益就越多，效果持续也就越长。

6. 气道分泌物的清除 气道分泌物增多是各种急慢性呼吸道疾病的常见症状，分泌物清除能力下降将导致呼吸做功增加、呼吸困难，甚至呼吸衰竭而需要气管插管。

(1) 气道分泌物被清除的条件：气道分泌物是否会诱导患者咳嗽，将分泌物予以清除，取决于两方面：一方面是分泌物是否能位移刺激气道黏膜引起咳嗽反射；另一方面是患者的咳嗽反射是否能产生足够的咳嗽气体流速，将分泌物清除；前者与气道分泌物的流动性和黏膜纤毛运动能力有关，后者与吸气肌肉、呼气肌肉和声门是否能关闭有关。

(2) 提高气道分泌物流动性的方法：提高气道分泌物的稀释度、诱发分泌物的自身振荡位移和恢复或改善气道黏膜纤毛运动能力。

提高气道分泌物流动性的关键是提高分泌物的稀释度。提高分泌物的稀释的方法包括：补充液体量、药物祛痰、气道直接灌注生理盐水和雾化吸入充分湿化的气体；祛痰药物可以分解痰液中的成分、促进气道腺体分泌和促进黏膜纤毛运动等药物，但当吸入气体的湿度不充分时，或当痰液比较黏稠的情况下，其作用有限，且祛痰药物存在消化道不适的副作用，其经济负担较重；补充体内液体量，有一定的祛痰效果，但是补充水量过多也可以导致心衰的并发症；直接往气道灌注生理盐水，在已建立人工气道的患者中，有气道清除痰痂的作用，但反复灌注生理盐水，会导致患者不适和容易引起感染；对于没有人工气道的患者，直接往气道灌注生理盐水，需要借助纤维支气管镜，但这不能反复使用；其中，提高吸入气体的湿度是目前简单、有效、价廉的方法，吸入湿度100%的湿化气体，能保证气道分泌物能最大限度的吸收气体中的水分，达到充分稀释的目的。

影响气道分泌物流动性的因素尚有气道黏膜纤毛的运动能力和支气管腔的大小。气道黏膜纤毛能通过定向规律运动，将外周肺的气道分泌物移行至中央气道，最后通过咳嗽排除，但是气道黏膜纤毛的运动能力受气道温度的影响，当气道温度低于31℃时，气道黏膜纤毛的运动能力几乎瘫痪，只有当气道气体温度为37℃和湿度为100%时，黏膜纤毛的运动功能最佳；支气管腔的大小也影响气道分泌物的流动性，使用支气管扩张剂或呼气相正压可以使支气管通过舒张平滑肌或通过机械力的物理方法扩张气道，使气道分泌物的周围空间增大，提高流动性。

此外，为了提高气道分泌物的流动性，可以通过物理振荡的方法，包括胸部的叩击和呼气相的同步振荡波促使气道分泌物产生位移。

(3) 提高吸入气体湿度的方法：提高吸入气体湿度的方法就是雾化吸入。雾化分为喷射雾化和超声雾化，其中喷射雾化包括氧气雾化和空气压缩雾化（临床以氧气雾化为多）。超声雾化器通过雾化片振荡产生的超声波声能将液体水雾化为细小微粒，超声雾化气体对气道的湿化充分，能使气道分泌物充分稀释，利于分泌物的清除，但是，充分稀释的气道分泌物容积增大，气道阻力增加，呼吸功增加容易诱发低氧血症，同时，由于雾化期间低温度的雾化气体刺激气道诱发气道痉挛，加重呼吸困难；喷射雾化主要是利用高速气流的驱动力将液体水雾化成细小微粒，为了产生理想的雾化微粒，其驱动氧气流量须高于6L/分，氧气雾化期间患者的呼吸困难和胸闷不良反应少，但由于氧流量高于6L/分以上，有可能引起或加重慢阻肺患者的二氧化碳潴留，且气道的湿化作用不明显。

在前期研究中，我们对超声雾化仪进行创新性改良，将传统的超声雾化仪产生的雾化气体进行加温加氧，使超声雾化气体温度为35~37℃。研究结果表明：该改良的加温加氧超声雾化与氧气雾化比较，气道分泌物的被清除能力显著提高，且雾化期间的呼吸困难加重和胸闷等不良反应不明显。

雾化气体对气道分泌物的稀释作用是一个连续的过程，如果在雾化期间同时促进气道分泌物的移动，经雾化后流动性增加的气道分泌物将能被及时移动，气道分泌物的清除效果更理想。我们的前期研究显示：吸气相同步加温加氧超声雾化气体吸入，呼气相同步振荡能够促进气道分泌物的清除。

(4) 外源性呼气相正压有利于提高气道分泌清除能力：此外，慢阻肺是呼吸系统的常见病，其特点是呼气气流受限，急性加重后，呼气气流受限加重，出现高充气，产生内源性呼气末正压，给予外源性呼气末正压时，有利于高充气的改善，利于咳嗽能力的提高。在雾化期间，通过利用呼气阻力阀时，能产生外源性呼气末正压，通过联合呼气相同步振荡、呼气相同步外源性呼气末正压和吸气相同步加温加氧超声雾化气体吸入，可以进一步提高了慢阻肺患者清除气道分泌物的能力。

(5) 咳嗽能力的康复：咳嗽时，需要深吸气后，声门关闭，突然剧烈呼气。咳嗽能力涉及吸气肌肉功能、呼气肌肉功能和声门能够正常闭合。咳嗽能力的康复包括：吸气肌肉功能康复、呼气肌肉功能康复和咳嗽方法。

当声门不能关闭时，可以采纳如下咳嗽方法：用耳塞塞住两侧外耳道，深吸气后，紧闭嘴巴，做剧烈咳嗽动作，这是嘴巴被动开放时，就出现咳嗽效果。为了提高咳嗽效果，可以双手手指交叉，紧贴脐周，做咳嗽动作时，同时双手往后突然挤压腹部。

7. 心理康复

(1) 慢阻肺患者心理异常及其对预后的影响：慢阻肺虽是慢性气道疾病，但具有显著的肺外表现，其中常见的有焦虑、抑郁等症状，焦虑症状发病率高达 40%。

焦虑抑郁症状与慢阻肺的严重程度呈正相关。呼吸困难是慢阻肺患者的最常见症状，它会影响患者的活动耐力及日常生活能力，并导致情绪低落；另外，慢阻肺患者长期使用糖皮质激素、喹诺酮类抗生素、氨茶碱等药物，也可能常诱发或加重其焦虑、抑郁障碍。

慢阻肺患者的焦虑抑郁症状也与性别和社会因素有关。有研究显示女性慢阻肺患的焦虑、抑郁程度更加严重，跟女性需要更多的情感支持和社会互动有关；而男性慢阻肺患者对自己的病情越了解，越容易出现焦虑和抑郁症状。此外，医疗保险、社会支持、收入水平也影响慢阻肺是否合并焦虑抑郁障碍。

(2) 焦虑、抑郁对慢阻肺患者的影响：焦虑抑郁障碍导致 COPD 患者综合健康评分减低，体力活动受限，情感障碍，社会活动能力减退，精神异常。焦虑抑郁障碍与慢阻肺通气功能障碍所导致的气促、呼吸困难相互作用，形成恶性循环。一方面，抑郁症动摇患者战胜慢阻肺等原发躯体疾病的信心，减弱其克服、应对慢阻肺的能力，夸大慢阻肺咳痰、活动后气促等的躯体症状，失去治疗信心，过度使用支气管扩张剂，治疗依从性下降并导致慢阻肺频繁发作；另一方面，反复急诊和住院治疗也加重焦虑抑郁障碍。

(3) 慢阻肺患者焦虑与抑郁的评估：在临床评价方面，目前多采用量表进行研究，如抑郁自评量表（SDS）、焦虑自评量表（SAS）、汉密顿量表（HAMS）、Beck 抑郁问卷（BDI）等。也有调查者应用医院焦虑抑郁量表（HADS）进行临床筛选。HADS 对 14 项焦虑与抑郁状况进行评分，<8 分为无心理障碍，8~10 分为可能存在心理异常，>10 分为病理状态。国内有学者参考国外的圣乔治呼吸问卷（SGRQ），结合我国国情，制定了慢阻肺生命质量（QOL）测评问卷，该问卷包含 8 项抑郁心理症状及 7 项焦虑心理症状，能够方便快捷地评估慢阻肺患者心理状态。国外针对 COPD 患者的心理问题，比较重视应用多种评价指标相结合来进行评估。

(4) 慢阻肺患者焦虑与抑郁的心理康复

1) 心理康复治疗:作为心理康复的认知行为治疗,对治疗慢阻肺相关性焦虑和抑郁均有效,是目前心理社会干预策略中的重要模式。认知行为治疗的理论依据是患者的错误观念或不正确的认知常导致不良行为和情绪,治疗的重点在于帮助患者解决问题背后的认知根源—不合理信念,重视人的信念及思维过程在调节情绪及行为中的作用,以改变认知为主要方式从而达到消除或减轻各种心理问题及障碍的目的。国外研究显示,对患者实施认知行为干预后,心理治疗组患者焦虑、抑郁症状和6分钟步行距离较对照组明显改善。目前国内外所应用的众多心理疗法包括以下几种:催眠疗法、运动疗法、自我暗示疗法、放松疗法、认知心理及行为治疗及社会干预等。对抑郁症往往采用认知行为疗法,利用心理干预策略进行治疗。对轻到中度抑郁症患者单独进行心理治疗可取得与药物治疗相同的效果,而严重抑郁症患者需要进行药物治疗或与心理治疗联合进行。

2) 综合性肺康复治疗:综合性肺康复作为一项有效的、重要的非药物治疗措施,目前尚无统一模式,主要包括:运动训练、呼吸肌训练、氧疗、教育、营养支持、心理和行为干预等。气功、内养功、太极拳、太极剑是我国所特有的运动方式,不仅能调整患者呼吸比,还能缓解紧张、焦虑情绪。有学者认为肺康复宣教除了对慢阻肺患者有治疗作用,且能够提高慢阻肺患者家属的认识,与医务人员一起帮助患者积极参与肺康复。慢阻肺患者进行全身有氧锻炼及呼吸肌肉力量训练等后,抑郁症状得到明显缓解,抑郁评分显著下降。

8. 慢阻肺急性加重期的肺康复

(1) 急性加重后早期肺康复的必要性和可行性:慢性阻塞性肺疾病急性加重(简称慢阻肺急性加重,acute exacerbations of chronic obstructive pulmonary disease,AECOPD)是慢阻肺自然病程的重要事件,表现为原有的呼吸系统症状加重,超过了正常的日间波动范围。

慢阻肺急性加重后,呼吸困难加重,甚至出现低氧血症,在休息下也需要吸氧治疗,运动耐力下降,需要数周才能恢复加重前的运动耐力。慢阻肺急性加重后耐力下降的原因除了跟感染的毒性症状、气促和炎症反应对骨骼肌的抑制外,与活动减少所导致的骨骼肌萎缩有关,因此应该尽可能进行康复运动,避免骨骼肌的萎缩。大量随机对照研究及 meta-analyses 分析表明慢阻肺急性加重患者行低强度的早期肺康复可以提高患者的运动耐力,并减少患者再次住院率及病死率。Clini EM 等通过回顾性队列研究观察 1826 例慢阻肺急性加重患者在急性加重恢复早期(缓解后 10 天内进行)肺康复运动锻炼的可行性和效果,研究结果显示:伴有不同程度呼吸困难的慢阻肺急性加重患者进行较低强度的早期肺康复是可行的,且可显著改善 6 分钟步行距离及呼吸困难症状。国内学者邱忠民等对 101 例慢阻肺急性加重住院患者进行早期综合肺康复(肺康复从住院第二天直到出院),肺康复计划包括:上肢耐力训练、下肢耐力训练、步行、60% 最大功率踏车运动等,研究结果发现康复组慢性呼吸系统疾病标准自测问卷(CRQ-SAS)总分和 CAT 分数显著低于比对照组,日常生活活动能力量表(ADL-L)和呼吸困难评分(Borg)结果显著优于对照组。因此,慢阻肺急性加重患者应该早期进行肺康复锻炼,对其以后的病情恢复、活动能力、生活质量的提高都有益处。

(2) 急性加重期肺康复方法的选择:慢阻肺急性加重后,体力下降,呼吸困难加重,部分患者甚至出现低氧血症,下地活动容易摔倒,因此慢阻肺急性加重早期的运动康复环境需要安全,运动强度要以患者的舒适度为宜,保证运动康复期间不出现低氧血症。康复方法建议采用郑氏卧位康复操和呼吸操,可以雾化吸入支气管舒张剂后,在吸氧下,甚至在无创通气下实施。

慢阻肺患者急性加重期间的运动处方的例子：

1）每天肺康复 3 次，每次 20 分钟；

2）每次康复的内容包括：运动、呼吸操和咳嗽；

3）运动包括：①床上运动：最多次数的空中踏车、最多次数的拱桥、最多次数的拉伸起坐；②下地运动：原地站立或原地踏步；③呼吸操：用力吸鼻+鼓腹，缩唇呼气+缩腹；④咳嗽：用力吸鼻 + 鼓腹后，双手按压脐部 + 弯腰 + 咳嗽动作。

对于痰多的患者，建议吸气相吸入加温充分湿化的混氧气体，呼气相同步正压和同步振荡，利于痰液的清除。

(3) 急性加重期肺康复的病因康复

1）误吸是慢阻肺急性加重的常见原因之一：慢阻肺急性加重的治疗需要评估急性加重的原因和预防再次急性加重。Coelho 等首次采用电视 X 线透视检查（videofluoroscopy）发现 14 例慢阻肺患者中 10 例存在咽期吞咽困难，3 例存在误吸，误吸阳性率为 21%；Good-Fratturelli 等发现 78 例门诊慢阻肺患者的 56% 存在喉部渗透和误吸现象；广州呼研所对因急性加重住院的慢阻肺患者进行核素误吸试验，发现误吸发生率高达 33.3%。

2）误吸的定义和慢阻肺患者发生误吸的机制：误吸是口咽部食物、分泌物或胃食管反流物等进入到声门以下的气道。根据患者误吸后是否出现咳嗽、气急甚至呼吸困难等症状，误吸分为显性误吸和隐性误吸，误吸后出现咳嗽、气急等症状者为显性误吸，没有任何症状者称隐性误吸。咽部是呼吸与吞咽的共同通道，凡是能够破坏呼吸与吞咽协调性的因素均可导致误吸。慢阻肺患者由于如下原因容易发生误吸：长期存在呼吸功能的紊乱，吞咽功能可能受损，使得吞咽事件更频繁发生在吸气相；过度肺膨胀的慢阻肺患者吞咽时喉部角度显著降低；慢阻肺患者的年龄偏大，年龄往往超过 60 岁，有较高的呼吸频率；慢阻肺患者咽喉部敏感性显著受损，其原因与长期吸烟、慢性咳嗽、吸入糖皮质激素和抗胆碱能类支气管扩张剂等有关。有研究发现：慢阻肺患者存在吞咽功能紊乱、环咽肌功能损害，吞咽期间存在口咽性吞咽困难，包括口腔、梨状隐窝淤带，吞咽反应延缓、喉部渗透和误吸。

3）慢阻肺患者误吸的诊断：可先行洼田饮水试验，如吞咽功能 2 级或 2 级以上，则行放射性核素试验。当支气管树发现有核素显影则可明确诊断存在误吸。郑则广等利用放射性核素显像法发现：近 1/3 的 AECOPD 恢复期患者口腔分泌物在平卧期间可以进入呼吸道。

4）慢阻肺患者吞咽功能的康复与误吸预防：①吞咽相关肌肉功能的锻炼：吞咽肌肉的康复方法有：反复干吞、舔食微刺激食物如陈醋诱导吞咽动作、联合吞咽动作和电刺激吞咽肌肉、针灸联合电刺激吞咽肌肉等。②采取低头或侧卧位体位进食：吞咽期间声门关闭，没有吞咽动作时，声门是开放的。当咽部敏感性下降时，食物流经咽部不会引起吞咽反射，由于声门开放，食物就会经声门进入气道导致误吸。

根据物理现象，水往低处流，在进食的口腔前期和口腔期，患者没有吞咽动作，流质性质的食物会往低处流，如果采取头地位或侧卧位，流质食物就会停留在最低位的口腔前庭或颊部，只有在吞咽时候，在吞咽肌肉的帮助下，经咽部被吞咽进入食管，当患者吞咽时，声门关闭，流质食物不会进入气道，避免误吸发生。

5）增加食物的黏稠度：存在咽敏感性差、容易误吸的患者在进食期间，为了避免流质食物在没有吞咽动作时，提前进入咽部，可以增加流质食物的黏稠度，建议进食黏性高的馒头等食物。

6) 每进食一口主动轻咳:存在咽敏感性差、容易误吸的患者,误吸后没有咳嗽、咽喉不适等任何症状,为了避免误吸的食物进入下呼吸道,建议每进食一口饭,就主动轻咳,如发现有误吸,则需要积极咳嗽清除误吸食物。

7) 进食的时相:因吸气相声门开放,且口腔压力高于气道内压,食物容易在吸气相顺着压力差进入气道,深吸气后呼气期间,气道内压高于口腔压,呼气相进食,食物不容易进入气道,因此要培训患者深吸气后呼气期间吞咽。

8) 饭后清洁口腔:对于存在误吸的患者,进食后需要清洁口腔和牙齿,牙齿最好能用牙线,将每个牙缝的食物残渣清除干净。

(郑则广)

第二节　支气管扩张

(一) 支气管扩张症的定义

一种由感染、理化、免疫或者遗传等原因引起的支气管病理损伤,导致支气管的管壁肌肉和弹力支持结构破坏,支气管壁修复增厚和内径增大,支气管树存在不可逆的病理性、永久性扩张,反复发生化脓性感染的气道慢性炎症,导致肺组织及其功能不断损害,表现为持续或反复性咳嗽、咳痰,有时伴有咯血,部分患者可导致呼吸功能障碍及慢性肺源性心脏病。

(二) 支气管扩张症的病因

1. 既往下呼吸道感染　41%~69% 患者既往有下呼吸道感染,特别婴幼儿时期呼吸道感染病史。

2. 结核和非结核分枝杆菌感染。

3. 异物和误吸　儿童异物,误吸胃内容物或有害气体,心肺移植后合并胃食管反流及食管功能异常。

4. 大气道先天性异常。

5. 免疫功能缺陷。

6. 纤毛功能异常。

7. 其他气道疾病　ABPA、哮喘、弥漫性泛细支气管炎。

8. 结缔组织疾病　2.9%~5.2% 类风湿、59% 干燥综合征、系统性红斑狼疮、强直性脊柱炎、马方综合征及复发性多软骨炎。

9. 炎症性肠病。

10. 其他疾病　α1- 抗胰蛋白酶缺乏。

(三) 支气管扩张症的发病机制

1. 先天性

(1) 支气管软骨发育不全(Williams-Campbell 综合征):患者先天性支气管发育不良,表现为有家族倾向的弥漫性支气管扩张。

(2) 先天性巨大气管 - 支气管症:是一种常染色体隐性遗传病,其特征是先天性结缔组织异常、管壁薄弱、气管和主支气管显著扩张。

(3) 马方综合征(Marfan' s syndrome):为常染色体显性遗传,表现为结缔组织变性,可出现支气管扩张，常有眼部症状、蜘蛛指 / 趾和心脏瓣膜病变。

2. 继发性 支气管感染和支气管阻塞两者相互影响，互为因果，导致气道反复感染破坏、气道扩张修复，称为"支气管扩张 - 感染恶性循环"。反复支气管感染与免疫功能低下和气道黏膜纤毛上皮的清除功能障碍有关。反复化脓性支气管感染破坏管壁的平滑肌、弹力纤维甚至软骨，削弱支气管管壁的支撑结构，逐渐形成支气管持久性扩张。随着抗菌药物的有效应用，生活卫生水平的提高，疫苗的普及接种，支气管扩张发病率已有明显下降，但临床工作中，支气管扩张是常见病，相关的流行病学和治疗研究却十分匮乏。

（四）分类

根据是否存在囊状扩张，国际上支气管扩张划分为囊性纤维化支气管扩张和非囊性纤维化支气管扩张，我国通常支气管扩张症多指的是非囊性纤维化支气管扩张的，与早年感染未完全治愈、先天或后天性气道阻塞，支气管引流障碍和免疫力低下有关。

根据形态学，支气管扩张症可分为：

1. 柱状 支气管壁增厚，管腔增宽，距胸膜下 3cm 内的肺周边也可见到支气管。表现为"轨道征"、"印戒征"，支气管直径大于伴行的肺动脉（图 6-2-1）。

2. 囊状型 一组或一束多发含气的囊肿，若囊内充满液体呈一串葡萄状，囊内出现气液平面是囊状支扩最具特异性的征象（图 6-2-2）。

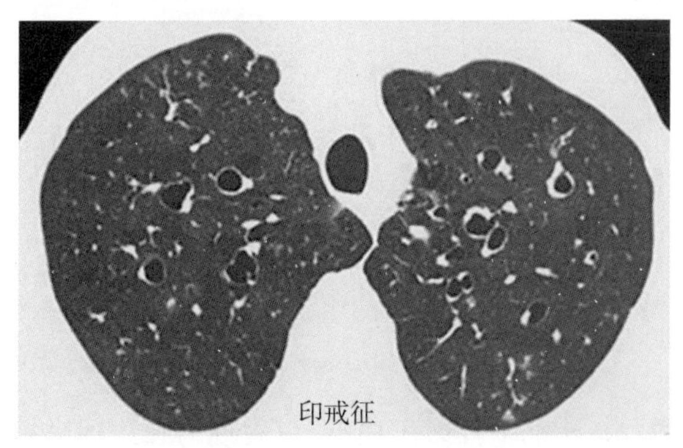

图 6-2-1 柱状支气管扩张

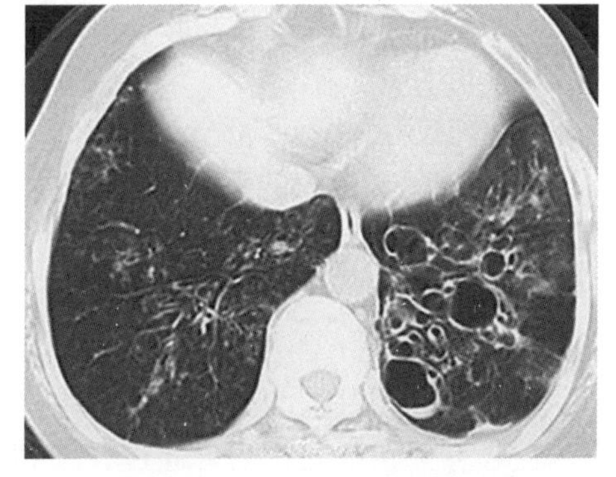

图 6-2-2 囊状支气管扩张

3. 囊柱型 类似静脉曲张，与柱状支气管扩张相似，但管壁不规则，可呈念珠状（图 6-2-3）。

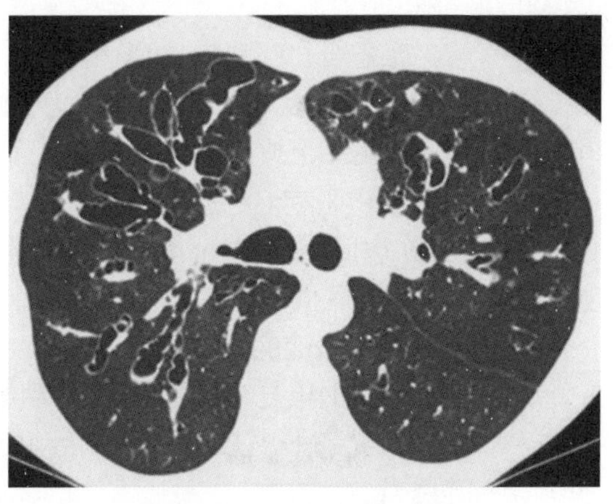

图 6-2-3 囊柱状支气管扩张

（五）病理生理学

支气管扩张症患者存在如下的病理生理特点：

1. 阻塞性肺动脉内膜炎 肺动脉血流减少，支气管动脉和肺动脉之间存在着广泛的血管吻合，支气管循环血流量增加。

2. 阻塞性通气功能受损 气道炎症和管腔内黏液阻塞，不同程度气流阻塞，并随病情进展逐渐加重。

3. 限制性通气功能障碍，伴有弥散功能减退 病程较长的，支气管和周围肺组织纤维化。

4. 低氧血症 通气不足、弥散障碍、通气 - 血流失衡和肺内分流。

5. 肺动脉高压，少数成为肺心病 低氧血症，引起肺动脉收缩，肺部小动脉炎症和血管床毁损等都可导致肺动脉高压。

（六）支气管扩张症临床表现

症状可有：

1. 咳嗽 最常见的症状（>90%），多伴有咳痰（75%~100%）。

2. 痰液 黏液性、黏液脓性或脓性。

3. 呼吸困难 72%~83%，与 FEV1 下降、支气管扩张程度及痰量相关。

4. 咯血 多与感染相关。

5. 胸痛 占 1/3，非胸膜性所致。

6. 全身症状 焦虑、发热、乏力、食欲减退、消瘦、贫血及生活质量下降。

某些支气管扩张症患者的症状并不典型，临床表现以咯血为主要临床表现，此类支气管扩张称为“干性支气管扩张”。

支气管扩张症常出现加重，所谓支气管扩张症的急性加重：就是至少一种症状加重（痰量增加或脓性痰、呼吸困难加重、咳嗽增加、肺功能下降、疲劳乏力加重）或出现新症状（发热、胸膜炎、咯血），需要抗菌药物治疗。

体征可有：

1. 湿性啰音 肺底部最为多见，多自吸气早期开始，吸气中期最响亮，持续至吸气末。

2. 哮鸣音或粗大的干性啰音 约占 1/3。

3. 杵状指（趾）

4. 发绀

5. 右心衰竭 合并肺心病的晚期患者。

（七）诊断及鉴别诊断

支气管扩张症的诊断可通过详细病史提示，胸部平片多不典型，仅表现为肺纹理增粗，支气管分布呈现卷发样阴影，高分辨率 CT 对支气管扩张的特异性高，随诊高分辨率 CT 的普及，通过胸部 CT 观察到患者终末支气管呈囊状或柱状扩张，支气管内径大于相伴行的肺动脉可以诊断。

支气管扩张需要与肺脓肿、肺炎相鉴别。肺脓肿患者临床表现也有咳嗽和大量脓痰，但一般病程短，起病急，多有发热、畏寒乏力、食欲缺乏等细菌感染毒性症状，胸部 CT 或胸片可见肺部实质可见一个或多个空洞气液平面，痰液多有脓臭味，静置呈 3 层，不难诊断。

（八）支气管扩张症治疗原则

包括：去除病因、减轻甚至消除支气管阻塞和清除气道分泌物，存在感染的需要给予抗感染，存在咯血的，需要止血甚至需要对咯血的责任血管进行支气管动脉栓塞术。

（九）支气管扩张症的康复治疗

支气管扩张症的康复治疗主要是：运动康复、提高咳嗽能力、提高气道分泌物的流动性、促进和恢复气道黏膜上皮细胞纤毛的活动能力、减轻或消除支气管阻塞和消除导致反复加重的误吸等诱因。

1. 运动康复 包括上肢运动、下肢运动和全身运动。每周 3 次的全身次极量运动，每次 45 分钟,可以提高支气管扩张患者的运动耐力。

2. 呼吸肌训练 常见的呼吸肌训练方式主要包括:锻炼吸气肌肉的膈肌和呼气肌肉的腹肌,快速吸气和对抗吸气阻力呼吸可以锻炼膈肌,主动缩腹和对抗呼气阻力可以锻炼腹肌。呼吸肌肉的锻炼有利于提高咳嗽能力。联合运动和吸气肌肉锻炼能改善支气管扩张患者的运动耐力和吸气肌肉肌力,但联合吸气肌肉锻炼并没有比单纯的次极量运动产生更多的得益,这可能跟次极量运动时,呼吸肌肉也被充分动用,达到吸气肌肉锻炼的效果。

单纯次极量运动锻炼、或同时吸气肌肉锻炼能提高支气管扩张症患者的运动耐力和吸气肌力,但是停止锻炼后,运动耐力和吸气肌力会下降;同时单纯次极量运动锻炼和吸气肌肉锻炼,能延长全身锻炼所提高的运动耐力和吸气肌力的维持时间,为了维持全身锻炼所提高的运动耐力和吸气肌力,需要长期锻炼和吸气肌肉锻炼。

3. 提高气道分泌物的流动性 提高气道分泌物流动性的康复方法包括:吸入充分湿化的气体,使气道分泌物得到稀释;恢复和促进气道黏膜的纤毛运动能力;气道分泌物产生物理振荡位移;体位引流;呼气相正压技术。

(1) 雾化吸入稀释气道分泌物:充分湿化的气体直接到达肺部,有利于气道分泌物直接从湿化的气体中吸收水分,达到稀释的治疗方法。支气管扩张常用雾化药液有:蒸馏水、等渗生理盐水和高渗溶液。

吸入高渗溶液的药物包括甘露醇、高渗盐水。甘露醇是一种非离子性糖醇,经常用于作渗透剂。Daviskas 等比较了不同剂量甘露醇(160、320 和 480mg)雾化吸入对于支扩患者黏液清除率的影响,发现随着吸入剂量增加,黏液清除亦增加。目前研究显示甘露醇能够提高支扩患者 24 小时的痰液排出量和纤毛清除率。

由于高渗盐水是有水溶性的离子组成,可以快速通过上皮细胞。其主要吸入方法是使用超声雾化或者喷射雾化方式。相关研究使用的浓度有 3%、5%、6%,最高浓度达到 7%。有研究显示:囊性支扩患者每天两次使用高渗盐水雾化吸入,发现高渗盐水组的急性加重频率更少,生活质量得到改善。队列研究结果显示:高渗盐水雾化是安全、便宜、有效的囊性支扩治疗方法。近几年研究显示:长期应用高渗盐水吸入治疗非囊性支气管扩张,能有效改善生活质量和肺功能,减少急性加重频率。

对于治疗非囊性支扩,雾化吸入高渗盐水与等渗盐水比较,两者都有效,但哪种更有优势,还存在争议。Kellett 研究显示:与等渗盐水比较,雾化吸入高渗盐水更能稀释痰液、提高肺功能和生活质量;而 Nicolson 的研究结果显示:6% 的高渗盐水和等渗盐水治疗非囊性支扩的效果相当。因此对于高渗盐水和等渗盐水对于非囊性支扩的治疗效果还需要进一步的探索。

雾化设备有:高流速氧气(6~8L/min)或压缩空气驱使的雾化和超声雾化。由于高流速氧气或压缩空气驱使的雾化率仅 0.2ml,而超声雾化的雾化率高达 2.5ml,为了提高气道分泌物的稀释度,建议才用超声雾化。

雾化吸入期间,由于痰液吸收水分膨胀,气道阻塞增加,增加呼吸做功,部分患者存在肺功能受损者,容易出现呼吸困难,这些存在呼吸功能受损的患者在进行雾化吸入治疗期间,最好是能同时提供氧气。

(2) 恢复和促进气道黏膜纤毛运动能力:气道黏膜纤毛的定向摆动有利于气道分泌物从外周小气道逐渐移至中央大气道,中央气道的分泌物可以通过主动咳嗽清除。气道黏膜纤毛的功能受温度和湿度影响，在湿度 100% 和温度 37℃环境下，能恢复和促进气道黏膜纤毛运动能力，因此在天气寒冷时，需要保证雾化吸入气体达到湿度 100% 和温度 37℃。

为了提高气道分泌物流动性、提高气道黏膜纤毛运动功能、减少雾化期间呼吸做功增加所致的呼吸困难，建议使用能加温、加氧的超声雾化仪，保证吸入气体湿度 100% 和温度 37℃，同时不出现低氧血症（图 6-2-4）。

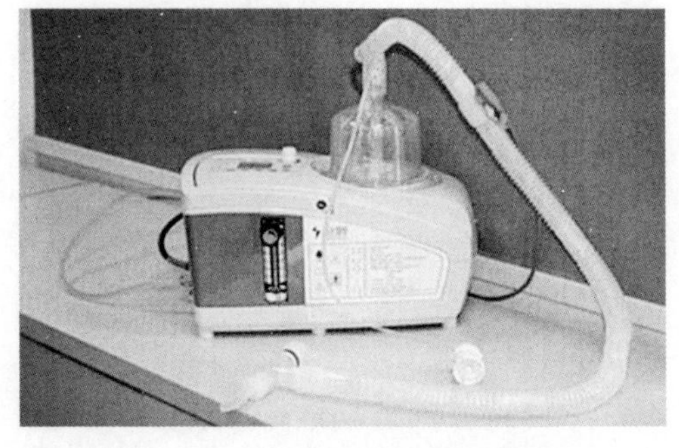
图 6-2-4 加温加氧超声雾化器

(3) 分泌物可产生物理振荡位移：分泌物产生物理振荡位移的方法有：外力作用胸部产生的胸部振荡和利用呼气气流产生的呼气相同步振荡器。

胸部外力叩击，促进附着在气管、支气管、肺内的分泌物松动以利其排出，可以防肺泡萎缩和肺不张。叩击法不能改变痰液的黏稠度，而是通过减小分泌物与气道接触面积达到。

(4) 体位引流：体位引流是主要利用重力原理，运用不同的体位和姿势，帮助潴留有分泌物的支气管开口往下，痰液在重力的作用下，由高位转移至低位，最后流出支气管到达中央气道，中央气道的分泌物可以通过主动咳嗽排出。这种简单的体位引流帮助呼吸道保持通畅，预防支气管扩张患者的肺部感染。根据扩张支气管所在的部位不同，选择的引流体位也需要相应改变，保证目标支气管的管口能垂直向下。体位引流的时间通畅选择在饭前或饭后 1 小时胃排空后进行，每次引流 10~30 分钟，每日 3 次。

(5) 呼气相正压技术：呼气相正压是一种在呼气期添加一个呼气阻力器具或使用能提供呼气相正压的无创呼吸机，能够在呼气期间保持气道通畅，气道内维持有 5~20cmH_2O，不同阻塞程度的患者所需的压力是不同的，因此患者需要的 PEP 是个体化的。

应用呼气正压技术前后 CT 检查，结果显示：呼气期间能够维持一个动态的正压，保持阻塞气道内持续开放，帮助痰液排出，提高患者的功能残气量；使用呼气相正压技术后，气道等压点外移，保持小气道的开放，小气道的气流可以将痰液从阻塞的小气道移动到大气道，利于排痰，减少气道痰液潴留程度。

Lee 等学者回顾文献结果显示：呼气正压技术能提高支气管扩张患者的生活质量、减少咳嗽症状。

4. 心理健康 支气管扩张患者常见的心理特征主要由于咯血引起，不良心理特征主要包括：焦虑恐惧心理、自责心理、绝望心理和放任自流心理。

焦虑恐惧心理多见于发病初期，特别是初次出现咯血的症状。患者会怀疑是否罹患绝症，或者认为咯血会出现生命危险，多不敢将血咯出，这时我们应主动安慰患者，告知患者不用过多担心，尽量放松，不将血咯出对人体有害而无益处。当大咯血时，指导患者尽量采用头低脚高健侧卧位将血咳出。

自责心理多见于反复咯血不能痊愈的内向性格患者。出现咯血会怀疑自己活动量过大，或者身体问题责怪自己而后悔。久而久之性格抑郁，对于此类患者应该耐心详细讲述支气管扩张的饮食和咳嗽方面的注意事项。

绝望心理多见于支气管扩张较重的患者，此类患者多半合并有气促症状，伴有消极情绪，对疾病治疗不配合，对于此类患者主要要树立战胜疾病的信心，多讲一些积极成功的案例。对保持患者的情绪稳定，消除紧张帮助疾病恢复有积极意义。

放任自由心理多见于长期治疗无效的患者，此类患者由于治疗效果不佳，放任自流，出现对疾病无所谓、对医务人员不耐烦和诊疗不配合的态度。应帮助此类患者树立战胜病魔的信心，关心了解患者咳嗽咳痰咯血症状的变化，指导患者正确的生活作息方式。

（郑则广）

第三节 支气管哮喘

一、支气管哮喘概述

（一）支气管哮喘的定义

哮喘的定义：哮喘是由多种细胞（包括嗜酸性粒细胞、T 淋巴细胞、中性粒细胞、肥大细胞、平滑肌细胞、气道上皮细胞等）及细胞组分共同参与的一种慢性气道炎症性疾病。其临床表现为反复发作的喘息、气急、胸闷或咳嗽等症状，常在夜间及凌晨发作或加重，多数患者可自行缓解或经治疗后缓解，同时伴有可逆的气流受限和气道高反应性，随着病程的延长可导致一系列气道结构的改变，即气道重塑。

（二）支气管哮喘的临床表现

临床症状以反复发作的喘息、胸闷、咳嗽和气促等为主，典型的表现是发作性伴有哮鸣音的呼气性呼吸困难。多在夜间或凌晨发生，症状可在数分钟内发作，经数小时，甚至数天，多数患者可经治疗或自行缓解。病情严重者如不及时抢救，可造成死亡。

（三）支气管哮喘诊断和鉴别诊断

1. 哮喘的诊断标准

(1) 典型哮喘的临床症状和体征

1) 反复发作喘息、气急，伴或不伴胸闷或咳嗽，夜间及晨间多发，常与接触变应原、冷空气、物理、化学性刺激以及上呼吸道感染、运动等有关；

2) 发作时双肺可闻及散在或弥漫性哮鸣音，呼气相延长；

3) 上述症状和体征可经治疗缓解或自行缓解。

(2) 可变气流受限的客观检查

1) 支气管舒张试验阳性（吸入支气管舒张剂后，FEV1 增加 >12%，且 FEV1 绝对值增加 >200ml）；

2) 支气管激发试验阳性；

3) 呼气流量峰值（peak expiratory flow，PEF）平均每日昼夜变异率（连续 7 天，每日 PEF 昼夜变异率之和 /7）>10%，或 PEF 周变异率 {(2 周内最高 PEF 值一最低 PEF 值) / [(2 周内最高 PEF 值 + 最低 PEF)×1/2]×100%}>20%。

符合上述症状和体征，同时具备气流受限客观检查中的任一条，并除外其他疾病所引起的喘息、气急、胸闷及咳嗽，可以诊断为哮喘。

(3) 不典型哮喘的诊断：临床上还存在无喘息症状及哮鸣音的不典型哮喘，患者仅表现为反复咳嗽、胸闷或其他呼吸道症状。

1）咳嗽变异性哮喘：咳嗽作为唯一或主要症状，无喘息、气急等典型哮喘的症状和体征，同时具备可变气流受限客观检查中的任一条，除外其他疾病所引起的咳嗽。

2）胸闷变异性哮喘：胸闷作为唯一或主要症状。无喘息、气急等典型哮喘的症状和体征，同时具备可变气流受限客观检查中的任一条，除外其他疾病所引起的胸闷。

3）隐匿性哮喘：指无反复发作喘息、气急、胸闷或咳嗽的表现，但长期存在气道反应性增高者。随访发现有 14%~58% 的无症状气道反应性增高者可发展为有症状的哮喘。

2. 鉴别诊断 支气管哮喘应与心源性哮喘、慢性阻塞性肺疾病 、肺部肿瘤 、支气管病变 / 异物（支气管结核、淀粉样变、类癌、气管狭窄）、变应性支气管肺曲霉病、嗜酸性肉芽肿性多血管炎、声带功能障碍、功能失调性呼吸困难、过度通气综合征、细支气管炎等疾病进行鉴别诊断。

（四）支气管哮喘的治疗

支气管哮喘治疗目标在于能够达到哮喘症状的良好控制，维持患者正常的活动水平，同时尽可能减少急性发作、肺功能不可逆损害和药物相关不良反应的风险。通过国内外大量随机对照临床试验和观察性研究得到的群体水平的证据，GINA 指南推荐使用长期治疗方案（阶梯式治疗方案）。

1. 哮喘的分期 根据临床表现哮喘可分为急性发作期、慢性持续期和临床缓解期。哮喘急性发作是指喘息、气急、咳嗽、胸闷等症状突然发生，或原有症状加重，并以呼气流量降低为其特征，常因接触变应原、刺激物或呼吸道感染诱发。慢性持续期是指每周均不同频度和（或）不同程度地出现喘息、气急、胸闷、咳嗽等症状。临床缓解期是指患者无喘息、气急、胸闷、咳嗽等症状，并维持 1 年以上。

2. 哮喘的分级

（1）严重程度的分级：根据哮喘患者白天、夜间哮喘症状出现的频率和肺功能检查结果，将慢性持续期哮喘病情严重程度分为间歇、轻度持续、中度持续和重度持续 4 级。

（2）急性发作时的分级：哮喘急性发作可在数小时或数天内出现，偶尔可在数分钟内危及生命，故应及时给予有效紧急治疗。

一旦哮喘的诊断确定，应尽早开始规律药物治疗。治疗哮喘的药物可以分为控制药物和缓解药物：①控制药物：需要每天使用并长时间维持的药物，这些药物主要通过抗感染作用使哮喘维持临床控制，其中包括吸入性糖皮质激素（Ics）、全身性激素、长效 β2- 受体激动剂、白三烯拮抗剂、色甘酸钠、缓释茶碱、抗 IgE 单克隆抗体等；②缓解药物：这些药物在有症状时按需使用，通过迅速解除支气管痉挛从而缓解哮喘症状，包括速效吸入和短效口服 β2- 受体激动剂、全身性激素、短效茶碱、吸入性抗胆碱能药物等。

哮喘的主要治疗方案是长期（阶梯式）治疗，整个哮喘治疗的过程需对患者不断进行评估、按照阶梯式方案对药物进行升降调整。

哮喘治疗方案的调整策略主要是根据症状控制水平和风险因素水平（主要包括肺功能受损的程度和哮喘急性发作史）等。调整的目的是找到维持哮喘控制所需的最低治疗级别，从而保障治疗的安全，降低医疗成本。当目前级别的治疗方案不能控制哮喘［症状持续和（或）发生急性发作］，应给予升级治疗。升级治疗主要有持久升级治疗、短程加强治疗、日常调整治疗 3 种治疗方式。当目前控制药物可控制哮喘症状并维持 3 个月以上，且肺功能恢复并保持平稳状态，可以考虑降级治疗以找到维持哮喘控制的最低有效治疗级别。降级治疗的过程需密切监测，一旦症状恶化，需恢复原来的治疗方案。哮喘急性发作期的治疗见支气管哮喘急性加重期肺康复治疗管理部分。

二、支气管哮喘稳定期康复

（一）避免引起支气管哮喘急性发作的诱因

1. 过敏原的筛查及脱离 哮喘多为过敏性哮喘。判断哮喘是否为过敏引起的主要检测手段是皮肤点刺试验和专项变异原筛查。皮肤点刺试验阳性或总 IgE≥60kU/L、sIgE>0.35kU/L 可认为是过敏性哮喘。常见的引起哮喘的过敏原有花粉、真菌、尘螨、动物皮毛、曲霉、鸡蛋、牛奶等。通过过敏原的筛查可以明确致病的过敏原并进行有效的隔离和脱敏治疗。是否脱离过敏原是影响哮喘治疗和预后的最重要因素之一。

室外过敏原包括花粉、真菌等。春秋季节是花粉、真菌数量最多的季节，对花粉、真菌过敏的患者应关闭门窗、尽量待在家中，以减少暴露。对尘螨过敏的患者应保持家中的清洁，条件较好的家庭可以安装空气过滤器，使室内空气处于循环过滤状态。如此无条件的家庭可在室内使用除螨虫的吸尘器进行吸尘。室内需常通风换气、可用杀螨剂和鞣酸处理地毯、窗帘、布艺沙发等易于螨虫滋生的物品。经常晾晒被褥、换洗床单，以避免螨虫孳生。对动物皮毛过敏的患者不要养可能引起过敏的动物并避免接触。食物过敏的患者应避免食用使自身过敏的食物，哮喘患者宜清淡饮食、尽量避免冷饮、冷食及辛辣鱼腥海味。少食多餐，不宜过饱，以免食物反流引发哮喘发作。在哮喘发作期间宜多饮水，补充水分，以免痰液黏稠阻塞支气管而加重病情。

2. 其他与哮喘相关的危险因素和并发症 支气管哮喘诱发的因素除了过敏之外，还包括心理因素、药物、运动、吸烟和并发症等。焦虑、抑郁等情绪都可能诱发哮喘发作，哮喘患者应保持心情舒畅、避免情绪紧张焦虑。可诱发哮喘发作的药物有阿司匹林、乙酰半胱氨酸、非甾体抗感染药物、β 受体阻滞剂、血管紧张素转化酶抑制剂等。有服用以上药物之后出现症状发作病史的患者应该停止继续服用该类药物。运动相关性哮喘的患者在运动前需服用药物预防哮喘发作。对于存在鼻窦炎、鼻息肉、胃食管反流、阻塞性睡眠呼吸暂停低通气综合征和甲状腺疾病等并发症的患者，进行积极有效的治疗可提高哮喘治疗的效果和预后水平。

（二）患者的教育和管理

1. 患者自我管理和病情监测 哮喘患者的自我管理和病情监测是哮喘控制的关键环节之一。正确使用峰流速仪和准确记录哮喘日记是哮喘患者自我管理的重要内容之一。哮喘日记内容包括：如无不适时，每周监测峰流速值和记录病情；如有不适时每天记录症状、用药情况和剂量，每天早晚监测峰流速值和记录病情。

患者哮喘日志有助于医生对患者的严重程度、控制水平及治疗的反应进行正确的评估，可以总结和分析哮喘发作与治疗的规律，并据此选择和调整药物。可有效地预防发作和减少发作的次数。

2. 掌握正确的吸入技术 吸入疗法是把制成气溶胶、干粉或溶液的药物通过呼吸动作吸入气道的给药方法，是哮喘治疗的重要方法。由于药物直接通过吸入作用到支气管和肺，因此具有作用迅速、计量小、全身副作用小的特点。临床常用的吸入装置主要包括压力型定量吸入剂（pMDI）、干粉吸入剂（包括碟式吸入器、都保装置、准纳器）、射流雾化器三种类型。患者掌握了正确的吸入方法是治疗的关键一环。

3. 掌握急性发作自救方法 急性发作是指突然发生喘息、气促、咳嗽、胸闷等症状或原有的症状急剧加重,常有呼吸困难。患者急性发作时可以采用以下自救方法:

(1) 保持镇定、放松,因为紧张和焦虑的情绪可使病情加重。

(2) 吸入短效 β_2 受体激动剂(沙丁胺醇气雾剂或特布他林气雾剂),每次 2~4 喷,如果症状没有缓解,20 分钟后再重复喷药。

(3) 如果重复吸入短效 β_2 受体激动剂 3 次后症状仍然不能缓解或者持续 3 小时无效;症状进一步恶化,出现出冷汗、端坐呼吸、口唇指甲发绀、说话不能成句;应该及时去医院急诊或打 110 急救电话。

(4) 有条件的情况下患者可进行吸氧治疗。

(5) 哮喘患者在日常生活中应随身携带一支短效 β_2 受体激动剂(沙丁胺醇气雾剂或特布他林气雾剂)以备急用。

(三) 呼吸锻炼

1. 哮喘患者的呼吸方式及机制 典型的哮喘患者的呼吸方式表现为"喘息性吸气"和"被动性呼气",呼吸表浅频率快、胸锁乳突肌和斜方肌等呼吸辅助肌活动较多。呼气相延长、并伴有呼气相的哮鸣音。具有气道高反应性和可逆性气流受限的特征。哮喘患者的肺功能主要表现为阻塞性通气功能障碍及过度充气,气道阻力增加以中心气道阻力为主。哮喘患者由于气道狭窄,气道阻力增加,最大呼气流速下降,在肺容量较高时可存在狭窄的外周气道关闭,残气量明显增加。气流受限导致机体代偿性反应,在肺容量较高时过度呼吸,胸腔内充气过度。

2. 呼吸锻炼的方式

(1) 缩唇呼吸:缩唇呼吸指的是用鼻子吸气,然后将嘴唇呈缩状慢慢呼气的方法。此方法通过在呼气时缩唇对气流呼出产生一些阻力,使气道内压增高,能防止气道的塌陷,使每次通气量上升,呼吸频率、每分通气量降低。吸气和呼气的比例前期可为 1∶2,反复锻炼之后慢慢地达到 1∶4。

(2) 腹式呼吸:腹式呼吸是让横膈膜上下移动,因此也被称为"横膈呼吸"。由于吸气时横膈膜会下降,能够增加膈肌的活动范围,而膈肌的运动直接影响肺的通气量。研究证明:膈肌每下降 1cm,肺通气量可增加 250 至 300ml。腹式呼吸能够使每次通气量、呼吸频率、动脉氧分压上升、使呼吸频率、每分通气量减少。

练习方法:取仰卧位或舒适坐位,放松全身。先自然呼吸一段时间。右手放在腹部肚脐,左手放在胸部。吸气时用鼻吸气,深长而缓慢,最大限度地向外扩张腹部,胸部保持不动。呼气时用口呼气,并最大限度地向内收缩腹部,胸部保持不动。循环往复,保持每一次呼吸的节奏一致。正确的腹式呼吸是吸气时横膈肌开始收缩,呼气时吸气肌处于放松迟缓状态。腹式呼吸可在卧位、坐位、立位、步行、上下楼梯等日常生活中使用。

3. 呼吸锻炼治疗方案的制订

(1) 哮喘发作的恢复体位:重度哮喘发作时,复原体位是让患者侧卧位,摇高床头呈头高足低位,下肢屈曲,旁边放被子或枕头让患者支撑上肢,注意不要压迫到胸部和腹部。轻度哮喘发作时,让患者取坐位,上肢放在桌子上,支撑体重。当患者进行一些户外活动时出现发作,应用肘支撑坐位,立位时可靠墙或用楼梯扶手支撑体重。

(2) 哮喘发作的呼吸方法:尽可能让患者放松、消除紧张情绪。解除可能限制患者呼吸的领带、扣子等。让患者进行缩唇呼吸、腹式呼吸或下部胸式呼吸。如果患者气道有分泌物,先进行排痰或者吸痰，分泌物较黏稠可用一些祛痰药和支气管扩张剂。

(3) 哮喘稳定期的呼吸锻炼：对于哮喘患者而言，活动时可能出现喘息、胸闷，长此以往，患者会渐渐习惯于胸式呼吸，但是胸式呼吸的呼吸效率低下，可增加呼吸困难。呼吸锻炼的目的是锻炼腹式呼吸、减少每分钟呼吸次数和增加每次通气量，增加最大呼吸肌肌力、改善运动耐力。慢性持续期和缓解期的哮喘患者可进行缩唇呼吸、腹式呼吸、下部胸式呼吸锻炼。

(4) 呼吸锻炼疗效的评估：哮喘患者呼吸康复的目标是尽可能减轻甚至消除哮喘的症状、体征，提高肺功能水平，减少疾病的影响，恢复工作和生活能力，提高生活质量。

哮喘呼吸锻炼疗效评估的方法有临床症状、肺功能(PEF 监测、FEV1、FVC 等)、气道炎症监测(血 EOS、血 ECP、CEA、诱导痰 EOS、呼出气 NO、肺泡灌洗液 BALF、支气管黏膜活检等)、患者急性发作风险的评估以及包括呼吸困难指数(borg-Scale)、哮喘控制质量评分(ACT)、哮喘生活质量评分(AQLQ)等。通过呼吸锻炼前后以上指标的对比，可以评估呼吸康复锻炼的效果。

(四) 理疗和传统康复

1. 治疗方式 理疗是利用人工或自然界物理因素作用于人体，使之产生有利的反应，达到预防和治疗疾病目的的方法，是康复治疗的重要内容。支气管哮喘患者可在规范的哮喘治疗的基础上进行一些理疗康复。国内的一些关于哮喘理疗方面的研究报道认为其对提高哮喘患者生命质量、减少发作次数有一定作用，但其远期治疗效果仍有待进一步观察。

下面介绍几种常见的哮喘理疗康复方法：

(1) 中医穴位按摩：通过对穴位及浓郁经络进行刺激，进而对神经内分泌免疫系统发挥多环节调节作用，有效地增强了机体的内分泌免疫功能，有助于提高机体免疫力。

(2) 中药穴位敷贴疗法：是将药物敷贴于穴位以刺激皮肤引起发热或发泡，达到刺激经穴、经络传导从而达到防治疾病的效果。

(3) 超短波治疗：通过超短波治疗仪对肺部进行非热效应治疗，可抑制组织炎症，提高组织免疫功能，增强吞噬细胞的活性。

2. 方案的制订 中医穴位按摩：①双手中指紧按迎香穴，顺时针、逆时针各 2 分钟。②双手拇指自鼻根部印堂穴开始沿鼻两侧下擦至迎香穴，以患者有发热感为度。③拇指紧按太渊穴、孔最穴，顺时针、逆时针各 2 分钟，左右侧交替进行。④双掌互搓致热，按揉大椎穴、定喘穴 10 分钟，搓揉胸骨檀中穴 5 分钟，搓揉锁骨下缘一侧 5 分钟。

中药穴位敷贴疗法：患者用无菌敷料敷贴在穴位上，敷贴时间为 4~6 小时，每周 2 次，8 次为一疗程。

超短波治疗：患者取仰卧位，两个电极分别置于胸部对称位置，每日 1 次，每次 10 分钟，10 天为 1 疗程。

(五) 运动康复

对于慢性呼吸障碍的患者，运动康复有助于提高患者全身的耐力、改善心肺功能、防止恶性循环的发生。支气管哮喘缓解期的患者应选择适当的运动疗法进行康复锻炼，并长期坚持，循序渐进。

1. 运动康复的方式

(1) 呼吸操：呼吸操适用于卧床的患者进行康复训练。主要方法是：①患者平躺在床上，下肢抬高曲屈悬空，大腿与身体呈 90° 垂直，然后进行一个空中循环踩自行车的动作。②患者平躺在床上，双脚曲屈，双肩和双上肢贴着床，腰部和臀部抬高，呈拱桥状。③拉起病床两边护栏，患者双手抓住两侧护栏，用力使上半身坐起，与床保持垂直，双下肢始终紧贴着床。以上动作重复训练，以 10 分钟为宜。

(2) 步行训练患者步行时采用缩唇呼吸或者腹式呼吸，可以用计步器记录患者的步行步数和速度。

(3) 功率自行车训练：功率自行车训练是一种简便、安全的有氧运动方法，可以提高患者的活动能力，改善哮喘相关的症状，延长哮喘的发作间隔时间。患者踩踏功率自行车可采用负荷递增的运动方案。在踩踏的过程中监测患者峰值摄氧量、峰值二氧化碳排出量、峰值通气量等指标。

(4) 四肢肌力增强训练：哮喘患者可进行一些适宜的四肢肌力增强训练。新近的研究结果表明，上肢无支撑耐力训练能显著改善上肢运动耐力，上下肢联合训练方案优于单纯下肢运动训练。

2. 运动康复治疗方案的制订 哮喘患者的运动康复治疗方案应遵循个体化原则。运动的方案的选择应根据患者的致病原因、疾病严重程度、哮喘控制情况等诸多因素进行综合考虑，可在专科医生的指导下进行运动康复。

对花粉或真菌致敏的患者应在春秋季节减少户外活动，减少致敏发作机会。运动相关性哮喘患者可在与运动前吸入 β_2 受体激动剂（如沙丁胺醇或特布他林 2 喷）或色甘酸钠 40mg 或者顺尔宁 10mg 以预防发作。患者在运动前预防性用药的基础上选择合适的运动项目和运动量。患者应避开寒冷、干燥的环境下而在温暖、湿润的环境下运动。患者应在运动前进行热身运动，在运动的过程中戴口罩可起到加温加湿的作用。这可防止由于运动热丢失和水分丢失导致支气管温度降低和渗透压升高诱发支气管痉挛。

运动强度需根据患者的自觉症状、心率、血氧饱和度等指标综合判断决定。运动训练强度可用极量或次极量运动平板（Bruce 或改良的 Bruce 方案）来评定心肺运动功能，低强度为达到最大耗氧量 20%~40% 的运动量，中等强度为 40%~60%，高强度为 60%~100%。患者在运动的过程中可辅予缩唇呼吸和腹式呼吸。患者还可选择一些适宜的运动项目进行锻炼康复，比如：太极拳、爬山、跑步等。

（六）心理康复

1. 支气管哮喘患者紧张与焦虑评估 哮喘患者的心理和精神障碍的患病率高于一般人群。其常见的心理障碍的类型包括忧郁、焦虑、恐惧、性格的改变和适应反应。焦虑是个体对某种预期会对他构成潜在威胁的情境或者预感似乎将要发生某些严重或无法控制事件所产生不安、忧虑、紧张甚至恐惧的情绪状态。患者对哮喘的任何表现都表现得高度敏感和紧张。常常怀疑自己有喘息、气促、心悸、胸闷或其他不适，常常就诊或急诊。也有些患者对药物反应过分担心，从而导致对治疗药物的依从性降低。严重的焦虑则表现为恐惧症。

自评焦虑量表（SAS）症状自评量表（SCL）是分析患者主观症状的简便的临床工具。适用于具有焦虑症状的成年人，能够较好地反映有焦虑倾向的精神病求助者的主观感受，具有广泛的应用性。

2. 支气管哮喘患者紧张与焦虑管理 医务人员应对于有心理和精神障碍的患者进行有效的心理疏导和教育，通过与患者的沟通、交流和宣教使患者对哮喘有正确的认识。①应使患者和其家属了解哮喘是常见病，有规范的行之有效的治疗方法，可以使绝大多数的患者得到完全控制，从而正常地生活和工作。②寻找和解决患者就医的主要原因。针对患者的就医原因，提出切实可行的诊疗方案，有利于减轻患者的心理压力，提高诊疗的信心和依从性。③教育和解释常见问题。教育的内容包括哮喘病因、常见症状、诊断方法、治疗方法、规范治疗的基本原则，常见药物的使用方法(尤其是吸入药物的使用方法)。对患者关心的问题与患者进行讨论(如药物的副作用、疾病的预后)。这些教育与解释有助于减轻患者的压力。④开展哮喘之家等活动。将患者召集起来，交流治疗成功的经验，分担疾病的困扰，有助于患者提高对哮喘的认识，建立治疗的信心，缓解焦虑和抑郁。

(七) 重症哮喘个体化治疗策略

1. 特异性免疫治疗 又称为“脱敏疗法”，是针对 IgE 介导的过敏性疾病的一种确切有效的治疗方法。它能预防或至少延迟新的致敏原的产生以及阻止过敏性哮喘的进程。特异性免疫治疗是将诱发哮喘发作的特异性变应原配制成各种不同浓度的提取液，通过皮下注射或舌下给药的方式让患者反复接触。使患者对这种变应原的耐受性不断增高，当患者再次接触到这种变应原时，不再诱使哮喘发作，或者发作程度减轻。按照给药途径的不同分为特异性皮下免疫治疗和特异性舌下免疫治疗。

特异性免疫治疗的适应证：

(1) 患者症状与变应原接触的关系密切，且无法避免接触变应原；

(2) 患者的临床症状是由单一或少数变应原引起的；

(3) 症状持续时间延长或提前出现的季节性花粉症的患者；

(4) 变应性鼻炎的患者在变应原高峰季节出现下呼吸道症状；

(5) 使用抗组胺药物或中等量以上的吸入性皮质类固醇仍未控制症状的患者；

(6) 不愿意接受持续或长期药物治疗的患者；

(7) 药物治疗引起不良反应的患者。一般来说特异性免疫治疗适用于 5~60 岁变应性鼻炎和支气管哮喘(简称哮喘)的患者，而对于食物过敏和变应性皮炎的疗效不佳。

特异性免疫治疗的禁忌证：

(1) 严重的免疫系统疾病、心血管系统疾病、癌症以及慢性感染性疾病；

(2) 患者必须服用(包括表面吸收剂型)β 受体阻滞剂；

(3) 缺乏依从性以及严重心理障碍；

(4) 中—重度持续性哮喘、哮喘病情不稳定或急性发作期、FEV1 占预计值 <70% 的患者首先需进行充分的药物治疗；

(5) 至今没有证据显示特异性免疫治疗有致畸作用，但在剂量增加阶段，存在过敏性休克和流产等危险因素，因此在妊娠或计划受孕期间不主张开始特异性免疫治疗；如妊娠前已经接受治疗并耐受良好，则不必中断治疗。

特异性免疫疗法的临床应用：目前，特异性免疫治疗在过敏性哮喘和过敏性鼻炎的治疗中得到了循证医学的支持。一项包括成年人及儿童共 962 例哮喘患者的 Meta 分析显示，使用特异性皮下免疫治疗的哮喘患者的临床症状、肺功能有明显改善，用药量也明显减少。变应原的确定是至关重要的，变应原诊断包括体内、体外试验以及变应原特异性体内激发试验。皮下免疫疗法采用常规的“每周注射一次”方法，亦可选择集群或快速免疫治疗法。起始治疗方案是尽快达到维持剂量和保证最大安全性之间的折中方案，应该根据患者的反应、注射时间间隔、季节或环境变应原暴露史等进行调整。皮下免疫治疗可能会出现各种全身不良反应，从打喷嚏到突发的过敏性休克甚至死亡都可能出现。其严重程度与出现症状的迅速程度有关，严重者需立即进行治疗。舌下免疫治疗的全身性反应的发生率则很低，而且没有发现危及生命的全身性反应。但有局部不良反应，主要包括嘴唇和舌下瘙痒、肿胀。特异性免疫治疗能改变过敏性疾病的自然进程，只要选用正确的疫苗、严格掌握患者的适应证，可显著改善过敏症状、减少药物的使用以及提高患者的生活质量。

2. 支气管热成形术 支气管哮喘虽然目前有各种各样的治疗方法及药物，但仍有5%~10% 的重症哮喘患者不能得到有效的控制。支气管热成形术是最近研究出的一种治疗重症哮喘的非药物性、安全且有效的介入治疗技术，可明显减少哮喘药物使用剂量，降低住院率，改善生活质量。

支气管热成形术治疗重症哮喘的原理是通过支气管镜将一个 2mm 的小射频消融探头置入支气管腔内。将体外的射频发生器产生的热能传导至支气管管壁，加热、消融增生、肥厚的支气管平滑肌细胞。从而减少支气管平滑肌纤维的数量，减少肌肉介导的支气管收缩，达到减轻哮喘症状和防止病情加重的效果。

支气管热成形术的适应证：18 岁以上且长期使用吸入性糖皮质激素和长效 β2 受体激动剂仍无法有效控制症状的难治性哮喘患者可考虑接受支气管热成形术治疗。

支气管热成形术的禁忌证：

(1) 已知对支气管镜操作过程中需用的药物（如利多卡因、阿托品和苯环类等）过敏；

(2) 体内有埋入式起搏器或其他植入装置；

(3) 急性呼吸道感染；

(4) 近 2 周内有过哮喘急性发作或需要调整全身激素用量；

(5) 进行操作前不能停止应用抗凝药物或抗血小板药物，有血友病等出血性疾病的患者；

(6) 吸入支气管舒张剂后 FEV1 占预计值 <65%；

(7) 其他呼吸系统疾病，包括肺气肿、上气道机械性阻塞、囊性纤维化、支气管扩张、未控制的阻塞性睡眠呼吸暂停等。

所有患者行热成形术均分 3 个阶段进行，每个阶段至少间隔 3 周，分别为第 1 阶段（右下叶支气管）、第 2 阶段（左下叶）及第 3 阶段（双侧上叶）研究表明支气管热成形术治疗的效果可至少维持五年的时间，并且接受了支气管热成形术治疗的患者哮喘症状大幅改善，生活质量也因此得到提高。

3. 其他 抗 IgE 治疗：抗 IgE 单克隆抗体推荐用于第 4 级治疗仍不能控制且血清 IgE 水平增高的中重度过敏性哮喘患者。抗 IgE 治疗可显著改善重症哮喘患者的症状和肺功能情况，减少口服激素和急救用药，降低哮喘严重急性发作的风险。生物标志物指导的治疗：对于使用大剂量 ICS 或 ICS/LABA 仍症状无法控制、急性发作频繁的患者，可根据诱导痰嗜酸性粒细胞调整治疗。对于重症哮喘，生物标志物指导的治疗有助于减少急性发作和（或）减少 ICS 剂量。

三、支气管哮喘急性加重期肺康复治疗管理

哮喘急性加重期患者的症状和肺功能都可出现严重恶化，患者出现急性加重的诱因有接触变应原、各种理化刺激物和上呼吸道感染。部分可在无明显的诱因下出现，也有部分患者是由于依从性差、自行调整治疗方案造成。因此避免可能诱发的因素和处理危险因素在哮喘患者急性加重期肺康复治疗管理中显得十分重要。

哮喘发作的治疗取决于哮喘加重的严重程度以及对治疗的反应。对急性发作的患者，需尽快缓解症状、解除支气管痉挛所致的气流受限和改善低氧血症。同时还需要确定长期

治疗方案预防再次急性发作。患者出院后需对患者进行适当的指导和示范，给予密切监护，长期随访（图 6-3-1）。

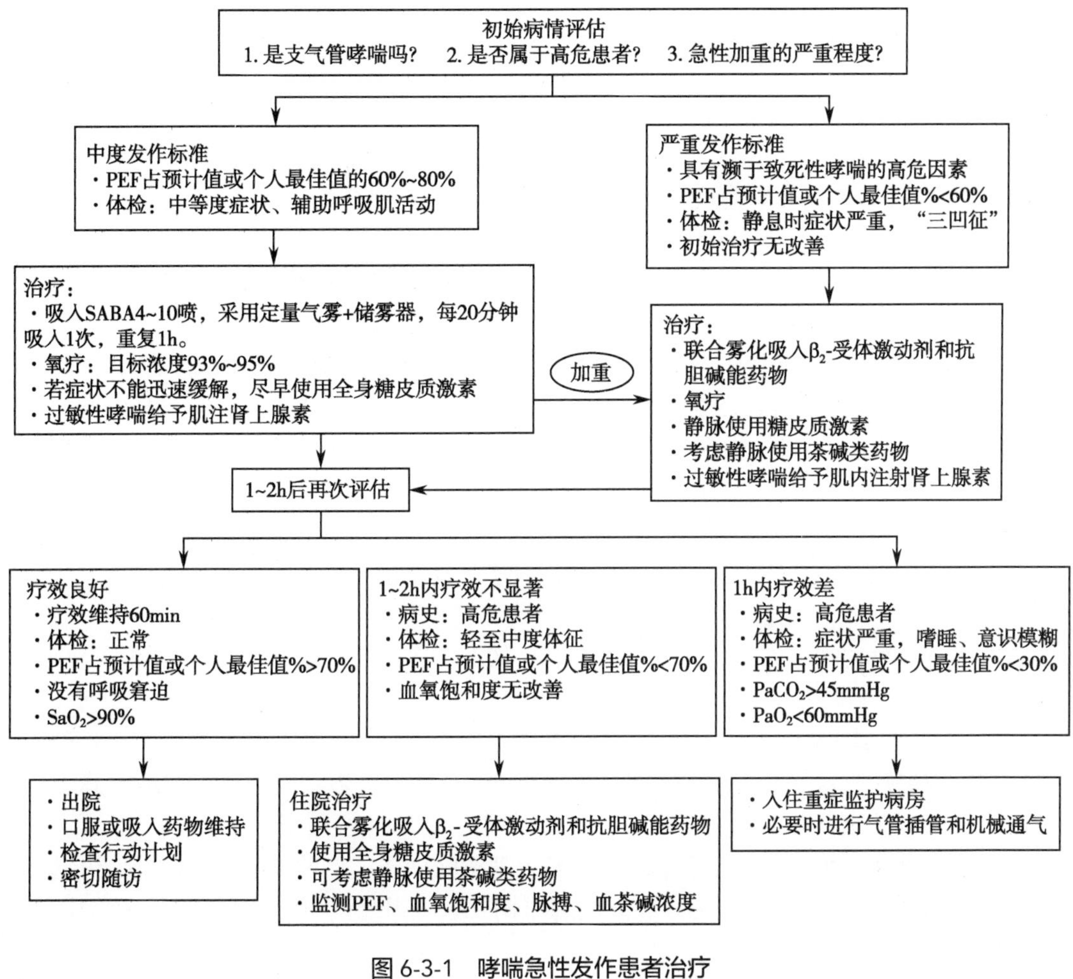

图 6-3-1 哮喘急性发作患者治疗

（张清玲 陈荣昌）

第四节 囊性纤维化

（一）定义

囊性纤维化（cystic fibrosis，CF）是一种具有家族常染色体隐性遗传的先天性疾病，其病因是囊性纤维化跨膜传导调节因子的基因突变导致大量黏液阻塞全身外分泌腺，临床表现为慢性阻塞性肺疾病、胰腺功能不全及汗腺受累所致的汗液钠、氯异常增高等。

（二）病因

CF 为常染色体隐性遗传疾病，其基因突变发生于 7 号染色体长臂上，氯离子通道蛋白即囊性纤维化跨膜传导调节因子（cystic fibrosis transmembrane conductance regulator，CFTR）发生突变。CFTR 在上皮细胞内是一种氯离子通道的调节蛋白，除了转运氯离子外，还转运碳酸氢根离子以及乙酰半胱氨酸，在呼吸道和胃肠道主要是对于调节水盐的跨膜转运。基因突变导致 CFTR 蛋白缺陷，并且在不同部位造成的功能变化不同。

（三）病理生理

通过调节上皮 Na^+，吸收和 Cl^- 分泌使得呼吸道上皮液体层（airway surface liquid，ASL）达到大约 7μm 的厚度，而纤毛浸润在这层液体里面有规律摆动，达到有效清除液体层上方黏液的目的。而 CF 患者的气道上皮细胞由于 CFTR 突变，氯离子分泌减少以及 Na^+ 吸收增加，导致 ASL 厚度检查，纤毛摆动受到影响，另外分泌物较黏稠，黏液引流不畅，容易发生细菌定植，继发感染，反复发作造成化脓性支气管炎、肺部炎症等。

（四）临床表现

几乎所有 CF 患者都有上呼吸道疾病，慢性鼻窦炎导致鼻塞和鼻漏。下呼吸道病变主要症状是咳嗽、咳痰，症状在稳定和急性发作中交替，肺功能逐渐减退。

外分泌腺功能障碍导致不同的器官及组织中产生黏稠的分泌物是 CF 的基本病理生理基础。汗液中的氯含量增高是本病的特征。汗液实验规定汗液内氯含量高于 60mmol/L 即具有重要诊断意义；在胰腺，分泌物可将其腺管完全阻塞，消化酶分泌不足引起消化不良、脂肪泄、慢性胰腺炎等。此外，离子转运障碍可增加肝胆结石疾病的风险。胰腺功能异常也能引起 CF 相关的糖尿病；在肺部，黏稠的分泌物堵塞支气管，引起反复支气管感染和气道阻塞症状。黏膜上皮纤毛活动受抑制，黏液引流不畅逐渐引起支气管扩张和呼吸衰竭。

（五）诊断

CF 根据典型的临床表现、CF 阳性家族史、加上 2 次以上汗液试验阳性（汗液中氯离子 >60mmol/L），CF 诊断即可以成立。

（六）呼吸康复策略

1. 营养治疗 营养补充至关重要，治疗包括口服胰酶改善食物和脂肪吸收不良；保证维生素供应，以免脂溶性维生素缺乏。

2. 排痰治疗 如果黏液纤毛系统不能有效地清除堵塞气道的黏液，将导致肺部慢性炎症及感染、气道损害，最终发展为呼吸衰竭和早期死亡。因此排痰治疗在 CF 患者治疗当中相当重要。

（1）痰液溶解剂 α-链道酶雾化吸入对于松解黏稠痰液效果显著。2013 年指南强烈推荐长期吸入阿法链道酶用于 6 岁及以上 CF 患者来改善肺功能、提高生活质量及降低急性加重发病率。

（2）使用甘露醇吸入干粉可以建立阶梯浓度，从而有利于水分进入气道，增加黏液水合作用和黏液纤毛清除率。目前国外已经完成了甘露醇吸入干粉对于 CF 患者疗效的Ⅱ期和Ⅲ期临床实验。研究结果表明：甘露醇吸入干粉可以有效地提高 CF 患者肺功能及降低急性加重恶化率。

（3）物理排痰方法：加温加湿超声雾化器、体位引流和机械排痰。因为黏液纤毛系统不能有效地清除堵塞气道的黏液，利用物理排痰方法可以对痰液的引流有一定的帮助。

3. 呼吸肌肉的锻炼 详见慢阻肺章节。

4. 抗感染治疗 CF 患者肺部内黏稠的分泌物堵塞气道，纤毛清除系统受损，致使反复或持续的支气管感染。CF 最早的特征性病原菌是流感嗜血杆菌和金黄色葡萄球菌，反复抗菌药物应用后容易出现铜绿假单胞菌，同时铜绿假单胞菌感染症状也是最严重的。控制呼吸道感染应该针对痰菌及药敏情况，采用抗菌药物联合治疗至关重要。

5. 肺移植 晚期患者可以进行肺移植手术，有报道称 CF 患者经肺移植手术 5 年生存率可以达 50%。

6. 靶向 CFTR 药物治疗 近年来，靶向 CFTR 缺陷的药物治疗已经取得了突破性的进展，也是治疗 CF 的重要策略之一，如 Ivacaftor（VX-770）。

（李寅环 郑则广）

第五节 间质性肺病

（一）间质性肺病概述

1. 间质性肺病的定义和类型

（1）定义：间质性肺病又称弥漫性间质性肺病（diffuse interstitial lung disease，DILD，ILD），或弥漫性实质性肺病（diffuse parenchymal lung disease，DPLD），它是一组疾病的总称，不仅累及肺间质，也累及肺实质。肺间质包括肺泡上皮细胞和血管内皮细胞之间的区域，是其主要受累区。此外还经常累及肺泡、外周气道、血管以及组成他们的上皮细胞和内皮细胞。病理表现为肺泡壁（间隔）炎性细胞浸润、纤维化改变。ILD 包括很多特定疾病，但具有相似的临床、影像学及病理特征。主要临床表现为气急、低氧血症、限制性通气功能障碍，胸片显示两肺网状结节状或磨玻璃状阴影。

（2）分类：2002 年 ATS 和 ERS 就 IIP 的分类达成共识，将特发性肺纤维化（IPF）限定为组织病理学上的普通间质性肺炎（UIP），其他分类有脱屑性间质性肺炎（DIP）、急性间质性肺炎（AIP）、非特异性间质性肺炎（NSIP）、淋巴细胞间质性肺炎（LIP）、隐源性机化性肺炎（COP）、呼吸性细支气管炎相关间质性肺病（RB-ILD）（图 6-5-1）。ILD 的临床 - 放射学 - 病理学分类与组织学分类的对照见表 6-5-1。

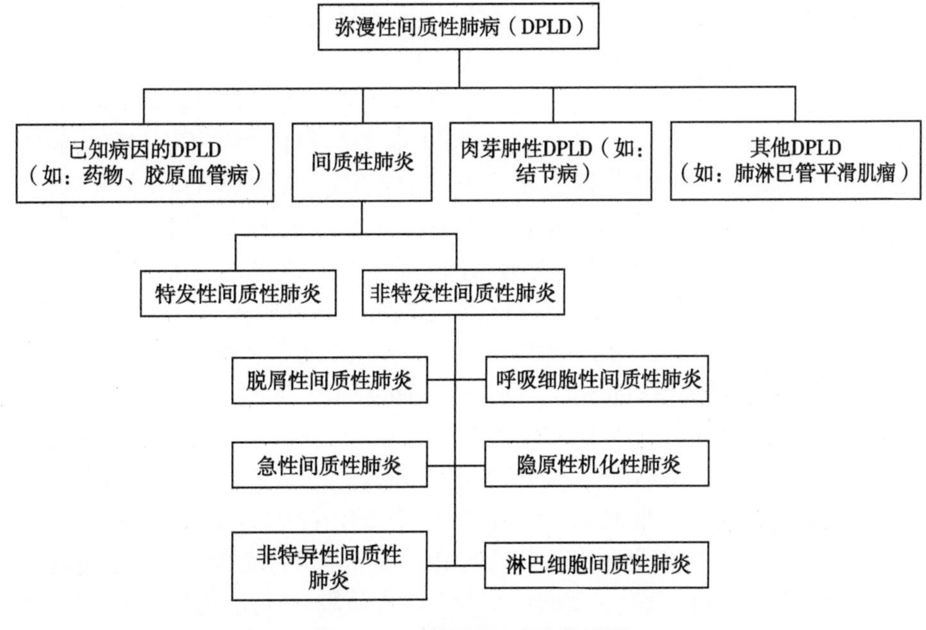

图 6-5-1 弥漫性肺疾病分类图

表 6-5-1 ILD 组织学和临床 - 放射学 - 病理学分类对照

组织学表现	临床 - 放射学 - 病理学分类
普通间质性肺炎(UIP)	特发性肺纤维化 / 隐源性致纤维性肺泡炎(IPF/CFA)
非特异性间质性肺炎(NSIP)	非特异性间质性肺炎(NSIP)
机化性肺炎(OP)	隐源性机化性肺炎(COP)
弥漫性肺泡损伤(DAD)	急性间质性肺炎(AIP)
呼吸性细支气管炎(RB)	呼吸性细支气管炎相关间质性肺病(RB-ILD)
脱屑性间质性肺炎(DIP)	脱屑性间质性肺炎(DIP)
淋巴细胞性间质性肺炎(LIP)	淋巴细胞性间质性肺炎(LIP)

2. 间质性肺病的病理生理学特点 ILD 具有两个主要的病理过程:一是肺泡壁(间隔)和肺泡腔炎性细胞浸润过程,二是肺间质的瘢痕形成和纤维化改变过程,随特定病因和病程长短不同,其炎症和纤维化的比重有所不同,但两个过程在大部分 ILD 都会相继和(或)同时出现。ILD 的病理形态学改变也视病程的急性期、亚急性期和慢性期有所不同,急性期往往以损伤和炎症病变为主,慢性期往往以纤维化病变为主。参与炎症病变的细胞包括巨噬细胞、淋巴细胞、中性粒细胞、嗜酸性粒细胞和浆细胞等,特定病因所致 ILD 的浸润细胞可能以其中一种或多种细胞为优势并起主导作用。可区分为两种病理类型,中性粒细胞型肺泡炎为巨噬细胞 - 淋巴细胞 - 中性粒细胞型,以中性粒细胞起主导作用,属本型的病变包括 IPF、胶原血管病伴肺部病变、石棉沉着病和组织细胞增多症等非肉芽肿性肺泡炎;淋巴细胞型肺泡炎为巨噬细胞 - 淋巴细胞型,以淋巴细胞起主导作用,属本型病变的包括结节病、过敏性肺泡炎和铍中毒等肉芽肿性肺泡炎。作为某些 ILD 特征性病理改变的肉芽肿,其实质是上皮样细胞(epithelioid histiocytes)的局部聚集,伴有 T- 淋巴细胞的浸润和包绕,典型的肉芽肿内或周围可见多核巨细胞存在,这是由多个吞噬细胞融合形成的细胞质丰富且多核的单一大细胞。

各种 ILD 的病理形态学和病程急缓可有所不同,但病理生理学改变却有相似之处,主要包括:①肺顺应性降低;②肺容量减少,主要测定指标为肺总量(TLC)、肺活量(VC)、功能残气量(FRC)和残气量(RV)降低;③弥散功能障碍,除由于病变引起弥散间距增加外,更主要原因是交换界面的蛋白成分破坏和表面积减少;④小气道功能异常,主要是因为病变累及小气道和(或)细支气管腔,并致小气道变形、狭窄,出现通气 - 灌注(V/Q)比例失调;⑤气体交换紊乱,以低氧血症为主,尤其是以运动负荷加重后为特征,而无 CO_2 潴留或有低碳酸血症;⑥肺动脉高压,其病理基础是肺泡壁和肺血管的炎症和(或)纤维化损伤,低氧血症和肺小血管管腔闭塞是主要促进因素。常见症状包括渐进的劳力性呼吸困难、浅快呼吸、干咳嗽、运动耐力差和易疲劳,ILD 患者运动的峰值耗氧量、最大工作功率和耐力均降低。

3. 间质性肺病的诊断和鉴别诊断 间质性肺病病因较多及复杂,根据干咳、气急症状,结合影像学和肺功能的特征可作出诊断,然后通过临床表现、支气管肺泡灌洗液和血液检查,以及肺组织活检明确分类,并尽可能作出病因诊断。

4. 间质性肺病的治疗 根据不同病因采取不同的治疗方案,ILD 所包括的范畴很广,其治疗也依据各病种而定,如为原因已明确的 ILD,应脱离相关的职业环境、脱离外源性致敏原及相关药物、放射线等因素,必要时应用肾上腺皮质激素,可取得较好的疗效;而原因未明确的 ILD,常无理想的治疗方法和疗效,因疾病类型不同,治疗方法及其疗效有所差异,大多数采用糖皮质激素或(和)免疫抑制剂个体化治疗方案,有低氧血症给予氧疗,必要时考虑肺移植。

(二) 间质性肺病稳定期的肺康复

1. 运动康复

(1) 运动评估:心肺运动测试、6 分钟步行或往返测试是运动评估的常用方法。

(2) 需氧评估和氧疗:各种病理生理原因导致 ILD 患者运动时的低氧血症,是 ILD 患者的非常重要的特点,低氧血症会增加肺血管抵抗,增加心肌负荷,输送到运动肌肉的氧气减少,同时肺血管阻力增加加重了肺动脉高压,通过肺静脉回流到左心室的血液减少,容易导致运动性眩晕或晕厥,这种由于呼吸和循环障碍严重影响活动能力的表现,在晚期 ILD 患者尤为突出。故需氧评估十分重要,一般采取测定休息时的动脉血气分析、用便携式血氧饱和度计测定最高运动强度水平时的运动血氧饱和度,评估给氧需求,保持患者在静息或运动状态血氧饱和度至少在 90% 以上,特别是在运动康复的过程中吸入高流量的氧浓度是有利的,不仅可以改善患者呼吸困难的症状,还可以提高患者的运动量和耐力,提高康复的效果。吸氧的方法包括通过鼻导管或储氧装置或通过正压通气给氧。

(3) 运动康复方法

1) 上肢和下肢的力量和耐力训练:上肢的肌肉群不仅是上肢活动肌,也是辅助呼吸肌,上肢功能的减退常常影响 ILD 患者日常的生活能力,包括穿衣、洗澡、购物和其他家务,也会减少作为辅助呼吸肌肉群参与呼吸运动,易于产生呼吸困难症状,上肢锻炼主要是锻炼肱二头肌、肱三头肌、三角肌、背阔肌和胸大肌等,常和全身运动训练结合在一起练习,包括:①上肢功率车训练,从无阻力开始,按照 5W/ 级增加运动负荷,踏板速度 50 转 / 分,运动时间 15~30 分钟;②阻力训练:包括负荷锻炼和弹性阻力训练。下肢疲劳是导致 ILD 患者停止运动的主要原因,研究显示特发性肺间质纤维化患者有明显的腿部肌肉(股四头肌)功能减退,这是评估 ILD 患者运动能力的独立的预测因子,全身糖皮质激素治疗是导致类固醇肌病的重要原因,坚持运动训练有利于保持和改善运动能力,也有助于类固醇肌病的恢复。步行训练和往返行走是锻炼下肢耐力的重要方法之一,建议轻中度的 ILD 患者就开始锻炼,而不是等到出现严重通气或换气功能障碍导致低氧血症和肺动脉高压时才开始康复锻炼。ILD 患者由于弥散功能障碍,高功率运动容易出现低氧血症,建议采用低功率、延长运动时间的原则训练。运动的策略、运动的强度和持续时间需要个体化。运动训练的总目标是增加强度、改善耐力和运动功能,从而提高生活质量。

2) 步行训练和运动训练的要点:由于肺顺应性降低和需氧需求高,患者需要练习步行期间的呼吸节奏,一般采取一步一呼、一步一吸,或是一步一呼吸,甚至是一步二呼吸的方法,控制好呼吸频率和步伐的配合,尽量避免过度浅快的呼吸造成的无效通气和耗氧增加。

3) 无创呼吸机的应用:ILD 患者由于肺泡壁炎症细胞浸润、增厚和肺间质纤维化,肺顺应性降低,肺泡容易闭陷不张,导致限制性通气功能障碍和弥散功能减退,氧分压下降。使用无创正压呼吸机可以提供吸气压,使支气管及肺泡充分扩张,增大肺活量,增加有效呼吸面积,改善通气功能,增加肺泡通气量,改善 ILD 患者的通气 / 血流比值,同时可以减轻呼吸功耗,减少呼吸肌疲劳,降低氧气消耗,加用适当的呼气末正压(PEEP),可以保持肺泡开放,让萎陷的肺泡复张,增加肺泡的氧合。有研究显示无创呼吸机可以降低 ILD 患者呼吸频率,减轻呼吸困难,使 PaO_2 升高,纠正呼吸功能不全。无创呼吸机也适合于间质性肺病患者的家庭治疗,间断使用无创呼吸机,不影响进食。间质性肺病患者使用无创呼吸机时,操作要点包括:选择合适的鼻罩或面罩,通气压力由低到高,但由于纤维化肺顺应性下降,最大吸气压力不宜超过 20mmHg,以免出现气胸或纵隔气肿等并发症,呼气末正压水平在 5~10mmHg,并向患者解释以消除恐惧。配合其他治疗方法可以改善呼吸功能、提高肺活量和血氧分压,提高患者的生活质量,也可为重度患者肺移植赢得治疗的时机。

2. 气道分泌物引流方法 包括有效咳嗽的方法和主动呼吸循环技术等(详见慢阻肺章节)。

3. 营养康复

(1) 营养的评估:与其他慢性呼吸道疾病患者类似,ILD 患者普遍存在体重减轻、肌肉重量减少以及肌肉功能失衡。

常用的评估指标和方法包括:

1) 体重指数(体重 / 身高 ^{2}):中国标准如下:BMI<18.5kg/m^2 为低体重(营养不良),18.5~23.9kg/m^2 为正常,24~27.9kg/m^2 为超重,≥28kg/m^2 为肥胖。

2) 骨密度:通过双能量 X 线骨密度仪(DEXA)测定。

3) 身体组成的评估:为了区别低体重和正常非脂肪组织(FFM,FFM= 肌肉质量 + 骨矿物质密度 BMD),建议对所有患者评估人体组成成分。采用以下方法评估:如 DXA,人体测量学,生物电阻抗,空气置换体积描记法、双标记测量水和手的握力等。通过年龄、性别分组,非脂肪指数(FFMI,FFMI=FFM/ 身高 ^{2}),可考虑以男性 FFMI<17kg/m^2 和女性 FFMI<15kg/m^2 作为临床上体重不足的标准。

4) 评估周期:每 6 个月评估营养状况和胃肠道症状,每 6 个月进行饮食回顾。每年评估钙摄入量,定期血液检查:血常规、肝功能、血糖、血清铁、胆固醇和脂肪、电解质等

(2) 营养方式的选择和营养处方的制订

1) 目标:达到理想体重或正常体重指数(18.5~23.9kg/m^2);

2) 摄入:高能量摄入,摄入量是同龄性别正常人群的 120~150%,增加体重达到正常体重,但避免肥胖。适当增加脂肪和蛋白质的摄入量。蛋白质摄入量:0.83g/(kg·d),还需要补充适当的维生素和微量元素。

4. 心理康复 ILD 患者常常存在焦虑和抑郁,可以采取相应量表进行评估,指导患者如何应对呼吸困难,并教育患者及家属了解病情的现况和预后。

5. 感染预防策略 包括定期注射流感和肺炎疫苗,使用免疫调节剂等。

(三) 间质性肺病急性加重期的肺康复

包括吸氧或正压通气治疗纠正低氧血症、运用适当的气道廓清技术排痰,可以改善通气和血氧饱和度、减轻呼吸肌负担、缓解呼吸困难症状,可在吸氧或无创通气下进行床上简单的运动康复,如上下肢的运动等。

(李寅环 郑则广)

第六节 肺动脉高压

(一) 定义及流行病学概况

肺高血压(pulmonary hypertension,PH)具有特发性特征,是由已知或未知原因引起的以引起肺血管阻力增大、肺动脉血流增加和(或)左心脏充盈压升高为特征的病理过程,是临床

众多心、肺血管疾病见的并发症及病理生理基础，长期肺动脉压力的升高导致肺循环障碍与右心高负荷，可导致右心衰竭甚至死亡。PH既可来源于肺血管自身病变，也可继发于其他心肺疾病，病因广泛，患病率并不低。根据临床表现、病理生理及组织学表现的相似性，世界卫生组织（WHO）将肺高血压分为五大类（表6-6-1）。

表6-6-1 ECS/ERS 2015年PH的临床分类

1. 动脉型肺动脉高压 1.1 特发性 1.2 遗传性 　1.2.1 BMPR2突变 　1.2.2 其他突变 1.3 药物和毒素诱发 1.4 相关因素所致 　1.4.1 结缔组织病 　1.4.2 人类免疫缺陷病毒感染（HIV） 　1.4.3 门静脉高压 　1.4.4 先天性心脏病 　1.4.5 血吸虫病	3. 肺疾病和（或）缺氧导致的肺动脉高压 3.1 慢性阻塞性肺疾病 3.2 间质性肺疾病 3.3 其他兼有限制性和阻塞性通气功能障碍的肺疾病 3.4 睡眠呼吸障碍 3.5 肺泡低通气综合征 3.6 慢性高原病 3.7 肺发育不良性疾病
1′. 肺静脉闭塞和（或）毛细血管瘤病 1′.1 特发性 1′.2 遗传性 　1′.2.1 EIF2AK突变 　1′.2.2 其他突变 1′.3 药物、毒素和辐射所致 1′.4 相关因素所致 　1′.4.1 结缔组织病 　1′.4.2 人类免疫缺陷病毒感染（HIV）	4. 慢性血栓栓塞性肺动脉高压 4.1 慢性血栓栓塞性肺动脉高压 4.2 其他肺动脉阻塞性疾病 　4.2.1 血管肉瘤 　4.2.2 其他血管内肿瘤 　4.2.3 动脉炎 　4.2.4 先天性肺动脉狭窄 　4.2.5 寄生虫病（包虫病）
1″. 新生儿持续性肺动脉高压 2. 左心疾病相关性肺动脉高压 2.1 左室收缩功能障碍 2.2 左室舒张功能障碍 2.3 心脏瓣膜疾病 2.4 先天性/获得性左室流入道/流出阻塞和先天性心肌病 2.5 先天性/获得性肺静脉狭窄	5. 机制不明和（或）多因素所致肺动脉高压 5.1 血液系统疾病：慢性溶血性贫血、骨髓增生性疾病、脾切除 5.2 全身性疾病：结节病、肺朗格汉斯组织细胞增多症、淋巴管肌瘤病 5.3 代谢性疾病：糖原贮积病、戈谢病、甲状腺疾病 5.4 其他：肺肿瘤栓塞性微血管病、纤维纵隔炎、慢性肾衰竭（接受/不接受透析）、局限性肺动脉高压

注：来自2015 ESC/ERS Guidelines for the diagnosis and treatment of pulmonary hypertension

在美国，超过2%的出院患者和高达9%的在社区医院进行超声心动图检查的患者诊断出肺高血压。大多数肺高血压确诊与左心疾病或肺疾病相关，只有一小部分诊断为肺动脉高压（pulmonary arterial hypertension，PAH）（第1类）和慢性血栓栓塞性肺高压（第4类）。特发性肺动脉高压尤为罕见，其发病率大约为百万分之一，而其患病率约为百万分之七。由于目前肺高血压的特定药物治疗方法只被批准用于特发性肺动脉高压和其他WHO指南中第一类的肺高血压(表 6-6-1),因此全面透彻地了解肺高血压疑似患者所需要的不同诊断方法、检查手段和治疗策略,对于临床医师及患者康复而言十分关键。

(二)病因和发病机制

肺动脉高压的发生是一个多种因素参与的过程,涉及多种细胞和生物化学路径。肺血管阻力升高的机制主要包括:血管收缩、肺血管壁闭塞性重塑、炎症反应、血栓形成以及遗传机制的影响。PH 不同发病机制之间的相互作用并不清楚,还有待进一步的研究,以便确定引发 PH 的最先触发点和最好的治疗靶点。

(三)诊断标准和分类

1 . 根据血流动力学特点　PH 定义为静息状态下经右心导管(RHC)评估的平均肺动脉压(PAPm)≥25mmHg。并强调 PAPm 的上限约为 20mmHg,对 PAPm 在 21~25mmHg 的患者,需要监测其发展成为 PAH 的风险。

2 . 诊断 PAH 除上述外,同时需要肺毛细血管楔压(PCWP)<15mmHg,肺循环阻力(PVR)>3 Wood Units。

3 . 正常 PH　静息状态下 14±3mmHg,上限 20mmHg。

根据临床表现、病理生理及组织学表现的相似性,病因、血流动力学特点和治疗策略,2015 年欧洲心脏学会 / 欧洲呼吸学会将 PH 分为五大类(表 6-6-1)。

(四)临床表现

临床表现:PH 的临床表现呈非特异性,最常见的症状为进行性活动后气短,以及乏力、晕厥、胸痛、咯血、雷诺现象等,临床上无基础心肺疾病的人出现呼吸困难,或出现不能单纯用心肺疾病来解释的呼吸科困难,都应考虑到 PAH 的可能。严重病例会与静息状态下出现症状。出现右心衰竭可表现为下肢水肿、腹胀、厌食等;相关疾病的某些症状,如结缔组织病相关的各种皮疹、红斑、关节肿痛等,先天性心脏病,服用某些减肥药,HIV,慢性肝脏疾病,左心衰竭或二尖瓣、主动脉瓣瓣膜疾病,慢性肺部、胸廓疾病或睡眠呼吸障碍等相关疾病的症状或病史(表 6-6-1,PH 的分类病因)。

体征:左侧胸骨旁抬举感、肺动脉瓣第二心音(P2)亢进、分裂,剑突下心音增强;胸骨左缘第 2 肋间收缩期喷射性杂音,肺动脉明显扩张时,可出现肺动脉瓣关闭不全的舒张早期反流性杂音,即 Graham-Steel 杂音;右室扩张时,胸骨左缘第 4 肋间闻及三尖瓣全收缩期反流性杂音,吸气时增强。右心衰竭的患者可见颈静脉充盈、肝脏肿大、外周水肿、腹水以及肢端发冷。可出现中心型发绀。肺部听诊早期往往正常,当疾病进展,可出现肺动脉瓣音第二心音分裂、亢进。特发性肺动脉高压患者会出现不同程度的发绀,发绀在运动时最为明显,但也可见于休息时。肺部疾病或缺氧性肺动脉高压相关的肺动脉高压,肺部可能出现相关的体征,如:杵状指、胸廓畸形,Velcro 啰音、湿啰音、呼吸音减弱等。

(五)肺动脉高压的诊断方法、诊断思路与流程

疑似肺动脉高压(WHO 第一类)的患者需经全面的检查。相关诊断程序已经明确(图 6-6-1)。

原始病史应包括一个对症状和所有潜在的肺高压危险因素的全面回顾,包括结缔组织疾病、先天性心脏病、肝脏疾病、障碍睡眠呼吸暂停综合征、肺栓塞病史、减肥药或兴奋剂用药史。家族史回顾包括所有患有肺动脉高压、肺栓塞或遗传性出血性毛细血管扩张的家族成员。体格检查方面,除了已描述过的潜在的体格表征外,还应特别留意可诊断为非特发性 PAH 的表征,例如肺部体查时明显的爆裂或喘鸣音,提示结缔组织疾病的皮肤改变,提示慢

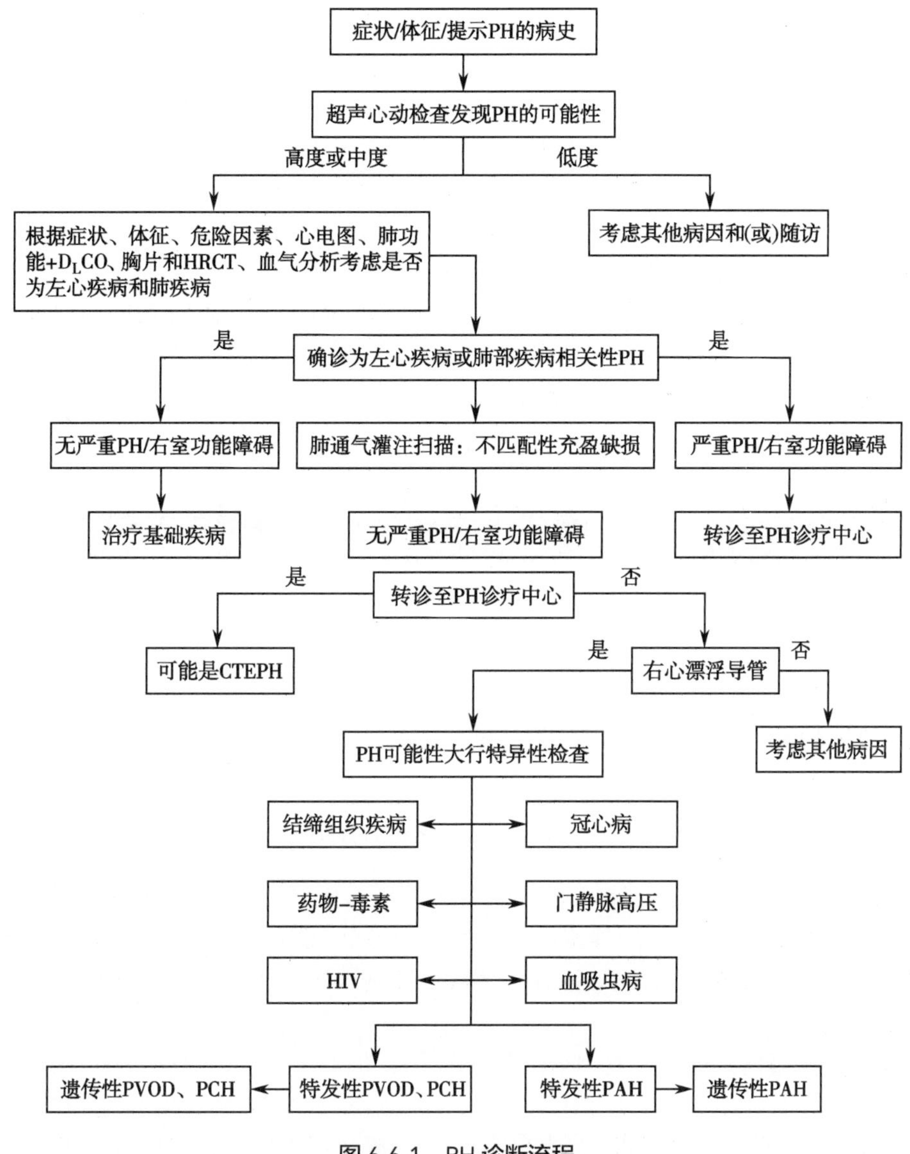

图 6-6-1 PH 诊断流程

性血栓栓塞疾病的肺血流杂音或杵状指。

1. **心电图** 右室肥厚或负荷过重以及右心房扩大改变可作为支持肺动脉高压的诊断依据，但心电图对诊断 PH 的敏感性和特异性均不高，不能仅凭心电图正常就排除肺动脉高压。

2. **胸部 X 线** 胸部 X 线多可发现异常，包括肺门动脉扩张伴远端外围分支纤细（“截断”征）、右心房室扩大。还可排除中、重度肺部疾病以及左心疾病所致肺静脉高压。胸片正常不能排除轻度的左心疾病所致或肺静脉闭塞性 PH。

3. **动脉血气分析** 动脉血气分析示：动脉血氧分压（PaO_2）通常正常或稍低于正常值，动脉血二氧化碳（$PaCO_2$）常因多度通气而降低。

4. **肺功能** PH 患者肺功能一般呈轻度限制性通气障碍和弥散功能障碍，无气道阻塞，CO 肺弥散量（D_LCO）通常是降低的，占预期值得 40%~80%；如表现为阻塞性通气功能障碍或严重的限制性通气功能障碍，提示存在慢性阻塞性肺疾病（COPD）、间质性肺病（ILD）等诊断提供帮助，多为低氧性 PH。

5. 超声心动图 经胸多普勒超声心动图（TTE）是一项无创筛查方法。可以较清晰地显示心脏各腔室结构变化、各瓣膜运动变化以及大血管内血流频谱变化，间接推断肺循环压力的变化。常用方法包括：三尖瓣反流压差法，通过伯努利方程($4V^2$，V 表示三尖瓣反流峰速）计算收缩期右心室压差，加上右房压即等于肺动脉收缩压。超声心动图检测在预后评估和跟踪治疗效果方面也相当有用。

2015 ESC 指南建议依据静息时三尖瓣反流速率（TRV）和其他支持肺动脉高压的超声心动图表现将诊断 PH 的可能性分为高度、中度和低度可能。临床实践中，需依据超声心动图结果决定患者是否需心导管检查（表 6-6-2）。

表 6-6-2 超声心动图诊断 PH 的可能性

具有 PH 可疑症状的患者超声心动图提示 PH 的可能性

三尖瓣反流速率（m/s）	是否存在其他支持 PH 的超声表现	超声心动图发现 PH 的可能性
≤2.8 或测不出	否	低
≤2.8 或测不出	是	中
2.9~3.4	否	
2.9~3.4	是	高
>3.4	不需要	

注：来自 2015 ESC/ERS Guidelines for the diagnosis and treatment of pulmonary hypertension

6. 胸部 CT 可了解有无肺间质病变、肺及胸腔有无占位，肺动脉内有无占位，血管壁有无增厚及充盈缺损性改变。主肺动脉及右肺动脉有无淋巴结挤压等。一般对于肺动脉高压患者，需要完成 CT 肺动脉造影，这样大多数慢性血栓栓塞性肺动脉高压患者可以获得明确诊断而避免肺动脉造影。

7. 肺通气 - 灌注扫描 主要用来区分特发性肺动脉高压及慢性肺血栓栓塞症。研究发现，肺通气 / 灌注扫描鉴别 CTEPH 与 IPAH 的敏感性和特异性分别高达 90%~100% 和 94%~100%。需注意，肺静脉闭塞症同样可见通气 / 灌注不匹配现象，需要进一步检查。

8. 肺动脉造影和磁共振成像 经 CTPA 仍不能明确诊断的患者，应行肺动脉造影检查。肺动脉造影应作为 CTEPH 的常规检查，用以判定 CTEPH 患者能否进行肺动脉血栓内膜剥脱术，磁共振成像技术在 PH 患者的应用呈增加趋势，可利用来评价心肺循环病理改变和功能状态，但目前尚不成熟。

9. 右心漂浮导管检查 右心漂浮导管测压是目前临床测定肺动脉压力最为准确的方法，也是评价各种无创性测压方法准确性的"金标准"。除准确测定肺动脉压力外，其在 PH 诊断中的作用还包括：①测定肺动脉毛细血管楔压，提示诊断肺静脉性 PH；②测定心腔内血氧含量，有助于诊断先天性分流性心脏病；③测试急性肺血管扩张实验。初次行右心导管检查的患者通常要行急性血管扩张试验。这种研究使用短效的试剂，如吸入性一氧化氮、腺苷、依前列醇。急性药物实验是选择出适合长期钙通道阻滞剂（CCB）治疗患者的重要手段。

血流动力学对与左心无关的肺动脉高压的定义为：肺动脉平均压≥25mmHg 同时肺毛

细血管楔压 <15mmHg、肺血管阻力(PVR)≥3 个 Wood 单位。

10. 6 分钟步行实验(6-MWT) 6-MWT 是评价 PH 患者活动能力的客观指标,结果与 NYHA 分级负相关,并能预测 IPAH 患者的预后。个人行走距离大于 380~400 米提示有较好的预后。

(六) 肺动脉高压的危险评估

PH 严重程度的评估对治疗方案的选择及预后判断具有重要意义,具体(表 6-6-3)。

表 6-6-3 肺动脉高压的危险评估

预后评估(估计的1 年死亡率)	低危 <5%	中危 5%~10%	高危 >10%
右心衰竭的临床表现	无	无	有
症状进展	无	慢	快
晕厥	无	偶发晕厥	反复晕厥
WHO 功能分级	Ⅰ、Ⅱ	Ⅲ	Ⅳ
6MWD	>440m	165~440m	<165m
心肺运动实验	最高氧耗 >15ml/(min·kg) (>65% 预计值) VE/VCO2slope<36	最高氧 11~15ml/m(min·kg) (35%~65% 预计值) VE/VCO2slope36~44.9	最高氧耗 <11ml/(min·kg) (<35% 预计值) VE/VCO2slope≥45
血浆 NT-proBNP 水平	BNP<50ng/L NT-proBNP<300ng/ml	BNP50~300ng/L NT-proBNP 300~1400ng/ml	BNP>300ng/l NT-proBNP>1400ng/ml
影响学(超声心动图、心脏磁共振)	右心房面积 <18cm² 无心包积液	右心房面积 18~26cm² 无或少量心包积液	右心房面积 >26cm² 心包积液
血流动力学	RAP<8mmHg Cl≥2.5L/(min·m²) SVO_2>65%	RAP8~14mmHg Cl 2.0~2.4L/(min·m²) 混合静脉血氧饱和度 60%~65%	RAP>14mmHg Cl<2.0L/(min·m²) 混合静脉血氧饱和度 <60%

WHO 功能分级采用 1998 年制定的 NYHA 心功能分级

注:来自 2015 ESC/ERS Guidelines for the diagnosis and treatment of pulmonary hypertension

(七) 治疗方法及预后

特发性和其他形式的肺动脉高压属于可以治疗的疾病,但是从前面的临床分类及发病机制、诊断程序上可以看出,对 PAH 患者的管理应当是高度专业化的,需要在有经验的中心进行,而且需要包括呼吸、心血管、风湿、康复科以及心肺物理治疗师等医疗保健专业人员在内的多学科投入。所以,为了优化患者治疗效果,一个全面的医疗方案是至关重要的。对一个患者的诊断一旦完成,且该患者具有肺动脉高压的特征(尤其是 WHO 第一类),治疗就应该开始。

肺动脉高压的治疗分为:一般治疗(表 6-6-4)、支持治疗(由于没有前瞻性、随机性和对照数据,也称为经验性的治疗或推荐,表 6-6-5)及靶向治疗(这些疗法已经通过试验并被批准用于治疗肺动脉高压,表 6-6-6)。

表 6-6-4 ESC/ERS 2015 年指南对一般治疗的建议

对一般治疗的建议

推荐	推荐级别	证据水平
PAH 患者避免怀孕	Ⅰ	C
PAH 患者接受疫苗注射以防流感和肺炎球菌感染	Ⅰ	C
应该对 PAH 患者进行社会心理学关怀	Ⅰ	C
身体条件允许的 PAH 患者，应在监护下行运动康复治疗	Ⅱa	B
WHO 功能分级为Ⅲ、Ⅳ以及动脉血氧持续低于 8kPa(60mmHg)的 PAH 患者，在乘坐飞机时注意吸氧	Ⅱa	C
对于择期手术的患者，如可能应避免全身麻醉而采用硬膜外麻醉	Ⅱ	C
不推荐 PAH 患者进行多度体力活动，避免患者症状加重	Ⅲ	C

表 6-6-5 ESC/ERS 2015 年指南对支持治疗的建议

支持治疗的建议

推荐	推荐级别	证据水平
对于有右心衰竭和体液潴留的 PAH 患者，应给予利尿剂治疗	Ⅰ	C
动脉血氧分压持续低于 8kPa(60mmHg)的 PAH 患者，应给予长期持续性氧疗	Ⅰ	C
对于特发性肺动脉高压、可遗传性肺动脉高压及食欲抑制剂相关性肺动脉高压患者，应给予口服抗凝剂治疗	Ⅱb	C
可考虑对 PAH 患者给予纠正贫血和(或)铁剂贮备的治疗	Ⅱb	C
不推荐 PAH 患者使用血管紧张素转换酶抑制剂(ACEI)、血管紧张素受体拮抗剂、β 受体阻滞剂、伊伐布雷定等药物，除非需治疗相关并发症如高血压、冠心病、左心衰竭	Ⅲ	C

表 6-6-6 2015 ESC/ERS PH 指南：根据 WHO FC 分级推荐的单药治疗药物

治疗药物 / 措施			推荐级别 – 证据水平					
			WHO-FC Ⅱ		WHO-FC Ⅲ		WHO-FC Ⅳ	
钙通道阻滞剂			Ⅰ	C[c]	Ⅰ	C[c]	-	-
内皮素受体拮抗剂	安立生坦		Ⅰ	A	Ⅰ	A	Ⅱb	C
	波生坦		Ⅰ	A	Ⅰ	A	Ⅱb	C
	马昔替坦		Ⅰ	B	Ⅰ	B	Ⅱb	C
PDE-5 抑制剂	西地那非		Ⅰ	A	Ⅰ	A	Ⅱb	C
	他达拉非		Ⅰ	B	Ⅰ	B	Ⅱb	C
	伐地那非		Ⅱb	B	Ⅱb	B	Ⅱb	C
sGC 激动剂	Riociguat		Ⅰ	B	Ⅰ	B	Ⅱb	C
前列腺素类	依前列醇	静脉[d]	—	—	Ⅰ	A	Ⅰ	A
	伊洛前列腺素	吸入	—	—	Ⅰ	B	Ⅱb	C
		静脉	—	—	Ⅱa	C	Ⅱb	C
	曲前列腺素	皮下	—	—	Ⅰ	B	Ⅱb	C
		吸入	—	—	Ⅰ	B	Ⅱb	C
		静脉[e]	—	—	Ⅱa	C	Ⅱb	C
		口服	—	—	Ⅱb	B	—	—
	贝前列素		—	—	Ⅱb	B	—	—

c：仅用于 IPAH、HPAH，且急性血管反应实验阳性者；e：适用于不能耐受皮下注射给药者

1. 一般治疗和支持治疗

(1) 避免怀孕:肺动脉高压患者怀孕是极其危险的,其围产期的死亡率非常高,特别是在分娩后。虽然有使用依前列醇并成功怀孕和分娩的病例报告,指南还是强烈建议生育妇女使用适当的方法避免怀孕。根据效果,避孕方法可以分为三级:

1) 绝育、子宫内避孕器和含有黄体酮的植入物;

2) 组合和只含有黄体酮的避孕药、含有雌激素的阴道环和注射型黄体酮;

3) 屏障法,如避孕套和隔膜,在肺动脉高压患者中后者只有和另一种方法联合使用才被认为是合适的。

(2) 预防感染:脉高压患者易发生肺部感染,且耐受性差。肺炎占总死亡原因的7%,因此应及早诊断、积极治疗。推荐使用流感和肺炎球菌疫苗。采用静脉导管持续给予依前列醇的患者,若出现持续发热,应警惕导管途径的感染。

(3) 避免高海拔:低压缺氧引起肺血管收缩,从而会加重肺高压并导致肺动脉高压患者的症状恶化。通常建议乘坐商用客机(增压至1500~2400m)或前往海拔5000英尺(1524m)以上地区的患者接受是否需要吸氧的评估。

(4) 辅助氧疗:与肺部疾病相关肺高压患者(如慢性阻塞性肺疾病)不同,还不清楚辅助氧疗在肺动脉高压患者中是否有效。事实上,大多数肺动脉高压患者在静息时都不是低血氧的。当出现轻度低氧血症时,有可能是由于心输出量降低与轻度通气/灌注不平衡导致混合静脉氧饱和度水平减少引起的。存在严重的低氧血症的肺动脉高压患者,应怀疑是否存在肺实质病变、体肺分流、PVOD、肺毛细血管瘤或由遗传性出血性毛细血管扩张引起的肺高压中可见的肺动静脉畸形。

尽管氧气是肺血管舒张剂,但并没有长期研究支持这种效果。然而,一致认为如果静息时动脉氧分压(PO_2)小于60mmHg或体循环动脉氧饱和度小于90%,则需要进行辅助氧疗。

(5) 利尿剂:利尿剂一直是治疗心力衰竭(包括右心室衰竭)的主要药物。在肺动脉高压患者中,全身血管内容量超负荷是很常见的。在肺动脉高压治疗药物的关键临床试验中,多数患者都接受长期的利尿剂治疗。

除了造成外周水肿症状和肝肾充血,右心室容量超负荷会导致左心室收缩,加重心输出量减少和肾前性氮血症。因此,在失代偿性肺动脉高压患者中,往往可以观察到一个普遍现象,即积极利尿可改善临床和生理状况。

推荐首先使用袢利尿剂。呋塞米(furosemide)是较常用的袢利尿剂,而托拉塞米(torsemide)疗效更佳、副作用更少。在肺动脉高压患者中常常联合使用抗醛固酮药物(如安体舒通,spironolactone)和袢利尿剂。

(6) 抗凝治疗:抗凝药物的推荐见表7-6,主要推荐用于特发性肺动脉高压、可遗传性肺动脉高压及食欲抑制剂相关性肺动脉高压患者。常用药物是华法林及低分子肝素。

2. 靶向治疗 血管扩张剂是治疗肺动脉高压的一类重要药物,能降低肺动脉压力,改善患者血流动力学及肺的通气/灌注比的匹配,提高肺动脉高压患者的生活质量,运动耐力以及存活率。

(1) 钙通道阻滞剂:CCB通过抑制钙离子进入肺血管平滑肌细胞,扩张肺动脉,降低肺血管阻力,可明显降低静息及运动状态下肺动脉压力和阻力。推荐的钙通道阻滞剂包括地尔硫䓬、氨氯地平和长效硝苯地平。CCB对急性血管反应实验阳性及持续保持反应的患者长期生存率得到明显改善。

(2) 依前列醇类药物:依前列醇可能通过以下机制起作用:松弛血管平滑肌、抑制血小板聚集、修复内皮细胞。抑制细胞迁移、增殖而逆转肺血管的重塑、改善肺部对ET-1的清除能力、增加肌肉收缩力、增强外周骨骼肌的氧利用、改善运动时的血流动力学情况。依前列醇类似物包括静脉及皮下直射用曲前列尼尔(瑞莫杜林)、口服贝前列素、吸入伊洛前列素、静脉用依前列醇(国内未上市)等。

(3) 内皮素-1受体拮抗剂:ET-1是强血管收缩剂,并能刺激肺血管平滑肌细胞增殖。多项临床试验结果都证实了该药可改善肺动脉高压患者的临床症状和血流动力学指标,提高运动耐量,改善生活质量和存活率。包括波生坦、安贝生坦等。

(4) 磷酸二酯酶抑制剂-5:PDE-5可抑制肺血管环磷酸鸟苷的降解,使血管平滑肌细胞松弛,抑制细胞增殖,从而降低肺动脉压力、改善血管重构。包括西地那非、他达那非及伐他那非等。

(5) 一氧化氮(NO):NO是一种血管内皮舒张因子,吸入NO可激活肺血管平滑肌细胞内鸟苷酸环化酶,是细胞内的环磷酸鸟苷水平增高,游离钙浓度降低,从而选择性扩张肺血管。

(6) 可溶性鸟甘酸环化酶刺激剂:利奥西呱可以刺激和增加鸟苷酸环化酶受体对一氧化氮的敏感性,是一种肺血管扩张剂。对于不适宜手术的CTEPH(WHO Ⅱ至Ⅲ级;轻至中度)患者,利奥西呱是首选药物。

3. 介入及手术治疗

(1) 房间隔球囊造口术:尽管右向左分流使体动脉血氧饱和度下降,但心房之间的分流可增加体循环血流量,结果氧运输增加。因此,房间隔缺损存在对严重PAH者可能有益。适应证:晚期NYNA功能 Ⅲ、Ⅳ级,反复出现晕厥和或右心衰竭者;肺移植术前过渡,或其他治疗无效者。

(2) 肺移植或心肺联合移植:对于已经接受最完善内科疗法仍然失败的患者,肺移植是最终选择。根据国际心肺移植协会的建议,推荐考虑移植的PAH患者情况包括:在最大药物治疗下长期处于NYHA评级Ⅲ级或Ⅳ级(NYHA class Ⅲ/Ⅳ)、6分钟步行距离短或不断下降、静脉依前列腺醇治疗失败、心脏衰竭且心指数小于2L/(min·m^2),以及右心房压力升高(大于15mmHg)。此外,考虑到治疗效果不好,所有PVOD患者一旦被确诊,都应建议进行肺移植评估。

肺动脉高压患者接受肺移植后一年生存率大约是70%,低于其他疾病的肺移植患者,部分原因是肺移植后短期并发症的概率较高。从长远来看,接受肺移植的PAH患者的表现与因其他肺疾病接受肺移植的患者一样好,甚至更好。第1年生存期后,某些条件下,可达到平均10年的生存期。

(八) 肺动脉高压的康复治疗

在PH的治疗史上,出于安全考虑,运动训练(ET)从没有作为推荐的治疗,然而,越来越多的研究已经证明ET对活动耐量、峰值氧容量(peak VO_2)和生活质量(QOL)有益。2015年的欧洲指南推荐对于稳定期且接受优化药物治疗的PAH合并体能下降的患者,应考虑监督下的运动训练(证据级别Ⅱa,推荐水平B)。然而,PH患者的最佳训练时长、强度、频率和运动类型,以及改善的机制都尚不清楚。

1. 运动训练对生活质量的影响 PH患者存在较差的睡眠质量和较低的健康相关生活

质量(HR-QOL)。尤见于硬皮病相关的 PAH。HR-QOL 下降又与较差的活动耐量、右心衰竭(RHF)症状、抑郁和焦虑等有关。有趣的是,尚无文献报道 HR-QOL 和静息血流动力学(mPAP、PVR、心指数)等客观指标的关联。

七项研究揭示了 ET 与 QOL 改善相关。这些研究采用疾病非特异性简表 SF-36 评估生活质量,发现 ET 可改善体能评分、心理健康、活力评分和总体健康感觉以及社会功能,并降低痛觉评分。

其他研究采用 PH- 特异性活力问卷,例如剑桥肺动脉高压转归回顾(CAMPHOR),受试者报告运动后通过 CAMPHOR 和 SF-36 测试在体能、呼吸困难和情绪的改善。ET 治疗后通过乏力严重程度量表评估的乏力减轻,并且体能活动也有所提高。一项近期的 Meta 分析得出锻炼改善生活质量的结论,尤其是在体能和社会功能方面。

同时,ET 似乎也能改善活动耐量、生活质量、体能和社会功能,但其发生机制尚不明确。可能的机制如下:

(1) 峰值氧耗量改善:多项小规模研究揭示了峰值氧耗量的改善可能是由于增加了骨骼肌的毛细血管密度。

(2) 改变骨骼肌纤维类型:研究发现,康复锻炼后肌纤维毛细血管增多、氧化酶活性增强,特别是在Ⅰ型肌纤维中(慢肌)。这些肌肉结构的改变与肌肉耐力增加有关。

(3) 改善心功能:运动训练对心功能的影响是不清楚的。一些动物研究显示:运动训练能降低右心室末期舒张压力(RVEDP)、改善肺动脉重构。在肺动脉高压的大鼠模型中,运动训练能改善右心室心肌细胞毛细血管阻塞。这在人类中并未发现。在人类研究的 Meta 分析中发现:运动训练后能增加心率,约 10 次 / 分。(95% 的置信区间:6~15 次 / 分),同时能改善静脉血氧饱和度,这提示运动训练能改善心功能。

(4) 改善血流动力学:通过 MRI 检查发现:运动训练能降低肺动脉血流峰流速和增加肺血流量。这提示:运动训练有改善血流动力学效应。近期发表了第一个通过右心导管测定运动训练对血流动力学效应的影响的文章。这是一个随机、对照试验,主要是测定运动对 87 例患有肺动脉高压或慢性血栓性肺动脉高压的影响。运动组接受维持 3 周的院内运动训练及 12~15 周的院外运动训练。运动训练计划包括:自行车训练(10~25 分钟 / 天)使心率维持在最大心率的 60%~80% 左右。运动训练组同时接受步行 60 分钟 / 天,一周共 5 天。此外,还有 30 分钟的呼吸训练,包括噘嘴呼吸、加强呼吸肌锻炼,主要肌肉的负荷训练(30 分钟 / 天,一周共 5 天)。院外运动是在住院三周后进行,包括有氧运动,使其达到目标心率。他们建议使用自行车锻炼 15~30 分钟 / 天,一周共 5 天。运动组继续进行呼吸训练及 15~30 分钟负荷训练。同样的,运动组患者继续步行≥120 分钟 / 周,一周共 2 次。对照组则无运动训练,按着以前的平时习惯活动。

最初的结果显示:运动组静脉血氧峰值明显改善。随后一些心脏指标改善:平均肺动脉压力(mPAP)、平均肺血管阻力(PVR)、运动能力、生活质量均有改善。血流动力学结果提示:运动训练能改善右心功能。然而,仍需大型的研究通过右心导管直接测定血流动力学参数和通过心脏 MRI 测定右心室功能来证实以上结果。

需要注意的是,接受运动训练的提前是:肺动脉高压患者必须达到临床稳定和理想的药效。

2. 运动训练的频率、时间、强度 肺动脉高压患者理想的运动训练的频率、时间和强度尚不清楚。大部分是使用之前的运动处方,包括运动频率、持续时间,运动类型。所有的研究者利用运动这个处方，运动训练组的在运动前后接受6分钟步行试验，结果显示运动距离从67±59m（P=0.0001）增加到96 ± 61m（P=0.0001）。这些结果可能与有氧运动及呼吸运动锻炼的依从性和技术支持等有关。然而6分钟步行距离试验的强度和形式不适用于常规的临床锻炼。

9个小型的研究测定了门诊患者的运动方案的效果。结果发现，门诊患者的6分钟步行试验的改善程度是小于住院患者的。这提示运动训练的改善情况与运动的强度相关。

运动训练应该至少每周5天，每天2小时。然而，这不是容易完成的，因为有后勤因素(工作人员、患者交通、额外行走时间、健康资源缺乏、患者依从性)，患者缺乏动力 / 动机，及不能完成此运动训练强度。一个可行的运动锻炼方案应该是每周2~3次，每次1小时左右，通过一定距离的步行，使换气功能、生活质量、自我感觉症状、疲劳情况及活动程度水平都有改善。

3. 运动训练组成　研究报告：通常能最大限度改善六分钟步行距离试验的有氧运动包括：自行车或步行耐力训练、举重力量训练和呼吸肌训练。然而，这些研究涉及住院患者的方案，所以这意味着运动训练的类型和频率是不清楚的，每天训练的依从性是否与日常的监督有关呢，这些问题都很重要。多久能从运动训练中获益也还未知。仅有一个研究有远期结果，然而，这是只有8个患者的小型研究，不能充分说明运动12个月的差异。

4. 水疗　据我们所知，没有研究将水疗作为治疗方式。虽然水疗常用于康复计划，对许多情况都有益处，但由于浸在水中时可能增加胸腔内压力，进而减少右心室（RV）功能和增加RV压力，故而不建议在PH患者使用水疗。

5. 运动训练的安全和监督　一项非对照研究观察了58名Ⅱ~Ⅳ级PH患者进行ET训练的长期安全性。参与者接受了三周的住院ET和15周的家庭锻炼计划。主要终点事件是：时间 - 临床恶化（TTCW）和死亡。次要终点事件为6MWT、WHO功能分级和QOL。没有严重的不良事件，如晕厥，心律失常，右心功能不全（RHF）或症状进展。作者报道了一年和两年的存活率分别为100%和95%，这表明在医务人员监督下的强化锻炼计划是安全的。队列人群在家无人监督时没有其他不良事件。与基线相比，第15周的6MWD（84±49m，P<0.001）、WHO功能分级和生活质量有所改善。然而，由于这些结果（6MWT、WHO功能分级和生活质量）在15周后未测量，所以不清楚这些益处是否持续。需要较长的对照研究和更长的随访来确定ET是否对发病率和死亡率具有长期益处。

一项183名PAH患者的大型研究也检查了ET的安全性。14%的参与者报告了不良事件，例如晕厥前、晕厥和自限性室上性心动过速。考虑到运动期间严重并发症的可能性，所有进行ET的患者应该咨询有经验的临床医生。所有发表的研究都涉及至少每周监督。因此，我们建议所有PAH患者在开始锻炼计划前进行复查，并接受定期复查。但是，ET的好处可能超过风险。

6. 注意事项　禁忌证：患有不稳定心肺疾病、活动性血管炎、活动性结缔组织性疾病、伴有RHF的临床证据、最近住院或正在接受临床恶化调查的患者禁止运动锻炼。其他禁忌证包括胸痛，心悸，轻度头晕，头晕或近期有运动时晕厥史。所有PH患者应在ET之前得到其治疗医师的医疗许可。

综上所述，PH患者进行康复运动训练似乎对耐力、峰值氧消耗、血流动力学和骨骼肌功能具有显著的益处，6MWD的改善程度与药物治疗相似。研究报告能使6MWD增幅最大的运动通常包括有氧运动，如骑自行车或步行、耐力训练、使用轻中量的力量训练和呼吸肌肉运动。所有 PH 患者应在运动前进行全面的医疗评估，并在运动期间咨询有经验的临床医生。

虽然强化的住院 ET 程序已被证明是有益的，但通常执行困难。较不密集的门诊方案可能更容易获得，但其有效性需要进一步研究。需要进一步研究的合适锻炼计划的组成部分包括：力量训练、有氧、耐力训练和呼吸肌训练。尽管有这些限制，PH 的运动训练具有良好的安全性，几乎没有严重的副作用，应该作为多学科治疗方案的一部分加以鼓励。

（刘春丽　陈荣昌）

第七节　原发性支气管肺癌

（一）原发性支气管肺癌的定义

原发性支气管肺癌（以下简称肺癌）是指起源于支气管黏膜或腺体的恶性肿瘤。

（二）肺癌的流行病学

肺癌是我国最常见的恶性肿瘤之一。国家癌症中心 2015 年发布的数据显示，2006 年至 2011 年我国肺癌 5 年患病率是 130.2(1/10 万)。其中男性 84.6(1/10 万)，居恶性肿瘤第 2 位。女性 45.6（1/10 万），居恶性肿瘤第 4 位。病理分类，肺癌分为小细胞肺癌（15%）和非小细胞肺癌（85%）。

（三）肺癌的病因及发病机制

肺癌的病因及发病机制非常复杂，是一个多因素、多步骤、多阶段的系统过程，涉及多种原癌基因的激活、抑癌基因的失活、基因修复功能及凋亡功能的丧失等。对个体而言，具体病因很难明确，但流行病学告诉我们肺癌的发生、发展与以下因素密切相关。

1. 吸烟　国内外大量研究证实，吸烟是肺癌的首要病因，欧美相关指南认为 85% 以上肺癌患者与主动或被动吸烟有关。尤其是鳞状细胞癌（鳞癌）和小细胞肺癌（SCLC）与吸烟的关系最为密切。与不吸烟者相比，吸烟者发生肺癌的概率高 10 到 20 倍，且具有一定的量 - 效关系。研究表明：吸烟者如能及时戒烟，其肺癌发病风险不断降低，10 到 15 年以后就基本接近不吸烟者水平。

2. 空气污染　空气污染一般分为室内和室外两种情况：

(1) 室内被动吸烟是空气污染最常见原因之一；此外，因烹饪过程中各种燃料燃烧产生的致癌物也是肺癌发病的危险因素之一；最后，不得不提的是各种豪华装修过程中，如某些未经严格检测的石材可能含有一定放射性物质，或不合格的油漆中致癌物质含量过高均是室内环境不容忽视的危险因素。

(2) 室外空气污染主要是指由于人类活动或自然过程引起某些物质进入大气中，呈现出足够的浓度，达到足够的时间，并因此危害了人类的健康和环境的现象。自然界如火山喷发时有大量的粉尘和二氧化碳等气体喷射到大气中，造成火山喷发地区烟雾弥漫，毒气熏人；人类活动如工业生产、生活炉灶与采暖锅炉、交通运输汽车排放的废气等。国际癌症研究机构（IARC）报告称：每立方空气中 PM 2.5 浓度升高 5μg，人群中患肺癌的风险可增加 18%。

3. 职业因素　从事某些特殊职业的人群，需要长期接触到石棉、亚砷酸、烟草等致癌物或铀、镭等放射性元素。这些职业因素均可使肺癌发生风险增加。

4. 辐射因素　来于自然界（如铀元素衰变产生的氡气）或人为的（如医源性 X 线放射）

所产生的各种电离辐射均可一定程度上增加肺癌的发生率。

5. 个人生活习惯 包括个人饮食习惯与各种生活行为均可一定程度上影响肺癌患病几率:如吸烟、酗酒、喜欢烟熏油炸食品、少吃或不吃蔬菜水果;生活不规律,暴饮暴食、长期熬夜、精神压力大等。

6. 遗传因素 肺癌基因的改变包括原癌基因的激活、抑癌基因的失活、基因修复功能的丧失等。一般来说,导致肺癌发生的基因改变更多的是出生以后由于各种原因获得,而非来自父母遗传。仅有少数患者存在着家族多发现象,这些有家族史的人群其后代患肺癌因素在一定程度上比普通人群要高。

(四) 肺癌的病理分类

肺癌病理分类分为小细胞肺癌和非小细胞肺癌两种:

1. 小细胞肺癌 小细胞肺癌(SCLC):又称燕麦细胞癌,约20%的肺癌患者属于这种类型;常见于吸烟人群,解剖上属于中央型。SCLC肿瘤细胞倍增时间短,进展快,常伴内分泌异常或类癌综合征;这类患者早期即发生血行转移,对放化疗敏感,目前暂无好的靶向治疗药物。

2. 非小细胞肺癌 非小细胞肺癌(NSCLC),约80%的肺癌患者属于这种类型。临床上常见的三种类型:

(1) 腺癌:目前在各种类型肺癌中最为常见,又分为原位腺癌、微浸润型腺癌、浸润型腺癌以及浸润变异型腺癌。临床以浸润型腺癌最为常见,分为贴壁型、腺泡型、乳头型、微乳头型、实体型亚型。此类患者以女性相对多见,多数腺癌起源于较小的支气管,为周围型肺癌,早期一般没有明显的临床症状,往往在胸部X线检查时被发现,表现为圆形或椭圆形肿块,一般生长较慢,但有时早期即发生血行转移。早期是以手术为主的综合治疗;晚期则以化疗、靶向治疗、抗血管治疗、免疫治疗等全身系统治疗为主,少数情况可以考虑结合放疗、消融、冷冻甚至手术等局部治疗手段。

(2) 鳞癌:曾经是发病率最高的类型,现在随着戒烟及环境等致病因素的改变比腺癌发生率略低,患病年龄大多在50岁以上,男性占多数,与吸烟关系密切,大多起源于较大的支气管,常为中央型。根据鳞癌的分化程度分为角化型鳞癌、非角化型鳞癌、基底鳞状细胞癌。此类肺癌一般生长、发展速度比较缓慢病程较长,更倾向于经淋巴转移,血行转移发生较晚。早期手术患者比例最多,对放疗和化疗较敏感,免疫治疗有一定疗效,但靶向药物目前效果欠佳。

(3) 大细胞癌:在各型肺癌中虽然发病率最低,但分类复杂,目前仅限于手术大标本分类,最新分类又隶属于神经内分泌肿瘤大类,治疗上主要遵循NSCLC治疗原则。

3. 其他类型 如类癌、神经内分泌型肿瘤、癌肉瘤等在肺癌中均属于少见类型。

(五) 肺癌的临床分期

参照2017年国际抗癌联盟(UICC)最新发布的第八版肺癌TNM分期系统(表6-7-1)

T分期:

Tx:未发现原发肿瘤,或者通过痰细胞学或支气管灌洗发现癌细胞,但影像学及支气管镜无法发现。T_0:无原发肿瘤的证据。Tis:原位癌。

T_1:肿瘤最大径≤3cm,周围包绕肺组织及脏层胸膜,支气管镜见肿瘤侵及叶支气管,未侵及主支气管。T_1a:肿瘤最大径≤1cm,T1b:肿瘤最大径>1cm,≤2cm;T_1c:肿瘤最大径>2cm,≤3cm;

表 6-7-1 第八版 TNM 与临床分期

M0	亚组	N0	N1	N2	N3
T_1	Tia(mis)	Ⅰa1			
	$T_1a \leq 1cm$	Ⅰa1	Ⅱb	Ⅲa	Ⅲb
	$1cm < T_1b \leq 2cm$	Ⅰa2	Ⅱb	Ⅲa	Ⅲb
	$2cm < T_1c \leq 3cm$	Ⅰa3	Ⅱb	Ⅲa	Ⅲb
T_2	$3cm < T_2a \leq 4cm$	Ⅰb	Ⅱb	Ⅲa	Ⅲb
	$4cm < T_2b \leq 5cm$	Ⅱa	Ⅱb	Ⅲa	Ⅲb
T_3	$5cm < T_3 \leq 7cm$	Ⅱb	Ⅲa	Ⅲb	Ⅲc
T_4	$7cm < T_4$	Ⅲa	Ⅲa	Ⅲb	Ⅲc
M_1	M_1a	Ⅳa	Ⅳa	Ⅳa	Ⅳa
	M_1b	Ⅳa	Ⅳa	Ⅳa	Ⅳa
	M_1c	Ⅳb	Ⅳb	Ⅳb	Ⅳb

T_2:肿瘤最大径 >3cm,≤5cm;侵犯主支气管(不常见的表浅扩散型肿瘤,不论体积大小,侵犯限于支气管壁时,虽可能侵犯主支气管,仍为 T_1),但未侵及隆突;侵及脏胸膜;有阻塞性肺炎或者部分肺不张。符合以上任何一个条件即归为 T_2。

T_2a:肿瘤最大径 >3cm,≤4cm,T_2b:肿瘤最大径 >4cm,≤5cm。

T_3:肿瘤最大径 >5cm,≤7cm。直接侵犯以下任何一个器官,包括:胸壁(包含肺上沟瘤)、膈神经、心包;全肺肺不张肺炎;同一肺叶出现孤立性癌结节。符合以上任何一个条件即归为 T_3。

T_4:肿瘤最大径 >7cm;无论大小,侵及以下任何一个器官,包括:纵隔、心脏、大血管、隆突、喉返神经、主气管、食管、椎体、膈肌;同侧不同肺叶内孤立癌结节。

N 分期

Nx:区域淋巴结无法评估。

N_0:无区域淋巴结转移。

N_1:同侧支气管周围及(或)同侧肺门淋巴结以及肺内淋巴结有转移,包括直接侵犯而累及的。

N_2:同侧纵隔内及(或)隆突下淋巴结转移。

N_3:对侧纵隔、对侧肺门、同侧或对侧前斜角肌及锁骨上淋巴结转移。

M 分期

Mx:远处转移不能被判定。

M_0:没有远处转移。

M_1:远处转移。

M_1a:局限于胸腔内,包括胸膜播散(恶性胸腔积液、心包积液或胸膜结节)以及对侧肺叶出现癌结节(许多肺癌胸腔积液是由肿瘤引起的,少数患者胸腔积液多次细胞学检查阴性,既不是血性也不是渗液,如果各种因素和临床判断认为渗液和肿瘤无关,那么不应该把胸腔积液纳入分期因素)。

M_1b:远处器官单发转移灶为 M_1b;

M_1c:多个或单个器官多处转移为 M_1c。

（六）肺癌的临床表现

肺癌没有特异性的临床表现。早期时可以毫无症状，主要取决于肿瘤的大小、病理类型、所在具体位置，有无转移及并发症。常见临床表现有：

1. 具体症状

(1) 咳嗽：咳嗽是最常见的症状，典型的表现为阵发性刺激性干咳，一般止咳药常不易控制。

(2) 痰中带血或咯血：以此为首发症状者多见于中央型肺癌。由于肿瘤组织血供丰富，质地脆，剧咳时血管破裂而致出血，偶因较大血管破裂、大的空洞形成或肿瘤破溃入支气管与肺血管而导致难以控制的大咯血。

(3) 胸痛：常表现为胸部不规则的隐痛或钝痛。周围型肺癌侵犯壁层胸膜或胸壁，可引起尖锐而断续的胸膜性疼痛，若继续发展，则演变为恒定的钻痛。肩部或胸背部持续性疼痛提示肺叶内侧近纵隔部位有肿瘤外侵可能。

(4) 胸闷、气促：多见于中央型肺癌，特别是肺功能较差的患者。

(5) 声音嘶哑：通常伴随咳嗽。提示纵隔侵犯或淋巴结长大累及同侧喉返神经而致左侧声带麻痹。

(6) 发热：肺癌所致的发热原因有两种，一为炎性发热，中央型肺癌肿瘤生长时，常先阻塞段或支气管开口，引起相应的肺叶或肺段阻塞性肺炎或不张而出现发热。二为癌性发热，多由肿瘤坏死组织被机体吸收所致，此种发热抗感染药物治疗无效，激素类或吲哚类药物有一定疗效。

(7) 体重下降：肺癌晚期由于感染、疼痛所致食欲减退，肿瘤生长和毒素引起消耗增加，可引起严重的消瘦、恶病质。

2. 各种综合征

(1) 肺源性骨关节增生症：临床上主要表现为杵状指(趾)，长骨远端骨膜增生，新骨形成，受累关节肿胀、疼痛和触痛。确切的病因尚不完全清楚，可能与雌激素、生长激素或神经功能有关，手术切除癌肿后可获缓解或消退，复发时又可出现。

(2) 异位促肾上腺皮质激素（ACTH）分泌综合征：由于肿瘤分泌 ACTH 或类肾上腺皮质激素释放因子活性物质，使血浆皮质醇增高。临床症状可表现进行性肌无力、周围性水肿、高血压、糖尿病、低钾性碱中毒等，伴有皮肤色素沉着。

(3) 异位促性腺激素分泌综合征：由于肿瘤自主性分泌 LH 及 HCG 而刺激性腺类固醇分泌所致。多表现为男性双侧或单侧乳腺发育，偶可见阴茎异常勃起。

(4) 异位甲状旁腺激素分泌综合征：是由于肿瘤分泌甲状旁腺激素或一种溶骨物质（多肽）所致。临床症状有食欲减退、恶心、呕吐、腹痛、烦渴、体重下降、心动过速、心律不齐、烦躁不安和精神错乱等。

(5) 异位胰岛素分泌综合征：临床表现为亚急性低血糖综合征，如精神错乱、幻觉、头痛等。

(6) 类癌综合征：是由于肿瘤分泌 5- 羟色胺所致。表现为支气管痉挛性哮喘、皮肤潮红、阵发性心动过速和水样腹泻等。

(7) 神经 - 肌肉综合征（Eaton-Lambert 综合征）：是因肿瘤分泌箭毒性样物质所致。表现为随意肌力减退和极易疲劳。可出现肢端疼痛无力、眩晕、眼球震颤、共济失调、步履困难及痴呆。

(8) 异位生长激素综合征:表现为肥大性骨关节病多见于腺癌和未分化癌。

(9) 抗利尿激素分泌异常综合征:其主要临床特点为低钠血症,水中毒。

(10) 上腔静脉综合征(superior vena cava syndrome,SVCS):肿瘤直接侵犯或纵隔淋巴结转移压迫上腔静脉,或腔内的栓塞,使其狭窄或闭塞,造成血液回流障碍,出现一系列症状和体征,如头痛、颜面部水肿、颈胸部静脉曲张、压力增高、呼吸困难、咳嗽、胸痛以及吞咽困难。

3. 外侵和转移症状

(1) 胸膜受侵和(或)转移:临床表现因有无胸腔积液及胸腔积液的多寡而异,常见的症状有呼吸困难、咳嗽、胸闷与胸痛等。

(2) 肾脏转移:大多数肾脏转移无临床症状,有时可表现为腰痛及肾功能不全。

(3) 消化道转移:肝转移可表现为食欲减退、肝区疼痛,有时伴有恶心,可出现胰腺炎症状或阻塞性黄疸。胃肠道和腹膜后淋巴结,临床多无症状,常在查体时被发现。

(4) 骨转移:常见部位有肋骨、椎骨、髂骨、股骨等,但以同侧肋骨和椎骨较多见,表现为局部疼痛并有定点压痛、叩痛。

(5) 中枢神经系统症状:脑、脑膜和脊髓转移,症状可因转移部位不同而异。常见的症状为颅内压增高表现,如头痛、恶心、呕吐以及精神状态的改变等,少见的症状有癫痫发作、痴呆、四肢行动困难、动作震颤、发音困难、眩晕等。

(6) 周围神经系统症状:癌肿压迫或侵犯颈交感神经引起 Horner 综合征,其特点为病侧瞳孔缩小,上睑下垂、眼球内陷和颜面部无汗等。

(七) 诊断及鉴别诊断

肺癌的诊断必须依靠手术或活检小标本明确病理,并根据影像学进行临床分期或手术后病理分期。由于肺癌无特异性临床表现,鉴别诊断上需要与呼吸系统常见疾病,如肺结核、肺炎、肺脓肿等鉴别;同时排除来源于纵隔的肿瘤、肺部转移癌、良性肿瘤及肉芽肿性病变等。

(八) 肺癌的治疗原则

原则上Ⅰa 期以手术治疗为主;Ⅰb 到Ⅱb 期以手术为主结合放化疗的综合治疗;Ⅲa 期结合具体情况考虑多学科参与的综合治疗;而Ⅲb 到Ⅳ期则以系统性药物治疗,如化疗、靶向治疗、抗血管治疗、免疫治疗等,并视情况给予局部治疗。所有患者的整体治疗策略中都应注意呼吸功能康复等生理及心理治疗。

(九) 肺癌的康复治疗

1. 康复治疗的必要性

(1) 随着肺癌治疗手段的增加,肺癌患者生存期的不断延长,肺癌患者的生活质量也越来越受重视。例如晚期带有靶向驱动基因的肺癌患者的中位生存期,在 20 世纪单纯化疗时代不到 1 年;现在,通过相应的靶向综合治疗目前中位生存期可以达到 4 年以上。

(2) 肺癌患者常常合并其他慢性呼吸道疾病,最近研究报道,新诊断的肺癌患者中,73% 男性患者和 53% 女性患者表现为临床显著的慢性阻塞性肺疾病,肺癌患者常常存在通气或气体交换障碍。因此,肺癌患者容易出现化疗和放疗相关肺部并发症,术后出现肺部并发症风险增加,一旦出现肺部并发症往往较重。

(3) 癌症引起的脂肪和蛋白质分解导致体重下降和肌肉萎缩。肺癌患者往往出现骨骼肌萎缩和肌肉无力,再加上化疗和放疗后导致疲劳和食欲差,特别是晚期患者常常存在运动不耐受和功能障碍。体力状况评分(performance status,PS)决定肺癌治疗的选择。低运动耐受性与肺癌术后预后差和对化疗效果差有关,降低肺癌生存。越来越多的研究提示包括运动训练在内的胸部物理治疗能够减轻症状,增加运动耐受性和提高生活质量。

2. 肺癌肺康复的主要内容 肺功能康复与全身机体功能恢复有机结合。肺康复在肺癌综合治疗中的作用逐渐受到关注,但缺少高质量的临床研究。目前肺癌患者的肺康复治疗的内容主要是借鉴较成熟的COPD患者肺康复治疗的方案,以运动训练为主,还包括健康教育和营养支持等。肺癌患者肺康复治疗的运动训练与COPD患者相似,康复主要包括:①下肢运动训练:如步行、蹬车、爬楼梯、游泳、跑步等,是肺康复治疗的关键性核心内容,能增强患者心肺运动功能和运动能力;②上肢运动训练:如两上肢绕圈、重复提举重物平肩等形式,上肢运动训练可增加前臂运动能力,减少通气需求;③呼吸肌训练:包括缩唇呼吸和腹式呼吸,临床上常用的还有吹气球练习等,可改善患者呼吸肌功能,减轻呼吸困难的症状。

3. 肺癌肺康复的主要目标 肺癌肺康复的主要目标是提高运动能力,改善功能状态,它可以诱导患者行为的变化,以促进积极的生活方式,需要通过多学科医疗保健团队的努力,通过锻炼,教育患者和家庭,行为和心理社会干预实现这些目标,终极目的是提高生活质量。肺癌患者的肺康复有3个关键要素:一个针对每个患者的具体计划,一个多学科小组,以及对疾病的所有元素的识别。专业康复人员监督下的运动训练是肺康复项目的基础。康复治疗贯穿肺癌治疗的全程,提倡早期介入,但肺癌肺康复的最佳方案还不清楚。

4. 肺癌肺康复的特殊目标 需要特别强调的是:肺癌患者的社会心理康复是与其他肺部疾病相比,除了功能性肺康复之外的相对特殊之处。肺癌作为一种恶性疾病,在一般患者及其家属心中一直被认为不治之症:虽然目前带有驱动基因晚期肺癌患者在综合治疗下平均生存期已经超过了4年,被医学界认为是雷同于高血压、糖尿病一类的慢性病;还有哪怕是Ⅰ期肺癌手术后,有高达80%以上的治愈率,患者仍然生活中复发转移的恐惧之中。因此,建立强大的心理防线和家庭、社会支持体系在肺癌肺康复治疗中起到了举足轻重的独特作用。

5. 肺癌手术相关肺康复

(1) 术前肺康复:心肺功能不全限制早期肺癌患者手术的主要原因,术前的肺康复治疗能改善患者的心肺功能和运动耐量,增加手术机会,加速术后恢复,减少术后并发症。术前肺康复的要点:①术前提高运动耐力,改善身体一般状况;②术前加强正确咳嗽方式、腹式呼吸指导,术后加强辅助咳嗽、咳痰等胸部物理治疗;③有计划地进行患侧上肢功能训练;④手术对下肢运动影响较小,鼓励早期下床活动,下肢耐力训练可成为术前术后肺康复的常规项目。

Bobbio等前瞻性研究报道了12例合并COPD需行手术治疗的临床Ⅰ期或Ⅱ期非小细胞肺癌患者,术前心肺运动试验最大耗氧量(VO_2peak)15ml/(kg·min),经过4周的肺康复治疗,静息肺功能测试和肺弥散功能没有变化,但VO_2peak平均增加了2.8ml/(kg·min)。术前肺康复治疗确实改善了肺癌患者的心肺功能。

Cesario等研究入组了8例肺癌可切除的患者,但是因患者的身体状况和肺功能而不能手术。这些患者接受了4周的高强度(80%的最大耗氧量)的有氧运动、呼吸训练和健康教育。经过肺康复治疗,患者的6MWD增加了47.4%,PaO_2增加了7.2mmHg。与其他研究不同,该研究中患者的肺功能(FEV1和FVC)都有明显改善,而且基线肺功能和运动耐量最差的患者从术前肺康复治疗中获益更大。这些患者经过肺康复治疗后达到了手术标准并接受了肺叶切除术，术后2例患者出现一过性的并发症（1例出血，1例房颤），但没有患者死亡。Bagan等也报告了相似的研究，20例拟手术的N0非小细胞肺癌患者，术前肺功能指标（FEV1，VO_2max）低于手术切除标准或合并严重并发症，入组进行心肺康复计划，每天3小时无创通气康复，持续3周康复后，患者FEV1和VO_2max都有显著改善，所有患者都进行了手术治疗（肺叶切除术，n=15；全肺切除，n=3；联合肺叶切除，n=2），术后并发症20%（急性肾衰竭，n=2；肺炎，n=1；血胸，n=1）。死亡率为5%（心肌梗死，n=1），可见经过适当筛选的早期肺癌患者，经过3~4周肺康复训练，能够为心肺功能差的患者提供手术切除机会，术后并发症可接受。

Divisi等报道了27例肺癌合并COPD的患者进行4~6周的术前肺康复，肺康复治疗能改善PaO_2（60±10 vs 82±12mmHg），最大耗氧量（VO_2max）（12.9±1.8 vs 19.2 ± 2.1ml/kg·min，P=0.00001）和FEV1（1.14 ± 0.7 vs 1.65 ± 0.81，P=0.02），所有的患者都进行了肺叶切除，术后并发症为15%，所有4~6周的术前肺康复是合适有效的。Jones等研究发现4~6周与更长时间（8~12周）的肺康复训练带来的运动耐量改善幅度相似，提示对于某些患者1个月的运动训练就能达到效果。

术前进行4周肺康复的最大顾虑是怕延误手术时机，造成病情进展。较为可行的方案是在不推迟手术的情况下，利用术前检查和术前准备的时间，进行短期肺康复治疗。而对于术前肺功能差的患者，立即手术的风险更大，更有时间和必要进行肺康复治疗。

(2) 术后肺康复：肺癌患者进行肺叶切除后1个月内会出现运动功能下降，术后1年才可能恢复到之前水平。肺切除术后肺康复已广泛应用，能够防止运动功能受损和呼吸道并发症，加快肺功能恢复。Spruit等招募10例肺癌切除术后患者，基线肺功能检查显示均有中到重度的COPD，术后3个月内进行肺康复治疗，评价术后8周的肺康复治疗对于功能运动耐量和峰运动耐量的作用，治疗前后均评价了患者的肺功能、6MWD和峰运动耐量变化，肺康复治疗后功能运动耐量（比基线增加145m，提高43.2%，P=0.002）和峰运动耐量（比基线增加26瓦，提高34.4%，P=0.0078）都有明显提高，肺功能没有明显改善。基于这些初步结果，作者认为肺癌只要接受抗肿瘤治疗后均有指征行综合的肺康复治疗。

Cesario等研究也报道了相似的结果，总共有25例肺癌患者术后入组，每周3次，进行为期4周的肺康复治疗，研究评价了治疗前后的6MWD、Borg呼吸困难评分、血气及肺功能变化。结果显示接受肺康复治疗的患者Borg呼吸困难评分（2 vs 0；P<0.01）改善有统计学差异，6MWD（297.8m vs 393.4m；P<0.01）和FEV1、FVC明显提高，相反，对照组患者这些指标在术后均有下降。而且尽管基线水平治疗组明显差于对照组，治疗后两组比较无明显差异，提示术后4周的肺康复治疗改善了肺切除患者的运动耐量和呼吸困难程度，并且不影响肺癌术后其他的辅助治疗，作者提出肺康复治疗是肺癌手术综合治疗的一部分。

术后立即进行肺康复，许多患者抱怨伤口疼痛，有研究者建议术后3个月再行肺康复治疗。肺癌肺叶切除术后肺康复训练不论何时介入均对患者运动能力改善、生存质量提高及减少术后并发症发生率有益。术后进行肺康复是合适的时间点，但最佳肺康复持续时间还不清楚，有研究认为多于2周持续肺康复时间就能使患者获益。

6. 不可手术肺癌患者的肺康复 手术治疗是肺癌的首选治疗方式，但70%~80%肺癌患者确诊时往往已到晚期，加上部分因身体情况而不能手术的患者，不可手术的肺癌患者诊断时常常症状明显，包括呼吸困难、疲乏、咳嗽、持续的疼痛及肌萎缩等，化疗和放疗常常导致严重肺部并发症，特别是同步放化疗期间，而且肺癌患者出现治疗相关疲劳、消瘦、无力等副作用很普遍，往往得不到支持治疗，症状负担可能导致生活质量和功能下降，以及对此担心产生的心理焦虑，最终严重影响患者的日常活动和生活质量。针对具体症状的康复治疗，能够维持日常活动的功能，符合患者为中心的目标，但仍不能满足很多癌症患者的康复需求，提示癌症患者的功能受损和残疾是隐蔽性的，已有文章报道综合肺康复对晚期肺癌患者产生积极作用。

Glattki 等回顾性研究了 47 例肺癌患者（21 例 Ⅰ~Ⅱ期和 26 例Ⅲ~Ⅳ期），其中 29 例行胸部手术治疗，26 例行含铂双药化疗，20 例行放疗，完成以上治疗之后进行综合的肺康复治疗以评价对于肺功能和运动耐量的作用，在治疗前后检测了入组的 47 例患者的肺功能、动脉血气、6 分钟步行测试和呼吸困难程度。结果患者的 1 秒钟用力呼气容积（forced expiratory volume in first second，FEV1）[平均增加（110±240）ml；P=0.007]、用力肺活量[平均增加（130±290）ml；P=0.001]、6 分钟步行距离（平均增加 41m；P<0.001）都有明显提高。呼吸困难明显改善，MMRC 呼吸困难评分平均降低 0.26±0.61（P=0.007）。该研究证实肺癌患者在接受了抗肿瘤综合治疗后进行肺康复治疗，能够改善肺功能和运动耐量，且改善效果与是否合并 COPD 及是否手术治疗无关。Pasqua 等前瞻性研究报道对进行同步放化疗治疗后的晚期肺癌给予 4 周院内康复治疗，包括监督下症状限制的增量循环运动和 80% 峰值耐力的跑步机训练，以及放松技术等，25 例患者入组，所有患者都有 COPD，本研究对呼吸困难量表（MRC）、6min 步行距离（6-MWD）、肺功能（残气量 RV；肺总量 TLC；吸气量，IC；用力肺活量、肺活量；第一秒、第二秒用力呼气量，FEV1；FEV1/FVC%），BODE 指数，EORTC QLQ C-30 问卷（加上 LC-13 肺癌特异性模块）进行了评估，分别在三个时间点评估以上指标，T0（化放疗前）、T1（化放疗后，肺康复之前）和 T2（肺康复 4 周之后），11 例患者完成整个院内肺康复项目。研究发现 6-MWD 在放化疗后明显下降（P=0.004），肺康复治疗后 6-MWD 又恢复到治疗前水平，生活质量也有改善，包括生命质量核心量表中的症状领域（P=0.051）和肺癌特异模块 LC-13（P=0.018）及 BODE 指数（P=0.047）。也有研究报道放化疗同时进行肺康复也可以获益，肺康复能减轻同步放化疗相关肺损伤，提高耐受性。

不能手术的肺癌患者身体状态异质性明显，大部分患者不允许进行肺康复治疗，而参与康复治疗的患者常常无法完成康复疗程，因此，对于这部分人群制订肺康复方案，需要更加个体化，需要更多的临床研究验证其安全性和可行性。

(1) 化疗相关肺康复：经典化疗药物肺损伤的发病率很低，但是随着肿瘤发病率的升高及新型抗肿瘤药物出现，肺损伤的发生越来越多见。文献报道的抗肿瘤药物相关性肺损伤发生率约 10%，以浸润性肺疾病（infiltrative lung disease，ILD）为主要表现，包括肺间质纤维化、过敏性肺炎、非特异性间质性肺炎、弥漫性肺泡损伤及肺泡出血所致的 ARDS 等。病理改变常表现为：①毛细血管渗漏综合征伴肺水肿；②弥漫性肺泡出血；③局灶性肺泡出血。肺功能检查可有限制性通气障碍及弥散功能减退。治疗上。化疗药物相关性肺损伤诊断一旦明确，即应停用相关抗肿瘤药物。急性期以类固醇类药物应用为主，治疗前应注意除外感染。由于药物相关性肺损伤时肺间质改变明显，极易合并感染，故建议类固醇类药物应与抗生素联合应用。系统应用类固醇类药物可迅速改善氧合，同时配合支气管扩张剂、静脉补液、血管升压素、机械通气等。慢性期肺康复治疗同术后肺康复治疗，需结合当时 PS 评分，量力而行。

(2) 放疗相关肺康复：放射性肺损伤包括急性放射性肺炎和放射性肺纤维化。急性放射性肺炎常发生在放疗后 1~3 个月；放射性肺纤维化为放射性肺损伤慢性阶段，常发生在放疗结束后3~6个月甚至更长时间以后。放射性肺损伤的发生是由于放射使肺泡Ⅱ型细胞和表面活性物质减少，肺受照射部位发生急性渗出、炎细胞浸润，甚至肺泡崩溃胶原纤维增生形成肺损害。急性期以药物治疗为主：阿米福汀最初是作为放射保护剂研究发现的，目前阿米福汀已用于预防病可以减轻放射性肺损伤。除阿米福汀外氨溴索近年来也广泛运用于防治放射性肺损伤的治疗；此外，激素能够减轻放疗病变部位的炎性反应和间质水肿，是一种较理想的防治放射性肺损伤的药物。目前临床治疗放射性肺损伤以糖皮质激素为主，该药可抑制由细胞因子介导的肺泡炎性反应，在早期能减轻实质细胞的损害和微血管的改变，减轻肺泡内水肿，从而能改善症状。同样，慢性期肺康复治疗同术后肺康复治疗，需结合当时PS评分，量力而行。

(3) 靶向治疗相关肺康复：肺癌的靶向药物种类繁多。其中，针对EGFR这条途径的药物，如吉非替尼、厄洛替尼、埃克替尼等容易引起间质性肺炎。确切机制尚不明确，可能为药物直接在肺内代谢造成肺毒性损害，也可能为药物引起的免疫反应。虽然发生率很低，但一旦诊断为吉非替尼所致间质性肺炎，须立即停药。同时进行抗感染治疗，预防炎性反应的进展及肺纤维化。临床上常以静脉注射大剂量糖皮质激素（地塞米松或甲泼尼龙），同时给予吸氧、抗感染、抗自由基（给予还原性谷胱甘肽）、止咳化痰、扩张支气管、免疫支持治疗等综合对症处理，如能早期发现并得到及时治疗，急性期后配合运动性肺功能康复，一般预后良好。

(4) 免疫治疗相关肺康复：肺癌的免疫治疗目前主要集中于PD1/PDL1及CTL4这两个靶点，这两类药物都可引起免疫相关性肺炎，甚至致死性肺损伤。发生率报道不一，一般低于10%，又以CTL4单抗最为常见，PD1单抗次之，PDL1单抗最为少见。同样，一旦诊断为免疫相关性肺炎，须立即停药。同时进行抗感染治疗，静脉注射大剂量糖皮质激素（地塞米松或甲泼尼龙），免疫球蛋白，文献报道也可以给以CD20单抗抑制B细胞增殖治疗同样有效。免疫相关性如能早期发现并得到及时治疗，一般预后良好；如已发展到ARDS阶段，药物治疗效果往往不佳，即使能挽救生命，但肺纤维化等慢性肺损伤会严重影响患者的肺功能和生活质量，即使急性期后予以积极的运动性肺功能康复，仍然难以获得满意的效果。所以免疫治疗在既往有免疫相关性疾病，特别是合并肺部损伤的患者应该慎用。

7. 患者教育及社会心理康复 患者教育是综合肺康复治疗重要组成部分，贯穿肺康复全程。Jeong和Yoo对肺癌术后患者进行4周康复教育，主要包括咳嗽、气道清除技术、腹式呼吸、节段呼吸及上下肢运动，发现试验组肺功能（FVC和FEV1增加，$P<0.01$）明显改善。大部分接受化疗的肺癌患者会出现疲劳，目前还没有很好的方法对抗疲劳，有研究报道自我护理多学科教育能够帮助接受化疗的肺癌患者减轻疲劳（$P=0.036$）。呼吸困难、疲劳、焦虑目前被认为是晚期肺癌患者的一个综合征，一项随机对照研究发现，对放疗前晚期肺癌患者指导控制症状和渐进性肌肉放松训练，能够改善呼吸困难（$P=0.002$）、疲劳（$P=0.011$）和焦虑（$P=0.001$）。肺癌术前和术后的教育能够较少手术并发症，加快康复，缩短住院时间。

社会心理康复治疗首先建立患者与医院经治医生联系的基础上，结合家庭、朋友、义工及志愿者等各种社会关系，为患者提供全方位的社会心理支持。包括：①改变患者的认知，转变“癌症是不治之症”及“癌症就意味着死亡”的错误观念。②放松型心理干预，根据患者个体特点和文化素，在有条件的地方鼓励患者参加广场舞，健身操，太极拳等集体性娱乐健身活动。③支持型心理治疗，耐心倾听、解答出院患者的各种心理问题。生活方式予以指导和建议，用大量治愈的实例鼓励患者，增强其康复信心。定期召集癌症患者座谈，让治愈的肿瘤患者现身说法，发挥群体抗癌的优势。让患者之间相互交流抗癌经验，鼓励成员间成立交流互助组织。④人际关系型心理治疗，加强对患者及家属的教育，实施定期派医护专业人员到患者家中回访，帮助家属解决患者由于手术造成的生理、心理障碍，让患者最大限度地回归社会。

（周承志　陈荣昌）

第七章

非呼吸系统疾病的康复策略

第一节　胸腹部围手术期

（一）胸部手术

胸部手术主要包括肺、食管和纵隔，其中大部分与并发症相关性研究主要集中在肺手术，食管手术研究相对较少，因纵隔手术术后并发症较少，因而基本没有关于纵隔手术的相关研究。

1. 术前评估

(1) 肺切除手术：肺切除手术主要是肺部肿物的切除，在欧洲约 2/3 肺切除手术是肺肿物切除，术后肺部并发症是影响肺切除手术效果的主要危险因素。因而评估术后风险主要是评估术后肺部并发症的发生率，据报道肺术后并发症发生率为 10%~37%。肺切除手术和麻醉会有以下影响：气体交换障碍；肺容积减小；膈肌功能障碍；抑制通气；抑制咳嗽和纤毛系统。胸外科手术会导致肺活量中度至重度降低(50%)和功能残气量减少 70%，功能残气量下降会使关闭气道时的肺容积发生变化，等压点位于关闭气道之上，导致气道过早关闭，从而出现肺不张。手术过程中使用的肌肉松弛剂使吸气肌功能下降，导致肺容积减小，此外，这些药物会影响膈肌和延髓呼吸中枢，这是肺容积下降的主要因素。膈肌功能障碍一部分是因为手术直接损害膈肌，还有间接因素是疼痛或其他刺激作用于交感神经或迷走神经，从而抑制中枢神经系统，造成膈肌功能障碍。手术过程中麻醉会导致通气 / 血流比(V/Q)下降，以及肺血管收缩、肺泡通气不足和低心输出量，从而导致低氧血症和高碳酸血症。通气抑制是麻醉典型的残余影响，引起缺氧和高碳酸血症，止痛药和镇静剂会加重这些影响，影响肺康复。咳嗽和纤毛系统组成了肺保护系统，术后疼痛会影响咳嗽效力，麻醉因素会影响纤毛功能。

肺切除手术术前评估已经形成了有高等级证据的指南，欧洲和美国相关协会已发布了术前评估指南。术前肺功能测试在 20 世纪 50 年代被认为是评估胸外科术后并发症发生率和死亡率最有效的方法。直到 20 世纪 70 年代仍提示 FEV1 小于 1.2L，RV 大于 3.3L 和肺总量(total lung capacity，TLC)大于 7.9L 与术后并发症发生率呈正相关。随着肺功能检查指标和术后并发症相关性的研究和对小气道阻塞性疾病的认识，发现 FEV1 是预测肺切除风险的良好的指标，英国胸科协会(British Thoracic Society，BTS)依据 20 世纪 70 年代，3 个研究中心超过 2000 份病例研究发现肺叶切除术前 FEV1 大于 1.5L 和全肺切除术前 FEV1 大于 2L，患者的死亡率小于 5%。后来发现采用肺功能绝对值有一定的局限性，尤其是针对肺功能数值较低的患者(如老年、身材瘦小和女性)时。从 20 世纪 90 年代后提出用预测术后肺功能来预测肺切除手术风险。同时 D_LCO 是一个独立的高危因素，现多采用 PPO $D_LCO\%$。2013 ACCP 指南建议 PPO FEV1% 和 PPO $D_LCO\%$ 都大于 60%，肺切除手术低危；若上述两个指标任意一个介于 30% 和 60% 之间，建议行简易运动测试；若两个指标任意一个小于 30%，则建议行心肺运动试验。

目前肺手术患者呈现伴随疾病增多和高龄化趋势，特别是伴随有糖尿病和高血压患者增加，隐匿性心脏疾病增加，导致术后风险增加，而现有的单纯依靠肺功能检查不能反映出患者的心肺功能，而运动测试可以发现术前存在的心肺功能问题。运动测试的目的在于评估整个心肺 / 全身氧运输系统的生理储备是否能承受手术治疗。在运动测试过程中，会增加呼吸系统的潮气量，摄氧量，二氧化碳呼出量和呼吸系统的血液供应量，而这种反应类似于肺切除手术引起呼吸系统的反应，已证实开胸手术引起的耗氧量由静息的 110ml/(min·m^2)增加到术后的 170ml/(min·m^2)，增加了约 50%，因此要有足够的心肺储备才能满足术后氧耗的增加，也为运动测试评估术后风险提供了理论依据。用于评估肺切除术后风险的运动测试主要有简易运动测试和心肺运动试验。

用于肺切除手术风险评估的简易运动测试主要为步行往返试验和症状限制性爬楼梯试验，而我们常用的 6 分钟步行试验被证实和肺切除术后并发症发生率相关性差，但是能较好表现肺移植的健康水平，欧洲呼吸协会指南建议不把 6 分钟步行试验作为肺切除术前评估方法。

步行往返试验(shuttle walk test，SWT)是指患者在 10 米距离来回步行，步频与已录制的固定节律相同，速度逐渐增加，直到呼吸困难或者不能继续步行为止，记录步行距离，每 30 秒一次氧饱和度，Borg 评分，恢复时间和运动停止原因。研究发现如果患者步行距离低于 250 米，其 VO_2max 小于 10ml/(min·m^2)，手术风险高危，而步行距离高于 450 米，则 VO_2max 大于 15ml/(min·m^2)，手术风险低危。然而有文献报道 SWT 会低估 VO_2max，因此 ERS/ESTS 指南建议不能把 SWT 单独用于评估术后风险，可以作为一个筛选试验。另文献报道完成 250 米以上的患者有 90% 表现出 VO_2max 大于 15ml/(min·m^2)，因而建议 COPD 患者不能完成 CPET 试验时，SWT 可作为筛选试验。2013 ACCP 指南建议若 SWT 距离大于 400 米，则肺切除手术风险为低危，若 SWT 距离小于 400 米，则建议行心肺运动试验。

症状限制性爬楼梯试验(stair climb test，SCT)，1968 年就发现术前不能爬 2 层楼梯的患者，肺切除术后死亡率高达 50%。1991 年证实 SCT 可有效预测肺切除术后严重并发症；爬 2 楼对应 VO_2max 为 12ml/(min·m^2)，爬 5 楼的 VO_2max 均超过 20ml/(min·m^2)。关于爬楼梯试验，一项最多受试者的研究中，有 640 例肺切除患者进行症状限制性 SCT，发现爬楼梯高度低于 12 米患者术后并发症的发生率是能完成高度 22 米患者的 2 倍，死亡率高达 13 倍；能完成高度 22 米以上的患者死亡率在 1% 以下，并且在能完成 22 米的患者中，即使 PPO FEV1 和(或)PPO D_LCO 小于 40%，死亡率也为 0，而小于 12 米的患者死亡率为 20%。ERS/ESTS 指南建议把标准化症状限制性 SCT 作为肺切除术前第一线筛选试验。2013 ACCP 指南建议若 SCT 高度大于 22 米，则肺切除手术风险为低危，若 SCT 高度小于 22 米，则建议行心肺运动试验。

心肺运动试验(cardiopulmonary exercise test，CPET)中的峰值耗氧量被认为是术前评价肺切除风险的"金标准"，对比简易运动测试，CPET 的优点在于：是在受控制的环境中连续监测各种心源性和呼吸参数；同时是一个标准化的运动测试，具有良好的可重复性；可准确的识别氧转运系统中的各种问题，从而在围手术期中及时处理，以提高心肺整体功能状态。

1972 年，Reichel 最早报道 CPET 可用于全肺切除手术患者的术前评估，Eugene 等发现 VO_2max 与肺切除术后死亡率密切相关，同时发现 VO_2max 用于评价不同年龄和身高的患者时，利用绝对值可能会过多排除那些适合肺切除手术的患者，建议 VO_2max 应用体重进行校正，以最大千克耗氧量评估手术风险更为科学，并发现如果 VO_2max 小于 15ml/(min·m^2)肺切除术后并发症发生率达 100%，而 VO_2max 大于 20ml/(min·m^2) 并发症发生率为 10%。1995 年 Bolliger 等运用大数据分析发现 VO_2max 占预计值的百分比也是一个很好的预测术后并发症的参数，患者 VO_2max 占预计值的 75% 以上，肺切除术后并发症发生率为 10%，而 VO_2max 占预计值的 43% 以下，术后并发症发生率为 90%。随着围手术期管理方法的改善和手术技术的进步，2013ACCP 年指南建议 VO_2max 大于 20ml/(min·m^2) 或预计值高于 75%，肺切除术后并发症风险低，而 VO_2max 小于 10ml/(min·m^2) 或预计值低于 35%，则为手术禁忌。

运动过程中氧饱和度下降（exercise oxygen desaturation，EOD）特指在运动测试过程中，受试者动脉血氧饱和度下降大于 4%。早期研究表明运动过程中氧饱和度下降与肺切除术后早期并发症的相关性并不确切，来自英国的文献报道步行往返试验中出现运动过程中氧饱和度下降与否和围手术期是否发生并发症没有相关性。但也有研究发现运动过程中氧饱和度下降可作为肺切除术前评估有价值的参数，运动过程中氧饱和度下降可用于判别术后是否出现呼吸衰竭，是否需要进入重症监护室等；Brunelli 采用回归分析后发现发生运动过程中氧饱和度下降现象与肺切除术后并发症显著相关，并且 SWT 和 6 分钟步行试验比 CPET 更有效的鉴别出哪些患者会出现运动过程中氧饱和度下降。ERS/ESTS 指南建议出现 EOD 的患者需进一步完成 CPET，以更好的评估心肺功能。

(2) 肺减容：肺减容手术通过切除部分肺组织，减少肺过度充气，改善呼吸肌做功，从而改善运动能力（6 分钟步行试验距离），生活质量，肺功能和呼吸困难程度。6 分钟步行试验可提供患者的运动能力和健康状况。在满足肺减容手术适应证的前提下，建议术前评估患者运动能力，在康复治疗后 6 分钟步行试验距离大于 140 米，但踏车运动测试得出的最大运动能力较低（辅助供氧下，男性低于 40W，女性低于 25W），才进入手术程序。

(3) 肺移植：需行肺移植的疾病较多，6 分钟步行试验可较好地反映等待肺移植患者的健康水平和运动能力。一些疾病肺移植条件中，可以通过 6 分钟步行试验来判断患者的功能水平。间质性肺疾病患者，在 6 分钟步行试验过程中氧饱和度下降至 88% 以下或 6 分钟步行距离小于 250 米；囊性纤维化患者，6 分钟步行距离小于 400 米，可转诊肺康复。

(4) 食管手术：食管癌切除术由于手术方法较多，比如左开胸、右开胸、颈胸腹三切口、电视辅助腔镜和机器人手术等，因而手术干预因素较多，关于食管手术风险评估报道较少。有报道 51 例食管切除术，术前行步行往返试验，发现步行距离大于 350 米的患者手术 30 天内无死亡发生，没有完成 350 米步行的患者有 8 例，其中 5 例死亡，2 例在重症监护室时间约 30 天。有报道 108 例需食管切除患者，发现 AT（无氧阈）和心肺并发症有密切相关性。

2. 术前治疗

(1) 术前治疗策略：主要有运动训练和吸气肌训练。术前有氧训练可显著提高肺减容和肺移植患者的运动能力，呼吸困难和生活质量，但对于胸部手术术后并发症，术前肺康复现在还没有可靠的数据支持。

肺减容术的术前运动训练是安全有效的，建议在术前行至少 3 个月的康复训练，可改善呼吸困难、运动耐力、运动能力，生活质量和肌肉力量，但是还不清楚术前肺康复是否能降低肺减容手术术后并发症发生率和术后死亡率。同时不能完成 6~10 周的肺康复计划患者，是肺减容手术的禁忌。

对于肺移植患者手术前后，肺康复管理起着至关重要的作用，移植前肺康复可以帮助个人优化和保持功能状态。运动能力是否受损是胸部手术结果和生存的重要因素，肺康复增加运动耐力有可能改善手术结果。因为肺移植患者严重的运动功能限制和气体交换障碍，所以一般采用低强度运动或间隔训练，同时检测血流动力学参数和氧合参数。对于终末期肺疾病需肺移植的患者，步行训练也是安全可行的。同时需肺移植的患者大多存在运动不耐受，其中骨骼肌功能障碍起着重要作用，因而在肺康复训练中应加入肌力训练；手术可致运动能力下降和免疫抑制药物使肌肉功能恶化，肌力训练应贯穿手术前后肺康复。

对于肺切除的肺癌患者，术前运动训练可显著提高 VO_2max 和 6 分钟步行距离，可缩短平均住院日，减少术后并发症的发生率；而肺功能测试结果（主要是 FEV1）各文献报道差异较大，对生活质量大多报告没有明显变化；4 篇术前训练涉及血氧或动脉氧分压，只有一篇报道有血氧和氧分压改善；其他益处有文献提到术前运动训练后炎症标记物 ICAM-1 下降。肺癌患者术前运动训练的不良报告主要集中在肌肉疼痛。早期术前肺癌患者行肺切除术前运动训练方案借鉴于 COPD 训练方案，多采用 4~6 周的训练方案，然而这种术前训练时间显著长于普通肺切除患者诊断和手术间的时间，因而较少推广采用，并且训练频率不一。有术前小样本、短时间的有氧训练报道，明显可以减少术后肺部并发症的发生率和平均住院日，但是缺乏随机、高质量的证据支持。运动强度多推荐中等强度，训练类型多采用有氧训练，运动时间文献报道在 10~40 分钟 / 每次。随着越来越多的医院采用术前肺康复，对于术前有氧训练的效果会得到更好的证实。虽然肺康复的数据难以量化和标准化，但是在临床工作中，肺癌术前训练的好处在不同形式下得以证实。ACCP 指南建议 PPO FEV1 或 PPO D_LCO 小于 60% 和 VO_2max 小于 10ml/（kg·min）或 35%，建议术前肺康复，证据等级为 1C。同时运动训练并不能改善呼吸肌的肌力，因而术前较多采用吸气肌训练，同时还有较少文献报道采用训练肌力的方案，其治疗效果还有待进一步研究。

（2）术前教育：医疗和护理文献已证实术前教育对术后功能恢复有重要作用，术前教育的内容包括教会患者肺扩张的方法，如咳嗽，诱发性呼吸训练和自主深呼吸。因为患者处于疼痛状态中，因此在术后强调这些方法会比较困难。

3. 术后治疗 术后早期肺康复集中在优化肺膨胀和分泌物排出，同时关注呼吸模式和效率，上下肢运动范围和力量，基本转移能力和步态稳定，待引流管拔出后恢复到正常的日常生活活动能力。

（1）早期活动：术后早期活动可通过优化通气 / 灌注比以改善呼吸功能，增加潮气量；降低呼吸做功；增加功能独立性；改善心血管适应性；增加心理健康。从而降低术后肺部并发症的发生率。

（2）激励式肺量计：激励式肺量计是一种手持装置，用以鼓励持续最大的吸气，以鼓励充分肺扩张，从而防止或解决肺不张。现有文献报道，常规使用激励式肺量计对预防术后发生肺不张并无明确文献支持，而对术后已经发生肺不张的患者，激励式肺量计有明确的治疗效果。同时激励式肺量计结合呼吸训练可减少术后肺部并发症发生率。

（3）气道廓清技术：胸科手术需要患者在分泌物较少的时候才会选择手术，比如支气管扩张症患者，要求需控制好肺部感染，因而胸科手术术前分泌物一般较少，在手术后，因创伤和肺塌陷的原因，会积累少量分泌物。完整的气道廓清技术包括分泌物从小气道到大气道和从大气道排出呼吸系统，叩拍、振动等气道廓清技术多针对小气道到大气道，同时叩拍等技术可能会加重疼痛而影响分泌物从大气道到体外，可能会影响患者不能完成正确有效的咳嗽，因而，在引流管拔出之前，不推荐使用这类技术，建议推荐 ACBT 技术排出分泌物。

（二）腹部手术

对于腹部手术，也有较高的术后肺部并发症风险，术后肺部并发症风险与手术切口至膈肌的距离成反比，因此上腹部和胸部手术较下腹部和其他手术部位，肺部并发症发生率显著更高。文献提示腹部手术后并发症发生率约为35%，其中9%的为肺部并发症，30天内死亡率为10%。然而对于腹部手术的术后肺部并发症风险并无统一的指南，现阶段对于COPD或呼吸睡眠暂停等疾病有相关研究，建议高危人群行术前肺功能测试等评估手术风险。

1. 术前评估 术前腹部手术评估，肺功能测试建议在高危情况下进行，如COPD、哮喘患者、未戒烟等患者。腹部手术术前评估对于这些患者术后肺部并发症发生风险的确定有帮助，但是对于腹部手术并无统一的肺功能测试指标。

6分钟步行试验距离和腹部手术肺部并发症的相关性研究较少，文献报道较多的是心肺运动试验和腹部手术术后并发症相关性研究。有报道104例肝手术患者术前接受心肺运动试验，发现无氧阈 <10.2ml/(kg·min)是术后并发症的临界值，4例肝手术研究发现无氧阈为9ml/(kg·min)可以预测短期死亡率(90天)，无氧阈为11.5ml/(kg·min)可以预测长期死亡率(1年)。同时发现峰值耗氧量VO_2max也与肝移植术后死亡率有相关性，但证据较无氧阈弱，2项关于峰值耗氧量肝移植死亡率临界点为17.1ml/(kg·min)和16.5ml/(kg·min)。肝手术住院时间和无氧阈/峰值耗氧量相关性不强，但有文献报道无氧阈小于9.9ml/(kg·min)可能增加计划外ICU滞留时间。心肺运动试验与腹主动脉瘤修复手术研究较少，与死亡率相关性需进一步研究，建议将峰值耗氧量15ml/(kg·min)作为起始点，无氧阈10ml/(kg·min)可预测术后并发症的发生率。结直肠手术行心肺运动试验报道较少，有文献报道无氧阈11ml/(kg·min)是死亡率临界点，有报道25例结直肠手术后死亡患者峰值耗氧量都小于10.6ml/(kg·min)，但还需进一步大样本研究。同时还发现胰腺手术住院时间和并发症发生率临界点为无氧阈10.1ml/(kg·min)，腹内手术无氧阈小于10.1ml/(kg·min)为死亡临界点，无氧阈在10.1~12ml/(kg·min)应谨慎处理。综上，无氧阈是肝手术的良好预测因子，而其他腹部手术与心肺运动试验指标变异性较大，还需进一步研究。

2. 术前治疗 腹部手术术前运动训练有较少报道，现仅有3例关于腹部手术术前运动测试的随机对照试验，因此运动训练对腹部手术术后并发症的影响还需进一步研究。3例随机对照试验提示了术前运动训练对腹部手术患者的益处。术前运动训练可显著增加呼吸肌耐力。一例随机对照试验结果显示术前运动训练的患者术后的运动能力(6分钟步行试验)明显增加，而另一个研究发现训练前后运动能力无明显差异。一例研究显示术前运动训练患者，腹部手术后1~3天有更大的氧饱和度数值。而术后肺部并发症，术前运动训练组发生率为6%，而对照组为27%，因此明显降低了术后肺部并发症发生率，然而另一研究发现术前运动训练对术后并发症无明显影响。也有随机对照试验显示术前运动训练可明显缩短腹部手术患者的住院时间。术前运动训练(包括运动处方)对腹部手术(不同手术部位和手术方式)患者(不同高危因素)的影响还需进一步研究。有文献报道短期术前吸气肌训练可有效减少术后并发症。

3. 术后治疗 对于腹部手术，围手术期物理治疗的目的主要是，改善呼吸肌肌力，改善氧合和咳嗽能力，改善胸壁活动度和潮气量，以及减少呼吸做功和预防术后肺部并发症。早期活动，对于高危的腹部手术患者，开始活动的时间每延迟1日都会增加术后肺部并发症发生率。对于腹部手术主要的肺部并发症是肺部感染和肺不张。还存在戒烟可能不如胸部手术严格，同时，在咳嗽能力中，腹部肌肉和膈肌占咳嗽功能的40%~60%，因此腹部手术对咳嗽能力影响也较大。腹部手术中有一些疾病会影响患者的营养状态,如胃肠疾病影响的营养物质吸收,肝病引起的白蛋白下降等,还有术后禁食,患者的营养状态也会影响咳嗽能力。对腹部手术患者术后肺部并发症的物理治疗方法选择,在引流管拔出之前,在病情允许下优先选择 ACBT、体位引流等不会明显加重疼痛的物理治疗技术。

有报道 43 例腹部手术患者接受物理治疗包括深吸气和体位引流,实验组发生肺部感染率为 13.7%,对照组为 37.3%,然而 Meta 分析发现 13 例腹部围手术期物理治疗效果无统计学意义。有无物理治疗对发生肺不张并无明显证据。有报道发现腹部手术患者物理治疗后氧分压由 255mmHg 增加至 381mmHg,但无对照组。肺活量也有类似发现,物理治疗前后肺活量由 2120ml 增加至 2816ml,同样也无对照组比较。因此,腹部手术围手术期物理治疗需高质量的随机对照研究以确认其效果,根据现有的阳性结果,对患者进行危险分层可能使患者从物理治疗中获益。同时激励式肺量计对于上腹部手术术后肺部并发症发生率并无明确阳性证据。

(何成奇)

第二节 心脏疾病

(一) 心血管疾病康复的定义

心血管疾病的康复,是指在医学诊断评价的指导下、通过五大处方:药物处方、运动处方、营养处方、心理处方(含睡眠管理)、患者教育(危险因素管理和戒烟)的联合干预,为心血管疾病患者在急性期、恢复期、维持期,以及整个生命过程中提供的生理、心理和社会的等全面和全程管理服务和关爱。在基于每个患者心血管疾病病情的基础上旨在:①校正生理及精神上的失调状况,帮助患者尽早回归社会;②减少猝死率,再发病率和再入院率,校正动脉粥样硬化性心血管疾病(ASCVD)的危险因素,抑制或逆转动脉粥样硬化过程;③提高生活质量(QOL),改善心理社会及职业的状况,通过二次预防实现生命预后的全面改善。

心血管疾病的康复 / 二级预防,大体分为三个时期:急性期(以生命安全和回归正常日常生活为目标,发病后的 4~7 天)、恢复期(以复职和回归社会为目标,发病后 1 周 ~6 个月)和维持期(以健康生活习惯养成,危险因素控制和健康管理方式构建为目标,发病后 6 个月直至整个生命过程)。

(二) 心血管疾病康复的意义

1. 对患者的意义 心血管疾病康复 / 二级预防是一个全面的长期的团队医疗作业的过程。通过五大处方的联合作用,减少心血管疾病患者猝死率,再发病率,再入院率,改善心功能和肺功能,提高 QOL,全面提高生命的预后水平。

2. 对医生的意义 目前,传统意义上的医疗分为,预防、治疗、康复。心血管疾病康复和二级预防,将是要从根本上扭转单纯生物医学的模式,实现生命的长度和质量双重改善的目标(adding life to years and years to life)。使得医生更加全面的参与到整个医疗工作的始终;使得医疗行为的主体,医生和患者共同主导和参与整个医疗过程,和谐互助,更好的诠释对生命意义的尊重。

3. 对改进医疗服务的意义 心血管疾病的康复 / 二级预防是一个长期的全面的多学科合作的医疗过程,药物处方对运动疗法的影响,对营养处方的影响,对心理的影响,以及药物之间的相互作用,都是康复和二级预防中要着重考虑的事宜。中国心血管疾病康复/二级预防的广泛开展,迫切的需求更多的创新型心脏康复设备的涌现。

4. 对社会的意义

(1) 中国正快速进入老龄化社会。由于老年人群是心血管疾病的主体人群,随着人口老龄的加剧,预计到2030年心血管衰老等相关疾病的比重将超过50%。老年心血管疾病带病延年的现状与未来,使心血管疾病康复/二级预防的需求日益加大。

(2) 随着中国经济的高速发展,高热量、高压力、少运动的生活方式,使得中国心血管疾病的患病率处于持续上升阶段。庞大和持续上升的患病数量,使心血管疾病预防和心脏康复的需求更加迫切。

(3) 目前我国心血管疾病的治疗手段已经达到国际先进水平。但这些手段并未改善心血管疾病预后,心脏康复和二级预防,将从根本上扭转单纯生物医学模式,从心理、生物和社会多方面为患者提供长期综合的服务和关爱。

5. 对政府对医疗保险的意义

(1) 我国新医改要求:加快发展社会办医,促进健康服务产业的发展。鼓励外资和社会资本直接投向康复医院,老年病医院等服务领域。这使得心脏康复领域成为资本投资的热点,解决医疗资源过度浪费的热点,和建立良好医患沟通关系的热点。

(2) 德国和日本的经验告诉我们,心脏康复及二级预防可以大大提高心血管疾病患者的复职回归率,新社会产值的创造不仅减少了政府因失业带来的财政支出,更可以通过再就业续接上医保费用,减少医疗保险负担。

(三) 心血管疾病康复的评估

1. 生物学病史评估

(1) 病史采集:心血管疾病康复患者的病史应主要包括以下内容:

1) 患者的基本信息;

2) 主诉及现病史;

3) 既往史;

4) 个人史;

5) 社会心理问题;

6) 治疗依从性。

(2) 体格检查:体格检查应由心血管疾病康复医师在首诊时完成。循环系统及呼吸系统的体格检查应规范完成视、触、叩、听四步骤检查,重点检查气管位置、胸廓外观、呼吸运动节律有无异常;双肺呼吸音有无异常;心界、心律(率)、心音有无异常;有无血管杂音;颜面部及下肢有无水肿;手术患者伤口愈合情况等。

(3) 实验室检查:常规实验室检查包括血脂、血糖以及肝肾功能,并应根据和患者具体情况合理选择其他检查项目。

血脂:血脂异常是ASCVD的重要危险因素,主要有高胆固醇血症、高三酰甘油血症、低高密度脂蛋白血症和混合型脂血症4种类型。临床上血脂的基本检测项目为总胆固醇(TC)、三酰甘油(TG)、高密度脂蛋白胆固醇(HDL-C)和低密度脂蛋白胆固醇(LDL-C)。血脂异常的干预方式的选择取决于基线胆固醇水平及其心血管危险分层(表7-2-1)。低、中危患者以生活方式干预为主要措施。

表 7-2-1 血脂异常危险分层方案

临床疾病和(或)危险因素	TC 5.18~6.9mmol/L 或 LDL-C 3.37~4.12mmol/L	TC>6.22mmol/L 或 LDL-C≥4.14mmol/L
无高血压且其他危险因素[1]<3 个	低危	低危
高血压或其他危险因素≥3 个	低危	中危
高血压且其他危险因素≥1 个	中危	高危
冠心病及其等危症[2]	高危	高危
急性冠脉综合征或冠心病合并糖尿病	极高危	极高危

注:1. 其他危险因素包括年龄(男≥45 岁,女≥55 岁),吸烟,低高密度脂蛋白胆固醇血症、肥胖和早发缺血性心血管病家族史;2. 冠心病等危症包括糖尿病、缺血性脑卒中、周围动脉疾病、腹主动脉瘤和症状性颈动脉病

血糖:糖尿病与心血管疾病关系密切,首诊时应常规检查空腹血糖,糖尿病高危人群或普通人群空腹血糖升高者,应完成 OGTT、胰岛素释放试验、糖化血红蛋白检查及尿常规检查,根据结果明确诊断并制订进一步治疗方案。

肝肾功能:肝肾功能检查应覆盖所有心血管病或具有心血管病发病风险的人群,因为治疗心血管疾病的药物大多经肝脏或者肾脏代谢。若肝肾功能不全或异常,服用的药物会加重肝肾负担甚至会对其功能造成损害,可能会造成机体对药物的反应性增加。因此,建议心血管疾病康复患者须定期检测肝肾功能。

(4) 辅助检查:其他辅助检查包括心电图、胸片、超声心动图、心脏核素扫描、心脏磁共振、冠状动脉 CT 及冠状动脉造影等。

2. 代谢异常评估 大量研究结果显示:心血管疾病的发生、发展和结局均与代谢异常密切相关,对于心血管疾病患者来说,对其代谢异常进行正确的评估,为其提供合适的康复治疗方案无异于是至关重要的。可以从以下四方面的异常进行评估:

(1) 肥胖和超重:身体脂肪(体脂)是指身体中的脂肪组织。衡量超重和肥胖最简便和常用的生理测量指标是腰围和体重指数(BMI)[BMI= 体重(kg)/ 身高$(m)^2$]。医学研究证明,BMI 增加与 CVD 的风险高度相关。虽然近来的一些研究提示腰围(WR)在预测心血管病危险方面要优于 BMI,但前者的测量误差大于后者,因此 BMI 仍是简便、实用、更为精确的测量指标。同时应用两个指标预测价值更好。

诊断标准:成年人正常 BMI 为 18.5~23.9kg/m^2,BMI 在 24~27.9kg/m^2 为超重,提示需要控制体重;BMI≥28kg/m^2 为肥胖,应开始减重。成年人正常腰围 <90/85cm(男 / 女),如腰围 >90/85cm(男 / 女),提示需控制体重,如腰围≥95/90cm(男 / 女),应开始减重。

控制目标:减轻体重,减重速度因人而异,通常以每周减重 0.5~1.0kg 为宜;降低 BMI,6~12 个月内减少 5%~10%,使 BMI 维持在 18.5~23.9kg/m^2;腰围控制在男性≤90cm、女性≤85cm。

(2) 血脂异常:血脂异常中以 LDL-C 增高为主要表现的高胆固醇血症是动脉粥样硬化性心血管疾病,包括冠心病、缺血性脑卒中以及外周动脉疾病最重要的危险因素。JBS3 推荐所有心血管疾病患者应该在确诊后立即或短期内进行脂蛋白检测。多项研究发现,

LDL-C 水平与 ASCVD 的发病风险密切相关。大量随机化临床研究也证实降低 LDL-C 可显著减少 ASCVD 事件风险，因此应将 LDL-C 作为临床降脂治疗主要干预靶点。

诊断标准：沿用《中国成人血脂异常防治指南(2007 年)》血脂水平分层标准，(表 7-2-2)。

表 7-2-2 我国人群血脂水平分层标准

分层	血脂项目(mmol/L)			
	TC	LDL-C	HDL-C	TG
合适范围	<5.18	<3.37	≥1.04	<1.70
边缘升高	5.18~6.19	3.37~4.12		
升高	≥6.22	≥4.14	≥1.55	≥2.26
降低			<1.04	

注：TC：总胆固醇，HDL-C：高密度脂蛋白胆固醇，LDL-C：低密度脂蛋白胆固醇，TG：三酰甘油

控制目标：在一定范围内继续降低 LDL-C 或非 HDL-C 水平可能有助于进一步降低患者心血管风险，可考虑更严格的控制胆固醇(表 7-2-3)。建议应用他汀类药物将 ASCVD 患者的 LDL-C 控制于<1.8mmol/L(非 HDL-C<2.6mmol/L，非 HDL-C 值为 LDL-C 值+0.8mmol/L)。若经他汀类药物治疗后患者 LDL-C 不能达到此目标值，可将基线 LDL-C 水平降低 50% 作为替代目标。

表 7-2-3 ASCVD 一级预防与二级预防降胆固醇的目标值

临床疾患和(或)危险因素	目标 LDL-C(mmol/L)	非 HDL-C(mmol/L)
ASCVD	<1.8	<2.6
糖尿病 + 高血压 / 其他危险因素 *	<1.8	<2.6
糖尿病	<2.6	<3.4
慢性肾脏病(3/4 期)	<2.6	<3.4
高血压 +1 项其他危险因素 *	<2.6	<3.4
高血压 /3 项其他危险因素 *	<3.4	<4.2

注：ASCVD：动脉粥样硬化性心血管疾病，LDL-C：低密度脂蛋白胆固醇；* 其他危险因素包括：年龄(男 >45 岁，女 >55 岁)，吸烟，高密度脂蛋白胆固醇 <1.04mmoL/L，BMI≥28kg/m²，早发缺血性心血管病家族史

因为缺乏临床终点获益证据，目前不建议应用他汀之外药物升高 HDL-C。

(3) 高尿酸血症：尿酸是人体嘌呤代谢的产物，血尿酸水平升高与体内核酸代谢异常和肾脏排泄减少有关。无心血管疾病危险因素者血尿酸水平为 290~300μmol/L。

诊断标准：血尿酸水平男性 >420μmol/L、女性 >357μmol/L 诊断为高尿酸血症。没有痛风发作的高尿酸血症称为无症状高尿酸血症。

控制目标：血尿酸 <360μmol/L(对于有痛风发作的患者，血尿酸宜 <300μmol/L)。膳食应以低嘌呤食物为主，严格控制肉类、海鲜和动物内脏等食物的摄入。多饮水，戒烟酒。饮水量保证≥1500ml/d。伴有尿酸升高的高血压患者优先选用 ACEI、ARB 或钙拮抗剂降压。

(4) 糖代谢异常：糖代谢异常包括糖尿病前期和糖尿病。血糖和血红蛋白的结合生成 HbA1c 是不可逆反应，并与血糖浓度成正比，且保持 120 天左右，所以检测 HbA1c 可以反映

患者近 8~12 周的血糖控制情况。正常值为 4%~6%。HbA1c 降低约 0.9%(10mmol/L)时心血管事件减少 10%~15%。

诊断标准:糖代谢分类标准参考 ADA,(表 7-2-4)。

控制目标:糖尿病患者预防心血管疾病 HbA1c 的目标为≤7%,进一步降低 HbA1c 最低的可能安全目标 <6.5%,病程长的糖尿病患者这个目标可能降低微血管并发症的风险。

表 7-2-4 糖代谢分类标准

糖代谢分类	静脉血浆葡萄糖(mmol/L)	
	空腹血糖	糖负荷后 2 小时血糖
正常血糖(NGR)	<6.1	<7.8
空腹血糖受损(IFG)	6.1~7.0	<7.8
糖耐量减低(IGT)	<7.0	7.8~11.1
糖尿病(DM)	≥7.0	≥11.1

3. **体适能评估** 与一般医学评估一样,体适能评估必不可少,是制订安全有效的康复治疗方案的保障。体适能评估包括以下几个方面:

(1) 身体成分评估:体质量、身高、BMI、腰围、臀围和腰臀比。BMI 国人标准(表 7-2-5)。腰臀比是反应中心性肥胖状态的优选指标,国人中心性肥胖标准:男性腰围 >90cm,女性 >85cm;腰围 / 臀围之比男性 >0.9,女性 >0.8。

表 7-2-5 我国成年人营养状态分级的 BMI 标准

成年人	体重指数(BMI)/(kg/m^2)
体质量过轻	BMI<18.5
体质量正常	18.5≤BMI<24.0
超重	24.0≤BMI<28.0
肥胖	BMI≥28.0

(2) 肌肉适能评估:肌肉适能包含肌力与肌耐力,是影响日常生活活动能力的主要因素之一,且与全因死亡率呈负相关。最大力量(one repetition maximum,1-RM)测试,表示人体尽最大努力,在动作标准的情况下仅能完成一次的负荷重量。可使用等速肌力测试仪测试,或使用 X-RM 进行换算。X-RM 测试强度小,安全性相对较高,常用于心血管疾病患者,X 通常为 10~15 次。换算公式(表 7-2-6)。

表 7-2-6 多重复次数测试 X-RM 与 1-RM 的关系

X-RM	% 1-RM
1-RM	100%1-RM
5-RM	90%1-RM
8-RM	80%1-RM
12-RM	70%1-RM
17-RM	60%1-RM

此外还包括徒手肌肉适能评定，柔韧性适能评估，平衡适能评估等综合评定老年人的体适能。

4. 日常生活活动评估 日常生活活动（activities of daily living，ADL）是指人们在日常生活中，为了照料自己的衣食住行，保持个人卫生整洁和进行独立的社区活动所必需的一系列基本活动。大多数心血管疾病患者的 ADL 由于心血管疾病本身或伴发病的影响，会受到或多或少的影响，因此对心血管疾病患者进行 ADL 评估非常重要。

ADL 通常分为躯体的或基本的 ADL（basic or physical ADL，BADL or PADL）和工具性 ADL（instrumental ADL，IADL）。BADL 是指每日生活中的自理活动和身体活动有关的基本活动。IADL 是指人们在社区中独立生活所需的关键性的较高级技能，常常需借助各类工具才能进行。

ADL 评定旨在：①确定患者 ADL 方面的独立程度；②根据评定的结果，结合患者及家属的意愿和需求，制订康复目标，确定治疗方案；③评价康复疗效；④判断患者的功能预后。常用的 ADL 评定方法包括直接观察法和间接评定法。

常用的标准化的 BADL 评定方法有 Barthel 指数评定、功能独立性评定、Katz 指数评定、改良 PULSES 评定量表以及修订的 Kenny 自理评定等。常用标准化的 IADL 评定量表有工具性日常生活活动能力量表、Frenchay 活动指数、功能活动问卷（FAQ）、快速残疾评定量表（RDRS）等。

5. 心肺运动风险评估（cardiopulmonary exercise test，CPET）

心肺运动试验的目的与种类：CPET 目前广泛应用于：①冠状动脉粥样硬化性心脏病（冠心病）患者胸痛症状或类似症状的鉴别诊断；②评估冠心病结构与功能的严重性；③心血管事件和全因死亡的预测；④运动耐力的评估；⑤运动相关症状的评估；⑥分析评价心率变异性、心律失常以及心脏植入式器械治疗的反应；⑦治疗效果的评价。

运动平板与踏车的峰值氧耗量（peak oxygen uptake，peak VO_2，）有所差异，踏车的 peak VO_2 平均低于运动平板的 peak VO_2 的 10%~20%。但是由于踏车具有安全、方便的特点，在心脏康复中 CPET 选用踏车的比例更高。

6. 精神 / 心理评估

（1）认知功能的测定量表：简易精神状态量表（the mini-mental state examination，MMSE）可以说是认知检查最常用的一个量表。对于心血管疾病的老年人十分常用并简单。得分 27~30 分：正常；得分 <27 分：认知功能障碍。

（2）QOL 测定量表：世界卫生组织生存质量测定量表（World Health Organization Quality of Life assessment）：WHOQOL 量表测定的是最近两周的生存质量的情况，但在实际工作中，根据工作的不同阶段的特殊性，量表可以考察不同长度的时间段的生存质量。如评价一些慢性疾病如关节炎、心绞痛患者的生存质量，可调查近 4 周的情况。

（3）紧张与不安的测定量表：Hamilton 汉密尔顿焦虑量表（Hamilton Anxiety Scale，HAMA）：汉密尔顿焦虑抑郁量表已广泛应用于综合医院心血管疾病患者的发病期及康复期，具有很高的信度和效度。按照全国精神科量表协作组提供的资料，总分超过 29 分，可能为严重焦虑；超过 21 分，肯定有明显焦虑；超过 14 分，肯定有焦虑；超过 7 分，可能有焦虑；如小于 7 分，便没有焦虑症状，一般划界，HAMA14 项版本分界值为 14 分。

（4）抑郁的测定量表：汉密尔顿抑郁量表（Hamilton Depression Scale，HAMD）：抑郁已成为冠心病的危险因素之一，抑郁可降低冠心病患者的 5 年存活率。HAMD 是临床上评定抑郁状态时应用得最为普遍的量表。本量表有17项、21项和24项等3种版本,17项的量表最常用。按照Davis JM的划界分,总分超过35分,可能为严重抑郁;超过20分,可能是轻或中等度的抑郁;如小于8分,患者就没有抑郁症状。

(5) 感情与情绪的测量量表:A型性格问卷:A型性格是冠心病的危险因素,年龄<60岁、男性、脑力劳动、高中以上文化程度、独身、吸烟是A型性格冠心病患者的危险因素,A型性格患者更容易发生心血管不良事件。因此,此问卷广泛用于冠心病患者。

(6) 敌意、愤怒、攻击性的测量量表:症状自评量表(SCL-90):评定方法分为五级评分(从0~4级),0=从无,1=轻度,2=中度,3=相当重,4=严重。有的也用1-5级,在计算实得总分时,应将所得总分减去90。

(四) 心血管疾病康复五大处方的解读

1. 药物处方　药物有效的前提是使用有效药物、有效剂量、治疗达标、最小副作用和治疗依从。心脏康复药物处方应遵守如下原则:①个体化的药物和剂量选择。②关注药物安全性。通过及时调整剂量,减少或消除不良反应。③提高患者的依从性。

药物治疗通过增加心肌收缩力、减少心肌耗氧、减轻外周阻力、改善心肌氧的利用、扩张冠状动脉等提高运动耐量,如β-受体阻滞剂、硝酸酯类药物、钙拮抗剂、控制心率药物伊伐布雷定和改善心肌代谢药物曲美他嗪。不同药物对运动耐量的作用机制和影响不尽相同,在给患者处方药物时需要考虑到药物对运动耐量的影响。

(1) 心脏康复中使用心血管药物需要注意的问题:心脏康复中对合并高血压的患者需要注意如下问题:①了解患者是否使用降压药物,血压是否控制达标,患者是否坚持使用降压药物;②降压药物副作用是否影响运动康复处方的执行和效果。

(2) 重点强调心脏康复中需要关注的问题:抗心绞痛药物:①了解患者是否服用抗心绞痛药物。②抗心绞痛药物的服用时机。③了解诱发心肌缺血的运动阈值。④关注抗心绞痛药物对运动的反应。⑤关注药物副作用对康复的影响。

(3) 改善冠心病预后的药物:①抗栓药(如阿司匹林)是冠心病二级预防的基石药物。阿司匹林很少影响心脏康复的严重副作用。②他汀类药物引起的肌肉不适等不良反应可引发患者的运动耐量下降或对运动训练的依从性不佳等问题。③ACEI类药物是改善冠心病患者预后的药物,心肌梗死患者应长期应用。④许多冠心病患者因合并疾病长时间卧床,血栓形成风险增加,尤其是容易发生深静脉血栓,需预防性服用抗凝药物。

(4) 心力衰竭治疗药物:①急性心肌梗死患者容易发生急性左心衰竭,心脏康复医师和治疗师在进行康复治疗时需警惕急性左心衰竭的症状,如频繁咳嗽、呼吸困难、肺部啰音和泡沫痰。②心脏康复医师和治疗师应了解地高辛的毒性症状,如头晕、意识障碍、恶心、心律失常,早期识别可阻止严重或致命的后果发生。③服用利尿剂的患者可能出现过度疲劳和虚弱——这些可能是酸碱或电解质失衡的早期症状。④心力衰竭时使用血管扩张剂减轻心脏前后负荷,容易导致低血压和直立性低血压。心脏康复医师和治疗师须提醒患者避免体位突然改变。

2. 运动处方

(1) 运动处方的概念及组成:由医生、康复治疗师、体育指导者等给患者、运动员、健身者按年龄、性别、身体健康状况、锻炼经历,以及心肺功能状态及运动器官的功能水平等,用处方的形式制订的系统化、个体化的运动方案。运动处方的基本内容应包括:运动方式、运动强度、运动时间、运动频率和注意事项。

运动治疗可以改善心血管疾病患者心肺功能，延缓动脉粥样硬化发展进程，改善心肌缺血症状，降低全因死亡率和心因性死亡率，降低急性缺血性冠状动脉事件的发生率和住院率。

(2) 运动疗法的适应证与禁忌证

1) 适应证：这些疾病包括但不限于：①病情稳定的各型冠状动脉粥样硬化性心脏病：无症状性心肌缺血、稳定性心绞痛、急性冠脉综合征和(或)急性心肌梗死恢复期、冠状动脉血运重建术后(PCI 或 CABG)、陈旧性心肌梗死；②风湿性心脏病心脏瓣膜置换术后；③病情稳定的慢性心力衰竭；④外周血管疾病，如间歇性跛行；⑤存在冠心病危险因素者，如高血压、血脂异常、糖尿病、肥胖、吸烟等。

2) 相对禁忌证：①电解质紊乱；②心动过速或心动过缓；③Ⅱ度房室传导阻滞；④未控制的高血压(静息收缩压≥160mmHg 或舒张压≥100mmHg)；⑤低血压(舒张压 <60mmHg 或收缩压 <90mmHg)；⑥血流动力学障碍，如：肥厚梗阻性心肌病(左室流出道压力阶差 <50mmHg)，中度主动脉弓狭窄(压力阶差 25~50mmHg)；⑦未控制的代谢性疾病，如糖尿病、甲亢、黏液水肿；⑧室壁瘤或主动脉瘤；⑨有症状的贫血。

3) 绝对禁忌证：①生命体征不平稳、病情危重需要抢救；②静息心电图显示明显的心肌缺血、不稳定型心绞痛、近期心肌梗死或者急性心血管事件病情未稳定者；③血压反应异常，直立引起血压明显变化并伴有症状、运动中收缩压不升反降 >10mmHg 或血压过高收缩压 >220mmHg；④存在严重的血流动力学障碍，如：重度或有症状的主动脉瓣狭窄或其他瓣膜病、严重主动脉弓狭窄、肥厚梗阻性心肌病(左室流出道压力阶差≥50mmHg)等；⑤未控制的心律失常(房颤伴快速心室率，阵发性室上性心动过速，多源、频发性室早)；⑥Ⅲ度房室传导阻滞；⑦急性心力衰竭或慢性失代偿性心力衰竭；⑧动脉瘤(夹层)；⑨急性心肌炎或心包炎；⑩可能影响运动或因运动加重病情的非心源性疾病(例如感染、甲状腺毒症、血栓性疾病等)。

(3) 不同康复时期运动处方的制定原则

1) Ⅰ期(住院期)运动处方：心血管疾病患者Ⅰ期的运动治疗目标主要是：促进患者功能恢复，改善患者心理状态，帮助患者恢复体力及日常生活能力，出院时达到生活基本自理，避免卧床带来的不利影响(如运动耐量减退、低血容量、血栓栓塞性并发症)。在缩短住院时间的同时，为Ⅱ期康复奠定心理基础和体力基础。早期运动治疗方案因人而异。病情重、预后差的患者运动康复的进展宜缓慢，反之，可适度加快进程。一般来说，患者一旦脱离急性危险期，病情处于稳定状态，运动治疗即可开始。

2) Ⅱ期(门诊)运动处方：由于心血管病患者Ⅰ期康复时间有限，门诊期(Ⅱ期)康复为核心阶段，既是Ⅰ期康复的延续，也是院外(Ⅲ期)康复的基础。Ⅱ期康复中运动治疗的目标是在Ⅰ期康复的基础上进一步改善患者的身心状况、改善功能状态。

经典的Ⅱ期康复运动程序包括三个步骤。

第一步：准备活动，即热身运动。

第二步：训练阶段，包含有氧运动、阻抗运动、柔韧性运动、平衡功能等各种运动方式训练。其中有氧运动是基础，阻抗运动、柔韧性运动是补充。

第三步：放松运动，有利于运动系统的血液缓慢回到心脏，避免心脏负荷突然增加诱发心脏事件。放松方式可以是慢节奏有氧运动的延续或是柔韧性训练，根据患者病情轻重可持续 5~10 分钟，病情越重，放松运动的持续时间宜越长。

在运动治疗中，运动处方的制定是关键。运动处方的内容应包括：运动方式、运动强度、运动持续时间、运动频率及运动中的注意事项。适宜的运动强度是确保运动治疗安全性和有效性的关键因素。

3）Ⅲ期（社区及家庭）运动处方：Ⅲ期康复运动处方的内容主要是Ⅱ期运动处方的延续，应嘱患者定期复诊、积极参与随访计划，以便于及时更新运动处方。受社区和家庭的条件限制，达到Ⅱ期康复目标、能够脱离监护并掌握运动方法的患者才适合回到社区和家庭继续康复。同时，受社区和家庭运动设备的限制，Ⅱ期康复医师及治疗师应指导患者因地制宜，采取一些运动强度适宜且容易开展的运动形式，如太极拳、八段锦、健身操等。

（4）运动疗法的一般注意事项：运动疗法的注意事项主要围绕“安全性”和“有效性”两个关键词展开。其中，安全，包含“心脏安全”和“运动安全”，是一切治疗开展的根本，必须给予足够的重视。应做到：①运动前充分评估与危险分层；②运动前充分热身，运动后充分放松；③运动过程中严密观察；④避免运动损伤；⑤循序渐进，逐渐增量。

3. 营养处方 膳食营养是影响心血管疾病的主要环境因素之一。现有的证据显示，从膳食中摄入过多的饱和脂肪和反式脂肪，以及蔬菜水果摄入不足等，增加心血管病发生的风险，而合理科学膳食可降低心血管疾病风险。不健康的膳食模式可导致冠心病（coronary heart disease，CHD）心肌梗死后死亡，影响与CHD有关的危险因素。摄入高饱和脂肪和人工反式脂肪、盐、糖、乙醇导致非传染性疾病死亡增加。膳食治疗是预防和治疗心血管疾病的基石，是CHD二级预防和治疗综合措施重要组成部分之一。对CHD患者进行营养干预能够改善危险因素，降低死亡风险。

4. 心理处方与睡眠管理

（1）心理处方：康复目标：识别患者的精神心理问题，并给予对症处理：①支持性的心理帮助，一般反应的处理-认知行为治疗，提高治疗依从性。适当的运动也可改善冠心病患者的焦虑；②药物治疗目标要确切，全面考虑患者的症状谱特点；③放松训练和反馈技术，放松训练可减少心血管事件及复发率促进病情恢复，反馈技术通过恢复内环境的稳态，达到防治疾病的目的；④根据实际情况进行分工、转诊以及与精神科合作。

（2）睡眠管理：处理失眠时首先需明确患者失眠原因，对于因症状、疾病导致的失眠建立良好医患关系，取得就诊者信任和主动合作很重要。睡眠治疗原则：①综合治疗，躯体结合心理治疗；②镇静催眠药治疗要短程、足量、足疗程；③个性化治疗。根据患者年龄、过去疗效等因素选择合适药物；④选择有适应证处方的药物。

5. 戒烟处方

（1）药物干预：安非他酮（bupropion）是一种非典型的抗抑郁药物，已经被批准用来协助戒烟者对尼古丁的渴望和戒断症状而达到戒烟。

伐尼克兰（varenicline，畅沛）是最近被批准用作戒烟的制剂，它是针对α-4-β-2受体的烟碱部分激动剂。该药能够降低烟草渴望和戒断症状及降低复吸。它要比安非他酮效果更好。该药需要处方而且较贵。

野靛碱（cytisine）是针对α-4-β-2受体的烟碱部分激动剂，是伐尼克兰模仿的药物。它是从金银花种子中获得，且在波兰和俄罗斯等中东国家已多年作为处方药来戒烟。在大多数国家是不需要许可执照的，但是如果需要执照，那么该药在LMICs是可负担的。

（2）无烟烟草戒烟干预：无烟烟草戒烟干预的有效方法方面的证据仍然是一个新的研究领域，但某些指南已经形成了。目前无烟烟草戒烟的有效干预证据有限，而且没有显示药物有效的证据，但是显示有行为支持的证据。

(五) 心血管疾病患者的日常生活指导和注意事项

1. 洗澡 严禁长时间(10~15 分钟)热水(38~40℃)泡澡,水位不得超过胸口。建议使用淋浴。脱衣、擦拭身体时候也要特别注意,动作不可过快。

2. 排便 由于水分摄取不足和利尿剂等药物使用等原因,容易产生便秘。尽量避免过度用力排便产生过度心脏负荷(Valsava 效果)。尽量多食用粗纤维食物,适度补充水分。

3. 开车 轻度劳动量,但易产生精神紧张,引起血压上升。发病或手术后半年内尽量避免驾驶车辆。

4. 睡眠、休息 睡眠不足、工作精神压力会使心衰加重。注意睡眠和休息,避免产生或残留疲劳感。

5. 身体状况的日常管理 坚持每日同时间测定血压和体重。体重如果 1 天增加 1kg 以上要引起注意。检查手足的水肿情况,记录尿量。

6. 温度差 温度的变化容易产生血压的变化。室内外温差大的时候,注意调节体温适应环境温度。洗澡的时候也要注意。末梢血管疾病者要特别注意。

7. 按时按量服药 应严格遵医嘱,严禁擅自停药、增减药量、变换其他药物。

8. 防止感染 感冒等病毒感染可以加重和恶化心脏病。注意个人卫生,避免外伤及其导致的感染。

9. 水分和盐分的限制 水和盐的过度摄取会产生心脏负担。

10. 烟酒 做到禁烟限酒。饮酒每周最多 5~6 天,每日啤酒 1 瓶、白酒 100ml、葡萄酒 200ml 以内为宜。

11. 尽量避免做容易感觉呼吸困难增加心肺负荷的日常生活动作 ①强度较大的动作(上下楼梯和坡道、走路、搬起物品);②产生呼吸停止的动作(吃饭、大便排泄);③抬高上肢动作(洗头、梳头、洗澡、穿上衣、晾衣服、铺被子、往较高的柜子上放东西);④对胸廓和腹部运动产生限制的运动(泡澡(水平面到胸上)、前倾体位洗发、蹲位如厕、穿鞋或裤子)。

(郭 琪)

第三节 脑卒中与颅脑外伤

一、脑卒中

(一) 概述

脑卒中(cerebral stroke)又称中风、脑血管意外(cerebral vascular accident,CVA)。是一种急性脑血管疾病,是由于脑部血管突然破裂或因血管阻塞导致血液不能流入大脑而引起脑组织损伤的一组疾病,包括缺血性脑卒中和出血性脑卒中。脑卒中目前已成为我国居民的第一位致残和致死原因。脑梗死是最常见的脑卒中类型,占全部脑卒中的 70%,它是由各种原因所致的局部脑组织血液供应障碍,导致脑组织缺血缺氧性病变坏死,进而产生相应的神经功能缺失表现。我国脑梗死后 70%~80% 的患者因为残疾而不能独立生活。既往脑卒中的康复评估研究主要集中在躯体功能障碍评估,而忽略呼吸功能方面的评估。但近年来的大量研究表明,脑卒中幸存者无论在急性期还是慢性期都存在呼吸功能障碍,其原因包括呼吸中枢损伤、卒中后肺炎、呼吸模式改变、呼吸肌肌力下降、胸廓动力学改变、睡眠呼吸暂停、肺栓塞、心力衰竭等。而存在呼吸功能障碍的脑卒中幸存者，往往在躯体活动能力表现中相对应地下降。现有研究结果表明，对脑卒中幸存者进行呼吸功能康复干预，可以改善肺通气，提高咳嗽能力，减少肺炎发病率，提高心肺耐量，从而提高社会活动参与能力。因此，脑卒中患者的康复计划中应该包含呼吸功能的评估和治疗。

（二）脑卒中相关呼吸功能障碍及其损害

脑卒中患者的呼吸功能障碍的发病机制至今尚未完全阐明，目前认为与呼吸肌肌力下降、咳嗽效率下降、胸廓运动异常等相关。呼吸功能障碍会显著增加肺部疾病的风险和死亡率。脑卒中患者会由于呼吸中枢损伤、呼吸神经下行通路受损致呼吸驱动减少、或者延髓功能下降导致误吸等，从而导致呼吸功能障碍。

1. 中枢性呼吸障碍　呼吸活动的调节十分复杂，涉及的主要结构有中枢神经系统和化学感受器等，其中最重要的是呼吸中枢。呼吸运动有随意和不随意的成分，前者受控于大脑皮质，后者为自主节奏，位于脑干的延髓。睡眠状态下大脑皮质几乎不起作用，仅存在脑干的自主呼吸。此外，在情绪刺激时，呼吸调节受控于边缘系统。呼吸除受外周化学感受器调节外，还受位于延髓腹外侧表面的中枢性化学感受器调控。因此，脑干等呼吸中枢的损害，易出现呼吸功能障碍，即中枢性呼吸障碍。不同部位和大、小卒中病灶引起包括呼吸障碍在内的多种临床症状，卒中损害呼吸中枢或其传导通路，可导致不同模式的呼吸障碍，加重脑损害。

卒中可直接损伤脑干的呼吸中枢、破坏呼吸下行传导通路和（或）继发肺部疾病而导致呼吸异常，表现为呼吸频率、节律和通气量的改变而发生缺氧伴（或不伴）二氧化碳（CO_2）潴留，严重者可出现呼吸衰竭。

(1) 临床表现：中枢性呼吸障碍常见临床表现为呼吸频率、节律和通气量的改变而发生缺氧伴（或不伴）二氧化碳（CO_2）潴留，严重者可出现呼吸衰竭。2000年，Sulter等对49例急性脑卒中患者的观察发现，63.3%的脑卒中患者至少发生过1次动脉血氧饱和度持续低于96%，并持续5分钟以上的低氧现象。由于氧合曲线的S形变化趋势，只有PaO_2明显下降时，才会引起氧饱和度的持续明显降低。同样，2008年朱晓冬等对35例脑梗死患者和15名健康对照进行呼吸功能分析研究发现，脑梗死患者动脉血氧分压PaO_2、动脉血氧饱和度O_2sat、最大口腔吸气压Pimax、FVC、FEV1.0/FVC%、PEF均明显低于健康对照组，提示该类患者呼吸功能受损，氧合指标降低、吸气及呼吸功能均受累。所以，脑卒中患者发生缺氧的临床表现并不罕见。缺氧时，患者的呼吸频率进行性地异常增快，气喘、气促、端坐呼吸，伴或不伴呼吸困难，如张口呼吸、叹息、“三凹征”，甚至呼吸停止。大部分缺氧均可表现不同程度的发绀。中枢神经系统功能紊乱，初期表现为兴奋、判断力下降、精细功能失调，以后则由兴奋转为抑制，反应迟钝、表情淡漠、嗜睡，甚至意识丧失，出现昏迷、惊厥等，最后因呼吸、循环中枢的麻痹而死亡；缺氧引起和加重脑水肿，使颅内压增高，严重时可导致脑疝。

CO_2潴留对循环系统最突出的影响是血管扩张，影响周围皮肤血管、脑血管等，患者可能出现球结膜水肿、面部潮红，头痛、头昏，严重时血压下降。当$PaCO_2$在60~80mmHg时，呼吸中枢兴奋，呼吸加深加快；当$PaCO_2$超过80mmHg时，呼吸中枢反而受抑制。急性CO_2潴留可引起CO_2麻醉，即脑功能障碍或意识障碍。而慢性CO_2潴留一般要发展到相当程度才引起意识障碍。

(2) 发生机制：影响呼吸中枢的机制可能通过直接损害呼吸中枢、破坏神经纤维下行传导通路、中断呼吸中枢间纤维联系、在病灶远近端造成继发神经纤维顺行性和逆行性损害等途径，引发相应的中枢呼吸障碍，导致患者呼吸功能受损、低氧状态、中枢呼吸驱动下降、中枢呼吸驱动储备降低，从而在感染等致病因素作用下更易出现呼吸功能的失代偿，进而导致患者病情恶化。

(3) 类型：中枢病变引起呼吸频率和节律的改变，表现为特殊的呼吸模式，有如下几种类型：

1) 潮式呼吸（Cheyne-Stokes breathing，CSB）：周期性中枢性呼吸停止或低通气与过度通气交替出现，并呈渐强渐弱模式，至少占整个睡眠时间的 10%。

2) 中枢神经源性过度通气（central neuro genic hyperventilation）：为快速（25~30 次 / 分）节律规整的呼吸，常伴碱中毒，不伴肺和呼吸道疾病。

3) 长吸式呼吸（apeustic breathing）：表现为吸气延长、增强，与呼吸暂停交替。

4) 丛集性呼吸：连续 4~5 次不规则呼吸后，出现呼吸暂停。

5) 失调性呼吸（ataxic breathing）：完全不规则的呼吸，频率和潮气量不断改变并与周期性呼吸暂停交替。

6) 呃逆：指包括膈肌和肋间肌在内的短促有力的爆发性吸气活动，而呼气肌受到抑制，几乎在膈肌收缩的同时声门关闭，通气效率大大降低。

7) Ondine 综合征：植物性呼吸中枢调节机制紊乱，是中枢性化学感受器对 CO_2 敏感性降低，使呼吸自主功能减弱，终因 CO_2 麻醉导致睡眠状态下高碳酸血症和低氧血症，出现相应的临床表现，故又称中枢性肺换气不足。Ondine 综合征的真正病因未明，而由于中枢神经系统手术、外伤、感染、特别是脑干病变等引起者，称为继发性 Ondine 综合征。

2. 脑卒中继发肺炎 既往认为卒中相关肺炎（stroke-associated pneumonia，SAP）是指原无肺部感染的脑卒中患者所罹患的感染性肺实质炎症，如卒中后脑损伤所致的免疫功能下降，吞咽障碍所致的误吸性肺炎以及坠积性肺炎均属于 SAP 的范畴。近年来，卒中后免疫功能障碍在 SAP 发病中的作用日渐受到学者的关注，2014 年英国召开的卒中肺炎共识会议推荐使用 SAP 作为卒中发病后 7 天内发生的下呼吸道感染性疾病的专业术语。

脑卒中可诱导免疫抑制，增加患者继发感染的风险；卒中发生后，颅内损伤导致白细胞介素 1β、肿瘤坏死因子 α 和白细胞介素 6 水平下降；持续性交感神经兴奋导致肺水肿、低氧，从而降低局部呼吸道的免疫功能及清洁能力，并降低白细胞的噬菌能力；下丘脑 - 垂体 - 肾上腺轴活跃，导致糖皮质激素分泌增加，而糖皮质激素可抑制促炎介质生成，刺激抗炎介质释放。上述机制均可导致卒中患者通常在卒中发生后早期即发生肺炎，这一点不同于其他重症患者。

在重症监护病房，脑卒中患者肺炎的发生率为 4.1%~56.6%；在卒中单元，脑卒中患者肺炎发生率为 3.9%~44%；在恢复期脑卒中患者中，仍有 3.2%~11% 并发肺炎。肺炎不仅影响换气功能，还可累及通气功能，均加重脑卒中患者呼吸功能障碍。急性卒中患者的胃肠道出血、深静脉血栓、泌尿系感染等多种并发症均与继发肺炎呈明显相关性。并发肺炎导致脑卒中患者死亡风险增加 2~6 倍，是脑卒中后死亡的独立危险因素。继发肺炎的脑卒中患者在急性期平均住院时间延长，医疗费用急剧增加，且恢复期康复评定中神经受损功能更为严重。

吞咽功能障碍是脑卒中后常见的功能障碍。卒中发生后，患者出现意识水平下降、吞咽障碍、保护性反射减弱、食管下方括约肌功能下降、呼吸运动与吞咽运动的协调性下降、咳嗽反射减弱及吞咽损害等，而易使齿龈缝隙及口咽部定植菌及胃内容物被误吸至肺内而发生吸入性肺炎,因此需要进行呼吸道引流。除此之外,吞咽障碍可导致支气管痉挛、气道阻塞、营养不良、脱水等严重并发症,并显著增加肺部疾病的风险和死亡率,尤其在急性期。所以对脑卒中患者及时了解其气道功能状况对预防吸入性肺炎十分重要。

脑卒中患者除了由于吞咽功能障碍,容易导致食物误入气道之外,还有一个重要因素是脑卒中吞咽障碍患者的反射性咳嗽敏感性降低。反射性咳嗽常见于肺部疾病和呼吸道激惹状态,虽然也以深吸气开始,但它紧随着出现声门闭合和用力呼气,然后开放声门用力呼气。其过程表面上与自主咳嗽相似,但是数据显示,反射性咳嗽与自主咳嗽有不同的神经生理机制。反射性咳嗽在一次咳嗽中会有数次声门闭合和用力呼吸过程,且反射性咳嗽目的明确,是为了保护肺部、排除可能引起下呼吸道阻塞和刺激的物质。病理状态下,咳嗽反射敏感性下降、自主咳嗽力度减弱与吸入性肺炎的发生密切相关。

3. 呼吸运动功能损伤

(1) 呼吸肌力下降:脑卒中患者可通过直接累及呼吸中枢影响呼吸,也可因累及运动通路,引起呼吸运动障碍。在呼吸过程中,吸气阶段以膈肌、肋间外肌等肌肉收缩为主,呼气可通过上述肌肉的放松、胸壁弹性回缩实现。合并偏身肢体活动障碍的患者,患侧的呼吸肌同样受影响,出现肌力下降、肌张力异常、本体感觉差等情况,从而发生吸气功能障碍。卒中偏瘫侧的膈肌、肋间肌和腹肌存在部分或完全无力,而健侧膈肌移动代偿性增加。Teixeira Salmela 等人的研究发现,与同一年龄段的健康人相比,慢性卒中患者的最大吸气压和最大呼气压明显下降。实际上,卒中后的呼吸功能障碍会导致潮气量、吸气能力、肺活量、最大吸气能力,特别是补吸气量的下降。此外,呼吸肌力量下降是心血管疾病的独立危险因素,导致卒中风险增加。也有研究利用超声手段观察卒中患者膈肌的移动情况,发现卒中患者存在膈肌移动障碍及肺功能下降。卒中患者的呼吸肌力量和下腹部功能下降。目前,已被证实吸气肌训练(inspiratory muscle training,IMT)能改善吸气肌功能,而且能额外改善运动能力,减少呼吸困难,并改善吸气肌无力患者的夜间氧饱和度下降时间。

脑卒中患者的肺部并发症大多由于呼吸肌功能下降致使通气功能受损和气道廓清障碍引起的,并不仅仅因为肺部的实质性病变引起的。

(2) 胸廓运动异常:限制性通气障碍主要由于胸廓活动力学改变,如偏瘫侧肢体肌力下降,肌张力异常,长时间的运动功能障碍而致患侧肌肉萎缩肌腱挛缩,导致胸廓的活动受限。如肩关节的活动受限、胸大肌挛缩,或因肩关节疼痛致保护性姿势,或因躯干肌张力异常,或因胸骨或肋骨骨折、胸膜炎等导致胸部疼痛等,这都会限制患侧胸廓的活动异常。

4. 睡眠呼吸暂停综合征 睡眠呼吸暂停与脑卒中的关系已受到越来越多的重视。一项系统分析显示,在 2 343 例缺血性脑卒中、出血性脑卒中及短暂性脑缺血发作患者中,睡眠呼吸暂停低通气指数(apnea hypopnea index,AHI)>5 次/h 的患者占 72%,AHI>20 次/h 的患者占 38%。AHI>10% 的患者所占比例在不同脑卒中的类型间相似。可见,在脑卒中幸存者中,睡眠呼吸暂停综合征的患病率较高。当然,由于阻塞性睡眠呼吸暂停(obstructive sleep apnea,OSA)是脑卒中的独立危险因素,部分上述患者可能在脑卒中发生前即存在睡眠呼吸暂停。Martínez-García 等对首次缺血性脑卒中患者的观察显示,患者在恢复期平均 AHI 较急性期明显降低,伴有吞咽障碍者阻塞性睡眠呼吸暂停指数明显高于无吞咽障碍组;进一步分析发现,是否伴有吞咽障碍是 AHI 在恢复期降低 50% 以上的独立预测因素,推测卒中后咽部肌张力异常可能促发或加重 OSA。脑卒中并发睡眠呼吸暂停有其特点。首先,体位性 OSA 所占比例高。Dziewas 等报道,伴有 OSA 的急性脑梗死患者,65% 为体位性

OSA,这与脑卒中后运动功能障碍、体位受限,整个睡眠期中仰卧位所占时间比例增高,而仰卧位会使OSA加重有关。其次,急性期后睡眠呼吸障碍的程度可减轻。脑卒中后6周,AHI均数即可较急性期下降20%,可能与脑损伤减轻、肺功能改善、仰卧位睡眠减少、卒中并发症好转有关。再次,睡眠呼吸暂停的发生与患者是否伴有打鼾症状并不完全一致,超过25%的睡眠呼吸暂停患者无打鼾症状,而在AHI<5次/h的脑卒中患者中,50%以上伴有打鼾症状。更为重要的是,未干预的OSA患者多预后不良,且死亡风险与OSA的严重程度有关。多项临床观察显示,并发OSA的脑卒中患者较不并发OSA者死亡率增高,且伴有中重度OSA的患者较轻度OSA者死亡率进一步增加,AHI每增加1个单位,死亡风险增加5%。脑卒中并发OSA不仅影响生存率,亦加重神经功能缺损,延长住院及康复时间,增加卒中再发风险。

(三)脑卒中肺康复评定

1. 脑损伤严重程度的评定

(1)格拉斯哥呼吸量表(Glasgow coma scale,GCS):GCS是根据睁眼反应(Eyeopening,E)、语言反应(Verbalresponse,V)和肢体运动(Motorrespons,M)来判断患者脑损伤严重程度。

(2)脑卒中患者临床神经功能缺损程度评分标准:该表是我国学者在参考爱丁堡和斯堪的纳维亚评分量表的基础上编制而成,它是目前我国用于脑卒中临床神经功能缺损程度评定最广泛的量表之一。其评分为0~45分,0~15分为轻度神经功能缺损,16~30分为中度神经缺损,31~45分为重度神经缺损。

(3)美国国立研究院脑卒中评定量表(national institute of health stroke scale,NIHSS):NIHSS是国际上公认的使用频率最高的脑卒中评定量表,有11项检测内容,得分低说明神经功能损害程度严重,得分高说明神经功能损害程度轻(表7-3-1)。

2. 一般评定

(1)吸烟指数:吸烟指数=每天吸烟支数 × 吸烟年数。医学家把吸烟指数超过400的人列为发生肺癌的“高危险人群”。吸烟可引起中央性及外周性气道、肺泡及毛细血管结构及功能发生改变,同时对肺的免疫系统产生影响。和已戒烟或从不吸烟者相比,吸烟者具有更高的发病率,吸烟者脑卒中的风险是不吸烟者的两倍。正在吸烟者发生急性及慢性疾病更多,患病后平均康复时间及住院天数更长。

(2)生命体征:生命四大体征包括呼吸、体温、脉搏、血压。

(3)肺部查体:详情参考本书其他章节有关胸部的视诊、触诊、叩诊、听诊。

3. 呼吸肌力及肌张力检查 呼吸肌肌力测定可通过跨膈压、吸气压和呼吸压、肌张力时间指数测定;呼吸肌肌张力采用临床痉挛指数评定呼吸肌肌张力。

跨膈压(Pdi)为吸气末腹内压(胃内压)与胸腔内压(食管压)的差值,是反映膈肌肌力的定量指标。受检者由功能残气位作最大用力吸气时所测得的跨膈压为最大跨膈压(Pdimax)。Pdimax的正常参考值变动范围较大,临床上以成年男性≥98cmH$_2$O、女性≥70cmH$_2$O(1cmH$_2$O=0.098kPa)作为膈肌功能正常的简易判断标准。Pdi/Pdimax的正常参考值为0.1,当其值大于0.4时容易发生膈肌疲劳肌力下降。

吸气压(MIP)和呼气压(MEP):MIP是指在残气位(RV)或功能残气位(FRC),气道阻断时,用最大努力吸气能产生的最大吸气口腔压。MEP是指在肺总量(TLC)位,气道阻断后,用最大努力呼气所能产生的最大口腔呼气压力。它们是反映全部呼吸肌力量的指标,不能完全代表膈肌的功能。对进行机械通气的患者可在气管插管的近口端用压力传感器测定

表 7-3-1 美国国立研究院脑卒中评定量表(NIHSS)

项目	评分	项目	评分
1. 意识与定向力		6. 下肢的运动(下肢抬高 30°，常常在卧位评测下肢是否在 5 秒钟内跌落)	
① 意识水平		保持 5 秒	0
清醒	0	不到 5 秒	1
嗜睡	1	不能抗重力	2
昏睡	2	直接跌落	3
昏迷	3	截肢或关节融合	9
② 定向力问题(现在的月份和患者年龄。回答必须正确，接近的答案不给分)			
两个问题均回答正确	0	7. 肢体共济失调(指鼻试验和足跟膝胫试验)	
一个问题回答正确	1	无	0
两个问题回答均不正确	2	上肢或下肢共济失调	1
③ 定向力命令(睁眼闭眼，健侧手握拳与张开)		上下肢体均共济失调	2
两个任务执行均正确	0	截肢或关节融合	9
一个任务执行正确	1		
两个任务执行均不正确	2		
2. 凝视功能(只评测水平凝视功能)		8. 感觉	
正常	0	正常	0
部分凝视麻痹	1	部分缺失	1
完全性的凝视麻痹	2	明显缺失	2
3. 视野		9. 忽视	
没有视野缺失	0	没有忽视	0
部分偏盲	1	存在一种类型的忽视	1
完全偏盲	2	存在一种以上类型的忽视	2
双侧偏盲	3		
4. 面瘫		10. 语言	
正常	0	没有失语	0
轻度瘫痪	1	轻中度失语	1
部分瘫痪	2	重度失语	2
完全性的瘫痪	3	完全性失语	3
5. 上肢的运动(如果坐位，上肢前屈至 90°，手掌向下；如果卧位，前屈 45°，观察上肢是否在 10 秒钟前跌落)		11. 构音障碍	
保持 10 秒	0	正常	0
不到 10 秒	1	轻度至中度障碍	1
不能抗重力	2	重度障碍	2
直接跌落	3		
截肢或关节融合	9		

MIP 和 MEP。反复测量数次，取重复性较好的数值作为测量值。当存在明显的气流阻塞时，这些指标的测量受到影响，每次测量的变异增大。此外，结果还受患者的主观努力影响。MIP/MEP 的正常值目前无统一标准。MIP 测定的主要临床意义是：在神经肌肉疾病时对吸气肌的功能进行评价，为疾病的诊断和严重程度的判断提供参考，当 MIP< 正常预计值的 30% 时，易出现呼吸衰竭；评价肺部疾病(COPD)胸廓畸形及药物中毒时患者的呼吸肌功能；

用于预测撤机成功率，通常 MIP>30cmH$_2$O 时可成功脱机，但当 MIP<20cmH$_2$O 水柱时则脱机失败；当 MIP 在 20~30cmH$_2$O 时，是否能成功脱机尚难确定。但用 MIP 预测撤机时机假阴性率很高，其原因一是患者是否尽最大努力呼吸，这很大程度上取决于患者的技能、态度，操作者的技术，以及向患者解释测定要求并鼓励患者采用鼻吸气样进行重复的最大吸气；二是 MIP 的正常值范围很大，男性 MIP 为 50~20cmH$_2$O。

肌张力时间指数（TTdi）：该指标是反映呼吸肌耐力的良好指标，对呼吸肌而言评价耐力比力量更重要。膈肌的力量个体差异很大，为减少个体差异，将膈肌收缩产生的 Pdi 的平均值和 Pdimax 的比值用来反映收缩强度，吸气时间（Ti）与呼吸周期总时间（Ttot）的比值反映膈肌收缩持续的时间，两者的乘积即为 TTdi。用公式表示为：TTdi=Pdi/Pdimax × Ti/Ttot。在有吸气阻力负荷存在的情况下，当 TTdi 值 >0.15 时不容易发生膈肌疲劳，而当 TTdi 值 <0.15 时发生膈肌疲劳的时间将明显缩短。应注意的是，TTdi 的测定是在人为设置阻力的情况下完成的，与自主呼吸可能有较大差距。因此，如何确定各种不同疾病状态下呼吸肌疲劳的阈值需进一步探讨。

呼吸肌张力主要检查胸锁乳突肌、斜角肌、斜方肌、胸肌和肋间肌等，但以上肌群因不像传统四肢肌张力一般检查方法，因此采用改良 Ashworth 分级法具有一定困难，建议可采用临床痉挛指数评定呼吸肌张力，检查动作可用头部左右旋转、前屈后伸、左右摆动，扩胸动作。

4. 膈肌功能检测 膈肌是最主要的吸气肌，当平静呼吸时，膈肌运动 1~2cm 即可提供 75% 静息肺通气；努力呼吸时膈肌运动幅度可达 7~11cm。膈肌功能包括膈肌运动幅度及收缩幅度两方面，目前常用 M 型超声作为检测手段(详见第四章第五节内容)(表 7-3-2，表 7-3-3)。

表 7-3-2 膈肌运动幅度正常值（cm）

膈肌活动度	平静呼吸	吸气实验·“嗅”	最大深呼吸
男	1.8±0.3	2.9±0.6	7.0±0.6
女	1.6±0.3	2.6±0.5	5.7±1.0

表 7-3-3 膈肌厚度及变化率的正常值

	膈肌厚度 /cm	膈肌变化率
正常	0.22~0.28	42%~78%
膈肌萎缩	<0.2	<20%

5. 气道评估（表 7-3-4）

表 7-3-4 气道评估量表

有无气管切开	
呼吸模式及频率	
气道保护能力	干咳（ ）湿咳（ ）咳嗽效力：有效（ ）弱效（ ）无效（ ）
气道分泌物	稀痰（ ）浓痰：M1（ ）M2（ ）P1（ ）P2（ ）P3（ ） 颜色：
呼吸肌肌力及肌张力	
胸廓、胸椎、肩胛骨活动度	固定（ ）减弱（ ）正常（ ）

6. 吞咽功能评估 急性脑卒中患者 28%~71% 存在不同程度的吞咽功能障碍，吞咽障碍容易发生误吸导致不良预后，如吸入性肺炎、脱水、营养不良等各种并发症，甚至可危及生命，影响脑卒中康复。其中，卒中相关性肺炎（stroke-associated pneumonia，SAP）是急性脑卒中患者最常见的并发症之一，也是脑卒中患者病情加重和死亡的主要原因之一。因此，早期评估患者吞咽功能，及时发现吞咽功能障碍，并采取积极有效的治疗，能有效地预防吸入性肺炎的发生。

（1）饮水试验：饮水后有无呛咳或言语清晰度可预测误咽是否存在。患者取坐位，以杯盛 30ml 水，嘱其饮下，注意观察饮水过程并记录时间。

（2）吞咽能力评定：根据误咽的程度及食物在口腔内的加工能力，将吞咽能力分为 7 级（表 7-3-5）。

表 7-3-5 吞咽能力的评定标准

分级	临床表现
1 级唾液误咽	唾液引起误咽，应做长期营养管理，吞咽训练困难
2 级食物误咽	有误咽，改变食物的形态没有效果，为保证水、营养摄入应做胃造瘘，同时积极康复训练
3 级水的误咽	可发生水的误咽，使用误咽防治法也不能控制，但改变食物的形态有一定效果，故需选择食物，为保证水的摄入可采取经口、经管并用方法，必要时做胃造瘘，应接受康复训练
4 级机会误咽	用一般摄食方法可发生误咽，但采取一口量调整、姿势效果、吞咽代偿法（防止误咽的方法）等可达到防止水误咽的水平，需要就医和吞咽训练
5 级口腔问题	主要是准备期和口腔期的中度和重度障碍，对食物形态必须加工，饮食时间长，口腔内残留多，有必要对食物给予指导和检查，应进行吞咽训练
6 级轻度障碍	有摄食、吞咽障碍，咀嚼能力不充分，有必要制成饮食、调整食物大小，吞咽训练不是必需的
7 级正常范围	没有摄食、吞咽问题，不需要康复治疗

（3）电视 X 线透视检查（video fluoroscopic swallowing study，VFSS）：利用电视 X 线透视检查可详细观察吞咽各期的运动情况，评定吞咽障碍的部位及程度，是吞咽障碍的“金标准”。在 X 线透视的条件下，让患者吞咽钡剂（50g 钡加水 100ml 调成糊状，每次吞咽 5ml），观察钡剂由口腔通过咽到食管的整个运动过程，可较准确地了解吞咽是否安全及有效。根据 VFSS 检查方法进行吞咽障碍程度评分，0 分为重度异常，3~2 分为中度异常，9~7 分为轻度异常，正常为 10 分（表 7-3-6）。进行 VFSS 检查的患者应处于清晰状态，能配合医生指令，维持一定时间坐位或立位并耐力较好。

VFSS 的观察内容主要有：

1）制备期情况：口唇闭合情况，有无在面颊内及舌上存留食物，有无钡剂过早流向咽部，是否在舌中央凹陷处形成食团。

2）口腔期情况：钡剂在口腔内是否异常停留，是否向鼻腔内异常流动，食团由硬腭至吞咽反射开始的时间是否超过 1 秒。

3）咽期情况：是否有吞咽反射启动延迟，通过咽部的时间是否超过 1 秒，是否有钡剂流入气管内，在梨状隐窝、会厌部是否有钡剂停留，喉部上提及关闭动作是否正常。

4）食管期情况：钡剂是否停留梗阻，有无异物。上部食管括约肌的功能、食管的蠕动运

表 7-3-6 吞咽障碍程度评分

	吞咽障碍程度	得分
制备期及口腔期	不能把口腔的食物送入咽喉，从口唇流出，或者仅由重力作用送入咽喉	0
	不能形成食块流入咽喉，只能把食物形成零零碎碎状流入咽喉	1
	不能一次把全部食物送入咽喉，一次吞咽动作后有部分食物残留在口腔内	2
	一次吞咽就能把食物全部送入咽喉	3
咽喉期	不能引起咽喉上提、会厌的关闭、软腭弓闭合，吞咽反射不充分	0
	在咽喉凹及梨状隐窝存有多量的食物	1
	少量潴留残食，且反复多次吞咽才能把残食全部吞下	2
	一次吞咽就可以把食物送入食管	3
误咽程度	大部分误咽，但无呛咳	0
	大部分误咽，有呛咳	1
	少部分误咽，无呛咳	2
	少部分误咽，有呛咳	3
	无误咽	4

动、下部食管括约肌的功能。

(4) 纤维镜吞咽检查(fibreoptic endoscopic exploration of swallowing，FEES)：患者取坐位，在鼻黏膜上部使用表面麻醉剂和血管收缩药，让纤维内镜进入鼻孔；先检查舌基部、咽部、喉部，再让患者食用染成蓝色的乳蛋粉、牛奶和固体食团进行比较，以评定患者的吞咽情况，即检查咽壁、喉和会厌运动，观测咽期吞咽活动速度，记录会厌谷和梨状窝是否存在溢出物，记录误咽情况。通过纤维内镜评定咽期吞咽障碍、误咽危险性，确定最初摄食状况(经口或非经口)，恢复经口摄食的时机和选择何种食团黏稠度以达到最佳的吞咽功能。

7. 辅助检查

(1) 血气分析(参考第二章第三节相关内容)。

(2) 肺通气功能(参考第二章第二节相关内容)。

8. 特定功能评估 口腔阻断压(P0.1)是 1975 年以来用于研究呼吸中枢吸气驱动水平的一个指标。它不受呼吸系统力学及肺牵张反射的影响，测定方法无创、易行，是反映呼吸中枢输出功能的较好的指标，因此近年来被广泛应用于呼吸生理、病理生理、药理及临床研究中。

口腔阻断压是指将吸气努力开始后 0.1 秒时口腔内产生的压力。关于机械通气脱的时机，目前无一种公认的定标准，近年来有人试图通过测定患者的 P0.1 预测能否成功脱机。一些研究表明 P0.1 值高则提示脱机失败，其临界值约为 0.4~0.6kPa(正常低于 0.2kPa)。P0.1 虽然是反映呼吸中呼吸驱动水平的好指标，到目前为止其应用仍基本限于基础与临床研究方面，尚未像常规肺功能测定那样直接用于临床实践工作中协助诊断、指导治疗，这主要是因为，其测定方法虽并不复杂，但尚无专门的测定仪器，没有建立起公认的正常值标准。随着研究的不断进展和简单实用的测定仪器的普及，可望在许多方面，尤其是在疾病诊断、临床用药和机械通气脱机等方面有较大的应用价值。

(四) 康复治疗

1. 体位管理 体位管理是优化心肺功能重要的物理治疗方法之一,包括体位摆放和体位转换。对脑卒中患者,体位管理不仅包括良肢位的摆放和体位转换(翻身等),来促进肢体功能的恢复和预防可能出现的压疮和关节变形等,还涉及肺康复体位的摆放和训练,以优化氧的转运,改善心肺功能。改善心肺功能的体位要点包括利于膈肌的运动、优化功能残气量、利于引流、优化通气血流比值、耐受性等。卒中患者以前倾坐位或立位为佳,原则上不采取平卧位,尽可能在直立位下活动。大量的文献论述了仰卧位是不符合生理的,仰卧位时胸廓活动需对抗重力易造成呼吸困难,而且会显著减少肺容积和气体流速,增加呼吸功,功能残气量的减少会导致相关气道的关闭,减少动脉氧合作用。直立位时,胸膜内负压减小,因此肺尖部比肺底部的初始容积大、顺应小,肺底部的顺应性更好,在通气过程中有更大的肺容积改变,而且直立位下肺功能残气量最优,重力对膈肌运动是助力,有利于膈肌运动。此外,直立位下,肺下部的血流灌注增加,这使得肺尖部通气血流比相对于肺底部增加,通气血流比在肺中部是最适的。而且直立位是维持循环血量和容量调节机制的唯一方法,能够很好地刺激交感神经系统,缓解继发于卧床而产生的血容量和血压调节机制障碍。因此需尽早帮患者恢复直立位,在直立位下进行活动和运动,早期卒中患者可行站立床训练。临床上,侧卧位也是常用的体位,侧卧位可能是改善呼吸模式最有效的体位,膈肌运动不受重力影响。对于单侧肺受累的患者,健侧卧位对患者更有益,当健侧肺在下方时,通气增加,动脉血氧分压会继发增加;对于双侧肺受累的患者,右侧卧位对患者更有益,在这样的体位下,不仅心脏和邻近的肺组织受压较少,而且由于右肺相对于左肺的体积大,动脉血氧分压随着右肺通气的增加而增加。若脑出血早期,病情不稳定或体位性低血压的患者,侧卧位优于坐位。

2. 气道廓清技术 气道廓清技术用于提高黏液纤毛系统的清除能力,辅助患者排除气道分泌物。传统的气道廓清技术包括体位引流、胸部叩拍、胸部摇动和振动等;现行的气道廓清技术包括主动循环呼吸技术(ACBT)、自主引流(AD)、肋骨弹跳技术、振荡呼气正压(Flutter 排痰达、acapella)、压力呼气正压(mask PEP)、辅助排痰机(Cough Assist)、高频胸壁震荡(HFCWO)、身体活动和运动、徒手过度通气(球囊鼓肺)、声学气道廓清技术等(参考第四章第七节相关内容)。

3. 呼吸肌训练 呼吸肌是呼吸动力,其中膈肌是人体主要的呼吸肌,占静息呼吸的75%~80%,耗氧量占比 <20%。膈肌每移动 1cm,肺通气量增加约 350ml,膈肌发生失用性萎缩的速度是其他骨骼肌的 8 倍。Kang-JaeJung 等人应用 M 型超声研究证实卒中患者存在膈肌移动及肺功能下降,且膈肌移动与肺功能相关。一项系统回顾显示,与健康对照组相比,脑卒中患者的最大吸气压力与最大呼气压力均明显降低,提示脑卒中患者的吸气肌肌力与呼气肌肌力均有所下降。呼吸肌训练的方法包括体外膈肌起搏器的使用、体位的优化、沙袋或治疗师的手加压于腹部、利用 power breath 仪器、呼吸训练器等进行呼吸肌抗阻训练、缩唇呼吸、腹式呼吸、快吸慢呼训练等。不同的体位对膈肌的活动影响不同,侧卧位下膈肌运动不受重力影响,半卧位下重力对膈肌运动是部分助力,坐位或站立位重力对膈肌的运动是助力(膈肌对维持躯干稳定性起着重要作用,所以躯干稳定性下降的卒中患者坐位或立位下应有支撑如选择有靠背的椅子、站位时靠墙),骨盆适当前倾位对膈肌运动有抑制作用(例如腰骶部垫毛巾,使腹部紧张度增加,吸气时膈肌下移时腹内压增加,限制膈肌的移动),骨盆适当后倾位对膈肌运动有促进作用(屈髋屈膝位腹部放松,膈肌下移时腹内压对膈肌运动的阻力变小,即使患者自己维持屈髋屈膝位时,髋周肌肉收缩,腹部肌肉紧张,影响膈肌下移,

但还是优于骨盆前倾位)。根据患者病情,选择合适、有利于膈肌运动的体位,在没有禁忌证时,坐位优于侧卧位,若脑出血早期,病情不稳定或体位性低血压的患者,侧卧位优于坐位。

证据表明,在呼吸时加载吸气负荷会增加最大吸气压和吸气肌耐力,当患者持续每周3次高强度(60%PImax)训练计划,患者的运动能力和呼吸困难程度表现出长期的改善。IMT可以提高吸气肌力量和耐力,功能性运动能力和生活质量,同时也降低呼吸困难程度(参考第四章第五节相关内容)。

4. 呼吸控制 呼吸控制是运用下胸部并鼓励放松上胸部和肩部的正常的潮式呼吸,其模式是通过最小的用力来达到最大程度的有效呼吸。适用于呼吸做功增加、呼吸急促、呼吸模式改变、焦虑、惊恐发作、过度通气的患者。部分脑卒中患者会产生抑郁、焦虑、紧张情绪,导致呼吸浅快、呼吸困难。在进行呼吸控制操作时,患者应处于有很好的支撑和舒适体位,可以采取高侧卧位、前倾坐位或站位以及放松坐位或站位,鼓励患者经鼻吸气,用嘴呼气,利用下胸部,放松头部、上胸、肩部和手臂进行呼吸。吸气时,腹壁向上升起,属主动相;呼气时,腹壁向下向内沉,属于被动相,并且呼气和吸气都应该几乎无声的,当膈肌缺乏有效运动时,腹壁这一运动将减弱。经鼻吸气可以在气流到达上呼吸道前对空气进行加热、湿化和过滤。若鼻腔不通畅时,经口吸气会减少气流阻力而减少呼吸做功;若患者喘息非常严重时;经口呼吸可减少解剖无效腔。

5. 运动治疗与有氧训练 卒中患者常因虚弱倾向选择久坐生活习惯,久坐的习惯会对日常生活活动产生不利的影响,例如跌倒的风险性增加,也可能导致再发卒中和其他心血管疾病。脑卒中会在导致功能下降的同时,进行常规活动的能量需求增加。在脑卒中偏瘫的患者中,VO_2peak 大约是同龄人的一半,相当于 ADL 要求的最低水平。研究表明,发病后各个时期病情稳定的脑卒中患者都可以进行有氧训练,对发病早期、肢体严重偏瘫的脑卒中患者,有氧训练同样有效,而对于病程较长的后遗症期患者,有氧训练可以改善其运动功能和心肺耐力水平。

卒中后,患者的身体活动与运动处方的制定,需要考虑患者的耐受性、恢复阶段、环境、可获得的社会帮助、身体活动的参数选择和参与的局限性。急性卒中后,身体活动与运动康复的第一目标是为了防止因长期静止不活动出现的并发症,恢复自主运动,提高日常生活活动能力。卧床休息的不利影响包括钠和钾的大量丢失、血流量减少、心输出量降低、免疫功能下降、静息心率增加(每卧床一天增加 0.5 次 /min)、肌肉力量下降(例如卧床休息超过5周跖屈肌肌肉力量下降 25%)、直立不能耐受、关节挛缩和深静脉血栓栓塞。

卒中后尽早开始身体活动已是共识,然而,到底多早仍有争议,而且也没有特殊共识关于早期身体活动的频率、强度、时间或类型的指导。最近小量临床研究得出早期身体活动在卒中后 24~72 小时即可开始,但是结果缺少充分证据支持。

在可用的证据基础上建议脑卒中患者进行定期的有氧运动,增强有氧运动能力和改善步行能力,从而减少跌倒风险和提高功能独立性,同时也减少心血管再发风险。此外,抗阻(力量)训练主张提高日常生活活动独立性,柔韧性训练增加关节活动范围防止畸形,神经肌肉训练提高平衡能力和协调能力。

脑卒中患者的运动处方与药物处方在很多方面相类似,根据个体的功能能力和局限性制定一个安全有效的处方(即频率、强度、时间、类型),避免不足或过量。卒中患者可能存在心血管的风险,应在极量运动或者症状限制性运动试验后,再开始剧烈运动的运动训练(例如:60%~89% 心率储备或耗氧量 VO_2 储备或≥6.0METs,VO_2 储备 = 目标强度 × [峰值耗

氧量 VO_2peak- 静息耗氧量 $VO_2resting$]+ 静息耗氧量)。同时,实践经验和先前研究证明早期门诊患者进行有氧训练的安全性和有效性,医学指导下并配合使用辅助强度分级量表进行康复锻炼,运动中同时进行连续心电图检测且运动强度不超过预步运动测试峰值。

卒中患者进行有氧训练包含上肢,下肢,或结合上下肢的肌力测试,训练强度如前所述。因为有症状的或无症状性心肌缺血可能引起高致心律失常性,所以耐力性训练的靶心率应设置在出现缺血性心电图改变或心绞痛的阈值以下(≥10 次 /min)。有氧训练应作为日常生活活动(工作时步行,园艺,家务等)的补充以提高体适能。

6. **物理因子治疗** 超短波治疗、超声雾化治疗等有助于消炎、抗痉挛、利于排痰保护黏液毯和纤毛功能。超短波治疗的方法是应用无热量或微热量,每日一次,每次 10~15 分钟,15~20 次为一个疗程。超声雾化治疗 20~30 分 / 次,每日一次,7~10 次为一疗程。

经颅磁刺激脑卒中可直接累及呼吸中枢,也可因累及运动中枢及运动传导通路,或其他相关中枢(如咳嗽中枢、吞咽中枢、皮质脑干束等),进而引起呼吸功能障碍。直接累及呼吸中枢,一方面,相对于正常人,脑梗死患者中枢呼吸驱动力及呼吸驱动储备能力下降,对呼吸相关感觉输入的整合调控能力受损,往往会发生呼吸模式的改变;另一方面,呼吸中枢的应激反应下降,在感染等应激状态下更容易出现呼吸衰竭;累及锥体系,肌张力增加,使得患侧活动减少,胸廓挛缩,肺通气减少,呼气功能障碍,导致心肺适应性下降。累及额叶运动中枢及锥体外系,一方面引起呼吸肌肌力下降,肺通气减少;另一方面引起运动能力下降,运动减少,使心肺耐力降低。累及延髓网状结构内的吞咽中枢,导致真性延髓麻痹,累及皮质脑干束,导致假性延髓麻痹,两者均造成吞咽功能障碍,容易引起吸入性肺炎;累及延髓咳嗽中枢,直接使得咳嗽反射减弱或消失,导致气道廓清障碍。经颅磁刺激技术(transcranial magnetic stimulation,TMS)是一种无痛、无创的治疗方法,磁信号可以无衰减地透过颅骨而刺激到大脑神经,实际应用中并不局限于头脑的刺激,外周神经肌肉同样可以刺激,因此现在都叫它为“磁刺激”。随着技术的发展,具有连续可调重复刺激的经颅磁刺激(rTMS)出现,并在临床精神病、神经疾病、康复、疼痛领域获得越来越多的认可。它主要通过不同的频率来达到治疗目的,高频(>1Hz)主要是兴奋的作用,低频(≤1Hz)则是抑制的作用。可利用经颅磁通过刺激大脑皮层、相关中枢(如吞咽中枢等)或膈神经(C3~5)来直接或间接促进脑卒中肺功能的康复,如应用于治疗脑卒中后呼吸肌无力。在 2007 年有文献报道经颅磁在治疗慢性阻塞性肺疾病中大脑皮质功能障碍的作用。

7. 中国传统方法穴位按摩、针灸、子午流注治疗、太极拳、八段锦、五禽戏、拔火罐、针灸、中药等。

8. **康复宣教** 对患者及家属陪人进行健康宣教,让病患及家属共同参与到康复治疗中,尽早开始,持之以恒。并介绍病情,阐述康复训练的意义和重要性,指导并教会患者及家属陪人安全有效的康复训练方法,劝导患者戒烟、远离空气污染的环境以及健康饮食、合理膳食、养成良好生活习惯等,告知患者及家属陪人预防误吸、反流、急性感染的方法和注意事宜,劝导患者出院后坚持康复锻炼。

二、颅脑外伤

(一)概述与机制

脑外伤(brain injury,BI;brain damage,BD)又称颅脑损伤(traumatic brain injury,TBI)或

头损伤(head injury,HI),指人的头部受到外界暴力作用影响后导致的损伤,特别是脑组织创伤比较常见,具有发病率高、病情急、病情变化快、导致的功能障碍多的特点。脑外伤是神经外科常见疾病,典型的脑外伤包括脑挫伤脑内血肿、颅骨骨折、硬膜外血肿、硬膜下血肿、脑干损伤、蛛网膜下腔出血等。国内国外的发生率均相当高,研究文献报道美国每年约 170 万人遭受脑外伤,而中国的发病率为 67.38/10 万。脑外伤除了可导致意识障碍、记忆缺失及神经功能障碍外,临床上合并呼吸功能障碍也常见,如不能正确诊断和治疗常影响患者的预后,病死率高达 35%~85%。有研究指出,重度脑外伤后首次低氧血症的发生率在 50% 以上,并发呼吸机相关肺炎概率最高可达到 70%,据资料统计 50% 左右的重度脑外伤患者因呼吸衰竭而死亡。脑外伤所导致的呼吸功能障碍包括中枢性、周围性与混合性三类,重度脑外伤多为混合性。

脑外伤所导致的中枢性呼吸功能障碍的机制为:外力撞击时颅腔与脊髓腔产生的压力差使颅内容物向枕大孔区移动,造成脑干扭曲损伤,影响延髓呼吸中枢,同时皮质及其以下结构都受到了较强的刺激,直接导致呼吸暂停或抑制,呼吸慢而不规则,使肺通气量下降,体内缺氧和二氧化碳潴留,常于脑外伤后立即出现;或因为外伤刺激引起呼吸中枢兴奋,呼吸深而快,形成体内低碳酸血症。

脑外伤所导致的周围性呼吸功能障碍的机制为:①肺部感染:脑外伤致颅内压(ICP)升高时,可造成机体免疫力下降,呼吸道上皮细胞表面纤维连接结合蛋白减少,气管及肺泡内分泌物积聚,引起肺不张,人工气道的建立使得气道与外界环境相通,细菌容易进入呼吸道黏附繁殖导致肺部感染发生;脑外伤后由于呕吐物、颅底骨折口鼻流血,误吸可造成肺通气障碍,且吸入的胃液可损伤肺泡上皮,引起吸入性肺炎;对颅脑外伤患者临床上常采取机械通气治疗,由于呼吸道防御机制,气管导管的细菌生物被膜形成,胃肠道细菌移位,呼吸机通气管路的细菌污染,以及医务人员所致交叉感染,容易发生呼吸机相关性肺炎。受感染所致的高热、高代谢、血流动力学紊乱和免疫功能下降,又可反过来加重感染。②呼吸道不畅:昏迷患者咳嗽、吞咽反射减弱或消失,呼吸道分泌物不能主动排出,加之舌根后坠,易导致呼吸道梗阻,影响气体交换;持续低流量给氧使患者气道干燥,加之使用利尿脱水剂,痰液黏稠,易发生气道阻塞致呼吸困难。③神经源性肺水肿(NPE):发病机制尚未完全明确。有血流动力性和非血流动力性两种假设。血流动力性观点认为颅脑损伤后大量肾上腺素能神经活动增强,继发短暂而强烈的全身血管收缩,致肺血管内压和肺血流量明显增加,肺毛细血管静水压急剧升高产生肺水肿。非血流动力性观点认为,颅内压(ICP)升高通过神经源性作用,直接影响肺血管系统,促发白细胞异常反应并在肺内堆积以及肺毛细血管通透性增加,液体向肺间质渗漏致肺水肿。④肺内分流障碍:脑外伤后肺内分流增加是引起低氧血症的主要原因之一。正常时肺通气量与肺血流量比例(V/Q)接近 0.8。脑外伤后短暂的呼吸抑制可引起弥漫性微小肺不张,而前述神经性肺水肿(NPE)的发生机制可使肺分流量增加,从而使肺通气量与肺血流量比例(V/Q)值下降。此外,患者仰卧、制动和咳嗽反射消失可使微小肺不张难以纠正,肺水肿、肺顺应性下降、肺泡萎缩进一步影响气体交换,这些因素使得肺内分流障碍持续存在。⑤胸部损伤如肋骨骨折、肺挫伤等,伴有或不伴有血气胸、创伤性湿肺、低血压等,也易导致呼吸功能障碍。⑥脑外伤累及运动通路时,可影响呼吸肌的肌力,卧床制动期间,呼吸肌肌力也有所下降。在呼吸过程中,吸气阶段以膈肌、肋间外肌等肌肉收缩为主,呼气可通过上述肌肉的放松、胸壁弹性回缩实现。部分脑外伤恢复期患者出现胸廓挛缩,胸壁弹性下降,进一步造成呼气功能障碍,降低心肺适应性。

(二)脑外伤的肺康复评定

1. 评定内容 首先应及时对脑外伤患者进行神经功能的全面评定(表 7-3-7)。

表 7-3-7 脑外伤患者神经功能全面评定项目

1. 医学方面	体位转移
病史、发病情况和病因	坐和站的能力
辅助检查结果(如 x 线、CT/MRI 等)	平衡
预防	步行与步态
呼吸状况	上下楼梯
吞咽困难	户外活动
膀胱、直肠功能	高水平活动(包括体育运动)
皮肤	在变化环境中的功能
用药情况	耐力
2. 感觉运动功能	工作或学习能力
视力和听力	4. 认知 / 交流 / 行为方面
视—空间能力	觉醒水平
感觉—轻触觉、痛觉、运动觉、位置觉	注意力
肌力	定向力
肌张力	记忆力
异常运动模式	交流能力
平衡反应	行为情况
协调性	高级认知功能
运用能力	5. 心理学方面
姿势	受伤前功能状况
运动速度和运动质量	神经心理学或心理学评价
保持姿势和平衡的运动技巧	教育和职业情况
功能运动(可被代偿的异常运动)	6. 社会方面
耐力	家庭状况
3. 功能状态	经济和保险情况
床上活动	住房或出院后的环境

2. 脑外伤严重程度的评定 脑外伤的严重程度差别很大,可以是最轻微的脑震荡,对呼吸系统基本无影响,也可以是脑干严重损伤呼吸中枢受损,导致呼吸功能出现障碍。因而对脑外伤病情的严重程度评估,对肺康复影响重大。

脑外伤的严重程度主要依据昏迷的程度与持续时间、创伤后遗忘(post traumatic amnesia,PTA)持续的时间来确定。本章介绍临床上常采用格拉斯哥昏迷量表(Glasgow Coma Scale,GCS)、改良的昏迷恢复量表(Coma Recovery Scale-Revised,CRS-R)、日本昏迷标准 Japan Coma Scale(JCS)、中国持续性植物状态诊断标准和临床疗效评分量表方法来确定脑外伤的严重程度。

(1) 改良的昏迷恢复量表(表 7-3-8):为美国学者于 2004 年发表的 JFK 昏迷恢复量表(CRS)的修改版。该量表包括听觉、视觉、运动、言语反应、交流及唤醒水平 6 方面。最低得分代表反射性活动,最高则代表认知行为。CRS 为欧美广泛使用,其有效性经多篇报道证实,可以用以判断预后和指导康复。CRS-R 从 0 分到 23 分,对原量表进行了较大修改,增加了敏感度高、区分神经行为变化好的条目,对部分条目重新命名,删除了一些不适合的条目,CRS-R 可以作为预后判断的预测指标、临床研究中的结果测量指标,也可以作为神经影像诊断学和电生理学有效性研究的参考,CRS-R 更能适合鉴别植物状态(vegetative state,VS)和微小意识状态(minimally conscious states,MCS),满足诊断与康复治疗的需要。

表 7-3-8 改良的昏迷恢复量表

项目	分数与内容	得分
听觉	4 分 对指令有稳定的反应	
	3 分 可重复执行指令	
	2 分 声源定位	
	1 分 对声音有眨眼反应(惊吓反应)	
	0 分 无	
视觉	5 分 识别物体	
	4 分 物体定位:伸手够物	
	3 分 眼球追踪性移动	
	2 分 视觉对象定位(>2 秒)	
	1 分 对威胁有眨眼反应(惊吓反应)	
	0 分 无	
运动	6 分 会使用对象	
	5 分 自主性运动反应	
	4 分 能摆弄物体	
	3 分 对伤害性刺激定位	
	2 分 回撤屈曲	
	1 分 异常姿势(屈曲 / 伸展)	
	0 分 无	
言语反应	3 分 表达可理解	
	2 分 发声或发声动作	
	1 分 反射性发声运动	
	0 分 无	
交流	2 分 功能性(准确的)	
	1 分 非功能性(意向性的)	
	0 分 无	
唤醒度	3 分 能注意	
	2 分 睁眼	
	1 分 刺激下睁眼	
	0 分 无	

(2) FOUR 评分:2005 年美国 Wijdicks 和同事们提出了全面无反应性量表——FOUR

评分。相对于 GCS 评分,FOUR 评分能提供更多的神经系统细节,更准确、更适合于神经重症患者的临床评估。包括眼睛反应、运动反应、脑干反射和呼吸 4 个维度。每项均为 0~4 分,总分为 0~16 分,0 分时可以判定患者为脑死亡。FOUR 量表 >12 分,院内病死率接近 0。FOUR 量表创新性地以手部运动替代格拉斯哥昏迷评分(GCS)中的言语反应,因此对气管切开或插管患者语言评估非常有效;同时,增加了眼球追踪和眨眼检查,有助于闭锁综合征与植物状态等特殊情况的辨别。

(3) 早期预警评分:为了及时识别潜在急危重患者,以尽早进行高效合理的治疗和护理干预,20 世纪 90 年代中期后英国国家医疗服务系统(National Health Service,NHS)提出了一种简单的生理学评分,即"早期预警评分"(early warning score,EWS)。经过改进后形成了"改良早期预警评分"(modified early warning score,MEWS)。2001 年英国国家医疗服务系统将它正式规定为医疗机构评估病情的一种方法,随后英国重症监护协会和伦敦皇家医学院推荐其用于综合病房患者病情评估。

MEWS 是对患者的心率、收缩压、呼吸频率、体温和意识 5 项生理指标进行综合评分。该评分的最大特点为:对常用的生理指标进行评定并给予相应的分值(表 7-3-9),根据不同的分值制定出不同级别的医疗处理干预原则。一旦分值达到一定标准即"触发"水平,必须尽快进行更积极的医疗处置。国内外资料显示 MEWS 评分 4~5 分是鉴别患者病情严重程度的最佳临界点,当患者 MEWS 评分 <5 分时多不需要住院治疗;当患者 MEWS 评分≥5 分时病情恶化的可能性大,多需要住院治疗;当患者 MEWS 评分≥9 分时,死亡的危险性明显增加。

表 7-3-9 早期预警评分方法

得分	3	2	1	0	1	2	3
心率(次 /min)		<40	41~50	51~100	101~110	111~130	>130
血压(收缩压)(mmHg)	<70	71~80	81~100	101~179	180~199	200~220	>220
呼吸频率(次 /min)		<8	8~11	12~20	21~25	26~30	>30
最近 4h 的总尿量(ml)	<80	80~120	120~200		>800		
中枢神经系统			意识错乱	清醒 / 能够应答	对声音有反应	对痛刺激有反应	无反应
氧饱和度	<85%	86%~89%	90%~94%	>95%			
呼吸支持 / 氧疗	NIV/CPAP	吸氧 >10L/min	氧疗				

国内外资料显示,MEWS 评分为 5 分是鉴别患者病情严重程度的最佳临界点,5 分以下的急诊患者往往不需要住院治疗,留观治疗和普通护理(<Ⅱ级)即可;MEWS 评分为 5 分以上时,预示着患者病情变化潜在危险性大,需收治专科病房,甚至 ICU,护理等级在Ⅰ级以上;当评分≥8 分时,其死亡危险性增加,必须给予特别护理。

3. 情绪障碍的评定 脑外伤患者以焦虑、抑郁较为重要,焦虑、抑郁情绪可引起呼吸困难,尤其伴有慢性呼吸系统疾病患者。对于脑外伤患者的焦虑,可用汉密尔顿焦虑量表

(HAMA)进行评定。对于抑郁可用汉密尔顿抑郁量表(HAMD)进行评定。

4. 呼吸肌运动障碍评定 如前所述。

(三) 治疗

因脑组织的特殊生理功能,颅脑外伤的患者大多数病情危急重。因此大部分脑外伤患者的治疗都遵循 ABCDEF 管理原则:

A=Awakening 唤醒 / 觉醒

B & C=Breathing Coordination 呼吸控制

D=Delirium monitoring 谵妄监测

E=Early mobility 早期活动

F=Family engagement and empowerment 家属参与

1. 脑外伤患者康复治疗介入时机 血流动力学及呼吸功能稳定 24~48 小时后,符合以下标准(表 7-3-10):

表 7-3-10 康复介入时机

心率(次 /min)	血压(mmHg)	呼吸频率(次 /min)	SpO_2(%)	FiO_2(%)	PEEP(cmH_2O)	血管活性药
P>40 或 P<120	SBP≥90 或≤180,或 / 和 DBP≤110,MBP≥65 或≤110	≤35	≥90	≤60	≤10	多巴胺≤10mg/(kg·min)或去甲肾上腺素 / 肾上腺素≤0.1mg/(kg·min)

对于生命体征稳定的患者,即使带有引流管(应有严格防止脱落措施),也可逐渐过渡到每天选择适当时间作离床、坐位、站位、躯干控制、移动活动、耐力训练及适宜的物理治疗等。

2. 脑外伤患者康复暂停时机 生命体征明显波动,有可能进一步恶化危及生命时宜暂停康复治疗。存在其他预后险恶的因素;或有明显胸闷痛、气急、眩晕、显著乏力等不适症状;或有未经处理的不稳定性骨折等,亦应暂时中止康复技术操作(表 7-3-11)。脑外伤后合并呼吸功能障碍时,除了相关手术治疗、药物治疗、机械通气治疗外,肺康复治疗也发挥着重要的作用。

表 7-3-11 暂停康复治疗的生命体征参数

心率(次 /min)	血压(mmHg)	呼吸频率和症状的改变(次 /min)	机械通气(cmH_2O)
70% 年龄的最大心率的预计值 <40 或 >130 新发的个性心律失常 新启动了抗心律失常的药物治疗或合并心电图或心肌酶证实的新发的心肌梗死	SBP>180 或 DBP>110 MAP<65 新启动的血管升压药或者增加血管升压药的剂量	<5 或 >40 不能耐受的呼吸困难 氧饱和度 <88%	FiO_2≥0.60 PEEP≥10 人机不同步机械通气改变为辅助或压力支持模式 人工气道难以维持

3. 肺康复技术

(1) 气道管理:正常时鼻腔、呼吸道黏膜对吸入气体有加温和湿化作用。当建立人工气道时,吸入气体的湿化和加温功能由气管支气管树黏膜来完成,易引起气管黏膜干燥,分泌物黏稠，形成痰栓。临床证据证明，肺部感染率随气道湿化程度的降低而升高。颅脑损伤患者因气管切开或/和吞咽功能障碍等，导致气道湿化不足，出现气道廓清障碍。

人工气道方式主要包括气管插管和气管切开，作为解除呼吸道梗阻，保持气道通畅的方法，是抢救脑外伤危急重患者的关键。气管切开后气管造瘘口常位于声带下，因此气管切开后气流不通过声门以及声门以上的吞咽、消化和呼吸器官，如口腔、鼻、咽、喉等，它会影响正常呼吸、发声、构音和吞咽功能的恢复，也容易导致肺部感染、肺不张。因此，人工气道的管理也是脑外伤肺康复治疗的重中之重，其质量影响成功拔管的概率（表 7-3-12，图 7-3-1），以及原发疾病的转归。

表 7-3-12 拔管指征

拔管指征	拔管禁忌证
■ 撤掉气管切开的最初指征	■ 咽喉部肿瘤
■ 出现规律的自主呼吸且呼吸频率 <30 次 /min	■ 上呼吸道水肿
■ 充足氧饱和度时吸入氧浓度 <35%	■ 咳嗽或咽反射缺失或不足
■ 剧烈咳嗽 - 利于清理气管切开导管的顶部	■ 持续性吞咽困难和气道抵抗力差
■ 呼吸音清晰	■ 清除分泌物能力降低
■ 营养充足	■ 呼吸频率 >30 次 /min
■ 语言治疗师评定患者的吞咽能力并能吞吐唾液	

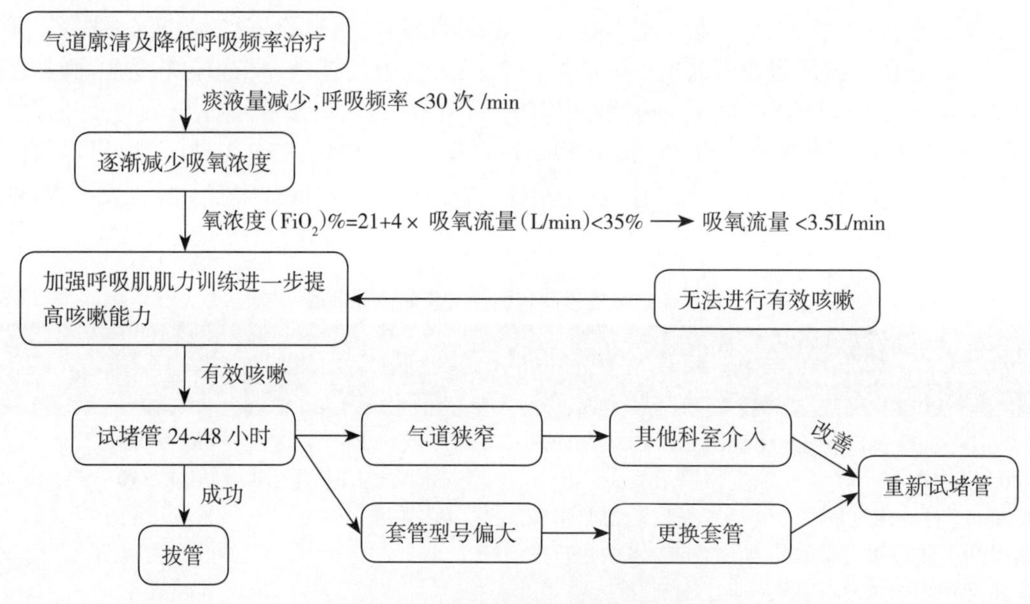

图 7-3-1 气管切开患者拔管流程

根据《中国神经外科重症患者气道管理专家共识（2016）》，气道管理措施主要包括：定期评估人工气道、定期评估患者对人工气道的耐受程度、重视气道的湿化和温化、床旁纤维支气管镜的应用、吸痰时要避免对血压和颅内压的影响，以及制定个体化的肺部感染预防策略。

其中,气道的评估主要包括人工气道的固定状态、通畅程度、气囊压力情况。无论是气管插管还是气管切开导管,都有移位甚至脱出的风险。随着患者体位的改变,人工气道的位置也会改变。如果不能得到及时调整可能会出现导管脱出和位置异常,威胁患者生命,尤其隐形脱管,其往往是套管的下口脱出,难发现,因为脱出的气管套管嵌在颈前组织与气管间隙之间,外观无脱出表现。气道狭窄或阻塞的原因主要有三方面:痰液黏稠、气道湿化不充分;痰液引流不充分,痰液潴留;如果出现反复的气道狭窄表现,通过加强痰液引流不能缓解,可能是气管内肉芽形成。呼吸时可以听到人工气道口因气流流速明显增快增强的气流声,甚至可以听到哨音。吸痰时吸痰管进入不畅和痰液黏稠具有重要提示作用。必要时可行纤维支气管镜检查证实。对于痰液黏稠、气道湿化不充分:定期评估并调整气道湿化,建议予气道扩张及祛痰药物治疗;痰液引流不充分:运用徒手过度通气、高频胸壁振荡等气道廓清技术和微波、超短波等物理因子治疗来加强辅助排痰,避免痰液潴留;气管内肉芽形成,可采取以下措施:尽量减少患者的躁动,控制抽搐的发作;调整人工气道位置避免频繁摩擦气管壁;气囊压力不要过高,吸痰时避免负压吸引过大而损伤气管黏膜。对建立人工气道但无需机械通气的患者不应向气囊内打气。只有机械通气患者才需要向气囊内打气以密闭呼吸通路。气囊压力过低会出现漏气和误吸,而过高的气囊压力则可导致气管壁受压,严重时发生缺血、坏死和穿孔,也可诱发气道痉挛导致呼吸困难。严重哮喘或气道痉挛,在积极处理原发病及诱发困难同时,可配合使用解痉药物吸入。

定期评估患者对人工气道的耐受程度,并给予适当的镇痛和镇静治疗和四肢约束:留置人工气道会造成患者的不适,常常表现为躁动,甚至呼吸循环的改变。这在气管插管的情况下表现尤为明显,往往需要给予适当的镇静和镇痛治疗,镇静和镇痛的目标应该能够充分耐受人工气道的不适和气道内吸引导致的刺激。评价方法可参考上述相应的镇静和镇痛评分。

由于人工气道的建立,无法完成吸入气的加温和加湿,必须依靠医疗措施来实现。对上述加温加湿程度和效果的评估和调整至关重要。湿化分为主动湿化和被动湿化。被动湿化是指被动地搜集患者呼出气体的热量和水分供给下次吸气,有效避免湿化过度或不足。人工鼻是常用被动湿化的装置,又称湿热交换器(HME),根据美国呼吸治疗协会临床实践指南最新推荐,湿热交换器的绝对湿度至少为 30mgH_2O/L。主动湿化是指借助外界的能量积极主动地提供吸入气体热量和水分,分为主动加热湿化和非加热湿化。主动加热湿化器例如高流量呼吸湿化治疗仪,非加热湿化器临床常用的是微量泵以及气泡式氧气装置。正常呼吸时,气管内的湿度应该在 36~42mgH_2O/L 之间,气体到达隆突时的最佳湿度水平是 44mgH_2O/L,相对湿度 100%,气体温度 37℃。指南推荐有创通气患者进行主动湿化时,建议湿度水平在 33~44mgH_2O/L 之间,Y 型接头处气体温度在 34~41℃之间,相对湿度 100%。

从气道管理角度,误吸和痰液引流不畅是导致肺部感染的重要因素。由于意识障碍导致的咳嗽能力下降和上气道自我保护能力丧失,口鼻腔分泌物和消化道反流物积聚在口腔很容易进入下呼吸道造成感染。在留置人工气道的患者,这些分泌物和反流物会沿着人工气道进入下呼吸道。为了能够充分引流气道及肺内分泌物,在对吸入气体进行适当温化和湿化的前提下,应该制订个体化的目标导向的肺部综合物理治疗方案。具体包括气道廓清技术的应用例如定时更换体位、拍背和辅助排痰装置等;呼吸肌肌力的训练例如膈肌起搏器、吸气肌训练(IMT)、沙袋或治疗师手加压于腹部、阈值压力负荷训练等;增加肺容量技术的使用例如气囊扩张手法(MHI)、体位改变、活动及运动等。

(2) 体位训练:调整体位在呼吸康复中非常重要。患者处于特殊训练体位,可增高呼吸气流流速、促进痰液清除、改善氧合和患者的血流动力学状态，但可能引起心血管变化，尤其对危重患者应严密监测。

(3) 气道廓清技术：气道廓清技术可以在短期内有效地清除气道分泌物，改善呼吸功能。徒手气道廓清技术：主动呼吸循环技术（ACBT）、自主引流（AD）、体位引流（PD）、徒手过度通气（MHI）、叩拍 / 振动 / 摇动 / 压迫、辅助咳嗽技术；机械排痰：呼气震荡正压装置（如 Flutter/Shaker/Acapella）、呼气末正压装置（如 PEP-mask）、高频胸壁振荡（HFCWO）、辅助咳嗽排痰装置（如 Cough Assist machine）。研究表明，呼气正压仪、主动循环呼吸技术（包括呼吸控制、胸廓扩张运动和用力呼吸技术）、体位引流、高频胸壁震荡等气道廓清技术均能获得较好疗效。

(4) 呼吸控制：有一定认知功能且情绪稳定的重症患者在胸廓放松基础上，可以通过各种呼吸运动和治疗技术来重建正常的呼吸模式。包括腹式呼吸训练、抗阻呼吸训练、深呼吸训练、呼吸肌训练等多种方法和技术。

(5) 咳嗽指导：对神志清晰，依从性好，咳痰能力下降的患者，应训练正确的咳嗽、排痰方法，常用的咳嗽训练有手法协助咳嗽、物理刺激诱发咳嗽法等。

(6) 运动训练：在严密监测的基础上，建议对没有禁忌证的危重患者尽早进行运动训练，包括主动运动和被动运动。对于气管切开机械通气的患者进行颈部屈伸抬举训练对撤离呼吸机有辅助作用。对于肢体功能及认知功能较好的患者还可以进行呼吸操、太极拳、八段锦等来增加胸廓的活动度，提高肺容量，增强心肺功能。

（黄　臻）

第四节　脊 髓 损 伤

脊髓损伤（spinal cord injury，SCI）是指由于受到外伤、肿瘤、炎症等多种因素的作用，引起脊髓损伤平面或以下的运动、感觉和自主神经功能障碍。由于复杂的病理生理机制，脊髓损伤易导致多个系统并发症，发病率高且具有极强的致残率，严重者可导致死亡，而呼吸系统并发症则为首要原因。据美国 2000 年脊髓损伤学会统计，脊髓损伤发病率为 33 万 /100 万，其中 67% 为四肢瘫患者。目前我国仍缺乏全国范围的统计数据，据文献报道，北京市脊髓损伤年发病率为 60.2/100 万；天津市脊髓损伤年发病率为 23.7/100 万，其中颈段脊髓损伤患者所占比例为 71.5%。

脊髓损伤后可导致呼吸肌及自主神经功能障碍，从而导致肺水肿、肺不张、肺炎、呼吸衰竭等呼吸系统并发症。了解脊髓损伤后呼吸系统病理机制，掌握呼吸系统疾病康复策略将有助于降低脊髓损伤死亡率、致残率，改善脊髓损伤患者生活质量及减少经济消耗。

一、脊髓损伤后呼吸病理机制

（一）不同节段脊髓损伤病理机制

正常情况下，平静呼吸时，吸气主要是由膈肌（C3~C5）和肋间外肌（T1~T12）收缩引起的主动过程。作为主要的呼吸肌，膈肌（C3~C5 神经支配）负责 60%~80% 的呼吸功能。呼气则是因弹性回缩引起的被动过程。用力呼吸时，辅助吸气肌包括斜角肌（C3~C8）、胸锁乳突肌（Ⅺ神经、C2~C4）、肩胛提肌（C4~C5）斜方肌（Ⅺ神经、C1~C4），辅助呼气肌主要为肋间内肌(T1~T12)、腹肌(T8~L1)等。

同时,支气管平滑肌受迷走神经和交感神经的双重支配,两者均有紧张性作用。副交感神经使气道平滑肌收缩,管径变小,气管阻力增加;而交感神经则使之舒张,管径变大,气道阻力降低。呼吸道平滑肌的舒缩活动还受自主神经释放的非肾上腺素非乙酰胆碱的共存递质的调制。

因此,呼吸肌的神经支配、交感神经的分布及脊髓损伤的损伤节段及程度在一定程度上决定了脊髓损伤后呼吸系统障碍。不同的脊髓损伤水平导致不同程度的呼吸肌群瘫痪,从而导致不同程度的呼吸功能障碍。研究表明,脊髓损伤后呼吸功能与损伤水平呈负相关性,即损伤水平高,肺功能越差。

早期研究报道,由于呼吸肌麻痹、肺及胸廓弹性变化,颈髓损伤患者表现为限制性通气功能障碍,即 VC、TLC 下降及 FEV1/FVC 正常或增加,阻塞性障碍不明显。随后,相关研究发现,颈髓损伤患者存在支气管平滑肌痉挛、气道内分泌物潴留、气管和支气管黏膜腺体分泌过多等情况,也存在阻塞性通气功能障碍,这考虑与颈髓损伤患者交感神经支配异常,而副交感神经支配占优势所致。

1. C1~C2　C1~C2 完全性脊髓损伤,几乎全部呼吸肌瘫痪,胸腹式呼吸消失,不能自主呼吸及咳痰。

2. C3~C5　C3~C5 完全性脊髓损伤,膈肌、胸锁乳突肌、斜方肌功能部分保留,肋间肌及腹肌瘫痪,胸式、腹式呼吸均减弱,不能自主咳痰。

3. C6~C8　C6~T8 完全性脊髓损伤,膈肌、斜方肌、胸锁乳突肌功能基本正常,肋间肌及腹肌瘫痪,腹式呼吸存在,胸式呼吸减弱,咳痰能力弱,但肺活量基本满足日常需求。

4. T1~T12　T1~12 完全性脊髓损伤,肋间外肌、肋间内肌残存部分功能,腹式呼吸基本正常,胸式呼吸、咳痰能力明显改善。

5. **L1 及以下**　L1 以下完全性脊髓损伤,肋间内外肌群及腹肌群部分瘫痪,对平静呼吸影响不大,但影响呼吸的储备功能。

(二) 脊髓损伤后呼吸系统特殊效应

1. **体位效应**　膈肌形似穹窿,收缩时中心腱下移使腹部内容物下移,从而增加胸廓容量,胸廓负压增加,完成吸气过程。因此,健康人站立位时更有助于呼吸。与健康人不同,四肢瘫患者进行直立位 - 仰卧位体位转换时,潮气量反而增加 14%。其机制是考虑与四肢瘫患者腹部顺应性下降有关,当其处于直立位时,重力的作用将使膈肌下移、曲率半径增加,从而导致膈肌正切压力减少,不利于膈肌收缩。已有研究证实,腹位带可以增强脊髓损伤患者腹部负压,增强膈肌功能,改善中心循环功能,不管是休息还是运动时均可以改善呼吸功能。

2. **反常呼吸**　健康人吸气时,胸腔容积增大,胸廓扩张,负压增大,有助于气体进入肺内,呼气时,胸腔容积减小,胸廓内陷,负压减小,有助于肺内气体呼出体外。部分脊髓损伤患者早期会表现出反常呼吸,即吸气时软化区的胸壁内陷,而不随同其余胸廓向外扩展,吸气时则相反,软化区向外鼓出。考虑其主要原因有:①肋间肌胸廓支撑功能受限;②研究证实,脊髓损伤后,颈部呼吸肌的代偿活动将引起上胸廓扩张,腹部前后径、横径的增加比下胸廓扩张更明显,从而造成吸气时胸廓凹陷。反常呼吸可造成微小肺不张并增加呼吸做功。损伤后期,大多数四肢瘫患者肋间肌不运动,且处于痉挛状态,反常呼吸会逐渐减少。目前仍缺乏肋间肌运动与脊髓损伤水平、程度等的回归分析。

3. **自主神经功能紊乱**　呼吸系统受双重支配,既接受交感神经(神经节前起自于上胸髓)传入,也接受副交感神经(神经节前纤维起自疑核,通过喉神经和迷走神经支配)调控。呼吸副交感神经促进气道收缩。一般认为来自脊髓上胸段(T1~T6)中间带外侧核的节前纤维,在交感干内上升至颈部,在颈部椎旁神经节换元,因此颈脊髓损伤后,呼吸系统交感神经调控受限制,副交感神经占主导,从而造成基础气道管径减小,支气管反应性增加,气管内分泌物增多等病理。

4. 睡眠呼吸暂停综合征 脊髓损伤患者睡眠呼吸暂停综合征(Sleep Apnoea Syndrome, SAS)发病率为普通人群2倍。Burns(2000)年定义:胸部运动或口鼻气流暂停>10秒为呼吸暂停;气流流速降低至平均5%以下>10秒,氧饱和度降低>3%为呼吸窘迫。平均每小时发作次数分别定义为呼吸暂停指数(apnoea index, AI)与呼吸窘迫指数(respiratory disturbance index, RDI)。当AI>5, RDI>15时,可诊断睡眠呼吸暂停。研究证实:脊髓损伤后睡眠呼吸暂停综合征与脊髓损伤水平、损伤程度、年龄、体质指数、颈围、腹围、习惯性打鼾及镇静药服用有关。其潜在机制包括:①支配呼吸肌的神经受损,造成通气障碍;②交感神经支配受损,造成气道管径缩小、气道反应性增高、气道阻塞等;③呼吸肌与咽部肌肉缺乏协调性;④肺容量减少导致咽部横截面减少。国外研究支持持续正压通气(nasal continuous positive airway pressure, NCPA)或双相正压通气(bi-level positive airway pressure, Bi-PAP)治疗脊髓损伤后睡眠呼吸暂停综合征。普通人群研究发现睡眠呼吸暂停综合征与心血管、胰岛素敏感性及神经认知功能相关,但有关此方面,脊髓损伤人群研究较少。目前脊髓损伤后睡眠呼吸暂停综合征文献仍缺乏。

二、脊髓损伤后呼吸康复策略

(一) 机械通气

高颈髓损伤的患者尤其是C3以上的患者受伤早期失去了膈神经的支配,膈肌处于瘫痪状态,早期需要机械通气来维持呼吸。急性脊髓损伤的第一周内呼吸衰竭的出现是一个重大问题。研究发现脊髓损伤的平面越高,发生呼吸衰竭的风险越高。早期C4~C6脊髓损伤的患者能够舒适地呼吸,但会因为伤后脊髓水肿的发展导致脊髓平面再次上升、或者分泌物滞留、黏液栓形成和自主神经系统损伤性呼吸肌功能降低所致呼吸衰竭、肺不张等呼吸系统并发症,从而导致再次插管。

如果脊髓损伤患者出现膈肌疲劳和呼吸衰竭的征象,建议积极进行机械通气。有研究证实,在存在颈椎不稳的情况下,进行经口气管插管是安全的。呼吸机设置是脊髓损伤患者呼吸康复治疗中最有争议的问题。原理是通过肺部过度呼吸逆转肺不张和黏液残留。

1. 患者的选择 高位颈髓损伤(C1~C3)伴膈肌麻痹的患者需立即进行复苏和终身的通气支持,下列情况也需考虑使用机械通气:

(1) 颈髓下段受损水肿加重而引起呼吸情况恶化者;

(2) 有单侧膈肌麻痹有代偿性呼吸加快而可能导致膈肌极度疲劳者;

(3) 老年四肢瘫患者且伴有呼吸系统病史如支气管哮喘或慢性阻塞性肺疾病者。

2. 呼吸机类型的选择 最常用的呼吸机分为压力控制型和容量控制型。压力控制型呼吸机通过达到预先确定的压力时吸气期终止来进行控制,如果理想的话,预置的压力应当给患者输入所需要的气体量。容量控制型呼吸机是通过给患者送入预定的气量时吸气期终止来进行控制。

容量控制型呼吸机对脊髓损伤患者最为适合。如果患者因分泌物潴留而不能保持气道清洁时,用容量控制型呼吸机也能将患者所需的气量送进去。然而用压力控制型呼吸机则可能因气道分泌物潴留而引起所需要的气量送入患者体内之前,预定的压力迅速提前达到而致吸气期终止。

3. 人工气道的选择 当患者有上气道梗阻(由于大量分泌物影响气道开放)和(或)使用呼吸机时需要形成一条人工气道。根据患者呼吸功能不全和预计要插管使用呼吸机的时间长短来确定建立哪种类型的人工气道。建立人工气道可通过口、鼻气管插管或气管切开三种方式。

口、鼻气管插管用于紧急处理或短期插管,将管子从口腔或鼻道插到气管内,患者往往难于耐受且经常引起恶心、呕吐、唾液过多等。当患者需要持久的机械通气时需做气管切开,在手术过程中将一个可进行消毒处理的气管切开塑料套管或一个可反复使用的无套的金属气管切开插管放置在切口处。整个手术过程可能有气管损伤、感染、出血、气道梗阻等并发症,但是它对气道的维持较经口、经鼻气管插管有好处,可以减轻脊髓损伤外科处理过程中可能的并发症,另外使患者感到比较舒适,通过气管切开处的插管也便于将气道内分泌物清除。

4. 依赖机械通气患者的早期处理

(1) 从对患者处理的最早阶段开始,医务人员就要和患者建立一个基本的语言和非语言的交流渠道,这对双方来说都很重要。

(2) 虽然患者依赖呼吸机活动受限,治疗计划中也应包括内科、外科、矫形骨科允许限度内的体位引流、胸部物理治疗和吸痰,还应包括辅助呼吸肌的强化训练和上下肢的运动训练。

(3) 应用呼吸机时最好合并使用较好的抗生素以预防或控制患者肺部感染进一步加重。

(4) 随时注意观察和调节呼吸机的有关参数以适应患者的通气需要。机械通气时呼吸循环的监测包括测血压、通气次数、气道压力、潮气量、动脉血气分析等,也可以进行经皮血氧测定、呼出气 CO_2 浓度测定等。

(5) 注意发现机械通气的并发症如人工气道堵塞、脱落而致窒息;通气不足所致的呼吸性酸中毒或通气过度所致的呼吸性碱中毒;氧中毒;气压损伤(约 10% 患者出现气胸、纵隔气肿、皮下气肿、心包气肿);继发感染(真菌、铜绿假单胞菌多见);回心血量不足所致的心输出量下降、低血压、休克;上消化道出血;肝肾功能障碍;营养失调等。

5. 呼吸机的撤离过程 约有 1/10 的患者需终身使用呼吸机,其余患者随着呼吸肌力量逐渐增强,当肺活量达到至少 800ml 时,气道内无炎性分泌物,没有水电解质失衡或其他未得到控制的肺部或内科并发症时可以开始撤离呼吸机。

撤机过程中最常用的两种通气支持方式是:同步间歇指令通气(SIMV)和压力支持通气(PSV)。SIMV 可以看成是辅助通气与自发呼吸的结合。其优点是可以减少呼吸性碱中毒的发生机会;有利于维持呼吸肌的功能、防止呼吸肌萎缩的发生;使平均气道内压下降,减少机械通气对循环系统的影响。其缺点是对患者要求增加通气的努力反应不佳,应用不当可致呼吸肌疲劳。PSV 是近年来开始应用于临床的新通气模式,合理应用可减少呼吸功及氧的消耗。PSV 通气时的呼吸频率、吸气及呼气时间都由患者自身决定;而吸气流速与潮气量则由患者的吸气努力及支持压力来共同决定。因而,这种通气方式比其他正压通气更接近于生理状态,使患者感觉良好。

总之,撤离呼吸机的过程应稳妥进行。在密切观察的情况下开始可用一个小塞子塞住气管切开口以便给患者提供一个间断自然呼吸和讲话的机会。最初患者每个小时可能只能忍受几分钟用塞子塞住套管口的时间，我们可指导患者做深呼吸练习，帮助患者咳嗽，逐渐延长塞住套管口的时间直至最终将气管内套管拔除。当患者能够借助或不借助咳嗽通过口腔将分泌物排出并且肺活量、生命指征、血气分析结果均可的情况下，可以考虑最终将呼吸机撤离。

在撤离呼吸机过程中每隔几天就换用一个管径较细的气管内套管以便逐步减小切口的口径，拔管后切口将逐渐愈合，呼吸治疗计划应像前面所讲到的呼吸道并发症的一般防治措施那样继续进行。

（二）气道廓清

气道廓清是指用一定的手法振动和叩击患者胸背部，其目的是通过振动和叩击将分泌物从小的支气管内移动到大的支气管内、然后被咳出体外。如无禁忌证，这些方法应结合体位引流而反复使用。增加的呼吸道分泌物会减少通气流速，增加肺炎的风险。所以，不论是人为过度通气治疗，还是借助器械进行呼吸训练治疗，都会加强呼吸道廓清，减少并发症。过度通气治疗的是通过增加气道内的气体流速和流量使分泌物移动至主气道而被咳出，可以增加氧合和肺顺应性，防止肺不张。但是却没有统一的规范的治疗方式。震动辅助排痰(手动和机械)均可以完成呼吸道廓清的目的，机械通气患者可以在呼气相进行手动辅助排痰，效果明显，已经在临床中广泛应用。目前高频振荡通气进行震动排痰也已近逐步应用与临床患者，增加其呼吸道廓清功能。还有相关的吸气呼气训练小设备，也是通过增加通气流速来廓清呼吸道。指南特别推荐呼吸夹板疗法，原理是利用手或者枕头等辅助固定患者腹部和胸腔，诱导促进咳嗽，在封闭的体腔内进行有效咳嗽，可以增加呼气流速，从而廓清呼吸道，提高咳痰能力。

（三）体位引流

有规律地翻身对于防止分泌物滞留在肺下垂部位是有重要作用的，甚至微小的体位改变也不仅使患者感到舒服而且能防止分泌物潴留。在脊柱稳定和患者承受力的限度内，适当的仰卧位、侧卧位和俯卧位伴有头部抬高或减低均可被选用，其基本原理是通过重力方式将特殊肺段中的分泌物引流出来。有效的肢体活动可以明显缓解长期制动造成的肌肉萎缩。依据现有文献，提示体位控制与引流，主动、被动肢体活动和持续的翻身叩背护理是有明确治疗效果的肢体活动训练方案。①在体位控制与体位引流方面建议：采取俯卧位，因为研究发现俯卧位可以增加氧和功能，改善通气功能，提高通气血流比例，提高潮气量。如果存在单侧肺部感染或炎症的患者建议健侧卧位，使患侧位于身体高处，以利于引流。②主被动活动方面建议四肢骨骼肌肌肉训练，不单纯的进行上肢或者下肢的训练，研究发现四肢肢体功能的提高可以明显改善患者的预后。③持续翻身叩背方面建议，身体长轴和床面构成 60°即可。

（四）呼吸训练

应教给患者一些特殊的呼吸类型以保证所有可利用的肌肉都得到均衡使用和肺的各部分都得到适当的通气。呼吸锻炼应从缓慢的、放松的膈式呼吸开始，逐渐过渡到用手法将一定阻力施加于患者膈肌之上的呼吸方式。最后当患者试图保持良好的膈肌活动度时，可给患者上腹部增加一定重量(如放置沙袋等)，每次约 15 分钟。可能时应使用定位的呼吸锻炼对孤立的肺叶进行通气并改善胸廓的运动。当患者企图扩张上述部位的胸壁时，可对胸壁的适当部位使用压力。不过多数肋间肌麻痹的患者很难进行定位呼吸锻炼。有条件的话还可以使用一种呼气测量仪来给患者提供可见的反馈过程并用于确定治疗计划的效果。

（五）呼吸肌训练

高颈髓损伤患者尤其是 C3 以上患者膈肌功能完全丧失，只有依靠呼吸辅助肌来配合完成呼吸过程，在辅助呼吸肌中，斜方肌和胸锁乳突肌是保存比较好的肌肉；斜角肌接受 C3~C8 神经根支配；胸锁乳突肌接受副神经支配，因脊髓损伤很少破坏副神经，所以胸锁乳突肌的功能大多被保留。胸锁乳突肌、斜方肌和斜角肌一起抬高胸廓，使肺部扩张。过度使用机械通气的患者可以迅速发生膈肌萎缩和功能障碍，但是针对机械通气患者是否进行呼吸肌训练，是存在争议的。因为研究发现 COPD 患者在机械通气时相比较于正常人而言，其膈肌肌纤维会发生慢肌纤维向快肌纤维转变，使其更容易发生肌肉疲劳，从而影响预后。但是也有研究提出独立机械通气的 COPD 患者进行呼吸肌训练会减少呼吸机使用时间。周围骨骼肌肌肉的训练同样是必不可少并真实有效的。

（六）电刺激技术

1. 经皮神经肌肉电刺激 除外相关肺康复治疗的运动训练方式，还有研究报道了患者进行四肢经皮肌肉电刺激治疗，发现电刺激可以使机械通气患者的肌力提高，从而缩短卧床时间，减少肌肉骨骼蛋白丢失，保持四肢肌肉功能状态。而且电刺激提高肌肉力量的研究已经明确在正常人、心衰患者以及中重度 COPD 患者中得到证实。研究发现电刺激可以有效地预防机械通气所致多发神经肌肉病。研究提出机械通气患者在进入 ICU 后 48 小时以内进行神经肌肉电刺激，每天一次。发现实验组的肌力评分明显好于对照组，神经肌肉病发生率小于对照组，脱机时间也短于对照组。ROUTSI 研究发现认为电刺激可以促进合成功能提高，缓解 ICU 卧床制动患者的分解代谢优势。而且目前欧洲呼吸协会和欧洲重症医学会都推荐重症患者进行神经肌肉电刺激。指南推荐使用处方：刺激强度：45Hz，刺激时间 60 分钟，刺激频率每日一次。

2. 经皮膈神经电刺激治疗 一般采用体表电极刺激。使用 2 个电极，分别将电极粘贴在胸锁乳突肌下端外缘 1/3 处距膈神经最表浅部位，以及置于锁骨中线第 2 肋间处，通过体表电极刺激膈神经，提高膈神经的兴奋性，增加膈肌收缩，使膈肌活动幅度增加，从而使胸腔容积相应增加，提高肺泡有效通气量。对高位脊髓损伤患者的通气功能能提供一定的辅助作用。但是也存在一些问题，如电极固定困难，导致刺激效果不佳，以及需要较强的刺激电流强度，可引起广泛的肩颈及上肢肌肉痉挛收缩，患者耐受性差。此外需注意，对脊髓损伤痉挛的患者，电刺激可加重痉挛。

3. 膈肌起搏技术 通过电脉冲刺激膈神经，引起膈肌有节律的收缩称为膈肌起搏（diaphragm pacing，DP）。据电极安放位置不同可分为两类：一类将电刺激电极安置于膈神经，另一类安放在膈肌内，即膈神经的入肌点。前者主要适用于提供长期的通气支持，而后者则多用于短期的辅助治疗。膈肌起搏的基本原理是通过功能性电刺激（functional electrical stimulation，FES）膈神经引起膈肌收缩。呼吸生理表明，中枢神经系统对呼吸的调节是通过膈神经和肋间神经控制膈肌和肋间肌收缩来实现的。膈肌起搏能否成功它必须具备两个基本条件：①有完整的膈神经，以保证电刺激通过膈神经能传导至膈肌；②具有功能性膈肌，使电刺激膈神经引起膈肌收缩。如果接受治疗患者缺乏其中之一条件，则起搏失效。植入式膈肌起搏器的优点包括：减少机械通气时间，甚至可完全停止机械通气，克服了长期机械通气的许多缺点，如并发症多、影响发音说话等，与正压通气相比较能改善气体交换和动脉血氧合。目前植入式膈肌起搏器手术入路分为：①颈部入路，颈部入路是 Glenn 等早期采用的手术方法。沿自斜角肌三角作 2cm 皮肤切口，向侧方牵引斜角肌脂肪垫，可以找到通过前斜角肌深面的膈神经。②胸部入路：胸部入路是在 Glenn 所创立的术式基础上逐步改良而成，由 Shaul 等于 2002 年提出并应用。在第 2 肋间隙或在第 2 肋上做 5~7cm 的皮肤横切口。切口可以向下延伸，切除第 2 肋软骨，进入胸腔，用较小的儿科牵引器置于切口处。③膈肌内电极植入膈肌起搏术：通过腹腔镜进行。另有学者提出自然腔道内镜手术途径，但尚处在动物实验研究阶段。

膈肌起搏器技术尚未正式引入我国。中国康复研究中心的李建军、杨明亮教授等通过研究项目开展了个案应用。其中 1 例 15 岁男性患者，应用呼吸机 2 年后，成功的脱离了呼吸机。这例患者采用的是单侧膈肌起搏。

4. 肋间神经电刺激技术 对于那些通过评估证实膈神经功能受损的患者，单纯行膈神经刺激效果不佳，故有学者尝试用其他方法重建膈神经功能后，再行膈肌起搏术。Krieger 等尝试将肋间神经与膈神经端吻合后，在吻合端以远的膈神经处，植入膈肌起搏器，结果显在实施手术的 6 例患者中，2 例完全脱离呼吸机仅靠膈神起搏器维持呼吸。

（七）呼吸功能重建

1. 利用副神经移植与膈神经吻合重建瘫痪膈肌功能 国外很早就从神经解剖的角度探讨其可行性。国内上海的周许辉，张少成教授等较早开展此项工作。中国康复研究中心的李建军、杨明亮教授等在国际上报道了临床应用效果，但也发现存一些问题，首先是颈部移植膈神经，移植本身有损伤残存的膈神经功能的可能，其次再生距离较长。

2. 利用残存的斜方肌及胸锁乳突肌重建胸式呼吸 大多数事故中能幸存的高位脊髓损伤，副神经能较好的保存，其支配的斜方肌及胸锁乳突肌功能良好。李建军、杨明亮教授等通过外科手术，设计了后方的肩胛骨悬吊后下方肋骨及通过锁骨从前方悬吊上位肋骨，能较好的重建胸式呼吸。此两种术式联合应用，能使完全性膈肌损伤患者，在清醒状态下通过构建的胸式呼吸脱离呼吸机，乘坐轮椅外出活动。这种间断脱机的呼吸模式极大地改善了患者的生存质量。

三、总结

颈髓损伤是最常见的脊髓损伤，占整个脊髓损伤的 55%~75%。而且脊髓损伤节段越高、损伤程度越重、病死率越高，尤其是完全性高位颈髓损伤患者。颈髓损伤的主要死亡原因是呼吸衰竭和呼吸道感染。颈脊髓损伤患者的呼吸康复是制约其生存质量和预后的关键，目前除了常规的物理治疗、体位引流、呼吸道廓清之外，还需要进行呼吸模式及呼吸肌的训练；为了对膈肌进行更好的活动和刺激，可选择适当的膈肌起搏治疗技术，目前植入式膈肌起搏技术在临床应用较为成功。针对脊髓损伤后呼吸功能障碍的康复干预策略因损伤节段而有所不同：T12 以下部位的脊髓损伤患者一般不需要进行进一步的临床干预；T1~T12 平面脊髓损伤患者随着平面上移其呼吸功能逐渐降低，需要进行呼吸康复的要求也越来越大；C6~C8 平面脊髓损伤患者辅助呼吸肌功能进一步减退，呼吸道疾患发病率提高，但膈肌功能仍保留完整；C3~C5 平面脊髓损伤患者的膈肌功能受到不同程度的损伤，需要进行主要呼吸肌和辅助呼吸肌的力量及耐力训练，并给予重建呼吸模式；C2 及以上平面脊髓损伤患者只能借助呼吸机进行被动呼吸，在膈神经通路完整且刺激有反应的基础上可进行膈肌起搏器植入手术，实现脱离呼吸机目的。虽然膈肌起搏技术目前因技术条件所限成功案例较少，但确实是高位颈损患者呼吸康复治疗的重要发展方向和目标。

（李建军）

第五节　神经肌肉疾病呼吸康复

（一）概述

呼吸周期包含吸气与呼气活动，吸气肌活动时出现吸气，而呼气肌活动时出现呼气活动。正常的呼吸涉及吸气肌收缩引起的吸气活动，随后通过吸气肌牵伸放松引发呼气活动。呼气肌仅在用力呼气或机体咳嗽、打喷嚏时才出现参与。呼吸康复包括呼吸再教育、放松训练、气道分泌物管理、恢复性运动、心理与营养支持，并对有机械辅助通气需求的患者进行选择与宣教。呼吸康复的构成包括使用各种技术与装置辅助吸气肌与呼气肌完成呼吸活动，且有助于减轻或控制呼吸系统疾病症状，并预防呼吸疾病相关并发症。在实践中，合并神经肌肉疾病并进行呼吸康复的患者，其呼吸功能障碍的出现与呼吸肌肉虚弱有关。因此，在本节中，我们将介绍神经肌肉疾病患者的呼吸功能障碍特点、评估方法，并将呼吸康复作为使用辅助装置辅助呼吸肌的一种概念，并将吸气肌与呼气肌分开进行介绍。

（二）神经肌肉疾病患者呼吸功能障碍的特点

在神经肌肉疾病患者中，呼吸系统并发症并不是源自肺部，而是由于呼吸肌虚弱导致的气道分泌物排出困难和通气障碍。在这些患者中，伴随着包括潮气量在内的肺容积下降的各种肺部疾病，都可能起源于呼吸肌群虚弱。因为这些患者出现浅快呼吸，而不能完成常规的深呼吸，当肺不能人为地复张时将出现肺不张，当患者不能进行深呼吸时，即使是1小时，也将出现微小肺不张。也就是说，在一段较长的时间内不能进行深呼吸或合并持续的慢性通气不足的情况下，将导致呼吸时虚弱的呼吸肌负荷增加。由于呼吸肌疲劳可降低血清pH值，甚至是引起死亡，呼吸肌疲劳应积极避免。因此，必须纠正大脑的通气管理机制，令其容许浅快呼吸。通过进行浅快呼吸，呼吸肌负荷将下降，但可能出现高碳酸血症和肺低通气。

当由于普通感冒或其他疾病出现分泌物在气道内形成时，健康人可通过咳嗽排出痰液，预防其并发症，如肺炎等。但神经肌肉疾病患者合并呼吸肌虚弱，因此，其咳嗽能力下降，使其因不能有效清理呼吸道分泌物而出现肺炎，病导致肺不张加重。另外，呼吸系统顺应性下降，使肺和胸廓挛缩，影响了咳嗽的吸气阶段，也使辅助咳嗽受到影响。因此，在患者进行辅助咳嗽前必须诱导充分的空气吸入。然而，如果肺挛缩导致肺扩张困难，将导致辅助咳嗽受限，使气道分泌物排出更加困难。在这些神经肌肉疾病患者中，如果能进行有效的辅助通气，在精确理解呼吸生理学和合适的患者教育的基础上，将有效地促进分泌物排出，并减少并发症，减少相关死亡率。

（三）患者教育

神经肌肉疾病患者呼吸衰竭的根本并不在于肺，而是呼吸肌的虚弱。因此，必须进行将呼吸肌虚弱纳入其中的全面评估。包括基础呼吸功能评估与处理的项目如下：

1. 最大吸气压与呼气压　在众多神经肌肉疾病中，肌肉虚弱似乎并不局限于肢体肌群，也出现在呼吸肌群。呼吸肌虚弱可引起呼吸功能障碍，影响日常生活活动表现。然而，许多患者并不出现呼吸系统症状，即使已经合并肺部渗出。因此，常规的流程、彻底的观察与功能评估是神经肌肉疾病管理的基础。最大静态压力的测量，或最大吸气压和呼气压是一种呼吸肌群评估方法。即使是在神经肌肉早期常规肺功能测试尚未能检测出异常时，最大静态压力测量已经出现细微改变。在呼吸肌群中，吸气肌虚弱可降低其肺与胸廓扩张能力。然而，吸气肌对维持正常肺容积的贡献水平是最低的，因此，除非是非常严重的肌肉虚弱，否则吸气肌维持正常吸气活动的能力将得以保留，这表明必须在吸气肌异常的早期阶段进行最大吸气压力测试。因为这种最大静态压力测试可在疾病早期进行检测，测量这一指标在评估和制订治疗计划，特别是因呼吸肌虚弱导致呼吸功能异常的患者而言，较普通肺功能具有更好的指导作用。为测量这一指标，需使用静态压力计来测量最大呼气压，在患者通过圆形口件吸气接近肺总量位时，取端坐位，夹闭鼻孔后完成，而最大吸气压则在呼气接近残气量位下完成。

2. 潮气量 潮气量是呼吸功能评估的基础，潮气量值可根据患者体位及呼吸肌虚弱程度出现变化，因此，其测量时应考虑相关因素。合并膈肌虚弱脊髓侧索硬化症患者在直立位下较坐位时出现更显著的潮气量下降，而不合并膈肌损伤的颈髓损伤患者在相同的体位下出现更高的潮气量。换句话说，神经肌肉疾病患者的潮气量可因体位而改变，在其测量时必须从不同体位进行评估。

低位颈髓损伤患者因其肋间内肌和腹肌出现瘫痪，常依赖其膈肌完成呼吸活动。在呼吸时，其肋间内肌与腹肌时主要的呼气肌，当这些肌肉出现瘫痪，呼气肌将不能收缩，排出吸入的空气。因此，坐位下呼气需要手动，来减少胸腔与肺容积，排出吸入空气，恢复其容积。而且，这一体位容许胃内容物因重力作用向下活动，从而减少膈肌下移，后者可导致较卧位时更低的潮气量。在肌萎缩侧索硬化症患者中，呼吸肌虚弱的进展常伴随着膈肌虚弱。在卧位下，从体循环系统到肺循环系统的血液量增加，降低胸腔内气体吸入量，而且，胃内容物对膈肌的压力阻碍空气吸入，降低了潮气量。这种现象也出现在正常人群中，仰卧位下潮气量下降约 7.5%。

在神经肌肉疾病，如合并肌肉虚弱的肌萎缩侧索硬化症中，卧位下潮气量下降的程度与进展性膈肌虚弱有关。因此，不同体位下潮气量改变程度可提示膈肌虚弱的程度。除了以体位为基础的变化外，使用矫形器纠正脊柱侧弯(一种在神经肌肉疾病患者中常见的问题)可限制胸腔的活动，因此，在穿戴矫形器前后重复测量潮气量来确定是否佩戴是非常重要的。

3. 最大通气能力 虚弱的呼吸肌不能扩张肺部达到其峰值，或压缩肺部将至最小残气量。如果这种不能扩张或压缩其胸腔容积的现象持续一段较长时间，胸壁软组织将缩短和僵硬。而且，这些肌肉将出现纤维化，降低胸部顺应性，同时出现因肺的微小肺不张导致的肺顺应性下降。这种顺应性改变将降低咳嗽和排痰能力，导致一系列呼吸卫生问题。因此，通过测量肺部所能吸入的最大量空气，并与潮气量相比较，从而间接判断呼吸系统顺应性。

最大通气能力测量要求患者在端坐位下，尽其最大努力吸入更多的空气，随后通过口件或鼻面罩快速呼出尽可能多的气体，并收集在手持气囊中。这一容积的测量主要通过肺量计完成。

4. 咳嗽峰流速 咳嗽是人体的重要防御功能，能通过排出普通感冒导致的痰液从而预防肺炎等并发症。由于呼吸肌虚弱导致的咳嗽能力降低并不能充分地排出痰液，导致并发症。咳嗽能力可在患者用力咳嗽时使用仪器测量咳嗽峰流速来确定。咳嗽峰流速必须不低于 160L/min，才能有效地从气道内清除痰液或异物。在正常情况下辅助咳嗽峰流速低于 200~250L/min 的患者在合并感冒或进行麻醉诱导时，均有可能出现辅助咳嗽峰流速低于 160L/min。因此，有必要评估神经肌肉疾病患者的咳嗽能力，并根据实际情况采用合适的测量方法。

5. 血氧饱和度与潮气末二氧化碳浓度测量 合并呼吸肌虚弱的神经肌肉疾病患者常处于慢性肺泡低通气状态。当呼吸能力下降导致急性高碳酸血症时,血压 pH 下降,刺激呼吸中枢通过深呼吸排出二氧化碳。然而,如果肺泡低通气呈慢性持续状态,呼吸中枢刺激将因肾代偿而失去作用,即使是在合并高碳酸血症时。如果因患者的血氧饱和度下降而单独给予其氧疗,患者的呼吸将进一步减弱,引起二氧化碳麻醉,并继续加重高碳酸血症。因此,当神经肌肉疾病患者出现氧饱和度下降的征象时,所进行的的治疗必须考虑到合并高碳酸血症的可能。

为测量患者的实际氧分压与二氧化碳分压,从而确定其呼吸状态,常需要进行动脉血气分析。然而,因为神经肌肉疾病患者需要在不同的情况下了解其通气状态,采用脉搏血氧仪和二氧化碳监测仪在不同状态下持续监测血氧饱和度及潮气末二氧化碳分压,并利用这些结果指导治疗是最为理想的,即使这些方法仍存在精确度上的轻微缺陷。例如,在合并膈肌虚弱的肌萎缩侧索硬化症患者中,卧位下潮气量显著低于坐位,而颈髓损伤患者则相反。因此,通气状态的分析需要根据其体位进行。即使是同一患者仍可能出现睡眠时通气能力的下降,当患者处于呼吸衰竭临界状态时确定其觉醒和入睡的状态就显得特别重要。因此,单纯通过动脉血气分析确定所有的情况是很困难的,而且,由于测试结果可能受动脉血气采样时的疼痛刺激的影响,使用无创性测量方法可提供更有用的信息来指导治疗。

(四) 呼吸康复治疗

1. 呼气辅助装置 呼气辅助装置大都涉及气道分泌物管理技术和(或)装置,主要应用于呼吸疾病患者。气道分泌物管理的终极目标是移除滞留在气道内的分泌物,从而降低呼吸活动中呼吸肌的消耗,改善呼吸,预防呼吸系统并发症,如肺炎等,若已经出现,则使其得到尽快康复。

(1) 体位引流:这是一种最基础的方法,其假设在特定的体位下可通过重力作用,使局部肺组织内滞留的分泌物沿垂直方向移动至中心气道,并通过咳嗽或抽吸等方式从气道内清除。在体位引流前或期间进行气道湿化或全身湿化有助于更有效地清除分泌物。为防止气道误吸或胃食管反流,最理想的方式是在进食前进行操作,如果患者已经进食,需要间隔至少 90~120 分钟。

(2) 震动与叩拍:对于体位引流,简单地假设体位使分泌物移动需要较长的时间,因此,联合使用叩拍和震动技术将获得更好的效果。使用单个手掌或相应器械对滞留大量痰液的肺部区域进行叩拍或震动可轻易地松解积聚在气道和支气管内的痰液,而松解的痰液也更容易移动到中央气道。叩拍是采用人手或橡胶杯在痰液积聚的区域做圆形叩击 3~5 分钟,但需避开疼痛、损伤、骨突出部位或外科手术侧。震动是使用双手或震动器在相应区域,且在呼气相时进行快速震动。

(3) 呼气正压呼吸:这是一种借助呼吸孔在患者呼气时产生 10~20cmH_2O 气流阻力,从而制造呼气性正压,维持气道持续开放的技术。通过使用这种装置,通气不良的肺组织将通过维持呼气相气道开放,增加其通气量,这将促使呼吸道分泌物从大气道内清除。

(4) 高频振荡 / 振动技术:该技术提供快速移动的少量空气作为一种"物理性黏液溶解剂",辅助气道分泌物移动。这种技术可分为两种类型:体外技术:高频胸壁振动背心;体内技术:振动活瓣、肺内叩击通气。

1) 高频胸壁振动背心:高频胸壁振动背心包括供患者穿戴的不可伸缩背心,其内冲入空气，以及空气脉冲制造装置。空气脉冲制造装置以每秒 25 次的频率泵入或吸出背心内的气体，对胸壁产生“振动”效应，通过松解气道壁上的分泌物清除痰液。一般连续使用 30 分钟。由于这种技术仅需要穿戴背心，而无需患者体位、呼吸技巧或操作技术配合，其使用价值高。

2）振动活瓣：这种装置通过气道内振动效应清除气道内分泌物，同时借助于增加呼气相气道内压开放气道，产生正压呼气的治疗效果。其结构与烟斗相似，其弯曲部位放置一个一定重量的金属球，当呼气时，金属球上下移动，对气流通道造成间断堵塞，产生 10~200cmH_2O 正压，是气道内产生振动。振动效果根据装置的倾斜程度而改变，通过控制装置从而使胸部产生振动。

3）Acapella：当气体呼出时，装置内的圆锥体旋转，引起气流通道定期开放、关闭，从而产生振动。其由于振动活瓣之处在于呼气时，气道压力与气流维持在固定的水平，且无需对其倾斜程度进行特殊调整。该装置还设有阻力调节刻度，可将呼气频率设置为吸气的 3~4 倍。

4）肺内叩击通气：这是一种以每分钟 100~225 次频率持续喷射压缩空气进入肺泡，传递振动的装置。她粉碎支气管内痰液，开启阻塞气道，促进痰液排出，同时改善氧气供应与二氧化碳排出，而且引起具有雾化功能，可提供加湿作用，还可用于气道内给药。

(5) 咳嗽与咳嗽相关的痰液清除技术：大部分气道分泌物管理技术均涉及在中央气道收集内气道分泌物。最终，分泌物通过咳嗽或抽吸清除。当咳嗽能力下降，气道内产生的痰液将不能有效地清除，这可能导致肺炎等并发症。因此，如果咳嗽能力受到抑制，必须使用合适的辅助技术，恢复其有效咳嗽。

在慢性阻塞性肺疾病中，由咳嗽产生的快速气流能导致气道阻塞，降低咳嗽有效性。在这种情况下，患者应采用舒适端坐体位，通过膈肌完成深呼吸，随后向前俯身 3~4 次，并闭合嘴唇，短暂停顿后呼气。当采用断续的“呵气”样呼气、向前俯身咳嗽、保持口腔开放时，气道阻塞程度将下降。

在神经肌肉疾病中，如果呼吸肌虚弱导致疾病进展加重，咳嗽能力同样出现下降。在这些患者中，如果其他分泌物增加，必须使用辅助咳嗽技术或咳嗽诱导装置来清除痰液。而且，在急诊患者中，可能需要人工气道插管以清除这些分泌物。合并神经肌肉疾病的患者由于呼吸肌虚弱导致正常咳嗽机制收缩，因此，必须使用咳嗽辅助确保气道分泌物被有效清除。

1）咳嗽辅助技术：为诱导合适的咳嗽强度，在咳嗽前必须吸入大量的空气。然而，由于呼吸肌虚弱，神经肌肉疾病患者并不能吸入足够的空气。因此，咳嗽能力可通过尽可能吸入更多的空气，或使用徒手复苏气囊增加额外的空气来增强。当吸入的空气不充足时，呼气时通过挤压腹部诱导强力咳嗽将受到限制。而诱导额外的空气，即使是较正常咳嗽更少的空气量，当声门开放进行咳嗽时，肺的弹性回缩压力仍能显著增加，并增强其咳嗽能力。

神经肌肉疾病患者虚弱的呼吸肌降低了潮气量，阻碍胸廓完全扩张。如果这种胸廓不充分扩张的情况持续存在，不仅损害胸腔组织，还导致肺完全扩张能力下降。由于这种损害导致的肺扩张障碍导致更少空气进入肺部，降低其辅助咳嗽的有效性。因此，就像先前提到的使用关节活动运动预防上下肢关节损害，患者也需要进行肺的规律扩张来维持其扩张能力。空气堆积运动是以扩张肺部为目的的运动方式，由患者尽其所能吸入更多的空气，并通过口件或口鼻面罩挤入更多的空气直至感受到轻微的阻力。为进行有效的咳嗽，首先必须吸入足够的空气，即使患者不能自行吸入足够的空气，也必须在其自行呼吸后手动送入额外的空气，确保维持费和胸部的顺应性。通过这种方式可使咳嗽时肺的弹性回缩压力增加，并由到处强力的辅助性咳嗽。这种训练可每天进行 2~3 回合，每回合 10~15 次。

2）咳嗽诱导装置：目前已经商业化的咳嗽诱导装置包括以下几种：Cough and Suction（CNS-100：Sungdo MC，Gyeonggi-do，Korea），Comfort Cough（Seoil Pacific Corp.，Seoul，Korea）和 CoughAsssit E70（Philips Respironics Inc.，Murrysville，PA，US）。该装置通过利用机器的抽吸力量辅助咳嗽，类似于真空吸尘器。这种装置首先采用肺部正压送入充足的空气，随后瞬间转为负压产生强烈的呼气力量，通过模拟吸气肌与呼气肌作用诱导咳嗽。通过使用口鼻面罩，患者的呼吸道分泌物排出无需行气管切开。即使是在气管切开插管的患者，使用这一装置清除呼吸道分泌物较负压吸痰更为有效。该装置能减少经口或经鼻插管患者数量，还能减少因负压吸痰导致的损伤或刺激而造成的气道分泌物增加。另外，它还能避免因气道分泌物增加引起的急诊气管插管。患者需要咳嗽来清除呼吸道分泌物，但如果患者进行了胸腹部手术或由咳嗽时腹部肌肉收缩导致的伤口瘢痕、疼痛，造成了咳嗽受阻。在这些情况下，可使用这种装置完成无痛性痰液清除。

2. 吸气辅助装置 在所有情况下，都应保持呼吸，因为呼吸停止意味着生命终止。如果呼吸肌群出现虚弱或功能下降，将出现呼吸困难，并导致呼吸应激。如果合并异常情况的肌肉仍需要如常工作，肌肉将出现疲劳，导致其精疲力竭。如果呼吸肌一直处于异常状态，应对其给予支持辅助，从而使呼吸肌在一定程度上得到休息，而以呼吸肌精疲力竭为表现的呼吸衰竭将不会发生。换句话说，如果呼吸肌出现功能障碍，这种方法将提供额外的空气来抵消因肌肉不能满足机体需要的呼吸能力而出现的不足。各种用于辅助吸气肌的呼吸辅助装置都可归为“吸气辅助装置”。在呼吸康复中，其目标是为长时间以来机械通气的患者提供支持，而不是为突然出现的患者病情恶化提供暂时的呼吸辅助。因此，需要使用多种不同的呼吸机辅助方法。

（1）无创性呼吸辅助：当因呼吸功能不足而导致二氧化碳积聚，必须使用呼吸机辅助通气。通过呼吸机提供通气辅助的方法包括使用器官插管或气管切开插管的侵入性方法，和不需要上述措施的无创性方法。使用气管切开可出现言语与进食困难，而由插管本身导致的痰液也同时增加。而且，经过气管切开插管来清除痰液清除将导致因镇静导致的气道内痰液积聚在管道顶部，增加了清除的难度，这是出现肺炎的根本原因。因此，对于需要长期使用机械通气的患者，必须积极考虑使用非侵入性通气方法。使用面罩或口件的无创性通气方法对于解决二氧化碳积聚和减轻相关症状已经是足够的。因此，通过评估患者情况，为其提供使用机械通气的精确建议不仅具有重要的医学意义，对于患者的生存质量也具有重要意义。即使是呼吸肌已经虚弱到需要使用机械通气，如果颈部肌肉还具有发音和进食的功能，无创呼吸机就能够在没有气管切开的情况下充分地支持通气活动。无创机械通气包括体外式呼吸机和无创正压通气呼吸机。

1）体外式呼吸机：这是一种在正压呼吸机出现前曾广泛使用的装置。该装置对躯体施加压力使其完成呼吸活动。根据所使用的的压力，它可大致分 3 中类型：负压型、正压型和负压 / 正压型。

负压型呼吸机对胸部和腹部区域使用负压或吸引力，迫使空气进入口腔或鼻腔，直至压力将至肺内水平。这种呼吸机包括铁肺、雨披型和胸部盔甲型呼吸机。正压呼吸机的例子是间歇腹部压力呼吸机（Pneumobelt），将空气射入紧身内衣样或袋装的气囊中，通过从外向内挤压尾部，为膈肌提供压力，使空气从肺内排出，完成肺排空。而正负压呼吸机包括通过可上下移动的床辅助呼吸的摇摆床，通过体位重力作用使腹部内容物移动间接诱导呼吸活动。这种装置作为一种辅助呼吸方式,可应用于合并通气衰竭的神经肌肉疾病患者,可用于辅助气管切开插管后向无创呼吸机辅助的过渡阶段。然而,至今为止,该装置仍未广泛使用,其原因在于移动不便和使用较麻烦。

2）无创性间歇正压通气:气管切开被视为合并呼吸肌瘫痪、必须使用机械通气患者的生命维持装置。然而,气管切开插管后使用机械通气有可能引起众多并发症。由于呼吸机的小型化、各种鼻罩与口件、气道分泌物清除技术的发展,无需气管切开的无创性呼吸机已经广泛应用。相对于侵入性呼吸机,无创性间歇正压呼吸功能降低肺炎的发生率、呼吸系统并发症的住院频率与时间。而且,对于患者的心理负担、照料者的护理效率、患者生存质量满意度等均具有显著优势。此外,还可节省在预防并发症、气管切开套管定期拔出与消毒的时间与花费,提供较侵入性呼吸机在经济角度和家庭护理支出等方面的显著优势。

无创呼吸机可单独通过口或鼻腔,或两者联合使用。但部分使用无创呼吸机的患者选取鼻罩,但如果鼻腔出现严重狭窄或因感冒症状堵塞,还可以选用口件或口鼻面罩。如果患者睡眠期间口件出现严重的空气泄漏,可选用唇形口件减少漏气。当使用鼻罩时,建议交替使用不同类型的鼻罩,避免皮肤受压、酸痛。

3）无创呼吸辅助仪器的不足:尽管存在众多优势,无创呼吸机还不能应用于所有呼吸衰竭患者。合并认知功能障碍和颈部肌肉瘫痪的患者是该类设备应用困难的例子。合并认知障碍的患者,存在使用装置或利用辅助咳嗽清除气道分泌物依从性差的风险。而且,在不行气管切开插管情况下使用无创通气,还必须预防误吸。在合并严重吞咽功能障碍的患者,如延髓性肌萎缩侧索硬化症患者中,即使是在不进食食物的情况下,也有可能出现涎液误吸而不能使用无创通气。

4）使用无创呼吸机时可能出现的不良影响:使用无创呼吸机的最主要的不良影响是佩戴面罩导致的皮肤压疮和送气导致的胃膨隆。这两种不良事件经常出现在患者首次使用无创呼吸机时。然而,随着患者习惯这种装置,其发生率将下降。如果压疮反复出现,可考虑更换不同类型的面罩或伤口愈合剂,如 DuoDERM 419（ConvaTec, Greensboro, U.S.A.）和 Mediform（Genewel Co., Ltd., Gyeonggi-do, Korea)。当胃膨隆出现时,腹部按摩后热敷常常有效。另外,面罩周围气流也可导致干眼症,或口腔、鼻腔干燥。而且,随着患者的生长发育,长时间使用无创呼吸机可能导致面部变形。

5）用于无创通气的呼吸机:对于无创呼吸辅助,应用最广的是微型便携式呼吸机。从功能角度,可分为压力型与容量型呼吸机。最为大家所熟知的压力型呼吸机是双水平正压呼吸机（BiPAP)。BiPAP 利用压力调节方式,为患者提供不同的吸气压力与呼气压力设置,两种压力间的差异则为呼吸支持水平。在压力型呼吸机中,当出现肺不张或因痰液导致气道阻力升高时,这些模式并不能为患者提供肺通气或维持辅助咳嗽所需要的肺顺应性的足够的通气量。

容积型呼吸机通过事先设定的潮气量给予一恒定的通气量,即使患者因呼吸系统顺应性下降或气道分泌物增加、阻力升高导致送气困难。该装置同样有助于完成空气堆积运动,从而维持呼吸系统顺应性。在面罩或气管切开插管周围空气泄漏的患者中,因低压可触发报警。也就是说,在气道分泌物增加导致气道阻力升高的患者中,高压将触发报警,确保患者和照料者更容易对呼吸机状态进行管理。目前在韩国可获得的便携式容量型呼吸机包括 Trilogy 100（Respronics, Murrysville, PA, USA), CARAT series（HOFFRICHTER GmbH, Schwerin, Germany), VSIII™（ResMed, Bella Vista NSW, Australia), LTV series（Pulmonetic

Systems, Inc., Minneapolis, MN, USA), Elisee 150™ (ResMed Paris, Moissy-Cramayel, France), LEGENDAIR® (Tyco Healthcare, PAU Cedox, France), and PB560® (Tyco Healthcare, Galway, Ireland)。

(2) 舌咽呼吸或蛙式呼吸:有助于合并神经肌肉疾病或上颈髓损伤患者呼吸疾病的蛙式呼吸涉及利用舌头和咽部肌肉将空气吞入肺内。在实际应用中,当呼吸机出现意外障碍时,这种基础呼吸方式可每次提供60~200ml潮气量,每次呼吸时可完成6~9次。

(五) 生存质量与伦理考量

在神经肌肉疾病中,患者出现进展性呼吸肌虚弱,在其疾病的终末阶段常需要使用呼吸机。然而,是否使用呼吸机并不仅从医学角度去考虑,在大部分患者中还包括伦理与经济情况。在严重疾病患者中使用机械通气延长器寿命已成为社会争论热点,还有众多存在争议的研究结果。换句话说,部分报告显示内科医师应避免长时间为此类患者提供呼吸机,因为当神经肌肉疾病患者必须面对长时间以来呼吸机所带来的巨大的道德与经济压力。在另一方面,另一些研究也报道在使用机械通气时,患者能充分享受到生活的意义。因此,在需要使用机械通气时,患者、监护人、医学专家都面对严重的困境。与无意识的植物状态患者不同,神经肌肉疾病患者有清晰的意识,其清楚地指导使用呼吸机延长生命和容许安乐死面对巨大的社会争议。许多医学专家对使用呼吸机延长生命持负面观点,然而,在一个肌萎缩侧索硬化症患者的随机对照研究中,接受机械通气的亚组患者出现多种生存质量量表结果的改善。另一个关于接受机械通气的杜氏肌营养不良患者的研究,其患者免疫水平明显高于普通预期。与医学专家和普通公众所认为的,大部分需要机械通气延长生命的患者对其生命持消极和绝望的观点相反,实际上这部分患者的态度多为积极。这些研究显示,由他人,而不是患者本人决定其生活价值,将可能作出错误的决定。

医学专家对患者生存质量所持的观点具有重要意义。换句话说,如果评估患者生存质量的医学专家在评估患者病情或未来治疗进度时出现先入为主的观点,那极有可能这些观点将成为其考虑进度时的基础,并影响患者或监护人的决定。每一名患者均有不同的评估系统或面对不同的实际情况,因此,将特定的研究结果应用到所有患者可能是不恰当的。然而,很明显,大部分患者满意度和生活意义的医学专业评估相对偏低,没有基于这一评估的任何标准,在治疗患者中也并不积极。归因于各种呼吸康复装置和技术的进步,通过无创方式使用呼吸机的适应证已经拓展,因此,患者的选择不断增加,使用也更加容易。另外,科学与机械工程学的进展已经使各种设备稳定发展,可用于失能人群,令其生活中的"绊脚石"不再成为其障碍。因此,如果医学专家进行治疗时采用更主动和积极的心态,患者将维持或获得更好的生存质量,并延长其寿命。

(六) 小结

本章节中所有康复治疗,为呼吸疾病提供的康复疗法可快速缓解患者呼吸系统症状,预防其并发症,帮助其完成日常生活活动。然而,除了部分非常基础的治疗方法外,呼吸康复疗法并没有广泛应用。当有些治疗涉及昂贵的设备和复杂技术时,另一些方法可通过现有的简单装置或方法,为患者提供有意义的辅助。但在实际中,甚至没有主动地利用这些简单的装置或方法。特别不幸的是合并肌肉或神经肌肉疾病,如脊髓肌萎缩症的患者,其需要的呼吸康复是最多的,且疾病是不可治愈的,但却被认为是没有可行的治疗方法。因此,这些疾病常常得不到治疗或被忽视。如果神经肌肉疾病患者在准确理解其呼吸病理学的基础上进行合适的评估,如果这些发现可用于提供呼吸辅助,并有效地清除气道分泌物,那么,患者的并发症将得以减少，相关死亡率也将下降。而且，即使是当患者达到不得不长期使用呼吸机时，仍有众多患者选择无创通气方式，这不仅提供医学上的获益，还可改善患者的生存质量。也就是说，通过呼吸机的使用和神经肌肉疾病特点的考虑，患者不仅延长其寿命，还能以更好的方式维持生命。

（Seong Woong Kang 曾 斌）

第六节 儿童呼吸系统疾病的康复

一、概述

儿童时期免疫防御系统处于发育阶段，因此存在较高的感染风险。这种风险随着幼儿进入学龄前期逐渐增加，特别是早期进入托儿所、幼儿园和其他类似的环境后，他们会通过与外界的接触传播各种病原体。近几十年来，我国文化教育事业稳步发展，进入托儿所的幼儿数目增加，呼吸道感染的发生率增加也是预料之中，数据显示在新生儿死亡率稳定的情况下，下呼吸道疾病仍是导致儿童死亡的主要原因之一。其中，哮喘是儿童最常见的慢性呼吸道疾病，我国第三次城市儿童的哮喘流行病学调查表明，14 岁以下儿童约 3.02%（95% CI：2.97%~3.06%）受此类疾病影响；国内儿童哮喘流行病学调查的回归分析也显示，1990 年至 2000 年间儿童哮喘平均患病率上升了 64.84%，1985 年至 2010 年的累积患病率亦存在逐年上升的趋势。而据报道，美国 18 岁以下儿童中，至少有 20% 以上患有慢性呼吸系统疾病，如哮喘、气促、支气管高反应性、囊性纤维病和支气管肺发育不良等。由于幼儿呼吸系统还在发育完善阶段，如若处理不好，易导致幼儿呼吸衰竭。幼儿气道较小及呼吸肌群的机械效率低下是引起呼吸衰竭的器质性因素。基于 Effmann 等人的计算，1 岁以下儿童气管腔的直径比铅笔的直径还小，大多数儿童的外围细支气管直径都小于 1mm。因而当出现少量黏液、支气管痉挛或水肿不仅会阻塞外周气道，而且可能会阻碍更大的近端支气管。当气道完全堵塞时，呼吸衰竭随之而来。此外，儿童的高代谢率使氧气、热量和水分的消耗增加，而儿童肌肉能源物质供应相对较弱，也是容易导致其呼吸衰竭的原因之一。

本节将介绍儿童呼吸系统疾病的常用康复评估和治疗技术，以及阐述儿童肺不张、呼吸肌无力、哮喘的针对性康复，以供学习参考。

二、康复评估

呼吸系统疾病的康复评估内容与常规康复评定大致相同，包括主观资料（subjective data，简称 S）、客观资料（objective data，简称 O）、功能评定（assessment，简称 A）和制订康复治疗计划（plan，简称 P）四个部分，即目前普遍采用的 SOAP 法，内容包括：①S：一个完整的病历回顾与分析，包括患儿的病史、目前的病程（包括症状、体征和诱发因素）、过去的每一项治疗和转介物理治疗的原因，以及来自主管医生和护士的第一手信息；②O：体格检查发现的客观体征与功能变现，本节主要从视、触、叩、听四个方面和呼吸领域的专业测评进行；③A：对上述资料的整理与分析；④P：拟定康复计划，包括进一步的相关检查、会诊、诊断、治疗及处理，如胸肺影像学表现有助于识别可能受疾病影响的特定区域，从而进行对因处理。

（一）病史

重点了解以下信息：生活的家里和其他活动的环境是否可以提供呼吸所需的空间和资源（如氧气，呼吸机和吸尘器）；患儿发育过程的表现是否正常；在相应的发育年龄他们的各项指标是否达到了相应的发育水平；是否存在持续或复发的病史；近期是否有过住院治疗、疾病或需要手术干预的危急情况；患儿或家长是否有说明存在的并发症或过往疾病对目前身体状况及其生活质量的影响；近期需要转介康复治疗的原因；是否为过往的复发性疾病；患儿在家是否有接受康复治疗；患儿服用的药物对康复治疗方案是否有潜在的影响；患儿或家属目前的康复愿望等。

所有实验室检查结果回顾包括肺功能检查和动脉血气分析，以及所有运动影像测试和其他潜在的相关研究。

（二）系统复查

系统复查是一个短暂综合的快速检查，用于收集更多的信息，从而得出可考虑的其他诊断、预后和治疗计划。具体包括：心血管 / 呼吸系统——患儿的血压、脉搏、呼吸速率和所有水肿迹象的病史记录，注意是否存在胸痛、喘息、咳嗽、咯血等现象；皮肤——患儿皮肤的颜色和完整性是否正常，是否存在瘢痕，新创口愈合是否正常；肌肉骨骼系统——测量并记录患儿的身高和体重，识别其身体任何明显的不对称和异常疼痛，并根据患儿的年龄和合作程度评估肌肉力量和关节活动度；神经肌肉系统——患儿的意识状态是否正常，有无建立年龄相适应的运动或运动模式等。

（三）呼吸测评

1. 通气和呼吸能力 通气和呼吸在所有呼吸测评中最重要，其可直接影响呼吸康复干预技术的选择，其中视诊（观察）、听诊、触诊和间接叩诊为常用的传统测评方法。另外，还需进行如下目标相关的测试：明确肺部问题和相关症状，评估呼吸系统疾病的并发症，确定需要进行的额外检查和适当的运动测试，通过检查结果估计预后和制订康复计划，从而明确治疗目标。

不同年龄儿童的肺容积、气道管径、阻力、呼吸系统顺应性、弥散功能等均不同，所以掌握其规律尤其重要。但儿童年龄越小越无法配合检测，且肺容积小、气体流量低，对仪器的要求相对较高。故对不同年龄段的儿童一定要区别对待，需要有不同的检测方式，中华医学会儿科学分会呼吸学组在 2016 年肺功能系列指南里针对不同年龄儿童肺功能检测的选择给予了相应的建议：7~8 岁以上的基本可以和成人一样检测，5~6 岁的儿童，要求不是太高的检测方式也均能胜任。但 5 岁以下的儿童，因为无法配合、呼气力量小（流量低）、肺容积低，所以需要配合程度低（或不需配合）的检测方式、敏感度高、精确度高的流速 - 容量传感器以及无效腔量小的检测系统（以 Jaeger 婴幼儿肺功能检测仪为例，新生儿、小婴儿专用流量传感器，流速 0~800ml/s，流速分辨率 0.5ml/s，系统无效腔 1.3ml；婴幼儿专用流量传感器，流速 0~1500ml/s，流速分辨率 1.0ml/s，系统无效腔 1.7ml）。

（1）临床观察：进行临床观察时，具体包括患儿的总体外观、头颈部、胸部，以及患儿的呼吸、讲话、咳嗽和痰液。

1）总体外观观察：首先，应注意患儿的意识状态和水平，确定患儿可以配合完成简单的指令。应注意患儿的体形是正常、肥胖，还是瘦弱；是否存在明显的姿势性问题，如驼背、脊柱侧弯、前屈或不寻常的姿势——呼吸困难的患儿通常会采取前屈体位。评估肢体时，应注意杵状指、疼痛肿胀的关节、震颤和水肿，其中杵状指与囊性纤维病有关。此外，评估人员还应熟知关节肿胀疼痛可能提示肺性假肥大性骨关节病(pseudohypertrophic pulmonary osteoarthropathy),而不是骨关节炎或类风湿关节炎。而在那些长期患有囊性纤维病和慢性肺部疾病的患儿中,双侧脚板水肿可能提示肺心病或右心衰。还应该注意的是,所有设备的使用及其在干预计划中的影响(例如呼吸机,氧气面罩,静脉或动脉导管,分流泵等)。

2）头颈部观察:患儿面部通常会表现出呼吸窘迫和缺氧的症状,其中鼻翼煽动和发绀是急性呼吸窘迫最常见的临床表现。若一个有一定头控的婴儿的头部随着呼吸摆动,则可能提示吸气辅助肌动力不足。患儿的总体感官会影响康复效果,因而应注意其眼、耳、鼻、口腔和咽喉是否存在异常情况,如耳溢液、鼻漏等。

3）静态胸部检查:应注意胸廓的形状和对称性,以及皮肤任何不寻常的特征,包括皮疹、伤疤和创口。婴儿胸廓的形状比成人的更圆,其附着在椎骨上的肋骨形成的角度接近90°,几乎不可能进一步增加。婴儿胸廓的前后径几乎与其横向直径相等,相比较之下成人胸廓的横向直径通常要大得多。常见的胸腔畸形有先天性缺陷和部分脊柱侧凸畸形,前者包括漏斗胸(或漏斗胸)和鸡胸(或鸡胸);桶状胸通常合并有肺部恶性膨胀,即胸腔的前后径大于横向直径,通常提示肺部限制性疾病,此外,还应检查胸部肌肉发育是否对称和呼吸肌是否肥大,若存在则提示慢性呼吸困难的可能。

4）动态胸部检查:呼吸速率是动态胸部检查的第一项评估。通常情况下,呼吸与脉冲速率的计算应在无意识的状态下一起完成。患儿年龄越小,其正常休息时的呼吸速率就越大。呼吸急促是指异常的高呼吸速率,呼吸过慢是指呼吸速率较低,治疗师应当熟记儿童正常呼吸速率的变化标准。呼吸模式及其规律也应进行评估,特别是对于新生儿和神经肌肉疾病患儿。短暂的呼吸暂停并无异常,也可能是新生儿的周期性呼吸。真正的呼吸暂停是指窒息时间超过20秒。呼吸暂停还可以合并有呼吸窘迫、败血症和中枢神经系统出血。除了呼吸速率及其规律性,还应确定吸气和呼气的时间比率。这个吸呼时间比通常大约是1∶2。儿童呼吸道阻塞性疾病如哮喘和细支气管炎,可能会使呼气时间显著增加,因此他们的吸呼时间比可能会变成1∶4或1∶5。此外,还应观察腹部和胸廓的同步运动。吸气时应注意胸廓的扩张和腹部的膨胀。当这个同步运动丢失,吸气时胸腹的上下扩张运动会在呼气时以相反的动作表现出来。这时就要注意是否存在胸壁回缩,回缩或加深,可发生在胸骨上下、肋下或肋间的区域。胸壁回缩常见于儿童患者,是幼儿胸壁顺应性和呼吸用力增加的缘故。发生呼吸窘迫时,呼吸肌在很大程度上给了胸腔软骨足够的拉力,在部分区域出现呼吸的加深。当胸腔严重回缩时,有效的吸气会减少。

5）咳嗽和喷嚏评估:相较于咳嗽,婴儿可能多以打喷嚏作为保护和廓清呼吸道的机制。儿童咳嗽能够有效地清除呼吸道的分泌物或其他杂物。因而确定神经肌肉疾病患儿的咳嗽能力是十分重要的,因为他们存在分泌物潴留和食物误吸的风险,可能需要机械移除分泌物。

(2)听诊:听诊是一个有效的评估方法。由于儿童的气道接近胸廓表面且婴幼儿的胸壁较薄,因而声音易于传播,但也因此其解剖特异性也可能会相应减少。即使在胸廓某区域听到特定的声音,也可能不是直接对应肺段下面的区域所应听到声音,特别是在新生儿或早产儿中,听诊并非与大龄儿童或成人一样精确。即便如此,也应尝试去确定呼吸道及整个肺段中正常和异常的呼吸音。

嘱患儿呼气时若可闻及呼气音,则可能是患儿为保持呼吸道通畅,防止气道在呼气过程中塌陷的结果。当存在下呼吸道疾病时最常听到呼气音。喘鸣音是吸气时发出的啼叫声,提示存在上气道阻塞或喉痉挛。另一个在吸气时可检测到的噪声是鼾声,当舌头回落到嘫起的下颚中,鼾声就出现了。在意识涣散的患者中可闻及鼾声。在呼气阶段也可闻及鼾声,尤其是新生儿呼吸窘迫。呼气的鼾声可能是防止气道过早塌陷的生理性过程。在两个通气阶段中听到啰音通常表明气道内有大量的分泌物。

与此同时,还应尝试去识别外来的声音,如哮鸣音、湿啰音、摩擦音和水泡音。哮鸣音被认为是气流通过狭窄的气道而产生的音乐声。他们可能出现在吸气或呼气阶段,可能是单声道或复声调。呼气期哮鸣音更为常见,提示支气管痉挛或分泌物造成气道阻塞。湿啰音是吸气或呼气时可能听到的非音乐声,这可能提示先前已完全放出气体的气道突然打开。呼气期湿啰音通常提示较大的气道里存在液体。摩擦音是粗糙刺耳的尖锐声,常常表明炎症组织间的相互摩擦。水泡音是当空气泄漏时经常在纵隔听到的清脆声。

(3) 触诊:儿童胸部触诊可帮助确定如下情况:可通过气管的触诊确定纵隔的位置;支气管震颤性触诊(分泌物湍流的感觉)有助于在较大的气道中定位分泌物堆积;在大龄患儿中,触诊对于胸腔扩张时的对称运动也是有用的;通过直接触诊可确定吸气时的肌肉活动。此外,触诊也可用于识别和定位患儿胸痛的区域。

(4) 叩诊:叩诊能够识别肺密度异常的区域,并且评价膈的运动程度。这项技术需要测评人员一只手的手指牢牢地放在一根肋骨中间,然后轻轻敲打这支手指的指尖。注意实际的声音或击打音可区分通气和非通气的肺部组织。清音或共振音越多,肺就越有可能存在通气。鼓音越多,特定区域越有可能出现肺通气不良。此外,叩诊也可以识别膈的运动。叩诊音提示肺底部共振音(通气)到鼓音(非通气)的变化,此处便是横膈的位置。测评人员可从肺顶到肺底叩诊肋间隙,当出现鼓音时,使患者完全呼出气体致横膈抬高,再通过叩诊使横膈抬高达到最高水平。接下来,患者充分吸气,通过叩诊追踪隔膜下降直到最低水平。横膜偏移的距离即最大上升水平和最大下降水平。

2. 有氧能力和耐力 有氧能力和耐力是通常定义最大摄氧量的术语。这项测试表明心血管系统对肌肉的供氧能力和这些肌肉提取氧气产生能量的能力,可提供很多有用的患者信息,包括:确定基线能力,确定进行功能活动期间的有氧能力,在增加或压力性活动时预测生理需求的反应,认识到面对工作负载增加的局限性。实验室运动测试通常是患者在跑步机上行走或踏车运动试验时增加锻炼的强度。测试应包括连续心电图监测、定期心率和血压测量、皮肤血氧定量、动脉血气分析和呼气气体分析。测试时应备有氧气,一旦出现紧急心肺状况,必须有心脏除颤器和其他应急设备用品。必要时可能会执行极量和亚极量测试。若无法进行实验室测试时,可选择 6 分钟或 12 分钟的计时步行测试,以及加速步行测试或上下台阶测试。

3. 人体测量学参数 评估身高和体重的百分位数、身体质量指数和外围性水肿都是呼吸系统疾患儿人体测量的重要方法。身高、体重和身体质量指数的值对儿童体格生长发育、身高和营养起决定性作用,营养状况对肺功能和儿童运动能力有重大影响,而肺心病(充血性心衰)的监测是检测慢性肺部疾病患儿肺气肿的一个重要措施。肺心病往往源于长期动脉低氧血症、高碳酸血症以及呼吸性酸中毒,使右心室后负荷增加,导致右心室肥大。右心室衰竭与外围性水肿有关,可能表现为脚板和脚踝肿胀。可使用简单的周长测量、体积排量和 8 字形周长测量监控外围性水肿的早期发生及其病程进展。此外,总体重的突然增加可能表明肺心病的发展,因此,定期测量体重是必要的。

4. 认知 儿童应该可定向时间和空间,应该能够回答这两个问题的认知性质,应该突破年龄的限制在不同环境刺激下发育，并应确定患儿的意识状态。

5. 辅助设备　辅助设备如拐杖、助行器、轮椅、夹板、马桶座圈、环境控制系统等并不是大多数急慢性肺疾病患儿的内在需求。一些与肺病相关的设备在某些情况下可以为孩子们提供应用，包括喷雾器、补充氧气的鼻前庭导管或面罩、呼吸机、气管切开术等。此外，继发于肌肉骨骼或神经肌肉疾病的呼吸障碍患儿，还需要助行器、轮椅等辅助设备。

6. 循环　通常可采用10分制Borg量表来评价心肺功能的潜在问题，如定量评估患儿的呼吸困难，0分代表根本不费力，10分代表非常费力。儿童呼吸困难的量化是一项新的尝试，这方面的研究较少。Prasad等人设计了一个15计数的呼吸困难测试，测试中孩子只需深吸一口气，然后大声数到15。15计数得分可用于衡量呼吸困难的客观情况。这种方式很容易解释和执行，并且任何具有流利数到15的能力的孩子都可以使用，不限语言。最好能与主观评分结合使用，无论是Borg量表或视觉模拟量表评分都合适。McGrath等人于2005年报道显示，可使用儿童视觉呼吸困难量表对79名患有哮喘和肺囊性纤维化的患儿测量喉的关闭程度、胸闷程度和费力程度。

7. 家庭和生活环境影响　呼吸系统疾病患儿主要环境障碍重要性包括其参与学校和各种环境的体能需求。此外，治疗师应询问家庭或学校环境中是否存在粉尘、蒸汽或吸入性的危害。这些可以通过与孩子和父母或学校和其他环境下的照顾者的交谈进行评估。

8. 皮肤完整性　以上的系统复查有助于临床专业人员确定现有或潜在的皮肤损伤，主要的发现可能涉及血氧过低的人出现面色苍白或发绀。囊性纤维病患者也可能表现为杵状指。若皮表有套管，应记录套管的类型，注意是否存在套管漏。

9. 肌肉功能　在系统复查中，应记录肌肉的功能，然而，由于越来越多的证据表明周边肌肉功能障碍与囊性纤维化患儿独立呼吸的局限性有关，因此必须仔细记录并跟踪训练。研究表明，慢性肺疾病导致肌无力，其肌力最大测试时相当于无慢性肺疾病人群的80%。这种导致力量缺损的机制已经被定义为静止状态，活动受限导致的肌肉退化、营养不良和肌肉病变可能是导致力量降低的机制。不管什么原因引起，周围肌肉力量降低很显然会导致运动受限和疲劳。

可采用徒手肌力测试、手持式电子测力计和功能性肌肉测试等方法了解肌肉的性能。功能性肌肉测试通常包括定时行走测试、加速步行试验或台阶测验。这几种方法不仅可检测肌肉的功能，而且还可了解儿童日常活动中肌肉的表现能力。

此外，肺功能的好坏，呼吸肌的功能至关重要。若因为疾病导致呼吸肌疲劳，则会引起肺功能的下降。呼吸肌包括吸气肌和呼气肌。呼吸肌疲劳，主要表现为吸气肌疲劳。反映呼吸肌疲劳的指标最重要的是最大吸气压（maximal inspiratory pressure，MIP）和最大呼气压（maximal expiratory pressure，MEP）。MIP、MEP基本可反映全部吸气肌、呼气肌的功能。

10. 其他重要的测试　虽然本章主要处理呼吸系统疾病，但在评估患儿时必须考虑所有系统。神经运动发育和感觉统合测试是患过周期性或慢性低氧血症儿童所必需的，因为这种疾病通常合并有呼吸系统紊乱。一段时间的氧化不充分有可能导致中枢神经系统损伤，出现发育迟缓。胸腔疼痛区域的识别通常是通过触诊和对孩子或父母的问诊来完成。如果确定了疼痛的区域，就可以让临床专业人士使用一些疼痛量表或疼痛记录来确定患者疼痛的程度、性质和对日常活动的影响，以及减少或改善疼痛的刺激方法。各种姿势异常都可能导致呼吸系统疾病，如脊柱侧凸的原发性弯曲大于60°往往导致胸的限制和肺容积减少，和漏斗胸一样严重。一些慢性肺疾病如严重的哮喘和囊性纤维化，导致肺过度膨胀，形成桶状胸和翼状肩。因此,在评估患儿肺部疾病时必须考虑这些可能性。

三、康复治疗

儿童呼吸疾病的康复治疗方法一般包括:气道廓清以移除分泌物,通过叩击和振动以进行传统的体位引流或应用其他的现代技术;呼吸运动和再训练;有氧运动、力量训练和其他针对胸廓的运动等身体再调理方法。这些方法的使用和具体干预不仅取决于疾病的进程,而且还基于年龄、能力水平和患儿的合作程度。新生儿和婴儿传统的气道廓清治疗全过程包括定向改变通气和灌注。儿童进入学龄前期时,可以根据需要把简单的呼吸游戏和活动纳入方案中。随着孩子逐渐长大,呼吸再训练、机体再调理、姿势性运动等方法的锻炼成为可能。依靠呼吸控制的气道分泌物清除措施如自主呼吸引流、主动呼吸循环和呼气期正压设备,更适用于年长的可以协调必要呼吸动作的儿童。

(一)传统气道廓清技巧

气道廓清的主要目的是从患儿的呼吸道中移除分泌物,其方法已被广泛研究,作用得到大众认同。气道廓清的方法包括:传统方法如进行姿势设定以重力辅助的气道引流、松解分泌物的手法操作、通过咳嗽和气道吸痰来移除分泌物,以及主动呼吸循环技术、正压呼气设备、振动正压呼气设备和肺内叩击性振动等。

1. 叩击和振动以体位引流 姿势设定以行重力辅助引流 根据肺段支气管的解剖知识,专业人员可对儿童进行姿势设定以引流在胸部检查中确定有分泌物的肺部区域。治疗师的膝部和肩部通常作为“治疗台”以促进引流分泌物,图 7-6-1 列举了婴幼儿 6 个姿势设定以行引流的体位。当儿童为 3 岁或 4 岁时,治疗的地方可能由膝部过渡到治疗台,但许多治疗师和家长对于4或5岁的儿童仍会继续使用膝部。为减缓患儿的不适感,建议饭后1.5~2小时后再进行体位引流(图 7-6-2),每次引流时间不超过 15 分钟。基于小儿表达能力有限,引流过程中还须注意患儿的脸色及表情。还有一点需要注意的是,现有证据表明患有囊性纤维病的婴儿有严重的胃食管反流,当进行头低位的叩击震动体位引流时会导致长时间的

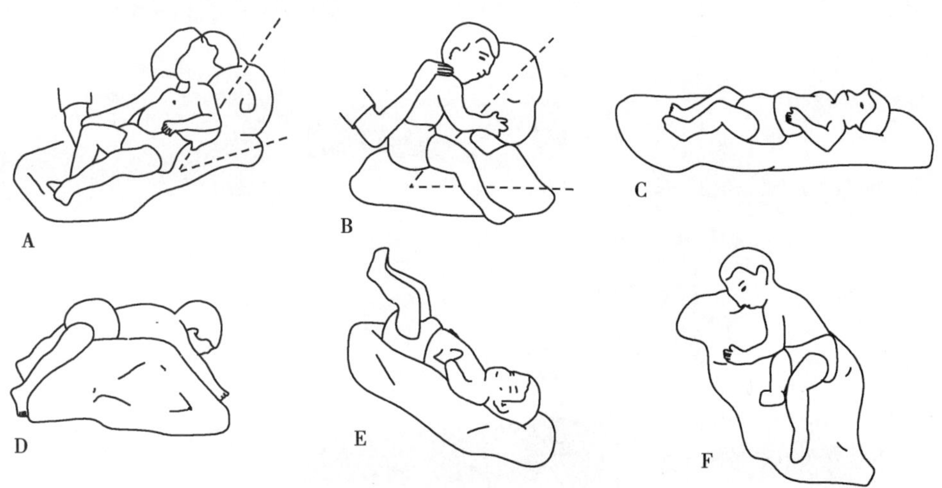

图 7-6-1 婴幼儿体位引流姿势

A. 上叶尖段;B. 上叶后段;C. 上叶前段;D. 下叶上段;E. 下叶前段;F. 左上叶后段

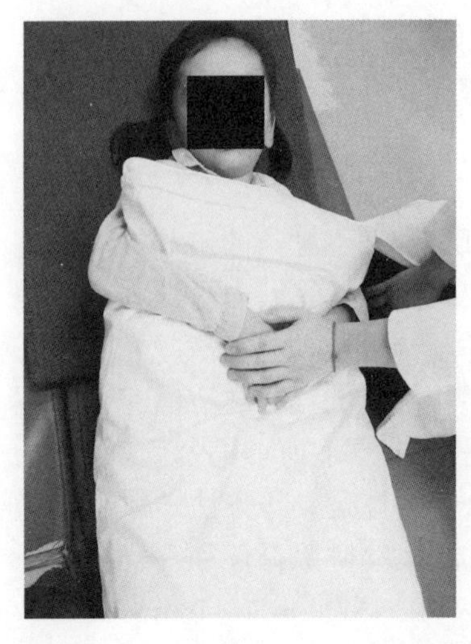

图 7-6-2 婴幼儿体位引流体位设定

肺功能减弱，因此该类患儿尽量不使用头低位的姿势设定促进体位引流。

2. 叩击和振动的手法操作技术 叩击和振动的手法操作可用于松解或去除支气管壁内的分泌物，从而使孩子咳嗽、打喷嚏或者吸痰时更容易移除。叩击和振动的力度应适当，在体重 1~2kg 或体重更低的早产儿应用时，应使用最小力量。随着婴儿生长和胸腔的骨骼肌肉变得强壮，可逐渐增加叩击和振动的力量。和成人一样，叩击和振动应用的区域应该在有分泌物堆积的肺和呼吸道对应的胸腔上。叩击振动的手通常可以覆盖婴幼儿的整个胸腔，因此，建议其他工具（图 7-6-3）和手形（图 7-6-4）用于婴儿的叩击和振动。

叩击时，运用腕关节的摆动使工具有节律地轮流叩

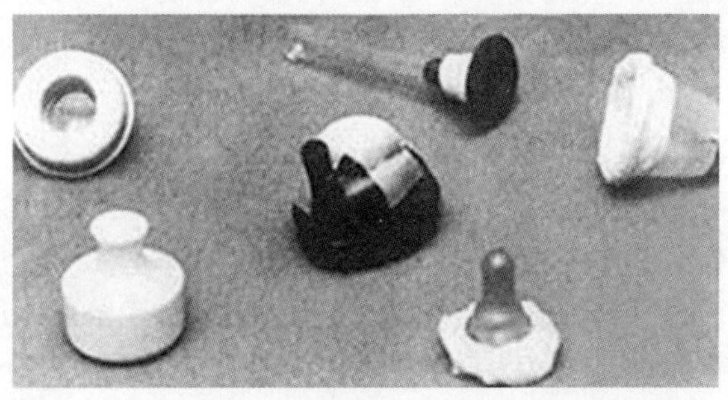

图 7-6-3 适用于婴幼儿叩击的工具

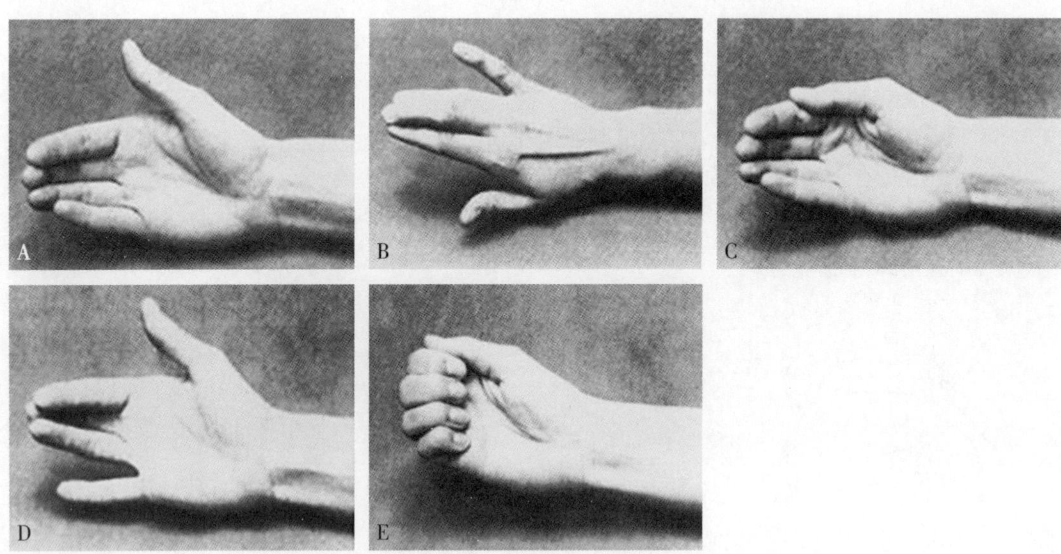

图 7-6-4 婴幼儿叩击手法

击引流部位，患儿行自由呼吸放松后，治疗师以手按压病变部位，嘱患儿深呼吸，期间行胸壁颤摩震动，再叩击，如此重复多次后嘱患者咳嗽以排出分泌物。

新生儿胸部叩击的禁忌证：叩击时动脉氧气水平显著下降、胸肋骨骨折或其他创伤、咯血。另外，婴儿的皮肤状况不佳、凝血功能障碍、骨质疏松症、佝偻病、心律失常、休克和心动过缓、治疗期间易激惹、皮下气肿和室管膜下或脑室内出血等。振动很少有真正的禁忌证，除了在治疗中出现咯血或氧合能力下降。因为振动通常是在呼气阶段完成，因为婴儿呼吸道疾病通常有每分钟 40 次以上的呼吸速度，呼气阶段很难协调手法振动。

3. 咳嗽和吸痰 婴幼儿很少会按要求咳嗽，虽然幼儿和学龄期儿童具备理解咳嗽要求的能力，但是其通常选择不咳嗽。康复专业人员可以应用富有想象力的手段，如讲故事、着色游戏和唱童谣等，来吸引幼儿合作。此外，通过诱导这些幼儿进行大笑或哭(最好是前者)，往往可以诱发高效有用的咳嗽。使用手指的振动动作对抗气管的外部刺激可能是另一个移除松解分泌物的有效技术(图 7-6-5)。然而，考虑到涉及该技术的患儿体型相对较小和结构较脆弱，故必须小心使用避免损伤。咳嗽对于经历了胸外科手术的孩子而言特别困难。用夹板固定切口或用娃娃、毛绒玩具等按压孩子的胸部是促进有效咳嗽的方法(图 7-6-6)。对于分泌液十分浓稠的患儿，可以考虑采用气雾剂吸入的方法如黏液溶解剂、支气管扩张剂等，使痰易于咳出。对于呼吸较为困难的患儿，有时需要通过吸痰来改善呼吸，尤其是新生儿，用于去除分泌物。吸痰应用必须很小心，因为即使在最好的情况下进行也存在显著的风险。气管内吸痰尽管有很多方法，但始终有潜在的风险，特别是在儿童和新生儿。

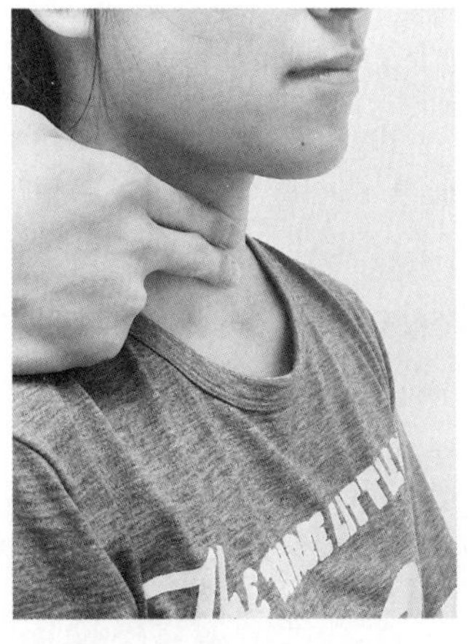

图 7-6-5 用于气管外部刺激的手指放置位置

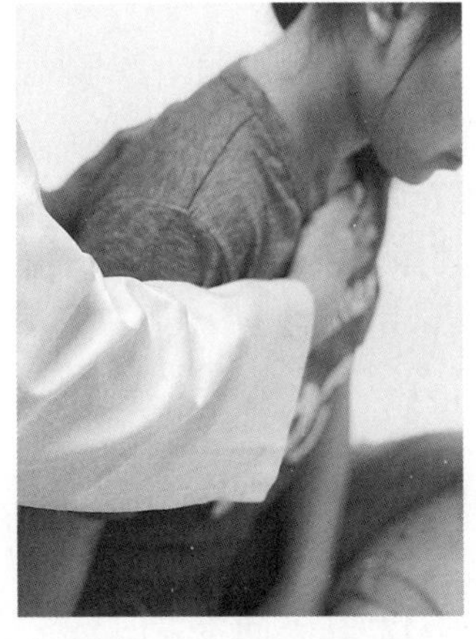

图 7-6-6 咳嗽辅助手法

(二) 现代气道廓清方法

现代气道廓清方法的共同特征在于通过各种呼吸操作以松解和传送黏液。此外，这些新技术都是针对个体需要而设计。一些方法起初是为患有囊性纤维病的儿童开发的，尽管它们适合所有存在大量痰液的慢性肺部疾病患儿。之后又研发出一些新的气道廓清技术，这些技术采用各种模式进行振荡胸壁或气道腔。

1. 自主呼吸引流 这种方法的操作具体如下：患儿坐在一个直立的物体上，或调整坐姿;患儿需要在"正常或相对缓慢"的节奏进行潮式呼吸;分泌物通过呼吸向上移动;当分泌物到达气管时,他们轻柔地咳嗽或稍微用力呼气就可以把分泌物排出。

2. 用力呼气技术 用力呼气技术由一个或两个吹气(用力呼气)组成,气流使肺从一半的容量到较低的肺容量,接下来的是一段时间的放松,横膈控制呼吸。支气管分泌物使上呼吸道兴奋然后咳出痰,这个过程重复直到最小的支气管清除干净。患者可以通过上臂的内收运动使胸壁自我压缩,加强用力呼气。因此过程中需患儿用力吸气、用力呼气,如有气胸、肺大疱、鼓膜穿孔、心律失常等的患儿则暂时先观察,等病情好转再行康复。

3. 呼气正压呼吸技术 呼气正压呼吸是为了保持气道开放和使用侧枝通气提供远端气流把分泌物积累起来。气道远端的气流被驱逐,分泌物向近端移动到更大的气道。此外,呼气正压呼吸为呼气提供阻力,似乎使小气道更稳定,从而防止他们出现早期的气溃或呼气时吸气咳嗽,因此呼气正压呼吸被认为是有效减少空气滞留和加强分泌物清除强度的方式。最初的技术依赖于使用麻醉呼吸面罩,但最近的设备更多使用小号吹嘴。当使用呼气正压呼吸时,治疗师可以尝试让患者呼气产生约 15cm 的水压。呼气正压呼吸的装置通常会提供各种各样的阻力,还有某种类型的指标来确定阻力的大小,当压力达到 15cm 即可。在呼吸 10~15 次的呼气阶段,使用主动呼吸循环技术诱发咳嗽以清除分泌物,孩子试图保持这一水平的压力。图 7-6-7 所示为商业用呼气正压设备。

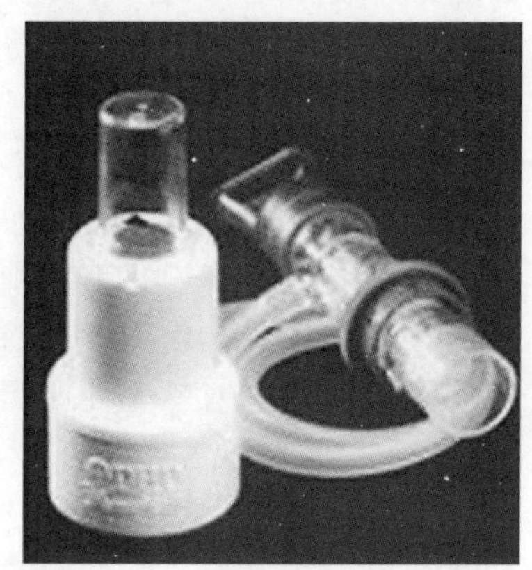

图 7-6-7 商业用呼气正压设备

4. 颤振技术 颤振技术应用的设备是一种小型手持果实状装置,可在呼气时产生一个振荡阻力。振动是由装置内的一个小球产生的,小球在呼气时产生移动但由于重力的作用很快移回原位。球在呼气气流的持续影响下又偏离了位置。球的这种迅速打开和切断设备的重复运动,使快速振荡或振动传播到气道。人们这些快速振动可以松解分泌物,使其易于清除。振动是在尝试用主动呼吸循环技术和诱发咳嗽清除分泌物后使用的。研究表明,与住院囊性纤维化患者通过传统叩击振动体位引流治疗相比,颤振技术是一种更有效的气道廓清方式。

5. 高频胸壁振荡技术 高频胸壁振荡技术是清除气道的新方法之一,使用一个空气脉冲发生器和一件马甲,由大而柔韧的导管连接到压缩机充气。空气脉冲发生器提供了在不同脉冲频率(5~20Hz)和在不同压力的充气装置。空气进入充气管后产生振动脉冲传输到胸壁。这些快速循环的空气运动,从气道壁上提供一个剪切力,松解呼吸道的分泌物。除了剪切力,空气爆发减少了分泌物黏性,分泌物向上移动,在那里它们可以被咳出或吸出。所有肺叶同时治疗,患者在整个治疗可以坐直,并且无需设定引流体位。

(三) 呼吸训练和再教育

患儿可以参加需要深呼吸和控制呼吸的小游戏。让患儿随着音乐或节拍器呼吸可以掌握呼吸节奏的技巧。吹泡泡或纸风车有助于显著增加呼气时间,这对于阻塞性疾病患儿可能有用。吹瓶子是一种增强呼吸肌的有用方式。瓶子可以设置为吸气或呼气,并且可以为孩子们设置成各种水汽转换的目标水平。众多类型的诱导性肺容量器使用也有助于提高任一种医疗或外科疾病后的深吸气。诱导性肺量器测定法已经被广泛的研究,通常被认为是术后肺部护理和加强呼吸肌肉的一种有效的辅助手段。通过横膈膜呼吸可以改善下叶的通气,而后的横向扩张还有助于减少术后肺部并发症。

随着孩子逐渐长大,呼吸练习参与和合作程度通常都会提高。在适当的时候,治疗师可以通过手动来传授横膈膜呼吸、横向肋扩张和节段性扩张。根据胸部动态下的评估结果,康复专业人士会选择一个或多个这类型的呼吸练习。患有严重的常年性哮喘的年长患儿和囊性纤维病的孩子往往会表现出许多相同和成人慢性阻塞性肺疾病一样的特征。有节律性的横膈膜呼吸可能对这些孩子和年轻人非常有用。减少呼吸能量消耗通常被认为是横膈膜呼吸一个好处。因为运动不耐受成为哮喘和囊性纤维化患儿的问题,有节律性的横膈膜呼吸可以改善孩子的行走、爬楼梯和进行其他剧烈活动的能力。缩唇式呼吸也有助于慢性肺部疾病患儿的呼吸控制。哮喘患儿的放松训练通常被认为是减少呼吸困难的一种手段。虽然几乎没有科学证据显示放松练习对这些儿童肺功能的任何改变,但强有力的证据证明放松练习可减少呼吸困难相关的焦虑。

(四) 机体训练

对于哮喘、囊性纤维病和继发于神经肌肉或肌肉骨骼问题的呼吸系统疾病的患儿来说,机体训练很重要。机体训练项目通常包括改善肌力、关节活动度、姿势和心血管耐力的练习。

力量训练对两组儿童是有帮助的。患有严重哮喘的和进行性囊性纤维病的患儿往往由于缺乏运动、慢性或周期性血氧不足而导致力量受限。此外,有证据表明囊性纤维病患儿即使肺或营养状况没有降低,但其周围肌肉力量仍然降低和工作负载耐受减少。有专家建议力量增强项目应为高重复等张抗阻运动,而不是高强度的阻力运动。他们还认为运动作为促进呼吸泵的方法应该注意肩带和胸部肌肉组织的锻炼。有证据表明双上肢力量训练和有氧训练有益于改善囊性纤维病患儿上半身力量和机体活动能力。综上可知,改善这些患儿的肌肉力量会可减少其身体限制和残疾。

比起哮喘和囊性纤维病患儿,关节活动度减少是那些神经肌肉 / 肌肉骨骼问题患儿更常见的一个问题。尽管如此,哮喘和囊性纤维病患儿会出现胸廓运动减少,并且可能有丧失肩部运动的风险。深呼吸、胸廓扩张、节段性扩张和上肢功能的练习可以防止运动丧失或重获已丢失的运动能力。就像其他骨骼肌对耐力和力量训练的反应一样,吸气和呼气的肌肉也有相似的反应。慢性肺部疾病与特发性呼吸肌无力的患儿研究表明,呼吸活动和呼吸肌肉功能的显著改善的重点在于耐力和力量。吸气肌肉耐力训练和加强可改进许多生理指标,并且可获得功能和心理上的好处。呼气肌肉加强有利于负荷呼气动作的强度,包括咳嗽。慢性肺疾病患儿将受益于参与心血管训练或调节的项目。

四、三种常见儿童呼吸障碍的康复

(一) 肺不张

肺不张(atelectasis)有原发性和继发性,原发性肺不张的出现是新生儿肺发育不成熟的结果。儿童最常见的继发性肺不张的原因包括肺组织的外部压缩、支气管或细支气管管腔阻塞、肌肉骨骼或神经肌肉疾病的继发性呼吸辅助肌肉问题。新生儿肺部小区域的原发性肺不张是出生头几天的一种常见的发现。患病的新生儿呼吸用力不足和广泛性肌力减弱数周内可能无法完全扩大到肺的所有领域。继发性肺不张的主要区域可能是心脏或大血管、先天性或获得性肺囊肿、先天性膈疝、先天性肺气肿引起的肺组织或气道的外部压迫。最常见的肺不张是被分泌物或其他碎片造成的继发性气道阻塞,包括胎粪、羊膜内容物、异物。

1. 临床信息 肺不张的体征和症状取决于涉及的肺部区域。小面积可能是无症状的,但大面积常见发现包括受影响的单侧胸壁移动减少、呼吸急促、吸气、收缩,若肺不张面积过大会出现发绀。气管将因为肺容量损失而偏离,而出现一个叩诊浊音,提示这是一个真空肺。听诊呼吸音减弱或消失。阻塞性肺不张的医疗管理是为了移除阻碍物质。当出现肺不张合并急性感染,治疗感染往往会根除肺不张。良好的水合作用将减少黏液黏度,从而有助于其去除。支气管扩张剂可以扩大支气管,从而允许空气通过胸部叩击、振动和咳嗽来穿过阻碍物,以加强姿势性的体位引流。其他气道廓清技术,如呼气正压、各种形式的振动和自我引流,也可以应用。最后,患者早期的床边活动也很重要。当肿瘤或其他结构在肺实质阻塞气道或施加压力引起阻塞,可能会考虑手术切除。使用抽吸导管针吸活检可能有助于清除气道碎片和气管内管放置不佳的重新定位,可能确诊肺不张。急性情况下、支气管镜检查、使用刚性或柔性支气管镜一般管理或局部麻醉,提示管腔内的黏液或碎片可以去除。如果潜在疾病过程是没有生命危险并且肺不张的持续时间不长,预后通常很好。肺不张的延误或处理不完全可能发生支气管和肺实质结构的永久性损伤。

2. 康复评估 胸部X线可确定肺不张的位置,应使用胸片作为临床治疗肺不张患儿的工具。肺的横向和后前位提供了一个肺部三维视图来更准确地定位肺不张的面积。应该注意患者的胸廓形状和呼吸模式。大面积的肺不张使肋间隙缩小,单侧胸的偏移减少。应该注意呼吸的肌肉模式应该是横膈膜呼吸,并且应确定患者的呼吸速率。触诊可提示气管由于肺容积损失而向肺不张侧偏转。不通气的肺区存在沉闷的叩击声可帮助定位肺不张。听诊最常见的变化是呼吸声减少,存在有破损的或不完整的肺不张,开始的几次深呼吸可能听到发出爆裂声;然而,在随后的深呼吸中,肺泡开放和充满可能会降低。其他评定包括:可动性——孩子在这段时间内一直在休息吗?疼痛——孩子可以进行有效地深呼吸和咳嗽?咳嗽——孩子可以自己咳吗?是否具有足够的力量和神经控制能力?

3. 康复治疗 有研究表明,与类似的仅有支气管引流治疗对照组相比,支气管引流、振动、口腔吸入治疗的婴儿肺不张后哮鸣发病率的显著减少。有研究报道,在28名吸入异物的儿童身上成功地使用支气管引流、叩击、咳嗽和提前吸入支气管舒张剂后,有24名患儿咳出异物。肺不张由吸入异物导致的,通过这些方法可以去除异物,减轻肺不张。术后肺不张可采用引导患儿进行深呼吸、用夹板固定切口以减少疼痛、利用本体感觉技术来易化吸气肌等方法,可以帮助孩子增加呼吸的深度。定位患者肺部引流的主要部位,尝试咳嗽后进行叩击或振动,有助于预防肺部并发症。以呼吸游戏的形式使用诱导性肺量器,将刺激产生更深吸入。如果患儿出现肺不张,除了预防措施以外,叩击和咳嗽是治疗的关键部分。若叩击强度太大会产生疼痛,因而增加胸部的振动是一个很好的肺不张的干预方式。术后肺不张常采用支气管吸痰以移除积聚的黏液和进一步刺激诱发咳嗽。支气管局部冲击引流通常可以驱除阻碍通道的分泌物,咳嗽可以清除气道。其他技术如主动呼吸循环技术、呼气正压、气道内振动和高频胸壁振荡技术等也可有效地松解和移除黏液。在临床中还可使用溶解黏液的喷雾、支气管扩张剂和温和的气溶胶来松解和润滑分泌物。

(二)呼吸肌无力

儿童呼吸肌无力(respiratory muscles weakness)可能是神经肌肉疾病引起的呼吸肌收缩障碍。呼吸肌无力或轻度瘫痪可能是轻度和短暂的,也可能是严重和不可逆转的。

在过去十年间,由于技术的改进和急慢性呼吸衰竭的护理,越来越多依赖呼吸机生存的患儿出现,这些患儿相关呼吸泵衰竭和因依赖呼吸机引起的运动发育迟缓常需要进行康复处理。

1. 临床信息 中枢神经系统的病因(如病毒性脑炎或巴比妥酸盐中毒)可能引起自主或非自主的呼吸肌麻痹,导致呼吸衰竭。异常的神经控制机制和反应可能会切断或减少机体对化学和机械刺激的生理反应,这些刺激可能发生在肺、脑干、血液和脑脊液。家族性自主神经功能异常、小儿阻塞性睡眠呼吸暂停综合征、肥胖通气低下综合征患儿对呼吸道刺激的反应明显减少,从而影响到产生吸气驱动的延髓运动中枢会导致呼吸模式的显著变化。C4 节段以上的脊髓损伤可能会导致完全性的呼吸肌瘫痪。上胸段或下颈椎段损伤往往导致肺容量减少和胸壁顺应性降低。如果腹部肌肉瘫痪会致使咳嗽不充分。这些因素可能会导致呼吸功能不全,最终可能发展为呼吸衰竭。对患儿而言,急性呼吸道护理和长期康复计划都是脊髓病变或损伤基本的治疗。在引起瘫痪和早期死亡的继发性呼吸衰竭的婴儿型脊髓性肌萎缩症(韦德尼希 - 霍夫曼病)中,可见前角细胞逐渐丧失,随即出现膈肌麻痹导致的突发性呼吸窘迫和呼吸衰竭。吉兰 - 巴雷综合征通常会有呼吸障碍,若出现呼吸衰竭,将会致命。吉兰 - 巴雷综合征常可痊愈,其呼吸肌无力须予以积极治疗,并在应包括急性和长期的康复措施。肌肉退行性疾病(如杜氏肌营养不良)的特点是肺功能进行性恶化,只有通过用力呼吸才能保证有足够的动脉氧气,其死亡通常是呼吸肌无力和肺炎所致呼吸衰竭。胸廓通常提供给呼吸肌肉足够的功能,胸腔的异常,如特发性脊柱侧凸、神经肌肉疾病的继发性脊柱侧凸和其他特定的先天性异常,都可能导致呼吸肌肉的机械功能丧失。

呼吸肌无力患儿常需要使用呼吸机进行呼吸,这些患儿常需要进行健康管理和康复,其目标包括:增强肌肉力量,提高注意力和认知,减少痉挛状态,增加胸壁运动,站立时用辅助肌肉呼吸,腹式呼吸,辅助咳嗽。

2. 康复评估 康复评估应从详细的引起呼吸肌无力的历史因素、以前的治疗模式和患儿其他相关的医疗信息三个方面开展,包括实验室检查、影像学检查和其他相关测试的结果。系统复查遵循“快速检查”的原则,包括皮肤、心血管 / 肺系统、肌肉骨骼和神经系统检查。重点评估患儿呼吸模式、呼吸肌的力量、胸部和肩部的移动性、气道廓清状况等。此外,应适时评估患儿的感觉运动发育情况、日常生活活动能力和步行状态。

首先要确定呼吸模式。每分通气量(呼吸速率和潮气量的产物),决定动脉的二氧化碳分压,呼吸速率可通过数 30 秒或 1 分钟得到,休息状态下儿童正常的呼吸速率随年龄而变化(幼儿会有更高的呼吸速率);通过肺活量计可以很容易地测量到潮气量,潮气量随儿童的身高而变化,较高的儿童会有较高的潮气量;另外,须确定肌肉的运作模式和对称性,要了解孩子是否主要使用隔膜、肋间肌、辅助肌肉或舌咽肌?两边胸廓的肌肉运作模式是否相似或胸壁运动是否不对称?根据患儿的需要和呼吸状况,使用针对性的通气支持和相应的呼吸参数。

呼吸肌的力量测试包括肺容量、最大静态吸气和呼气压力、肌电图。前两种方法是简便经济,但需要孩子充分配合。肺组织正常,但弹性反冲丧失、吸气量减少或补呼气量减少,则分别提示吸气肌或呼气肌无力。当肺活量下降预测值的 30% 左右时,就可能出现呼吸衰竭。最大吸气压和呼气压或许是最好和最简单的呼吸肌力量指数,这些压力可以通过适当的压力计和数字设备测量,并且可根据需要进行重复测量。

检查胸壁的移动性包括确定吸气时胸壁的前后、横向和垂直方向的扩张。整体的胸廓尺寸可以使用卷尺对骨性标志进行测量，通常会在完全吸气期和完全呼气期进行比较。此外，应该检查脊椎和肩带的关节活动度，包括盂肱关节、肩锁关节和胸锁关节，任何这些关节的运动减少都可能导致胸扩张减少。

呼吸肌无力患儿的肺部听诊具备较好临床价值。呼吸音是用于检查呼吸最可靠的临床工具，呼吸音的减少有助于确定通气不良的区域，肺部呼吸音的减少或消失可能与胸廓运动减少或肌肉力量减弱有关。呼吸音有助于康复人员了解气道廓清的必要性，如果听到干啰音和喘鸣音，就很有可能需要用到去除分泌物的气道廓清技术。呼吸音还可有助于了解肺部并发症的解决或发展，诸如肺炎或肺不张，并可选择相应地改进干预措施。

康复人员还应评估患儿的咳嗽情况，咳嗽的组成包括充分主动的吸气、声门协调关闭、随后的腹肌突然收缩使胸膜腔内压明显增加。存在神经肌肉功能障碍的患儿可能缺乏与咳嗽有关的技能。评估咳嗽情况时应重点评价自主吸气能力、声门关闭和腹部肌肉力量，以及三者的协调能力。

在制订切实可行的康复计划时，须评估总的力量和移动性（如步行和协调、儿童的发育水平），能以某种方式进行积极移动的儿童不太可能会出现肺部并发症，并且积极移动可改善肺功能。提供早期移动、增强呼吸肌力量和改善通气功能可作为早期的康复方案。

3. 康复治疗 呼吸肌力量训练应针对吸气肌肉和呼气肌肉，以及辅助有效咳嗽的腹部肌肉，具体可采用抗阻呼吸方法进行训练。呼吸肌肉训练已成为一种公认的减缓患儿呼吸功能下降的方法，尤其对杜氏肌营养不良效果较明显，呼吸练习可改善杜氏肌营养不良患儿的肺活量，增加了呼吸肌的力量和持续性。此外，颈部的主动、阻力运动可以增强辅助吸气肌肉的力量（如胸锁乳突肌肌和斜角肌）。尽管辅助肌肉的使用增加了呼吸消耗的能量，但其可增加吸气量以防止呼吸肌无力患儿出现呼吸功能不全。加强腹部力量的主动、阻力运动非常重要，其有助于产生强力且有效的咳嗽。

神经肌肉疾病患儿呼吸模式的改善主要有两个好处。首先，改善生理无效腔的肺泡通气比率，缓慢的深呼吸模式取代了快速的浅呼吸模式。康复人员可利用各种临床提示（如数数、打节拍），让患儿尝试缓慢的深呼吸模式。必须注意避免异常的深呼吸，如由于弹性阻力的增加使肺实质体积增大，可能会增加呼吸的负担，并且使预期的改善失效。避免了效率低下或适得其反的自主肌肉用力是改变呼吸模式的第二个主要好处。呼吸窘迫患儿可能会适当地使用辅助肌肉来增加吸气，可能会利用腹部肌肉来增强完全吸气，然而，这种肌肉模式可以成为习惯，如果膈膜提供足够的通气，当患儿继续使用辅助肌肉时，会增加肌肉不必要的自主用力。有少量研究支持放松运动和感觉神经技术的应用，也没有证据提示其治疗期间肌肉模式的短期变化，会有持续的影响或取代低效的呼吸模式。此外，在正常肌肉功能儿童的潮式呼吸中，上肢抬高可引起呼吸代谢和通气需求的显著增加，故可假设呼吸肌无力患儿会在代谢和通气方面有更明显的增加，因此在神经肌肉无力患儿做上肢运动时，必须仔细观察呼吸值。

胸廓的移动性在患儿中非常重要，在胸廓局部区域或整个区域，可采用主动的呼吸运动以改善胸廓的移动性。此外，胸壁的手法操作、改善肩带移动性的主动或被动运动也可不同程度改善胸廓的移动性。

咳嗽技能很重要，因为幼儿气道横截面较小和气道易于阻塞，而肌无力患儿通常缺乏有效的咳嗽。通过自主用力来改善咳嗽通常涉及腹部肌肉力量的增强。不推荐使用仰卧起坐和直腿抬高来加强腹部肌肉力量，因为这些活动主要涉及的肌肉是腹直肌而不是强大的腹壁压迫肌肉（如腹横肌和斜肌）。吹瓶子或用力呼气似乎可提供更多近似人体运动学的方法来加强与咳嗽有关的肌肉组织，其他传统的咳嗽指导方法，如呼气时进行“双咳嗽”、“诱发咳嗽”和通过气管外部刺激，可以诱发咳嗽，从而锻炼相应技能。

由于许多呼吸肌无力的患儿合并有分泌物累积，因此气道廓清是家庭康复治疗项目中很重要的部分。如果父母怀疑分泌物增加会导致呼吸道感染，气道廓清可用于预防肺炎或肺不张。如果儿童咳嗽能力较弱或存在大量分泌物时，通过口腔或鼻腔吸痰以保持清洁的气道很必要。建议训练患儿家长多种气道廓清和分泌物移除技术，并在家里配有适当的设备。

（三）哮喘

哮喘（asthma）是存在以下特征的肺部疾病：气道阻塞都是可逆的（但在某些患者身上不完全是这样），不管是自然痊愈还是治疗；气道炎症；对外界各种刺激，其气道的反应增加。支气管狭窄、气道内水肿、黏液分泌及相关慢性疾病常由气道内慢性炎症的变化而引起。

1. 临床信息 哮喘是最普遍的慢性病之一，也是一种所需费用较多的疾病。迟发型哮喘在儿童中很常见。哮喘患儿通常会过敏，其吸入过敏原后触发一种Ⅰ型免疫E球蛋白（IgE）的介导反应，症状也可能是由病毒感染或情绪问题引发的。儿童哮喘逐渐增加的死亡率和持续的高发病率成为大家逐渐关注的问题。

生理变化导致身体出现哮喘的症状和体征，人们认为哮喘是由气道内肥大细胞和嗜酸性粒细胞释放的一种或多种化学介质引起，这些炎性介质（组胺、前列腺素D2、白三烯C4和其他物质）产生应激反应使支气管平滑肌收缩增加，导致支气管上皮细胞上的杯状细胞分泌黏液，更甚者出现支气管壁水肿，从而造成气道阻塞。当出现气道阻塞，呼气气流减少，肺部体积和气道阻力增加，出现通气／灌注不平衡而导致动脉低氧血症。通常5分钟以上的剧烈运动，就会诱发患儿出现许多哮喘的表现（如呼吸困难、喘息和气道阻塞），由运动诱发的哮喘表现可通过在锻炼之前口服或吸入药物以进行调节，康复人员可就此制订提高运动耐受性的运动计划。控制环境因素在哮喘治疗中起着重要的作用，无尘的环境对于患儿而言是必要的，可能需要对患儿房间进行特殊的过滤。对于不敏感的孩子，移除家里的宠物，避免烟草烟雾，并仔细选择食物也是环境控制的主要方面。如果年轻人选择积极参与体育运动，则必须注意避免可能引发支气管痉挛水平的活动，或在进行适合哮喘活动水平的体力活动前使用适当的药物。

2. 康复评定 哮喘患儿的医疗保健、康复评定和日常管理在很大程度上都是以临床情况为基础的（如孩子属于急性、亚急性还是慢性阶段的疾病）。处于哮喘持续状态的患儿通常不会耐受任何气道廓清或机体训练的活动，一个显著的例外是当患者插管和使用呼吸机时，气道廓清和机体训练应尽早进行。

使用呼吸机的患儿的康复评定应包括听诊以识别分泌物和肺膨胀的区域。在床上评估患儿时，初始计量肩部关节活动度应处于合适的体位。

亚急性阶段哮喘患者的评估（如药物引发的支气管痉挛）应包括几个方面的测试和测量。如前所述，肺部听诊对于确定干预措施是非常重要的。听诊提示清除气道的需要，也揭示了空气通过肺各部分的能力。应该注意检查通气模式和辅助肌肉的运用情况。胸腔的测量包括胸廓指数，应通过吸气和呼气来确定胸部的移动性。肩带的关节活动度也应该测量。这些模式都可能是腹部试图随着胸壁应对哮喘肺的生理变化。康复人员必须重新审视这些模式，逐个讨论，直到关节活动度、胸廓指数、呼吸音和呼吸模式正常为止。

哮喘患儿的长期康复计划还必须评估运动耐力、肌肉力量和运动姿势。运动耐受可进行半定量的评估测试，这些方法通常包括 6 分钟步行试验及其对血氧饱和度影响，以及改良 Borg 量表等。特定工作负载的心率和休息时的静息心率是有用而简单的健身或运动耐量指数。

3. 康复治疗 哮喘状态通常使患儿呈现为呼吸困难、焦虑、害怕，身体上无法配合康复人员进行气道廓清、屏息、姿势和关节活动度的检查或任何康复活动。哮喘状态开始减弱，且患儿可以耐受康复治疗，则可开始廓清气道。若患儿使用气管插管来进行机械通气，且分泌物有问题，患儿应先进行气道廓清技术。当支气管痉挛开始减弱，累积的分泌物阻塞在狭窄的气道中，此时很有必要进行气道廓清。分泌物不会很快使患者往肺不张、支气管感染的方向发展。气道廓清技术应在儿童耐受和忍耐范围之内进行。分泌物的体积、颜色、一致性，以及患儿治疗前、中、后的体征治疗都应该记录下来，如有可能，治疗前后肺功能的数值也应进行测量。

哮喘患儿的长期管理中，对于家长的气道廓清技术指导具有实用性，当患儿开始出现呼吸道感染或黏液分泌增加的迹象时，父母就可运用气道廓清技术。当哮喘患儿积累大量支气管分泌物时，可以运用传统支气管引流配合叩击和振动等气道廓清技术、自主呼吸引流、高频胸壁振荡、呼气正压及其他方式。呼吸训练配合放松技巧可用于改善哮喘患儿的呼吸模式。放缓呼吸速率和减少生理无效腔的每分通气量可以减少呼吸消耗的能量。对于肺结构正常的肺下叶，膈肌的偏移也可以改善区域的通气，因为许多小面积的肺不张都出现在下叶，所以通过腹式呼吸改善下叶通气情况对于哮喘患儿而言是有益的。

由于残气量的增加和补呼气量的减少，严重或长期的哮喘患儿通常采用辅助吸气的肌肉来形成快速的浅呼吸模式。呼气阻塞可能会导致呼气期自主用力，这种形式的呼吸是有问题的，它对肌肉施加了不必要的用力。当哮喘患儿出现症状改善，针对焦虑和身体压力的放松技术已经投入，这种异常的呼吸模式就显得十分耗能并且不恰当。部分专家认为放松技术对哮喘患儿的心理意象和精神治疗有益，但还需要更多的研究支持。

提高有氧耐力、工作能力和肌肉力量的机体康复是哮喘患儿长期管理的主要目标。慢性哮喘患儿与正常儿童相比，其身体强壮程度和活动积极性较低，其父母关于活动的意识也较缺乏。运动型支气管痉挛可能限制患儿参与运动的积极性，因此可能导致患儿无法满足机体需求，剧烈运动之前服用适当的药物可减弱支气管痉挛性反应，从而使孩子可以享受运动的乐趣和益处。制订机体训练计划之前，应该定量评估患儿对剧烈运动的反应，并确定需要提高肌肉力量和耐力的运动水平，以此作为一个基线，与后续结果进行对比以确定进步与否。测试以临床试验的形式进行，通常包括 6 分钟步行试验，改良加速步行试验或台阶试验；另外也可在实验室进行血气和呼气分析。

自由跑、跑步机、等速肌力训练和游泳等为常用的训练方法。有研究提示每天 1 次，连续 6 周的游泳训练可改善哮喘患儿的有氧能力；而每周 3 次，连续 8 周的等速肌力训练可明显改善哮喘患儿的耐力和最大力量。国外有专家观察 36 例 16 岁至 40 岁之间的哮喘患者进行 3 个月康复训练，项目包括骑自行车、慢跑和有氧运动，每个项目进行之前会有一个热身运动，随后是拉伸运动，结果发现，与对照组比较，实验组的心血管、呼吸和代谢功能均有明显的改善，日常生活活动时其呼吸困难明显减少，且两组患者的疾病严重性未发生改变。尽管运动型哮喘无法通过体育锻炼避免，且哮喘患者机体训练是否存在潜在的风险仍有疑问，但强烈的动机和坚持是哮喘患儿运动成功的重要因素。此外，也有研究提示特定的吸气肌肉训练可改善哮喘症状，减少住院、往返急诊室、学校请假和药物使用的次数。

五、小结

呼吸的生理功能是进行气体交换，从外环境摄取氧气，并排出二氧化碳。人体所有的细胞代谢与体循环和肺循环密不可分，因此针对性的呼吸康复具有重要的临床价值。儿童时期的呼吸障碍很常见，其管理需要根据不同患儿病理生理学机制进行康复评估，了解患儿存在的问题，根据其主观需求综合考虑，以制订和实施针对性康复计划。气道廓清技术、呼吸训练和再教育、机体训练为常用的康复技术，目前有相关研究证据支持这些康复技术的应用，人体是一个有机的整体，各个系统各司其职的同时又有密不可分的联系，因而训练时除了考虑与呼吸有关的因素外，还应考虑心功能的训练，以及消除精神心理因素影响等相关的放松性训练。在临床上需针对具体呼吸障碍进行分析，以便选择相对应的康复技术和管理策略。

（徐开寿）

第七节　重症患者的呼吸康复

（一）为什么对重症患者进行康复？

重症监护医学的进展已经显著改善重症患者的生存率，提别是急性呼吸窘迫症和脓毒血症患者。然而，这种生存率的改善往往伴随着整体恶化、肌肉虚弱、机械通气时间延长、呼吸困难、焦虑、抑郁、离开重症监护室后健康相关生存质量下降等。恶化与特定肌群虚弱是入住重症监护室后功能状态下降的关键。

优化体能依赖于直立体位，而重症疾病期间卧床休息和限制活动将导致显著的体能下降和呼吸、心血管、骨骼肌肉、神经、肾脏和内分泌系统功能障碍。这些影响可因炎症反应、药物（如糖皮质激素、神经肌肉阻断剂、抗生素等）的影响而进一步加重。在重症护理单元中骨骼肌虚弱的发生率（ICU 获得性虚弱）可高达 50%。骨骼肌消耗在入住 ICU 后第 2~3 周时达到高峰。此外，肌肉虚弱可能在慢性疾病患者入住 ICU 前已经出现。神经系统疾病或骨骼肌系统疾病的发展可能进一步促进脱机困难。尽管大部分机械通气的患者都在 3 天内拔管，但仍有约 20% 的患者需要延长通气支持。慢性呼吸机依赖是一个主要的医学问题，且对于患者而言，这也是一个极其不舒适的状态，导致了巨大的心理性影响。最后，肌肉虚弱与 ICU 停留时间及住院总时间延长、1 年内死亡率增加有关。

上述提到的功能性表现与肢体、呼吸肌群功能的改变表明了入住 ICU 后康复治疗的必要性，同时说明 ICU 逗留期间评估、测量及预防病情恶化、体能下降的必要性。ICU 内康复治疗的开展常常是不够充分的，一般来说，脱机中心或呼吸 ICU 的康复治疗组织管理得更好。其主要原因是康复的策略更少地受医学诊断驱动，而是根据 ICF 的定义聚焦于广泛的健康问题的缺失方面。这将导致在身体结构、功能、活动与参与水平上的问题的辨识与一种或更多干预措施的处方。ICU 中康复团队成员（内科医师、物理治疗师、忽视、作业治疗师）

应对问题进行先后排序、确认目标、规范治疗,并通过对重要功能的适当监测确保治疗的有效性与安全性。这种团队策略已经被证实确实有效。

实际上,运动与肌肉训练能够改善因脱机失败而进行呼吸ICU的稳定的重症患者的肌肉力量与功能。然而,尽可能早地预防或减轻可能延长卧床休息时间患者的肌肉去适应化是非常重要的。1944年的文献《The evil sequelae of complete bed rest》曾提到:内科医师必须时刻将完全卧床休息视为一种高度的非生理性和肯定友好的治疗形式,仅在特殊的适应证下使用,并尽可能早停用。在近几十年,活动已经成为急性重症患者物理治疗管理的一部分,欧洲呼吸学会与欧洲重症监护医学学会的推荐文件建议在重症患者的早期进行主动与被动运动。最近十年,不断增加的科学与临床兴趣及证据已经为ICU团队成员对重症患者进行安全的、早期体能运动和活动策略提供支持。

(二)评估

卧床与活动限制对所有系统的不良影响、直立体位与活动的益处都已经被广泛报道。然而,将早期体能活动、运动视为包括安全性、剂量、实施方法等在内的ICU患者的一种治疗性选择,仅在近年才成为了ICU多学科团队共同的关注重点。心肺储备的精确评估与其他可能影响早期活动的因素的连续监测是非常重要的。

除了对患者的运动、体能活动的安全性与意愿进行评估外,同时也要考虑到特定功能的评估(肌肉力量、关节活动度)、功能状态(功能性表现,如FIM量表、Berg平衡量表、功能性步行分类、ICU生理功能测试、Chelsea重症监护体能评估)、生存质量(SF-36、疾病特异性问卷)(表7-7-1)。

表7-7-1 重症患者的评估

依从性:混乱、激越、镇静与意识水平	活动-功能性状态
• 格拉斯哥昏迷分级评分	• Barthel指数
• ICU混乱评估(CAM ICU)	• FIM
• 里士满激越与镇静量表(RASS)	• Katz ADL量表
• Standardized 5 Questions	• Berg平衡量表
关节活动度	• 4米步行速度
• 主被动关节活动度	• ICU生理功能测试(PFIT)
肌肉功能	• Chelsea重症监护体能评估(CPAx)
• 徒手肌力评估	健康与生存质量
• 手持式测力计	• 简式健康调查
• 抽搐性刺激肌力	• Nottingham健康档案
• 超声下肌肉厚度评估	• 慢性呼吸疾病问卷(CRQ)

1. **关节活动度** 关于主要关节挛缩的发病情况的了解是不足的。一个系统回顾报道了频繁入住ICU的患者(脊髓损伤、烧伤、颅脑损伤及脑卒中)合并高的发病率。主要关节的功能性显著挛缩出现在超过30%的ICU逗留时间延长患者中。肘关节、踝关节是ICU

转出和出院时最常见的受累部位。这提示了ICU患者进行关节活动度评估与治疗的需要。同时需要对关节活动范围及其受限原因进行反复评估。通过物理治疗师进行关节活动范围的个体化评估有助于发现尚未诊断的损害。

2. 肢体肌肉力量测试 肌肉力量,或者更准确地说是一块肌肉或一组肌群所产生的最大肌力或张力,可通过多种方法和一系列不同的设备所测量。徒手肌力测试常常应用于临床实践中,在重症患者中也出现良好的稳定性。这种评估包括上肢肌群(手臂外展肌、前臂屈曲肌和腕伸肌)和下肢肌群(腿屈曲肌,膝伸展肌及足背伸屈)。De Jonghe等已经倡议总分低于48提示显著的ICU获得性虚弱。近期,ATS发布了ICU获得性虚弱诊断指南,并认为尚缺乏良好的诊断标准。所有的可行的测试均存在其不足,但除非有更多的新的证据,徒手肌力测试是目前优选的评估手段。然而,徒手肌力测试对高于3级水平肌力间的差异敏感性较差。因此,已经出现多种不同的手段用于更精确地测量肌力。

合并机械或电子设备的测力计已经用于等长肌力测量。握力计具有较好的稳定性,且其参考范围容易获得。对于其他上肢和下肢肌群,手持式电子装置已经出现,包括向心性与离心性两种等速肌力测试方法已经出现。在向心性测试中,个体所输出的最大肌力等于评估仪器测试结果,而在离心性测试中,评估仪器测试结果稍高于个体的肌力。这种测试在重症患者中具有稳定性。手持式测力器是一种更具经济效益的等溯及力测试替代性装置,其仪器测试结果于所测量的肌群肌力。该仪器可获得其参考值,包括老年健康者。最大自主收缩测试的不足在于可能因主观努力或中枢驱动不足导致亚极量收缩。而使用超强电刺激或磁刺激诱导抽搐性收缩则可避免自主收缩的不足。相对于电刺激,这种方法的疼痛较轻,且抽搐性刺激具有较好的重复性,但目前临床上仅应用于拇内收肌测试。股四头肌厚度超声测量已被应用于ICU患者,其结果可比拟肌肉横截面积测试的"金标准"MRI,具有无创性的特点,并精确评估依从性差的重症患者的肌肉大小。

3. 呼吸肌肉评估 在临床实践中,呼吸肌力量通过最大经口吸气压和呼气压进行测量。测量过程通过一个小的连接口腔的圆形口件完成。ATS/ERS的指南对呼吸肌测试提供了更多细节。在机械通气的患者中,吸气肌力量测试通过短暂的气道阻断来完成。这一过程涉及单向呼气阀,从而使患者吸气气流被阻断,而呼气气流不受限制。成年人最佳的阻断时间为25~30秒。目前已有多组正常参考值,但不管使用何组参考值,其标准差都是巨大的。当最大吸气压低于50%的预测值时,可认为患者出现吸气疲劳。Goligher等评估膈肌厚度后,认为在机械通气时较低的膈肌主动活动与膈肌厚度的进一步下降有关。更多侵入性技术,如膈肌电刺激或磁刺激提供了更精确的膈肌功能信息,并有助于膈肌瘫痪和疲劳的诊断。

4. 功能性状态 ICU患者的功能性状态的精确评估看起来似乎不可实现的,但可在患者长时间脱机和离开ICU后实施。功能性评估工具同样成功地运用于多个监测患者疾病进展的研究中。而且,其中的多个工具有助于在入住ICU前重建患者功能。Barthel指数、FIM、Katz ADL量表和起立-步行时间测试常常被使用,而且是对患者独立完成一系列活动的能力,特别是与活动(床椅转换、步行、登梯等)、自我照料(洗漱、穿衣、如厕、打扮、进食等)相关活动进行评分的有效工具。Berg平衡量表通过对简单的功能性任务(端坐、站立、转移、前倾、转弯等)进行评分,量化其平衡功能受损情况。步行能力同样可通过功能性步行分类进行简单评估。在具有步行能力的患者中,往返步行测试、6分钟步行测试或4米步行速度测试等可用于评估其功能性运动能力。

5. 生存质量 由于患者ICU逗留时间延长后通常出现健康相关生存质量下降，有必要进行合适的生理性与心理性健康方面评估。SF-36时一种广泛用于整体生存质量评估的问卷，其包括8个领域，多道问题，涉及生理功能、社会功能、生理角色、情感角色、精神健康、疼痛、活力和整体健康等方面。另一工具是Nottingham健康档案，涵盖了6个不同的生存质量领域：疼痛、精力、体能活动、睡眠、社会隔离、情感互动等。这两个问卷已经广泛应用于ICU后生存质量的研究中。在合并慢性呼吸疾病的患者中，疾病特异性问卷，如CRQ、圣乔治呼吸问卷（SGRQ）能提供更多ICU逗留对疾病感知的影响的特殊信息。

（三）治疗：做什么、何时做、怎么做？

运动训练被认为是各种康复项目中除心理干预外的又一基石。避免或减少体能恶化和其他并发症，缩短机械通气时间与早期博冠，是重症监护团队的主要目标。近30年来不断增加的证据证实早期活动可减少机械通气的脱机时间，并作为长期功能恢复的基础。关于体位、活动、运动与肌肉训练在预防和治疗其他患者及健康人群的功能下降方面的益处的证据，也在重症患者的管理中被证实。除了安全方面，运动还应设置恰当的强度和运动方式。这有赖于患者病情的稳定程度与依从性。

急性重症期，依从性差的患者使用不需要配合，且不增加心肺系统应激的运动模式，如被动关节活动、肌肉牵伸、夹板固定、体位摆放、床上被动踏车或肌肉电刺激等。在另一方面，度过急性重症期后，但仍需机械辅助通气的稳定的、依从性较好的患者，可进行床旁活动、床椅转移、抗阻肌肉训练或主动床上或坐位踏车运动、抗阻或不抗组步行训练。根据Morris方案，并由Gosselink等提供相关流程图具有一定的表观效度，而且是递增策略的范例，且类似的策略已应用于Schweickert等的研究中（表7-7-2）。

下面就将介绍在不同强度和患者依从性水平下的运动训练模式。活动重症患者的风险需要与患者制动、卧床的风险相权衡比较。

1. 依从性差的重症疾病患者 体位摆放（“搅动”患者）的重要性在20世纪40年代已经被广泛报道。从那时起，体位摆放已被规范地应用于修复氧气转运的不足，如通过改变通气-血流比例失衡、气道陷闭、呼吸与心脏做功增加、呼吸道分泌物排出等减轻气体交换障碍。重症患者长时间卧床将增加其风险，因垂直重力梯度下降、运动应激减少。为诱发健康人人体所出现的正常扰动，重症患者需要模拟直立体位，并在卧床时模拟翻身活动。这些扰动需要安排有序进行，从而避免静态姿势延长对呼吸、心脏及循环功能的不良影响。改变体位对氧气转运及氧合过程的强烈的、直接的生理性影响在制动情况下将极大地被削弱。这些证据主要来自于航空科学，在其文献中卧床休息已经被视为一种失重模式。俯卧位在重症患者的管理中受到广泛关注，但在临床中应用较少。对体位的生理性影响的了解是物理治疗师能够对体位摆放进行处方，从而增强其有益作用，并降低其不良影响。主动和被动体位摆放的其他内容包括软组织挛缩的管理、松弛肢体与关节的保护。

虽然某一特定的体位可能适用于某一患者，但不同的体位和频繁的体位变换，特别是末端肢体的摆放，都应根据评估结果进行调整。在临床实践中常见的每2小时一次的翻身并没有得到科学的验证。更频繁的，从一侧卧位到另一侧卧位的翻身时间表，比标准化的每2小时一次的翻身规则更接近于正常的心肺功能。需要翻身或动力床的病情未稳定患者从持续的左右侧扰动中获益，这一结果支持了患者可能从频繁的、末端体位改变而不是固定的、时间延长的特定姿势中获益的假设。

表 7-7-2 从开始到活动的“鲁汶策略”：循序渐进的进阶性活动与体能活动项目策略

0 级	1 级	2 级	3 级	4 级	5 级
依从性差 S5Q=0	依从性欠佳 S5Q<3	依从性一般 S5Q≥3	依从性较好 S5Q≥4/5	依从性好 S5Q=5	依从性好 S5Q=5
跌倒与 基础评估	被动 基础评估	被动 基础评估	被动 基础评估	被动 基础评估	被动 基础评估
基础评估 = 心肺功能不稳定：MAP<60mmHg 或 FiO_2>60% 或 PaO_2/FiO_2<200 或 RR>30 次 / 分；神经系统功能不稳定；急诊手术；体温高于 40℃；	神经系统或手术或肿瘤情况不容许转移至轮椅	肥胖或神经系统疾病或手术或肿瘤情况不容许主动转移至轮椅（即使是四肢徒手肌力总分大于等于 36）	四肢徒手肌力总分大于等于 36；BBS 从坐到站 =0；BBS 站立 =0；BBS 坐位≥1	四肢徒手肌力总分大于等于 48；BBS 从坐到站≥0；BBS 站立≥0；BBS 坐位≥2	四肢徒手肌力总分大于等于 48；BBS 从坐到站≥1；BBS 站立≥2；BBS 坐位≥3
体位摆放 每 2 小时翻身	体位摆放 每 2 小时翻身；半坐卧位；夹板固定；	体位摆放 每 2 小时翻身；夹板固定；床上直立体位；被动床椅转移	体位摆放 每 2 小时翻身；被动床椅转移；床旁站立；辅助下站立(2 人或以上辅助)	体位摆放 主动床椅转移；床上坐起；辅助下站立（1 人或以上辅助）	体位摆放 主动床椅转移；床上坐起；站立
物理治疗 无	物理治疗 被动关节活动；被动床上踏车；NMES	物理治疗 主被动关节活动；上下肢抗阻运动；主被动上下肢床上或轮椅踏车；NMES	物理治疗 主被动关节活动；上下肢抗阻训练；主动上下肢床上或轮椅踏车运动；NMES；ADL	物理治疗 主被动关节活动；上下肢抗阻训练；主动上下肢床上或轮椅踏车运动；步行（使用助行架或辅助）NMES；ADL	物理治疗 主被动关节活动；上下肢抗阻训练；主动上下肢床上或轮椅踏车运动；步行（使用辅助）NMES；ADL

S5Q：5 项评分问卷；BBS：Berg 平衡量表

重症监护病床的设计特点应包括髋关节与膝关节处折叠功能，从而使患者尽可能耐受接近直立位端坐。重度监护患者，如镇静、超重者可能需要支持程度更高的椅子，如担架椅。在安全地改变患者体位时可能需要悬吊设备。

被动牵伸或关节活动运动在不能或不愿意活动的患者管理中具有重要作用。健康人群的研究已经证明被动牵伸能减少肌肉刚度，增加肌肉柔韧性。应用持续性动态牵伸的证据是基于对合并延时制动的重症疾病患者的观察。与每天 2 次，每次 5 分钟的被动牵伸相比，每天 9 小时的持续被动活动降低肌肉力量的下降、肌肉萎缩和蛋白质丢失。

对于不能主动活动，且合并软组织挛缩风险的患者，如合并严重烧伤、外伤和某些神经系统疾病等，可考虑应用肢体夹板。每天对外周肢体进行超过 1.5 小时的牵伸体位下的夹板固定对动物模型的关节活动度有良性影响。在烧伤患者中，关节位置固定可减少肌肉和皮肤的挛缩。在神经功能障碍患者中，夹板固定也能降低肌肉张力。

由于患者依从性较差、临床情况不稳，增加了入住 ICU 患者早期进行运动训练的复杂性。技术的发展使卧床患者可进行床旁下肢功率车训练。这种训练形式已经作为一种安全有效的运动方式，广泛应用于 ICU 患者。床旁的自行车记功器可进行持续活动，并可调节运动的强度和时间。一个在重症疾病患者中早期进行每日床旁下肢踏车训练的随机对照研究证实，与接受不包含下肢踏车训练的标准物理治疗的患者相比，它可改善患者出院时的功能状态、肌肉功能和运动表现。

在不能进行自发肌肉收缩的患者中，神经肌肉电刺激（NMES）已应用于预防失用性肌肉萎缩。在制动期间进行每天至少 1 小时的 NMES 降低了患者下肢骨折和制动导致的股四头肌横截面积下降，并促进正常的肌肉蛋白合成。ICU 中的患者不能进行主动活动，NMES 同样应用于保存肌肉力量与质量。虽然其治疗作用是积极的，但这些研究的结果尚存在争议。出现这一现象的原因可能包括患者特征（脓毒血症、水肿、神经垂体素的使用）、入住 ICU 期间使用 NMES 的时机、电刺激处方策略（装置、刺激时间与频率）、肌肉功能的评估方法（肌肉体积、力量）间的差异。股四头肌的 NMES 治疗，联合主动肢体活动，增强了 ICU 逗留时间延长患者的肌肉力量，促进其独立完成床椅转移。

2. 依从性佳的患者 活动与步行在近几十年来已经成为急性病患者物理治疗管理的一部分。充足的体能活动能提升急性的生理性影响，包括增强通气，中枢与外周弥散、置换、肌肉代谢与觉醒。以强度排序，训练策略包括床边端坐、站立、原地踏步、床椅转移与无支持或支持下步行。虽然早期活动策略具有一定的表观效度，但其有效性主要在 2 个随机控制研究中被评估。Morris 等证实接受早期活动治疗的患者可减少 ICU 逗留和住院时间，而拔管时间没有差异，而常规护理与早期活动患者在出院部门与住院花费方面并没有差异。Schweickert 等观察证实早期物理与作业治疗改善出院时功能状态，缩短谵妄持续时间，增加非呼吸机支持时间，但这些结果并没有导致 ICU 逗留和住院时间上的差异。这种团队策略（医师、护理、物理治疗师与作业治疗师）是建立早期步行项目的关键点。这种早期干预策略虽然不容易实施，但对需要支持性设备（接卸通气、心脏辅助等）或不能独立站立的患者仍是值得进行的。在 Thomsen 等的研究中表明了团队的核心思想间的差异。他们研究了 104 名呼吸衰竭，需要进行机械通气超过 4 天的患者，在校正混杂因素后，与将患者从急性重症监护室转移至呼吸 ICU 后，其步行患者数量显著地增加至原来的 3 倍。这种步行人数的增加与不同的团队治疗思想相关。

站立与步行支架使连接着各种缆线等患者能够安全地活动。上肢支撑支架或助行器的应用能增加重度慢性阻塞性肺疾病患者的通气能力。这种支架可以安装便携式氧气瓶，或移动式呼吸机与座位，或可合适的手推车。步行或站立辅助装置，或斜床能增加重症疾病患者的生理性反应，并促进早期活动。当患者不能活动下肢完成步行或存在站立耐受性的风险时，可考虑使用斜床。需要注意使用腹带为患者提供支持，而不是限制其运动时的呼吸活动。在脊髓损伤的患者中，这将改善其潮气量。传送带可帮助搬动重物，同时保护患者和医务人员。活动时无创通气支持可改善非插管患者的运动耐受性，这与慢性阻塞性肺疾病患者相似。然而，尚没有随机研究涉及这一方面。在进行机械通气的患者中，呼吸机的设置可能需要根据患者的需求进行调整(如增加分钟通气量)。

除了常规活动，有氧训练与肌力增强训练能较单独活动更显著地增加长时间机械通气及慢性重症疾病患者的步行距离。一个随机对照研究证实与对照组相比，6 周的上下肢训练项目能改善需要长时间机械通气患者的肢体肌力、呼吸机脱机时间和功能状态。这些结果与参与全身训练和呼吸肌训练的长时间机械通气患者的回顾性分析结果相一致。在近期脱机患者中，联合上肢运动训练能增强全身活动对运动耐力表现及呼吸困难的改善作用。低阻力、多回合的肌肉抗阻训练能增加肌肉体积、力量和氧化酶活性。患者耐受范围内的多组重复性训练(3 个回合，每回合 8~10 次，负荷为 50%~70% 的个人 IRM)可根据其目标安排每天进行。抗阻肌肉训练可使用滑轮、弹力带或配重带等。

坐位功率车和先前提到的床上功率车可使患者完成个体化运动训练项目。功率车的强度可根据患者个人能力进行调整，从被动踏车到辅助踏车、抗阻踏车不等。处方的运动强度、时长、频率是响应 - 依赖的，而不是时间依赖的，且是基于临床应激试验(如对护理或调查性步骤、特定的活动应激等的反应)进行制订的。患者在治疗期间应能安全耐受运动训练，当患者能积极响应，则应增加其训练强度和时长。对于急性重症患者，高频率、短时间训练(类似于间歇性训练)较低频率、长时间训练带来更多的改善。血流动力学不稳定的患者，或合并氧气输送储备能力低下(进行高浓度氧疗，或高强度机械通气支持，或贫血或心血管功能不稳定的患者)并不是积极活动训练的适应证。重症疾病患者活动的风险需与制动、卧床风险相权衡比较。

(四) 脱机与呼吸肌训练

15%~20% 的患者经历了呼吸机脱机失败，但他们占用了不成比例的大量资源。脱机失败已经在临床中广泛研究，多种因素具有可能导致其出现。这些因素包括不恰当的通气驱动、呼吸肌虚弱、呼吸肌疲劳、呼吸做功增加或心功能不全。自主呼吸障碍与呼吸肌负荷及呼吸肌功能间的失衡相关。80% 的 ICU 获得性虚弱患者出现机械通气患者的呼吸肌功能障碍。患者在 ICU 逗留的第 1 周中跨膈压每天下降接近 2%~4%。膈肌力量的快速下降与脓毒血症相关。大量证据提示脱机问题与呼吸肌不能满足通气需求有关。实际上，高比例的呼吸肌用力[做功与肌肉能力之比(Pi/Pimax)]作为呼吸机依赖的一个主要原因，可预测脱机的成功率。因为制动明显促进了肌肉萎缩:机械静默已经被认为是收缩能力下降的重要促进因素。机械通气期间更少的膈肌收缩活动与膈肌厚度进一步下降相关。这一观察结果支持机械通气期间呼吸肌均衡间歇负荷可能有助于预防或减少肌肉萎缩的推测相一致。事实上，包括呼吸肌(间断)负荷，如自发呼吸试验、早期活动等均已证实能增加肌肉力量，减少机械通气时间。在合并脱机失败风险的患者中，呼吸肌去负荷无创通气技术已被证实有效。令人惊讶的是，几乎没有人注意到特殊的干预措施能增强呼吸肌的肌力与耐力。事实上，每天间断高强度吸气肌抗阻收缩 6~8 次，重复 3~4 回合是安全的，且能改善吸气肌力量和脱机困难患者的成功率。此类研究的一个挑战是可能从这些干预治疗中获益的患者在训练期间大多不能充分地完成处方。

如果患者不能配合完成呼吸肌训练,可以通过膈神经起搏对膈肌进行间歇性电刺激。目前为止,仅有少量脊髓损伤患者的相关研究支持这一理念。

（Rik Gosselink　曾 斌）

第八章 呼吸康复项目管理

第一节 以患者为中心的结局测量与分析

以患者为中心的结局测量方法研究进展

患者报告结局(patient reported outcomes,PRO),是指通过访谈、自评问卷或其他数据捕捉工具,如有关患者日常生活、健康状态和治疗措施等方面的日志,直接来自患者的有关患者健康状态的任何方面的信息,广泛应用于健康相关生活质量、临床试验、不良事件监测及批准药物等。患者报告结局运用可信有效的方法,为提高临床照护水平、促进临床决策、提升患者对医护人员的信任程度和满意度提供支持,同时为第三方医疗相关政策的制定提供依据。有关患者报告结局工具的研究一直是国内外研究热点。国际上,PROMIS 由美国健康国立医学中心牵头,运用现代测量理论、先进的测评方式及计分方法研制开发围绕情感障碍(焦虑、抑郁)、躯体功能、睡眠障碍、社会功能等人体功能障碍展开,目前的第 10 版本已发展到 13 个领域,每个领域有各自的条目库,均经过大样本人群测试,已经可以结合计算机软件进行使用。其特点在于其使用项目反应理论(item reponse theory,IRT)理论对条目池进行筛选,筛选后的条目库仅包含 6~10 个条目,大大缩短了患者填写量表使用的时间,使用方便。国内研究概况:在国内人们近些年也开始尝试对 PRO 量表进行研制开发。国内 PRO 量表多针对某种具体疾病或整体的健康状况和生存质量。

1. 临床结局指标量化分析在呼吸系统疾病中的应用 目前许多疾病尚不能达到完全临床治愈,疾病带来的不适症状仍长期困扰着多数患者,因此患者对减轻痛苦、轻松生活的追求越加剧烈。临床研究中,根据循证医学证实,评价患者最期望改善的自觉症状以及这些症状对患者日常生活的影响,作为选择治疗手段的一种工具对疾病的评估及生活质量方面可进行量化的评价。例如,一些慢性疾病如慢性呼吸系统疾病,对患者生存质量的影响是因为相关的呼吸困难、疲乏和情绪改变等。然而,这些症状不能用现有的测量方法被客观的测量,如何对这些临床重要症状和结局进行量化是非常紧迫的需求。因此,发展新技术,采用敏感、有效的测量工具使这些患者最痛苦的、最希望改善的症状标准化,是提高临床结局评价的途径之一。

临床结局的量表测量方法有效已得到国际公认。PRO 量表通过捕捉与患者健康或状况的感觉或功能相关的某些概念进行测量,测量内容包括客观体现和主观体验。客观体现指概念、事件、行为、感觉有效可以较为容易地被观察或证实,而主观体验的不同在于,其即不可能被观察到或不易被证实,只能通过患者来了解(如烦躁、失望等)。

2. 呼吸康复结局指标之间的关系 康复结局作为个体和人群水平上的功能整体概括,除了身体功能和活动能力,还与参与量表、环境因素、个人因素息息相关。其中参与能力水平是一个很重要的影响康复结局的因素,陆敏等在针对脑卒中的康复研究中证实常规训练组中,患者治疗参与性 PPRS 评分与 FIM 运动功能得分改变值的 Pearson 相关系数为 0.78($P<0.01$)。该研究结果提示,患者主动参与性对其运动功能的预后有明显的影响。在呼吸康

复过程中，也要强调患者主动参与性。但是在临床上，影响主动参与性差的原因很多，包括心理问题、疲劳、疼痛及医患关系等。其中认知功能障碍和抑郁是最常见的影响因素。所以在呼吸康复训练前应先筛选患者，给予参与能力评分，同时及时发现患者康复参与性差的原因，采取适当的干预手段去帮助患者提高参与性。但是目前评价患者主动参与性的量表数量少，远不足以临床评估需求。

3. 呼吸康复结局与生存质量的关系 随着医学模式的逐渐演变，生物 - 心理 - 社会医学模式已经占据了主导地位。无论是医务工作者还是患者本人，均把生活质量的改善作为衡量医疗效果的重要评价指标。以下为目前临床常用的呼吸相关的生活质量评估量表。

(1) 圣乔治呼吸问卷(St George' s respiratory questionnaire，SGRQ)：是一种自我管理的疾病特异性生活质量评估工具。问卷分 3 部分，共 50 项攻击 76 个应答小题，这 3 部分内容包括症状(8 项)、活动受限(16 项)及疾病的社会和情感影响(26 项)。

圣乔治呼吸问卷评分方法采用加权平均方法，即每一个问题根据以往的调查研究、经验和统计学处理得出不同的权重，对生活影响越严重，权重越高，分值越大，3 个部分分别得出其分值，经过处理得出最后分值。波动范围是 0~100。每一项严重成都的确定依赖于每一症状或状态所描述的痛苦程度来决定，对生活完全没有影响是 0 分。对生活极度影响是 100 分。得分值较高提示生活质量较差，也适合于健康人评估。迄今为止，研究证实圣乔治呼吸问卷与 COPD 给予支气管扩张药后的 FEV1% 具有良好的相关性。据研究得出该量表经过反复试验发现受种族因素等内在指标的影响性极小，也就是说气流阻塞行疾病种类和疾病严重程度及患者的人口学资料对其评分的统计结果均无影响(表 8-1-1)。

表 8-1-1 GOLD 关于 COPD 肺功能分级与 SGRQ 评分的关系

GOLD 分级	支气管扩张药后 FEV1%	SGRQ 单位差异
轻度	80~100	8
中度	50~80	15
重度	30~50	10

(2) 慢性呼吸疾病问卷：慢性呼吸疾病问卷(chronic respiratory disease questionnaire，CRQ)是 1987 年由 Guyatt 等发明的针对慢性呼吸病的生活质量问卷，用于临床试验的确定质量对生活质量影响的自我问卷，包括最常见于最重要的 4 个方面的问题进行评估：呼吸困难、疲倦、情绪功能及患者对疾病控制的感觉，用于慢性气流受限患者临床试验时生活质量的评估。问卷的最终产生的慢性呼吸疾病问卷包含 20 个项目，即 5+15 项，开始完成问卷最多需要 30 分钟，通常为 15~25 分钟。可用于慢性气流受限的所有呼吸系统疾病如 COPD、支气管哮喘等的生活质量评估。但是尽管 CRQ 得到了广泛的认可与应用，但在多中心研究中因其个性化方面操作复杂而于 2003 年由 Schiinemann 等开发了 CRQ 的"标准化版本"，经测试其鉴定与评价性能，发现标准化的 CRQ 在高估功能障碍方面更有优势，即不容易高估，尤其是对呼吸困难的鉴定方面，判别有效性更好。但标准化的 CRQ 应答性脚底，提示可能需要大样本的研究。CRQ 结果判断均是根据问卷圈出的分值计算，分值越高提示慢性呼吸疾病对生活质量的影响越小。而且该问卷可以用于疾病的临床研究及随访。

(3) 诺丁汉姆健康问卷(Nottingham health profile questionnaire，NHPQ)：诺丁汉姆健康问卷由 Hunt 等于 1980 年发表，有较高的信度和效度，问卷包括 6 部分：体力活动，精力，疼痛，社会隔绝，睡眠及情绪反应。问卷用“是”或“否”来回答，详见下表。该量表对描述慢性疾病的影响很有帮助，如对COPD患者生命质量的描述，也可用于临床与流行病学研究等（表8-1-2，表8-1-3）。

表8-1-2 NHPQ第一部分内容

维度	项目	是	否	维度	项目	是	否
躯体	只能在室内走动	是	否	睡眠	需要安眠药辅助睡眠	是	否
活动	弯腰困难	是	否		早晨很早就醒来	是	否
	根本不能走路	是	否		晚上大部分时间睡不着	是	否
	上下楼梯很困难	是	否		很长时间才能入睡	是	否
	伸手拿东西很困难	是	否		晚上睡眠很差	是	否
	自己穿衣很困难	是	否	社会	感到孤独	是	否
	长时间站立很困难	是	否	生活	很难与别人接触	是	否
	户外活动时需帮助	是	否		没有亲密朋友	是	否
精力	成天感到疲倦	是	否		感到自己对别人是一种负担	是	否
	做什么事情都很费力	是	否		很难与他人相处	是	否
	很快就筋疲力尽	是	否	情感	有些事情使你精神崩溃	是	否
疼痛	晚上感到疼痛	是	否	反应	没有什么事情使自己高兴	是	否
	有难以忍受的疼痛	是	否		感到很紧张	是	否
	改变体位时疼痛	是	否		日子过得很慢	是	否
	走路时感到疼痛	是	否		这些天容易发脾气	是	否
	站立时感到疼痛	是	否		感到自己不能控制情绪	是	否
	有持续性疼痛	是	否		烦恼使自己晚上睡不着	是	否
	上下楼梯时疼痛	是	否		感到自己已经没有价值	是	否
	坐着时感到疼痛	是	否		醒来时感到压抑	是	否
	只能在室内走动	是	否		需要安眠药辅助睡眠	是	否
	弯腰困难	是	否		早晨很早就醒来	是	否

表8-1-3 NHP量表第二部分内容

编号	维度	问题
1	工作	您的健康状况是否影响到您的工作？（指有收入的工作A）
2	照料家庭	您的健康状况是否影响到您照料家庭？（如清洗与烹饪，修理等）
3	社会生活	您的健康状况是否影响到您社会生活？（如逛街、看朋友等）
4	家庭生活	您的健康状况是否影响到您的家庭生活？（与家庭成员的关系）
5	性生活	您的健康状况是否影响到您的性生活？
6	兴趣爱好	您的健康状况是否影响到您的兴趣与爱好？（如体育、艺术与工艺等）
7	度假	您的健康状况是否影响到您度假？（如夏季与冬季假期、周末等）

(4) 36项健康调查简表:36项健康调查简表(short form health survey-36,SF-36)是根据短期医学后果研究(medical outcomes study-short form,MO-SF)量表,由Stewar等在1988年修订的含有36个条目的健康调查问卷简化版。SF-36包含躯体功能、躯体角色、机体疼痛、总的健康状况、活力、社会功能、情绪角色和心理卫生8个领域。根据下表评分。其中评估指标的权重得分总和判断,得分越高提示健康状况越好。SF-36是除了呼吸系统疾病外,广泛应用于临床个疾病的健康量表,可进行临床评价,也可用于科研(表8-1-4)。

表8-1-4 SF-36的内容

1. 总体来讲,您的健康状况是:
①常好 ②很好 ③好 ④一般 ⑤差(得分依次为5,4.4,3.4,2.0,1)

2. 跟一年以前比,您觉得您现在的健康状况是:
①比一年前好多了 ②比一年前好一些 ③跟一年前差不多 ④比一年前差一些 ⑤比一年前差多了(得分依次为1,2,3,4,5)健康和日常活动

3. 以下这些问题都和日常活动有关。请你想一想,您的健康状况是否限制了这些活动?如果有限制,程度如何?
(1) 重体力活动:如跑步、举重、参加剧烈运动等 ①限制很大 ②有些限制 ③毫无限制(得分分别为1,2,3,下同)
(2) 适度的活动:如移动一张桌子、扫地、打太极拳、做简单体操 ①限制很大 ②有些限制 ③毫无限制
(3) 手提日用品:如买菜、购物等 ①限制很大 ②有些限制 ③毫无限制
(4) 上几层楼梯 ①限制很大 ②有些限制 ③毫无限制
(5) 上一层楼梯 ①限制很大 ②有些限制 ③毫无限制
(6) 弯腰、屈膝、下蹲 ①限制很大 ②有些限制 ③毫无限制
(7) 步行1500米以上的路程 ①限制很大 ②有些限制 ③毫无限制
(8) 步行1000米的路程 ①限制很大 ②有些限制 ③毫无限制
(9) 步行100米的路程 ①限制很大 ②有些限制 ③毫无限制
(10) 自己洗澡、穿衣 ①限制很大 ②有些限制 ③毫无限制

4. 在过去4个星期里,您的工作和日常活动有无因为身体健康的原因而出现以下这些问题?
(1) 减少了工作或其他活动时间 ①是 ②不是(得分分别为1,2,下同)
(2) 本来想要做的事情只能完成一部分 ①是 ②不是
(3) 想要干的工作和活动的种类受到限制 ①是 ②不是
(4) 完成工作或其他活动困难增多(比如需要额外的努力) ①是 ②不是

5. 在过去的4个星期里,您的工作和日常活动有无因为情绪的原因(如压抑或忧虑)而出现以下问题?
(1) 减少了工作或其他活动时间 ①是 ②不是(得分分别为1,2,下同)
(2) 本来想要做的事情只能完成一部分 ①是 ②不是
(3) 干事情不如平时仔细 ①是 ②不是

6. 在过去的4个星期里,您的健康或情绪不好在多大程度上影响了您的家人、朋友、邻居或集体的正常社会交往?
①完全没有影响 ②有一点影响 ③中等影响 ④影响很大 ⑤影响非常大(得分分别为5,4,3,2,1)

7. 在过去的4个星期里,您有身体疼痛吗?
①完全没有疼痛 ②稍微有一点疼痛 ③有一点疼痛 ④中等疼痛 ⑤严重疼痛 ⑥很严重疼痛(得分分别为6,5.4,4.2,3.1,2.2,1)

续表

8. 在过去4个星期里，身体疼痛影响您的工作和家务吗？
①完全没有影响 ②有一点影响 ③中等影响 ④影响很大 ⑤影响非常大（得分分别为5，4，3，2，1）
您的感觉：

9. 以下这些问题是有关过去一个月里您自己的感觉，对每一条问题所说的事情，您的情况是什么样的？
(1) 您觉得生活充实 ①所有的时间 ②大部分时间 ③比较多时间 ④一部分时间 ⑤一小部分时间 ⑥没有这种感觉（得分分别为6，5，4，3，2，1）
(2) 您是一个敏感的人 ①所有的时间 ②大部分时间 ③比较多时间 ④一部分时间 ⑤一小部分时间 ⑥没有这种感觉（得分分别为1，2，3，4，5，6）
(3) 您是个快乐的人 ①所有的时间 ②大部分时间 ③比较多时间 ④一部分时间 ⑤一小部分时间 ⑥没有这种感觉（得分分别为6，5，4，3，2，1）
(4) 您感觉厌烦 ①所有的时间 ②大部分时间 ③比较多时间 ④一部分时间 ⑤一小部分时间 ⑥没有这种感觉（得分分别为1，2，3，4，5，6）

10. 不健康影响了您的社会活动（如走亲访友）
①所有的时间 ②大部分时间 ③比较多时间 ④一部分时间 ⑤一小部分时间 ⑥没有这种感觉（得分分别为1，2，3，4，5，6） 总体健康状况

11. 请看下列每一条问题，哪一种答案最符合您的情况？
(1) 我好像比别人容易生病 ①绝对正确 ②大部分正确 ③不能肯定 ④大部分错误 ⑤绝对错误（得分分别为1，2，3，4，5）
(2) 我跟周围人一样健康 ①绝对正确 ②大部分正确 ③不能肯定 ④大部分错误 ⑤绝对错误（得分分别为5，4，3，2，1）
(3) 我认为我的健康状况在变坏 ①绝对正确 ②大部分正确 ③不能肯定 ④大部分错误 ⑤绝对错误（得分分别为1，2，3，4，5）
(4) 我的健康状况非常好 ①绝对正确 ②大部分正确 ③不能肯定 ④大部分错误 ⑤绝对错误（得分分别为5，4，3，2，1）

(5) 曼彻斯特呼吸日常生活能力问卷（Manchester respiratory activities of daily living questionnaire，MRADL）：MRADL是Yohannes等于2000年发明的最早用于老年COPD患者生活质量评估的工具，包括4大项内容活动能力、厨房活动、家务活动、休闲活动共21个问题，但问题的具体内容有所不同，例如：增加了“从肩膀高度的架子上取东西”、“你的呼吸是否影响睡眠”等问题。四个自我完成的评分，大约需要10分钟完成。MRADL按照是否能够完成评分，分别为0或者1，得分高者独立性好。Yohannes于2002年入选了伦敦胸科学会87例老年COPD患者，51例在家中完成2次MRADL问卷，中间间隔2周；另36例第1次于医院完成，第2次2周后在家完成。研究结果显示，MRADL可重复性好，简单、用时少，患者可自我完成，可用于邮递问卷。鉴于以上特点，MRADL更适合于社区康复的老年COPD患者，亦可用于流行病学调查研究（表8-1-5）。

(6) 哮喘患者生活质量调查问卷

1）哮喘生活质量问卷：哮喘生活质量问卷（asthma quality of life questionnaire，AQLQ）包括活动受限、症状、情感功能、环境因素暴露。评分分值越高，生活质量越好（表8-1-6）。

表 8-1-5 曼彻斯特呼吸日常生活能力问卷

本问卷是请您回答您的呼吸问题怎样影响您的日常生活

请仔细阅读每一道题，在最能代表您情况的项目下打钩

	从不	在帮助下	独自困难	独自容易
1. 可动性				
(1) 您在外面走吗?				
(2) 您登楼梯吗?				
(3) 您出入开车吗?				
(4) 您在不平坦的路上走吗?				
(5) 您横过马路吗?				
(6) 您乘坐公交工具吗?				
(7) 您站着能弯腰吗?				
2. 在厨房				
(1) 您能从高于肩膀的架子上提下东西吗?				
(2) 您能从一个房间端热水到另一个房间吗?				
(3) 您洗碗吗?				
(4) 自己做热快餐吗?				
3. 家务				
(1) 您做一般的家务吗?				
(2) 您洗小件衣服吗?				
(3) 您自己购物吗?				
(4) 您洗外衣吗?				
(5) 您自己洗或晾干吗?				
(6) 您坐浴吗?				
4. 休闲活动				
(1) 您到外边去吗?				
(2) 您管理自己的花园吗?				
(3) 您吃的比您希望的更慢吗?				
(4) 您的呼吸令您彻夜不眠吗?				

表 8-1-6 哮喘生活质量问卷(asthma quality of life questionnaire，AQLQ)

本表共有35条项目，包括活动受限(1~12)，哮喘症状(13~20)，心理状况(22~26)，对刺激原的反应(27~31)，对自身健康的关心(32~35)。按5分制评分，1分为最差，5分为最好，请逐项选择打钩。

下面是人们最常见的日常活动，请指出您平日最经常参与的5项活动，若您平时生活中的活动未列入下列表中，请您另选，然后将您选出的5条项目填到下列5个空格中，并逐项打分。

(1)骑自行车 (2)室内打扫 (3)推自行车 (4)快步走 (5)慢步走 (6)与儿童游戏 (7)唱歌 (8)跳舞 (9)亲戚家、朋友家串门 (10)乘公共汽车 (11)上楼梯或爬坡 (12)日常身体锻炼 (13)擦地板 (14)闲聊 (15)商店购物

1. (1) 完全受限　(2) 重度受限　(3) 中度受限　(4) 轻度受限　(5) 不受限

2. (1) 完全受限　(2) 重度受限　(3) 中度受限　(4) 轻度受限　(5) 不受限

3. (1) 完全受限　(2) 重度受限　(3) 中度受限　(4) 轻度受限　(5) 不受限

4. (1) 完全受限　(2) 重度受限　(3) 中度受限　(4) 轻度受限　(5) 不受限

续表

5. (1) 完全受限　(2) 重度受限　(3) 中度受限　(4) 轻度受限　(5) 不受限
6. 上两周在您必须参加的活动中，哮喘对您的影响程度是：
(1) 完全受限　(2) 重度受限　(3) 中度受限　(4) 轻度受限　(5) 不受限
7. 上两周中，您应该参加的活动中，受哮喘的影响是：
(1) 完全受限　(2) 重度受限　(3) 中度受限　(4) 轻度受限　(5) 不受限
8. 在上两周中，您因身边或周围环境中有香烟气味而走开：
(1) 一直　(2) 频繁　(3) 经常　(4) 有时候　(5) 从未
9. 在上两周中，您因身边或周围环境中有异味或香水味而走开：
(1) 一直　(2) 频繁　(3) 经常　(4) 有时候　(5) 从未
10. 在上两周中，您因身边或周围环境中有灰尘而走开：
(1) 一直　(2) 频繁　(3) 经常　(4) 有时候　(5) 从未
11. 在上两周中，您因身边或周围环境中有煤烟味或炒菜油烟而走开：
(1) 一直　(2) 频繁　(3) 经常　(4) 有时候　(5) 从未
12. 在上两周中，您因身边或周围环境中烟雾或气候变化而被迫待在家中或被迫外出而走开：
(1) 一直　(2) 频繁　(3) 经常　(4) 有时候　(5) 从未
13. 在上两周中，您常因哮喘而上气不接下气：
(1) 一直　(2) 频繁　(3) 经常　(4) 有时候　(5) 从未
14. 在上两周中，您的气喘发作是：
(1) 一直　(2) 频繁　(3) 经常　(4) 有时候　(5) 从未
15. 在上两周中，您因咳嗽而觉得不适：
(1) 一直　(2) 频繁　(3) 经常　(4) 有时候　(5) 从未
16. 在上两周中，您有窒息感濒死感：
(1) 一直　(2) 频繁　(3) 经常　(4) 有时候　(5) 从未
17. 在上两周中，您觉得胸闷：
(1) 一直　(2) 频繁　(3) 经常　(4) 有时候　(5) 从未
18. 在上两周中，您在早晨醒来时哮喘发作：
(1) 一直　(2) 频繁　(3) 经常　(4) 有时候　(5) 从未
19. 在上两周中，您因哮喘发作而惊醒：
(1) 一直　(2) 频繁　(3) 经常　(4) 有时候　(5) 从未
20. 在上两周中，您因哮喘发作而影响睡眠：
(1) 一直　(2) 频繁　(3) 经常　(4) 有时候　(5) 从未
21. 在上两周中，您因哮喘发作而心情烦躁：
(1) 一直　(2) 频繁　(3) 经常　(4) 有时候　(5) 从未
22. 在上两周中，您因哮喘而感到悲观或心情压抑：
(1) 一直　(2) 频繁　(3) 经常　(4) 有时候　(5) 从未
23. 在上两周中，您因哮喘反复发作而对治疗失去信心：
(1) 一直　(2) 频繁　(3) 经常　(4) 有时候　(5) 从未
24. 在上两周中，您当着别人面吸入气雾剂感到难为情：
(1) 一直　(2) 频繁　(3) 经常　(4) 有时候　(5) 从未
25. 在上两周中，您总担心身边没有哮喘防治药物：
(1) 一直　(2) 频繁　(3) 经常　(4) 有时候　(5) 从未
26. 在上两周中，您担心哮喘发作：
(1) 一直　(2) 频繁　(3) 经常　(4) 有时候　(5) 从未

续表

27. 在上两周中,您因接触到香烟而引起哮喘发作: (1) 一直 (2) 频繁 (3) 经常 (4) 有时候 (5) 从未
28. 在上两周中,您因灰尘引起哮喘发作: (1) 一直 (2) 频繁 (3) 经常 (4) 有时候 (5) 从未
29. 在上两周中,您因接触到煤烟气味或炒菜油烟引起的哮喘发作: (1) 一直 (2) 频繁 (3) 经常 (4) 有时候 (5) 从未
30. 在上两周中,您因接触到异味或香水味引起哮喘发作: (1) 一直 (2) 频繁 (3) 经常 (4) 有时候 (5) 从未
31. 在上两周中,您因气候变化或烟雾引起哮喘发作: (1) 一直 (2) 频繁 (3) 经常 (4) 有时候 (5) 从未
32. 在上两周中,您因哮喘担心目前的健康状况: (1) 一直 (2) 频繁 (3) 经常 (4) 有时候 (5) 从未
33. 在上两周中,您因哮喘担心将来的健康状况: (1) 一直 (2) 频繁 (3) 经常 (4) 有时候 (5) 从未
34. 在上两周中,您担心哮喘缩短自己的寿命: (1) 一直 (2) 频繁 (3) 经常 (4) 有时候 (5) 从未
35. 在上两周中,您担心自己对药物有依赖: (1) 一直 (2) 频繁 (3) 经常 (4) 有时候 (5) 从未

2) 迷你哮喘患者的生活质量问卷:该问卷是由 Juniper 等于 1999 年发明迷你哮喘生活质量问卷(mini asthma quality of life questionnaire,MiNiAQLQ),该问卷共 15 项,分值越高生活质量越好。可用于哮喘患者流行病学研究工具及哮喘治疗评价工具(表 8-1-7)。

表 8-1-7 迷你哮喘生活质量问卷

请完成所有的问题,通过圈住最佳描述您在过去的 2 周反映哮喘情况的数字。一般来说,在过去 2 周您有多少时间?

	所有时间	大部分时间	较多时间	一些时间	很少时间	几乎没有	没有时间
1. 由于哮喘感觉气短吗	1	2	3	4	5	6	7
2. 头痛没有办法需避免粉尘环境吗	1	2	3	4	5	6	7
3. 由于哮喘感到沮丧吗	1	2	3	4	5	6	7
4. 由于咳嗽感到头痛吗	1	2	3	4	5	6	7
5. 没有哮喘药物可用您感到害怕吗	1	2	3	4	5	6	7
6. 经历或胸闷或胸部沉重的感觉吗	1	2	3	4	5	6	7
7. 由于或必须避免香烟烟雾环境感到头痛吗	1	2	3	4	5	6	7
8. 由于您的哮喘难以获得好的睡眠吗	1	2	3	4	5	6	7

续表

	所有时间	大部分时间	较多时间	一些时间	很少时间	几乎没有	没有时间
9. 感到担心得哮喘吗	1	2	3	4	5	6	7
10. 您的胸部经历过喘息吗	1	2	3	4	5	6	7
11. 因为气候或空气污染必须避免外出感到烦恼吗	1	2	3	4	5	6	7

最近2周由于哮喘您从事这些活动受到了怎样的限制?

	完全受限	极度受限	非常受限	中度受限	一些受限	一点受限	从不受限
12. 剧烈活动(如快走、锻炼、跑上楼、运动)	1	2	3	4	5	6	7
13. 适度活动(如散步、家务劳动、园艺工作、买东西、爬楼梯)	1	2	3	4	5	6	7
14. 社交活动(如交谈,同宠物或孩子们玩耍,拜访朋友或亲戚)	1	2	3	4	5	6	7
15. 与工作相关的活动*(必须做的工作)	1	2	3	4	5	6	7

*如果您不是受雇或自雇,在大多数日子里这些任务应该是您必须做的

4. 呼吸康复结局测量疗效和健康状态的评价 常用的患者结果测量工具及使用方法:

急性肺炎病情评估工具及使用方法:①肺炎严重指数:在我国急性呼吸系统疾病中肺炎是最常见的感染性疾病,严重威胁人类健康。社区获得性肺炎(community-acquired pneumonia,CAP)是发达国家住院与死亡的主要原因之一,社区获得性肺炎的分层分级管理无论是对降低医疗资源消耗,还是在降低社会与家庭和个人负担方面均起到了积极作用。在病情分级方面最常用的评分标准为肺炎严重指数(pneumonia severity index,PSI)及依据PSI评分的危险性分类。据研究,上述等级与病死率具有显著的相关性,对于决策其处理及治疗场所具有非常重要的意义。对决策呼吸康复的介入时机提供有力依据。②CAP的CURB-65、CURB、CRB-65:Lim等于2003年报道了CURB-65。通过意识状态、年龄、血压、呼吸频率、血尿素氮对社区获得性肺炎进行病情评估,以期分组达到最佳治疗方案。依据评分分值不同将肺炎分为不同危险性等级,这些等级与病死率具有显著的相关性,对于决策其处理及治疗场所具有重要意义。③严重社区获得性肺炎(sever community-acquired pneumonia,SCAP评分):本评分旨在评价肺炎的严重程度。主要用于筛选低风险患者。SCAP分值预后的意义。低风险,0~1级的分值为0~9;中度风险:Ⅰ级的分值为10~19;高风险为Ⅲ~Ⅴ级,分值为大于20分。评分与治疗失败和预后较差有相关性。另外,该评分项目除了X线胸片多肺叶或双侧肺炎外,绝大多数部分在PSI评分标准内,但评分标准比PSI相对较少,容易几页及评价,pH、PaO_2及年龄评价标准与PSI不完全相同,对评估肺炎的严重性更有意义。与CURB-65相比,多了3条评分标准:pH、PaO_2/FiO_2,X线胸片示多肺叶或双

侧肺炎，临床指导意义更大，低氧血症可以判定呼吸衰竭，鉴定是否住 ICU 治疗，而是与 CAP 病死率有关，反映了原发器官损坏的严重程度，对是否需吸氧或机械通气有指导意义。④社区获得性肺炎的 SOAR 评分：Myint 等于 2006 年提出 SOAR 来评价社区获得性肺炎的严重程度，较 CURB-65、CURB、PSI 减少了意识状态改变和肾功能尿素氮升高因素，当尿素氮 >7mmol/L，患者存在意识障碍时，可作为一项有用的替代评分指标。当 SOAR 评分 >2 分时，6 周内预测死亡的敏感性为 81%，提议性为 59.3%，阳性预测率为 27%，阴性预测率为 94.4%，其指标中包括氧合指数，但对于脉搏氧饱和度 >93% 的患者不需要检查动脉血气分析。⑤医院获得性肺炎（hospital acquired pneumonia，HAP）是指患者入院时不存在，也不处于潜伏期，而于入院后 48 小时后在医院（包括老年护理院、康复医院等）内发生的肺炎。HAP 也包括呼吸机相关肺炎（ventilator associated pneumonia，VAP）及卫生保健相关肺炎（healthcare associated pneumonia，HCAP）。其中呼吸机相关肺炎 IBMP-10 评分由 Mirsaeidi 等在 2009 年提出，分值越高预后越差。呼吸机相关肺部感染评分（clinical pulmonary infection score，CPIS）由 Pugin 等于 1991 年提出，用于确诊呼吸机相关肺炎的评价工具。可用于评估是否存在呼吸机相关肺炎，进一步预测临床预后，并可作为控制抗生素应用的一种工具。CPIS 评估指标包括 6 项，分值 0~12 分。评分合计在 6 分以上，呼吸机相关肺炎可能性大，其针对的敏感性为 93%，特异性为 100%。2000 年 Singh 等改良的 CPIS 是为了降低 VAP 患者抗生素应用，认为 CPIS 基础评分保持在 6 以下 3 天则可停用抗生素。⑥急性生理学及慢性健康状况评分系统——APACHE Ⅱ（acute physiology and chronic health evaluation scoring system）是目前临床上重症监护病房应用最广泛、最具权威的危重病病情评价系统。它经对入 ICU 的患者的病情评定和病死率的预测可以客观地制订和修正医疗护理计划，为提高医疗质量、合理利用医疗资源以及确定最佳出院时机或选择治疗的时间，提供了客观、科学的依据，既可用于单病种患者的比较，也可用于混合病种。1981 年由 Knaus 等提出的 APACHEⅡ评分系统可作为评估 ICU 患者病情和预后的指标。APACHEⅡ评分系统是由急性生理学评分（APS）、年龄评分、慢性健康状况评分 3 部分组成，最后得分为三者之和。理论最高分 71 分，分值越高病情越重。其中 APS 包含 12 项生理参数，并提出了计算死亡危险度（R）的公式，每位患者 R 值相加除以患者总数即可得出该群体患者的预计病死率。Knaus 等认为，加强治疗的一个主要功能就是检测和治疗急性生理学的异常变化；疾病严重程度分类系统必须建立在客观的生理学参数之上，且尽可能地不受治疗的影响 . 疾病严重程度分类系统应当适用于多病种，易于使用，所选参数在大多数医院均能获得；急性疾病的严重度可以通过对多项生理学参数异常程度进行量化而加以评定。为此，他们于 1985 年提出了 APACHE 的修改本——APACHE-Ⅱ（表 8-1-8）。APACHE 由 APS、年龄及 CPS 三部分组成。APS 将 APACHE 的 34 项参数中不常用或意义不大者如血浆渗透压、血乳酸浓度、BUN、GLu、ALb、CVP 及尿量等删去，变为 12 项参数（均为入 ICU 后前 24 小时内最差者），每项分值仍为 0~4 分，总分值 0~60 分。年龄分值 0~6 分，CPS 2~5 分。APACHE 的总分值为 0~71 分。与 APACHE 不同的是，APACHE 要求 12 项 APS 必须全部获得，以排除因将所缺参数项视为正常所带来的误差。此外，APACHE 还提出了计算每一个患者死亡危险性（R）的公式：ln（R/1–R）=–3.517+（APACHE 得分 ×0.146）+0.603（仅限于急诊手术后患者）+ 患者入 ICU 的主要疾病得分。将每一患者 R 值相加，再除以患者总数即可求出群体患者的预计病死率判断一种疾病的严重度分类系统是否有效，取决于其能否准确地预计患者的病死率。Knaus 等将 APACHE 用于 13 所医院的 5815 例 ICU 患者，发现 APACHE 分

表 8-1-8　急性生理学及慢性健康状况评分系统——APACHE Ⅱ

A. 年龄	≤44 □ 0;45~54 □ 2;55~64 □ 3;65~74 □ ≥5				A 记分	
B. 有严重器官系统功能不全或免疫损害			非手术或择期手术后 □ 2; 不能手术或急诊手术后 □ 5; 无上述情况 □ 0		B 记分	
GCS 评分	6	5	4	3	2	1
1. 睁眼反应			□自动睁眼	□呼唤睁眼	□刺疼睁眼	□不能睁眼
2. 语言反应		□回答切题	□回答不切题	□答非所问	□只能发音	□不能言语
3. 运动反应	□按吩咐动作	□刺疼能定位	□刺疼能躲避	□刺疼肢体屈曲	□刺疼肢体伸展	□不能活动
GCS 积分 =1+2+3				C. 积分 =15−GCS		

D. 生理指标	分值									D 记分
	+4	+3	+2	+1	0	+1	+2	+3	+4	
1. 体温(腋下℃)	≥41	39~40.9		38.5~38.9	36~38.4	34~35.9	32~33.9	30~31.9	≤29.9	
2. 平均血压(mmHg)	≥160	130~159	110~129		70~109		50~69		≤49	
3. 心率(次 / 分)	≥180	140~179	110~139		70~109		55~69	40~54	≤39	
4. 呼吸频率(次 / 分)	≥50	35~49		25~34	12~24	10~11	6~9		≤5	
5. PaO_2(mmHg) ($FiO_2<50\%$) A-aDO_2($FiO_2>50\%$)	≥500	350~499	200~349		>70 <200	61~70 ……	……	55~60 ……	<55 ……	
6. 动脉血 pH 血清 HCO_3(mmol/L) (无血气时用)	≥7.7 …… ≥52	7.6~7.69 …… 41~51.9	……	7.5~7.59 …… 32~40.9	7.33~7.49 …… 23~31.9	……	7.25~7.32 …… 18~21.9	7.15~7.24 …… 15~17.9	<7.15 …… <15	
7. 血清 Na(mmol/L)	≥180	160~179	155~159	150~154	130~149		120~129	111~119	≤110	
8. 血清 K(mmol/L)	≥7	6~6.9		5.5~5.9	3.5~5.4	3~3.4	2.5~2.9		<2.5	
9. 血清肌酐(mg/dl)	≥3.5	2~3.4	1.5~1.9		0.6~1.4		<0.6			
10. 血细胞比容(%)	≥60		50~59.9	46-49.9	30~45.9		20~29.9		<20	
11. WBC(*1000)	≥40		20~39.9	15~19.9	3~14.9		1~2.9		<1	
D 积分										
APACHE Ⅱ总积分 =A+B+C+D										

注:1. 数据采集应为患者入 ICU 或抢救开始后 24 小时内最差值;

2. B 项中"不能手术"应理解为由于患者病情危重而不能接受手术治疗者;

3. 严重器官功能不全:①心:心功能Ⅳ级;②肺:慢性缺氧、阻塞性或限制性通气障碍、运动耐力差;③肾:慢性透析者;④肝:肝硬化、门脉高压、有上消化道出血史、肝性脑病、肝功能衰竭史;

4. 免疫损害:如接受放疗、化疗、长期或大量激素治疗,有白血病、淋巴瘤、HIV 等;

5. D 项中的血压值应为平均动脉压 =(收缩压 +2× 舒张压)/3,若有直接动脉压监测则记直接动脉压;

6. 呼吸频率应记录患者的自主呼吸频率;

7. 如果患者是急性肾衰竭,则血清肌酐一项分值应在原基础上加倍(×2)。

值与病死率之间存在明显的正相关关系，即分值越高，病死率也越高。其预测病死率的正确率达86%。这表明APACHE是一种较好的疾病严重度分类系统。尽管APACHE仍采用了患者入ICU后第1个24小时最差的12项APS分值，但Knaus等认为，如果APACHE能在急诊室或患者入ICU时进行评定，慢性健康评分Glasgow昏迷及年龄评分意义更大，因为这样可以最大限度地消除治疗对评分结果的影响，因此他们推荐使用患者入ICU时的APS。究竟是患者入ICU后的最初APS更有意义，还是前24小时内最差的APS更有价值，有待进一步的研究。自APACHⅡ评分系统问世以来，便以其简便和可靠的特点倍受医学界的认可。目前已成为世界范围内ICU普遍使用的评分系统。在我国虽然发展较晚，但在北京、上海等地已经引入并开始使用该系统，目前作为ICU入住患者的主要评估标准。

5. 呼吸系统疾病的症状评估指标

(1) 咳嗽评估

1) 莱切斯特咳嗽问卷：该问卷是由Birring等于2003年发布的，该问卷由患者自行完成，是一种可靠并有效的成年人慢性咳嗽健康状况测试工具(表8-1-9)。

表8-1-9 莱切斯特咳嗽问卷

姓名：　　性别：　　年龄：　　病例号：

下列问题是为评估咳嗽对您生命质量的全方位影响而设计的。请认真阅读每一个问题，在您认为最好的答案上画圈。请如实回答所有问题。

1. 近两周来，咳嗽会让您胸痛或肚子痛吗？
   ①一直都会 ②大多数时间会 ③时常会 ④有时会 ⑤很少会 ⑥几乎不会 ⑦一点也不会
2. 近两周来，您会因咳嗽有痰而烦恼吗？
   ①每次都会 ②多数时间会 ③不时会 ④有时会 ⑤偶尔会 ⑥极少会 ⑦从来不会
3. 近两周来，咳嗽会让您感到疲倦吗？
   ①一直都会 ②大多数时间会 ③时常会 ④有时会 ⑤很少会 ⑥几乎不会 ⑦一点也不会
4. 近两周来，您觉得能控制咳嗽吗？
   ①一点也不能 ②几乎不能 ③很少能 ④有时能 ⑤常常能 ⑥多数时间能 ⑦一直都能
5. 近两周来，咳嗽会让您觉得尴尬吗？
   ①一直都会 ②大多数时间会 ③时常会 ④有时会 ⑤很少会 ⑥几乎不会 ⑦一点也不会
6. 近两周来，咳嗽会让您焦虑不安吗？
   ①一直都会 ②大多数时间会 ③时常会 ④有时会 ⑤很少会 ⑥几乎不会 ⑦一点也不会
7. 近两周来，咳嗽会影响您的工作或其他日常事务吗？
   ①一直都会 ②大多数时间会 ③时常会 ④有时会 ⑤很少会 ⑥几乎不会 ⑦一点也不会
8. 近两周来，咳嗽会影响您的整个娱乐生活吗？
   ①一直都会 ②大多数时间会 ③时常会 ④有时会 ⑤很少会 ⑥几乎不会 ⑦一点也不会
9. 近两周来，接触油漆油烟会让您咳嗽吗？
   ①一直都会 ②大多数时间会 ③时常会 ④有时会 ⑤很少会 ⑥几乎不会 ⑦一点也不会
10. 近两周来，咳嗽会影响您的睡眠吗？
   ①一直都会 ②大多数时间会 ③常常会 ④有时会 ⑤很少会 ⑥几乎不会 ⑦一点也不会
11. 近两周来，您每天阵发性咳嗽发作多吗？
   ①持续有 ②次数多 ③时时有 ④有一些 ⑤偶尔有 ⑥极少有 ⑦一点也没有
12. 近两周来，您会因咳嗽而情绪低落吗？
   ①一直都会 ②大多数时间会 ③时常会 ④有时会 ⑤很少会 ⑥几乎不会 ⑦一点也不会

续表

13. 近两周来，咳嗽会让您厌烦吗？
①一直都会 ②大多数时间会 ③时常会 ④有时会 ⑤很少会 ⑥几乎不会 ⑦一点也不会
14. 近两周来，咳嗽会让您声音嘶哑吗？
①一直都会 ②大多数时间会 ③时常会 ④有时会 ⑤很少会 ⑥几乎不会 ⑦一点也不会
15. 近两周来，您会觉得精力充沛吗？
①一点也不会 ②几乎不会 ③很少会 ④有时会 ⑤常常会 ⑥多数时间会 ⑦一直都会
16. 近两周来，咳嗽会让您担心有可能得了重病吗？
①一直都会 ②大多数时间会 ③时常会 ④有时会 ⑤很少会 ⑥几乎不会 ⑦一点也不会
17. 近两周来，咳嗽会让您担心别人觉得您身体不对劲吗？
①一直都会 ②大多数时间会 ③时常会 ④有时会 ⑤很少会 ⑥几乎不会 ⑦一点也不会
18. 近两周来，您会因咳嗽中断谈话或接听电话吗？
①每次都会 ②大多数时间会 ③时常会 ④有时会 ⑤很少会 ⑥几乎不会 ⑦一点也不会
19. 近两周来，您会觉得咳嗽惹恼了同伴、家人或朋友？
①每次都会 ②多数时间会 ③不时会 ④有时会 ⑤偶尔会 ⑥极少会 ⑦从来不会

感谢您的参与！

2）儿童慢性咳嗽特异性生活质量问卷：该问卷是有 Newcombe 医生等于 2008 年发明，用于评估儿童慢性咳嗽特异性生活质量问卷。该问卷由家长代为填写。问卷包括了 50 个项目，7 个回答等级，均有家长完成。评分低提示病情较重（表 8-1-10）。

表 8-1-10 儿童慢性咳嗽特异性生活质量问卷表

问题

在过去 1 周中，下属情况有多经常？	所有时间	大多数时间	经常	某些时候	偶尔	几乎没有	从来没有
1. 您的孩子咳嗽时您感觉害怕吗							
2. 因为您的孩子要改变家庭计划吗							
3. 因为孩子的咳嗽您感到沮丧吗							
4. 是否因为孩子的咳嗽影响到您的工作或工作在孩子房子附近							
5. 因为孩子咳嗽您感到焦虑吗							
6. 因为孩子咳嗽您夜间失眠吗							
7. 因为孩子咳嗽干扰家庭成员关系您恼火吗							
8. 因为孩子咳嗽您夜间惊醒吗							
9. 因为孩子咳嗽您发怒吗							
10. 因为孩子咳嗽使您及家庭不安或生气吗							
11. 因为孩子咳嗽而担心吗							
12. 因为孩子咳嗽而感到无奈吗							
13. 因为孩子咳嗽您感到有压力吗							
14. 因为孩子咳嗽您感到内疚吗							

续表

在过去 1 周中，下属情况有多经常？	所有时间	大多数时间	经常	某些时候	偶尔	几乎没有	从来没有
15. 因为孩子咳嗽您和他人议论吗							
16. 因为孩子咳嗽您感到心酸吗							
17. 因为孩子咳嗽您感到惊慌吗							
18. 因为孩子咳嗽您感到生气吗							
19. 因为孩子咳嗽您感到其他人在议论此事吗							
20. 因为孩子咳嗽您感觉其他人都在盯着您吗							
21. 因为孩子咳嗽您感到可怕吗							
22. 因为孩子咳嗽您感到精疲力竭吗							
23. 因为孩子咳嗽您感到绝望吗							
24. 因为孩子咳嗽您感觉尴尬吗							
25. 因为孩子咳嗽您限制孩子的活动了吗							
26. 您是否感觉到因为孩子咳嗽影响到了您与其他人的关系							
27. 因为孩子咳嗽您觉得额外防护吗							
28. 因为孩子咳嗽您感到力不从心吗							
29. 因为孩子咳嗽您感到不舒服吗							
30. 因为孩子咳嗽您觉得对不起孩子们吗							
在过去 1 周里，您多担心或多关心	**非常非常担心/关心**	**非常担心/关心**	**有些担心/关心**	**有点担心/关心**	**几乎不担心/关心**	**不担心/不关心**	
31. 关于您的孩子包括喂养与教育活动的表现							
32. 关于您的孩子服用的药物及不良表现							
33. 关于您的孩子能否过正常的生活							
34. 关于过度保护您的孩子							
35. 关于您的孩子咳嗽的病因							
36. 关于您的孩子咳嗽提示一种严重疾病							
37. 关于您的孩子咳嗽窒息的担心							
38. 关于其他人对于您孩子咳嗽的反应							
39. 关于其他人因为您的孩子咳嗽而离开您的孩子							
40. 关于您的孩子咳嗽后不能再次呼吸							
41. 关于您的孩子因为咳嗽身高没有增长							
42. 关于您的孩子因为咳嗽歧视为柔弱							
43. 关于您的孩子担心其自身咳嗽							
44. 关于您的孩子看起来不健康							
45. 关于您的孩子咳嗽对其自身影响							

续表

在过去1周里，您多担心或多关心	非常非常担心/关心	非常担心/关心	有些担心/关心	有点担心/关心	几乎不担心/关心	不担心/不关心
46. 关于您的孩子咳嗽对其玩耍或做事能力的影响						
47. 关于您的孩子因为咳嗽感到累						
48. 关于您的孩子因为咳嗽睡不好						
49. 关于您的孩子因为咳嗽引起呕吐						
50. 关于您的孩子因为咳嗽对胸部或肺部造成的损伤						

3）咳嗽的其他评估方法：针对咳嗽的专用量表除莱切斯特咳嗽问卷（LCQ）外，还有慢性咳嗽影响问卷（CCIQ），包括咳嗽专用生活质量问卷（CQLQ）、均表现出良好的信度、效度及反应度。另外还有咳嗽视觉，模拟评分（cough visual analogue score，VAS）。该量表通过水平视觉评分方法（100cm 视觉图表）进行评估。分值越高，咳嗽越为严重。

（2）哮喘评估

1）哮喘控制问卷：哮喘控制问卷（asthma control questionnaire，ACQ）是最早于 1995 年由 Juniper 等提出后逐渐完善的一种调查问卷。问卷针对稳定期哮喘患者进行评估。ACQ 的内容包含 7 个问题，每个问题的得分从 0~6 分共 7 个问题，对这 7 个问题的评分取平均值，即可得到患者的 ACQ 得分。其中前 5 个设计哮喘相关症状，包括日间症状、夜间症状、活动受限、气促及喘息；另外 2 个问题分别涉及 β-2 受体激动药的使用及肺功能的检测结果（表 8-1-11）。

表 8-1-11 哮喘控制问卷

请回答问题 1~6：仔细阅读回答下列问题，根据您过去 1 周的实际情况在适当的数字上画圈

1. 平均说来，在过去 1 周里，您有多少次因哮喘而夜间醒来
   - 0 从来没有
   - 1 几乎没有
   - 2 少数几次
   - 3 有几次
   - 4 许多次
   - 5 绝大数时候
   - 6 因哮喘而无法入睡
2. 平均说来，在过去一周里，当您早上醒来时，您的哮喘症状有多严重
   - 0 没有症状
   - 1 很轻微症状
   - 2 轻微症状
   - 3 中等程度症状
   - 4 较严重症状
   - 5 严重症状
   - 6 很严重症状
3. 总的来说，在过去 1 周里，您的活动因哮喘受到何种程度的限制
   - 0 无任何限制
   - 1 很轻微限制

续表

2 轻微受限制
3 中等受限制
4 很受限制
5 极度受限制
6 完全受限制

4. 总的来说，在过去1周里，您因为哮喘而呼吸困难吗
   0 没有呼吸困难
   1 很少呼吸困难
   2 有些呼吸困难
   3 中等程度呼吸困难
   4 较严重呼吸困难
   5 很严重呼吸困难
   6 非常严重呼吸困难
5. 总的来说，在过去1周里，您有多少时候出现喘息
   0 没有
   1 几乎没有
   2 有些时候
   3 经常
   4 许多时候
   5 绝大部分时间
   6 所有时间
6. 总的来说，在过去1年里，您每天使用多少喷/吸短效支气管扩张药（如万托林）（如果不能确定如何回答这个问题，可请求帮助）
   0 没有
   1 大多天数里每天1~2喷/吸
   2 大多天数里每天3~4喷/吸
   3 大多天数里每天5~8喷/吸
   4 大多天数里每天9~12喷/吸
   5 大多天数里每天13~16喷/吸
   6 大多天数里每天超过16喷/吸

由临床工作者完成：

7. 未用支气管扩张剂前的FEV1%：
   FEV1预计值：____________________
   FEV1%预计值：____________________
   （记录实测值在下划线上，并在下边栏中圈出FEV1%预计值所在百分比的数字）
   0 >95%预计值
   1 95%~90%
   2 89%~80%
   3 79%~70%
   4 69%~60%
   5 59%~50%
   6 <50%预计值

2）哮喘控制测试：哮喘控制测试（asthma control test，ACT）是2004年Nathan等发明的用于评估哮喘治疗效果的工具。哮喘控制测试表具体内容（表8-1-12），哮喘患者应具备终身测试表，按时填写。通过会议过去4周内有关自身哮喘症状的相关情况，回答5个问题，选择每个问题的得分（选项中的分数登记分别分为：1分、2分、3分、4分、5分）。将表中所得分数相加，计算出哮喘控制测试的总得分（总分满分为25分）。若得分低于20分提示哮喘没有控制，要求就诊并制订治疗计划。20~24分提示哮喘控制良好，但没有完全控制，需要定期随访，根据医生要求调整用药。25分属于完全控制，提示哮喘患者的生活不受哮喘限制。一般在临床应用时将总分记录下来与说明对照，就可以获得哮喘控制情况的准确评估结果，用于哮喘治疗过程中检测和评估病情的有效，如同患者的“哮喘日记”，每月测试一次，对于针对康复情况调整治疗方案和巩固疗疗效非常有益。由于评估尚未应用，目前广泛用于各国指南评估工具。

表8-1-12 哮喘控制测试表

1. 回答下面问题并记分：
① 过去4周内，在学习或家里，有多少时候哮喘妨碍您日常活动？
所有时间1分；大多数时间2分；有些时间3分；很少时间4分；没有5分
② 过去4周，您有多少次呼吸困难？
每天不止1次1分；每天1次2分；每周3~6次3分；每周1~2次4分；完全没有5分
③ 过去4周内，因为哮喘症状(喘息、咳嗽、呼吸困难、胸闷、疼痛)，您有多少次夜间醒来或早上比平时早醒？
每周4晚或更多1分、每周2~3晚2分、每周1次3分、每周1~2次4分；没有5分
④ 过去4周内，您有多少次使用急救药物（如沙丁胺醇）？
每天3次以上1分、每天1~2次2分、每周2~3次3分、每周1次或更少4分；没有5分
⑤ 您如何评估过去4周您的哮喘控制情况？
没有控制1分、控制很差2分、有所控制3分、控制很好4分、完全控制5分
2. 把分数相加得到总和

（3）肺癌评估

1）肺癌状态评估：Karnofsky评分：1948年Karnosky及他的工作团队对于原发性肺癌进行了第一个体力状况评分，评分标准从0（死亡）~100分（正常），以后这种评分标准被用于肿瘤患者体力状况评价，以便指导临床治疗。用于肿瘤患者一般健康状态的量化评估。得分越高，健康状况越好，越能忍受治疗给身体带来的不良反应，因而也就有可能接受彻底治疗。得分越低，健康状况越差，若低于60分，许多有效的抗肿瘤治疗就无法实施。

在1960年，东部肿瘤协作组（eastern co-operative oncology group，ECOG）介绍了一种简单的性能状态评分，类似于Karnofsky PS（KSP）评分，包含仅5点，自1982年至今称为ECOG/WHO评分，在PS5点的基础上扩大为6点。自1999年后，即将PS与ECOG/WHO 2个评分通用，而ECOG由于简单常首选（表8-1-13，表8-1-14）。

表8-1-13 Karnofsky评分

正常，无症状和体征	100
能进行正常活动，有轻微症状和体征	90
勉强可进行正常活动，有一些症状或体征	80

续表

生活可自理,但不能维持正常生活工作	70
生活能大部分自理,但偶尔需要别人帮助	60
常需要人照料	50
生活不能自理,需要特别照顾和帮助	40
生活严重不能自理	30
病重,需要住院和积极的支持治疗	20
重危,临近死亡	10
死亡	0

表 8-1-14 ECOG/WHO 评分

0 分	完全自主活动,有能力完成与病前一样的所有活动而不受限
1 分	体力消耗大多活动受限制,但可活动并能胜任的与作者的工作(如轻的室内工作,办公室工作)
2 分	具有自我照顾的所有活动与能力,但不能胜任任何工作,醒着时间是 50% 以上可站着
3 分	具有优先的自我照顾能力,醒着时间的 50% 以上卧床或坐在椅子上
4 分	完全丧失能力,不能进行任何自我照顾,完全卧床或坐在椅子上
5 分	死亡

2) 肺癌症状量表:肺癌症状量表(lung cancer symptom scale,LCSS)是美国 Hollen 等发明的肺癌生活质量评估症状及患者活动能力的影响,包括患者量表与观察者量表两部分。在临床研究中应用广泛。初始通过面对面访问用 1 个关于天气问题的例子示范视觉模拟评分(visual analogue scale,VAS),一旦患者熟悉了 VAS 后可电话访问。患者本人评估内容包括四个方面:症状、总体症状严重性、活动状态、总体的生活质量;观察者评估的仅为症状。项目的评分:患者评估的 9 项为 VAS100mm 的标尺线,患者依据自己的感受在标尺线上标记出来,0= 最低评级,100= 最高评级。每一项为标尺上标记的值,总和为 9 项得分之和。LCSS 主要是为了提供一个实用的生活质量测试,以降低试验过程中患者及医务人员对生活质量评估的负担。评估了最可能影响治疗干预及其他总和的指标(表 8-1-15)。

表 8-1-15 肺癌症状量表——观察者量表

分项	100	75	50	25	0
	没有	轻度	中度	明显	严重
1. 食欲缺乏		偶尔有 不影响进食	时有且有时 影响进食	影响进食	需要治疗(静脉或胃管
2. 乏力		偶尔有 轻度	经常 轻度	偶尔明显	经常明显
3. 咳嗽		1 年病史有加重,但不影响生活,无需治疗	影响生活	影响生活 夜间睡眠及其他正常生活	持续存在,影响一切生活
4. 咯血		痰中带血,不每天都有	每天有痰中带血,偶尔有血块	每天有血块	血红蛋白下降

续表

分项	100	75	50	25	0
	没有	轻度	中度	明显	严重
5. 喘息		活动后(爬1楼)	平底走喘息不能持重	稍活动即喘息偶尔需吸氧	血红蛋白下降
6. 疼痛		无需治疗或服非吗啡类药可控制	口服可待因可控制	口服麻醉类药可控制	口服麻醉类药但控制不满意
合计					

观察者的6项为5点量表,即100=无,75=轻度,50=中度,25=显著,0=严重。得分为5点量表的6项之和。

3) 肺癌呼吸困难量表:肺癌呼吸困难量表(cancer dyspnoea scale ,CDS)由Tanaka等于2000年发明,由三个因素,12个项目组成的自我完成问卷。CDS评估了呼吸困难的多维性(multidimensional nature),评价简单、容易,不是评价呼吸困难的躯体因素,而是呼吸困难的感知。对于癌症患者,研究证实具有可靠性与有效性;对于呼吸困难的病因学与治疗学研究,具有临床意义(表8-1-16)。

表8-1-16 肺癌呼吸困难量表

分项	从不	一点	有些	相当	极其
1. 您能轻松吸气吗	1	2	3	4	5
2. 您能轻松呼气吗	1	2	3	4	5
3. 您能缓慢呼吸吗	1	2	3	4	5
4. 您觉得气短吗	1	2	3	4	5
5. 您是觉得呼吸困难伴有心悸和出汗吗	1	2	3	4	5
6. 您似乎感觉到气喘吁吁了吗	1	2	3	4	5
7. 您感觉到不知所措呼吸困难了吗	1	2	3	4	5
8. 您感觉您的浅表呼吸了吗	1	2	3	4	5
9. 您感觉您的呼吸停止了吗	1	2	3	4	5
10. 您觉得您的气道已经变窄了吗	1	2	3	4	5
11. 您似乎感觉被淹死了吗	1	2	3	4	5
12. 您似乎觉得有什么东西卡在您的气道吗	1	2	3	4	5

(4) 肺栓塞:栓塞是一种临床常见疾病,严重威胁人类健康,其临床评估显得极为重要,因为确诊需要肺动脉造影、CT肺动脉造影及通气/灌注扫描、为了减少漏诊与误诊,为患者赢得时间,这些评分是显得更重要。这些评估除了临床实用性外,对于流行病学与临床研究页可作为有用的工具。

1) 日内瓦评分:2001年由Wicki等发明的急诊的肺血栓栓塞症临床可能性的简易评分,称为日内瓦(Geneva)评分。日内瓦评分需要呼吸空气的动脉血气分析结果,若不能测定,则不能进行本评分。另外,日内瓦评分是临床肺栓塞可能性的评估,不是排除肺血栓栓塞症的评估,仅由一些敏感性或特异性很高的症状或体征的组成,其评分标准是根据临床经验拟定。因此，日内瓦评分仍需要大量临床验证，此后在临床应用过程中，几经修改完善。2008年 Frederikus 等简化日内瓦评分（表 8-1-18）：Frederikus 等于 2008 年对 2006 年修改的日内瓦评分（表 8-1-17）进行了进一步修改与简化，<2 分为低度肺栓塞可能；2~4 分为中度肺栓塞可能；≥分为高度肺栓塞可能。同时对 1049 例病例进行了回顾性分析，结果显示并没有降低诊断的准确性和有效性。

表 8-1-17　2006 年 Bohan 等修改的日内瓦评分

变量		分值
危险因素	年龄 >65 岁	1.0
	DVT 或 PE 史	3.0
	1 个月内外科手术（全麻）或骨折（下肢）	2.0
	活动性恶性肿瘤（目前活动或被认为是治愈 <1 年的实体或血液肿瘤）	2.0
	单侧下肢疼痛	3.0
	咯血	2.0
心率	75~94/min	3.0
	>94/min	5.0
	下肢深静脉系统触痛和单侧下肢水肿	4.0

修改后的日内瓦评分：0~3 分为低度肺栓塞可能；4~10 分为中度肺栓塞可能；>10 分为高度肺栓塞可能

表 8-1-18　2008 年 Frederikus 等简化的日内瓦评分

变量		分值
危险因素	年龄 >65 岁	1.0
	DVT 或 PE 史	1.0
	1 个月内外科手术（全麻）或骨折（下肢）	1.0
	活动性恶性肿瘤（目前活动或被认为是治愈 <1 年的实体或血液肿瘤	1.0
	单侧下肢疼痛	1.0
	咯血	1.0
心率	75~94 次 / 分	1.0
	≥95 次 / 分	2.0
下肢深静脉系统触痛和单侧下肢水肿		1.0

2）WELLS 评分：Wells 等于 1998 年提出的该评分标准。Wells 评分来源于门诊和住院资料，不需要动脉血气分析结果，但含有一项分值较高的主观评分即肺血栓栓塞症较其他的诊断更为可能，很难标准化，因此对患者的评价影响较大。Wells 评分 <2 分为低度肺血栓栓塞症可能；2~6 分为中度血栓栓塞症可能；>6 分为高度肺血栓栓塞症可能。其临床意义同日内瓦评分（表 8-1-19）。

表 8-1-19 门诊与住院患者临床肺血栓栓塞症的 Wells 评分

变量	分值
DVT 的症状和体征(肿痛、下肢深静脉系统的触痛)	3.0
肺栓塞较其他的诊断更为可能	3.0
心率 >100 次 / 分	1.5
4 周内制动或外科手术	1.5
DVT 或 PE 史	1.5
咯血	1.0
活动性恶性肿瘤(正在治疗,在过去的 6 个月治疗或姑息治疗)	1.0

6. 呼吸系统功能检测评估

(1) 慢性病治疗的功能评估:Cella 等于 2002 年发明慢性病治疗的功能评估(functional assessment of chronic illness therapy,FACIT) ——疲劳问卷(fatigue questionnaire,FQ),即称为慢性病治疗功能评估疲劳评分(functional assessment of chronic illness therapy fatigue scale,FACIT-FS)。FACIT-FS 问卷由 13 项问题组成,其中每项的选择答案为 0~4 共 5 个登记评分。得分越高,疲劳越明显。可用于临床治疗反应评价与临床科研工具(表 8-1-20)。

表 8-1-20 慢性病治疗功能评估疲劳评分量表

分项	无	一点点	有些	较多	很多
我感觉疲劳	0	1	2	3	4
我觉得虚弱	0	1	2	3	4
我觉得无精打采	0	1	2	3	4
我感觉累	0	1	2	3	4
我因为劳累,开始做事有麻烦	0	1	2	3	4
我因为劳累,结束事情有麻烦	0	1	2	3	4
我有精力	0	1	2	3	4
我有能力做日常活动	0	1	2	3	4
白天我需要睡觉	0	1	2	3	4
我吃东西感觉太累	0	1	2	3	4
做日常活动我需要帮忙	0	1	2	3	4
因为劳累,我已经限制了我的社交活动	0	1	2	3	4

(2) 呼吸困难量表:呼吸困难是呼吸系统疾病最常见的症状之一,也是评价生活质量与临床疗效观察的重要指标,因此,呼吸困难的评估在呼吸指标评估中占有十分重要的思维。描述呼吸困难症状的量表主要包括 BORG 呼吸困难评分、医学研究委员会呼吸困难量表、加州大学圣迭亚戈呼吸困难问卷。氧值图解呼吸困难评估、基线期 / 变化期的呼吸困难指数及西西那提呼吸困难问卷等。有些呼吸困难评估专用于某种疾病评估,如 COPD 等。BORG 呼吸困难评分(Borg dyspnoea scale)是 Borg 于 1982 年发明的评估呼吸困难的方法,

后经过修改，沿用至今。是临床应用最广泛的呼吸困难症状评分量表。包括站立的Borg与卧位Borg评分。站立的Borg评分与我为Borg评分均分为0~10分，分值越高，呼吸困难越重。BORG呼吸困难评价分广泛用于呼吸疾病生活质量及呼吸困难治疗研究评价。改良的医学研究委员会呼吸困难量表（modified medical research council dyspnea scale，MRC）是英国医学研究委员会实际的评分量表的改良方法，改良MCR方法是一种基于突发呼吸困难是各种体力活动程度的5分量表，也是目前常用的呼吸困难评估方法，可在30秒内完成。

（3）咳嗽激发试验：咳嗽激发试验（cough challenge testing）最早于1954年由Bickerman等报道，是主要通过吸入化学物质来刺激呼吸道的咳嗽感受器而诱发咳嗽，以吸入刺激物的浓度、剂量和受试者咳嗽的次数与持平时间来评估咳嗽敏感性的方法。

（4）西雅图慢性阻塞性肺疾病调查问卷：Tu等于1997年发明了西雅图慢性阻塞性肺疾病调查问卷（seattle obstructive lung disease questionnaire，SOLQ），用以评估COPD引起的功能状态的损害。SOLO借鉴并采用了慢性呼吸疾病问卷（CRDQ）的模式。SOLQ包括4个方面29项问题，需要5~10分钟完成。SOLQ，可自我管理、计算机扫描，评估的COPD相关问题包括躯体与情绪功能、应对技巧及治疗满意度，该问卷评价两方面如随时间推移测试人的纵向差异及在同一时间点上判别患者群体不同疾病严重程度的差异性。SOLQ的个别项目采用线性评分，1代表最低功能，评分问题的应答得分汇总为原始分，然后转换为标准化的0~100分得分。

（5）匹兹堡睡眠质量指数：匹兹堡睡眠质量指数（Pittsburgh sleep quality index，PSQI）是1989年Buysse等发明的睡眠质量评估工具，在临床与研究中应用较多。PSQI包括19个自我回答的问题与5个创办或时有的问题，其中仅有自我回答的问题计分，19项评分分为7个组成部分，PSQI总分范围0~21，分值0~3分，“0”分指无困难，“3”分指严重困难。最后将7个分组的分值相加得出总和，范围0~21分，“0”分为无困难，“21”分指严重困难。得分越高，表示睡眠质量越差，原作者认为PSQI≥8为睡眠质量差。以总分=7为分界值，用该量表判断患者与正常人的灵敏度为98.3%，特异度为90.2%。

该量表的特点是：睡眠的质和量有机结合在一起进行评估，评估时间为1个月，评估时间明确具体，有助于鉴别暂时性和持续性的睡眠障碍；划分的7个成分不是基于统计分析，而是起源于临床实践；对计量和计数条目均采用0~3组计分，便于统计分析和比较；PSQI不仅可以评估一般人睡眠行为和习惯，更重要的是可以用于临床患者睡眠质量的综合评估；PSQI与多导睡眠图的监测结果相关性较高（表8-1-21）。

表8-1-21　匹兹堡睡眠质量指数

姓名______ 性别______ 年龄______ 婚姻______ 民族______ 文化程度______ 职业______ 编号:______ 第______次评估，临床诊断____________评估日期:　　　年____月____日 指导语：下面一些问题是源于您最近1个月的睡眠状况，请选择或填写最符合您近1个月实际情况的答案。请回答下列问题： 1. 近1个月，晚上上床睡觉通常是______点钟。 2. 近1个月，从上床到入睡通常需要______分钟。 3. 近1个月，通常早上______点起床。 4. 近1个月，每夜通常实际睡眠______小时（不等于卧床时间）。

续表

对下列问题请选择 1 个最适合您的答案。

5. 近 1 个月，因下列情况影响睡眠而烦恼

(1) 入睡困难（不能在 30 分钟内入睡）

A. 无；B.<1 次 / 周；C.1~2 次 / 周；D.≥3 次 / 周

(2) 夜间易醒或早醒

A. 无；B.<1 次 / 周；C.1~2 次 / 周；D.≥3 次 / 周

(3) 夜间上厕所

A. 无；B.<1 次 / 周；C.1~2 次 / 周；D.≥3 次 / 周

(4) 出现呼吸不畅

A. 无；B.<1 次 / 周；C.1~2 次 / 周；D.≥3 次 / 周

(5) 咳嗽或鼾声高

A. 无；B.<1 次 / 周；C.1~2 次 / 周；D.≥3 次 / 周

(6) 感觉冷

A. 无；B.<1 次 / 周；C.1~2 次 / 周；D.≥3 次 / 周

(7) 感觉热

A. 无；B.<1 次 / 周；C.1~2 次 / 周；D.≥3 次 / 周

(8) 做噩梦

A. 无；B.<1 次 / 周；C.1~2 次 / 周；D.≥3 次 / 周

(9) 疼痛不适

A. 无；B.<1 次 / 周；C.1~2 次 / 周；D.≥3 次 / 周

(10) 其他影响睡眠的事情

A. 无；B.<1 次 / 周；C.1~2 次 / 周；D.≥3 次 / 周

如有，请说明：____________。

6. 近 1 个月，总的来说，您认为自己的睡眠质量

A. 很好；B. 较好；C. 较差；D. 很差

7. 近 1 个月，您用药物催眠的情况

A. 无；B.<1 次 / 周；C.1~2 次 / 周；D.≥3 次 / 周

8. 近 1 个月，您常感到困倦吗

A. 无；B.<1 次 / 周；C.1~2 次 / 周；D.≥3 次 / 周

9. 近 1 个月，您做事情的精力不足吗

A. 没有；B. 偶尔有；C. 有时有；D. 经常有

10. 近 1 个月有无下列情况（请询问同室睡眠者）

(1) 高声打鼾

A. 无；B.<1 次 / 周；C.1~2 次 / 周；D.≥3 次 / 周

(2) 睡眠中较长时间的呼吸暂停（呼吸憋气）现象

A. 无；B.<1 次 / 周；C.1~2 次 / 周；D.≥3 次 / 周

(3) 睡眠中腿部抽动或痉挛

A. 无；B.<1 次 / 周；C.1~2 次 / 周；D.≥3 次 / 周

(4) 睡眠中出现不能辨认方向或模糊的情况

A. 无；B.<1 次 / 周；C.1~2 次 / 周；D.≥3 次 / 周

(5) 睡眠中存在其他影响睡眠的特殊情况

A. 无；B.<1 次 / 周；C.1~2 次 / 周；D.≥3 次 / 周

7. 呼吸系统治疗疗效评估

(1) 呼吸康复干预结局疗效及安全性评价：我国王明航等学者针对呼吸康复结局进行了系统评价。研究纳入国内外文献 21 篇进行资料分析。研究中涉及结局指标较多，包括肺功能、血气分析、6 分钟步行距离、生存质量、呼吸困难评分等；其他结局指标的使用相对较少，包括急性加重情况、运动心肺功能、跨膈压、体重等指标。

临床疗效方面，综合性呼吸康复中共纳入 8 个 RCT，治疗措施对照组为常规治疗，治疗组为在常规治疗进行综合性 PR（包括健康教育、运动训练、心理行为指导等），研究病例数对照组 241 例、治疗组 252 人，结局指标为肺功能（FEV1、FEV1%、FEV1 /FVC、FVC、MMV 和 PEF）、血气分析（PaO_2、$PaCO_2$ 和 SaO_2）、生存质量（SGRQ、ADL 和蔡映云基于 SGRQ 改良设计的生活质量评分问卷）、急性加重情况、6min 步行距离、体重指数、每天 >15 小时吸氧情况、每天吸烟减少的量等。生活质量评分问卷总均分治疗组较对照组降低。日常生活能力领域均分治疗组较对照组降低。同时，社会活动领域均分、焦虑领域均分、抑郁领域均分治疗组较对照组降低。

异质性检验结果选用随机效应模型，合并后的效应量结果显示：肺功能：FEV1% 治疗组较对照组升高［95% CI（10.27，11.26），$P<0.01$］；FEV1 治疗组较对照组增高［95% CI（0.03，0.34）］；FEV1/FVC 治疗组较对照组增高［95% CI（8.37，9.21），$P<0.01$］；FVC 治疗组较对照组增高［95%CI（0.11，0.48），$P<0.01$］。血气分析：$PaCO_2$ 治疗组较对照组降低［95%CI（−7.87，−4.69），$P<0.01$］；PaO_2 治疗组较对照组增高［95% CI（11.20，18.43），$P<0.01$］；SaO_2 治疗组较

对照组增高[95% CI(4.86,6.23),P<0.01]。

运动训练共纳入 8 个 RCT(5~8,12,19,21,22),治疗措施对照组为常规治疗,治疗组为运动训练,或在常规治疗基础上使用运动训练,研究病例数对照组 245 例、治疗组 258 例,结局指标为肺功能、运动心肺功能、血气分析、生存质量(SGRQ 和蔡映云基于 SGRQ 改良设计的生活质量评分问卷)、急性加重情况、Borg 呼吸困难评分、6 分钟步行距离等。异质性检验结果选用随机效应模型,合并后的效应量结果显示:FEV1、FEV1%、FEV1 /FVC、FVC、PEF、VO_2max、VO_2max%、pred HRmax、Wmax、PaO_2、$PaCO_2$、SaO_2 均提示呼吸功能明显改善,运动训练治疗在改善肺功能方面效果显著。

呼吸训练方面共纳入 8 个 RCT、557 例研究对象,呼吸肌锻炼能够改善肺功能,FEV1 和 FEV1/FVC 治疗组较均增高;提高生存质量,蔡映云基于 SGRQ 改良的生活质量问卷总均分和四个领域均分治疗组均降低。

(2) 患者健康状况监测方法与分析:国际上评价 PR 的治疗效果多采用多种评价方法和指标。评价运动能力时常采用心肺运动试验(CPET)、6 分钟步行试验和往返疾步走试验(SWT),CPET 使用最多,也是评价运动训练效果的标准方法,常采用评价指标分别是 VO_2max、最大功率(Wmax)和耐力时间。评价呼吸困难常采用 Borg 呼吸困难评分法。评价生活质量常采用的量表有慢性呼吸系统问卷、圣乔治呼吸疾病问卷和一般健康状态问卷(如 SF-36)等。呼吸康复的对象主要是患 COPD 多年并伴有不同程度肺功能损害的患者,也包括哮喘、肺囊性纤维化、限制性肺疾病和肺外科手术后等患者,以 COPD 为研究对象的居多。2007 年 ACCP/ACVPR 指南认为对于 COPD 以外的其他慢性呼吸系统疾病呼吸治疗同样可以获得受益,但缺乏足够的科学证据。

8. 呼吸康复治疗的满意度测评 患者满意度是评价医院管理质量的重要指标。开展患者满意度测评工作,有效获得患者对服务信息的反馈,为医院管理者提供持续改进的重要依据,有利于实现医疗质量的持续改进。通过反馈为了加强医患沟通,诱导医师开展卓越服务,感动患者,达到整体医疗服务实现技能优质化,星级服务标兵化,爱心活动日常化,健康教育制度化,来提高医护人员的基本素质,为患者满意度测评工作的实施营造了良好的环境和氛围。

(赵明明)

第二节 多学科团队与项目管理

对于患者的呼吸康复服务团队,大多数隶属于各医院的康复医学学科,故本章呼吸康复的多学科团队与项目管理,将按照康复医学多学科团队机构与项目管理并加入呼吸康复多学科团队特色进行介绍。

(一) 呼吸康复多学科团队机构类型

基于我国国情,康复医学多学科团队机构根据患者的康复需要和客观环境条件,可以在不同水平和不同类型的机构中进行。康复科学多学科团队机构大致可分为以下几种类型:

1. 康复中心 主体为康复诊断和康复治疗部门,设有病床、护理部及配套的医院设施。这种类型的机构多被称为康复中心(rehabilitation center),或称康复医院。

康复中心为独立的康复机构,建于自然条件较好的地方,除了有完善的配套科室以外,还有较完善的康复设施，包括系统的功能测试设备和各种康复疗法科室。其康复医学多学科团队由康复医师、有关学科的临床医师、物理治疗、作业治疗、心理治疗、语言治疗、康复工程等专业技术人员组成康复治疗组（rehabilitation team），为患者进行临床诊断、功能测评，制订康复计划，进行综合的康复治疗，同时也进行必要的临床治疗以及康复医学的科研工作。

大型的康复中心应当是我国高层次的康复医疗服务机构，除为恢复期的躯体或内脏器官功能障碍患者提供康复医疗服务外，也为其他有关疑难的功能障碍患者提供后期康复服务，并为所在地区的残疾人康复工作提供康复医学培训和技术指导，作为各级康复医疗、教学、科研、残疾预防相结合的康复医学技术资源中心，这类大型的康复中心是发展康复医学的骨干力量，其多学科团队具有各分支学科较强的临床、教学、科研能力，是我国康复医学事业的骨干力量。

2. 康复科（部） 康复科或康复部（rehabilitation department）为综合性或专科性临床医院的一个科室或分部。综合医院康复医学科的任务，是在康复医学理论指导下，应用功能评定和作业治疗、物理治疗、语言治疗、心理治疗、传统康复治疗、康复工程等康复医学的诊疗技术，与临床科室密切协作，着重为患者在急性期、恢复早期进行有关躯体或内脏器官功能障碍提供临床早期的康复医学专业诊疗服务，同时，也为其他有关疑难的功能障碍患者提供相应的后期康复医学诊疗服务，并为所在社区的残疾人康复工作提供康复医学培训和技术指导。综合医院的康复医学科作为一个临床科室，设有康复门诊及病房，直接接受门诊及临床各种转诊病员。根据病种特点设置必要的康复设备及功能的测试设备，这种机构在我国分布比较广泛，数量较大，在康复治疗中占有重要地位。

这类康复机构多为地区一级的三甲医院或大型医院，可以作为当地康复医疗、教学、科研、残疾预防相结合的康复医学技术资源中心，这类康复机构的多学科团队具有康复医学专业较强的临床、教学、科研能力，是各地区康复医学事业的骨干力量。

3. 门诊型 康复门诊是单独设立的康复诊疗机构，不设病房，只为门诊患者提供日间的康复服务，称为康复门诊或日间医院（day center）。为能到门诊来进行康复治疗的患者提供康复服务(包括由医院住院部介绍前来的患者)。康复门诊设有康复诊断和康复治疗科室。在国内，可以以社区康复门诊的形式存在。其康复医学学科团队多较为单一，但能满足患者从康复中心以及三甲医院康复科出院后的康复治疗。

4. 疗养院型 利用疗养的自然环境，按照康复的原则把疗养因素与康复手段结合起来，促进慢性病者、老年病者、手术后患者及其他伤残者的康复。疗养院是我国康复医疗机构重要的组织形式，对发展老年病和慢性病的康复尤有巨大的潜力。许多疗养院已逐步改革和建设成为以康复疗养为主的康复医疗机构，其中有些条件较好的甚至已逐步建设为康复中心。

5. 养老、护理院型 如某些助残和养老的机构，它们仅向住院患者提供不同程度的护理和少量的物理治疗，有时根据需要请院外的医师会诊（或电话咨询），处理一些医疗情况。

6. 群体型 群体型（colony）把康复机构集中设在一个康复区内，包括有医院、康复中心、职业培训中心、残疾儿童学校等康复机构，相互连结成一个群体，把医疗康复、教育康复、职业康复密切结合起来。

各种康复机构应有合理的布局，分工协作，以满足不同情况患者不同层次的康复医疗的需要。各种康复机构及组织之间保持密切联系，使康复医疗具有系统性及连贯性。

(二) 呼吸康复多学科部门设置

呼吸康复多学科团队本质上属于康复医疗,故本段从康复医学多学科部门设置角度介绍呼吸康复的多学科部门设置。康复医学是一门需要多学科配合的专业,在康复诊疗工作中需要有多个学科的工作人员参加。在康复诊疗工作中,通常康复医学多学科以康复治疗组(rehabilitation team approach)的方式对患者进行康复诊断、功能测评、治疗、训练和教育,以争取最佳的康复效果。

根据世界卫生组织专家委员会指出,一个理想的康治疗组应当包括康复医师(或受过康复医学专业训练的其他科的医师)、康复护士、物理治疗师、作业治疗师、语言治疗师、社会工作者(social worker)、临床心理学工作者、职业咨询师(vocational counselor),假肢和矫形器师、劳动就业部门工作人员(安排就业)、特殊教育工作者和文体活动治疗师等。

自20世纪70年代以来,康复医学多学科团队有了很大的发展,康复治疗组又出现了新的学科专业人员,例如音乐治疗师、舞蹈治疗师、园艺治疗师、儿童生活指导专家(child life specialist)、康复营养师等。

以上的有关康复医学多学科专业人员的分类只是大概的、相对的,事实上,由于医疗、教育、职业、社会这几个领域的康复互有联系,因此一个康复专业人员往往直接或间接地对患者在几个领域上的康复(全面康复)都起到自己的作用。

在我国康复医疗机构的康复医学多学科团队,包含康复医师、康复护士、物理治疗师、作业治疗师、语言治疗师、心理治疗师等各种治疗师以及康复工程技术人员、中医康复人员和社会工作人员等。按我国卫生部制定的综合医院分级管理标准,并结合我国目前康复医疗机构专业队伍建设的情况进行设置。

与国外康复专业人员相比较,我国医疗康复机构多学科团队专业人员的结构有两个特点:①配备有专业的传统康复医疗人员,即中医师(或中西医结合医师)、针灸师(士)、推拿按摩师(士),为患者提供有中国特色的传统康复医疗;②一般不设分科过细的治疗师(士),提倡培训和使用一专多能的康复治疗师(士)。

在特大型的康复中心,如北京中国康复研究中心,由于其现代化水平高,设置及服务项目比较齐全,其康复医学多学科的专业人员亦较为全面,其多学科人员分类比大型及中型康复中心的康复专业人员的分类更细。

三级医院的康复科和大、中型的康复中心(康复医院),其康复医学多学科团队应该配备有康复医师、康复护士、物理治疗师、作业治疗师和语言治疗师等。如果可能还应设假肢及矫形器师等技术人员。

二级医院康复科(或康复门诊)的康复医学多学科团队要配备有康复医师(专职或兼职)、物理治疗师,这些治疗师应该兼做一些作业治疗和简单的语言治疗的工作。

一级医院要结合院外初级卫生保健工作,提供社区康复服务,起码应配备经过康复医学和社区康复训练的再培训医师(兼职)和(或)康复治疗师(士),负责康复工作。

应该强调的是,上述各级医院都应配备有懂得传统康复治疗的中医师、针灸师(士)和推拿按摩师(士)。他们是中国康复医疗机构不可缺少的专业人员,他们也应学习和掌握一些现代的康复技术和社区康复知识,做到一专多能。

此外,还要特别指出的是,一般基层医院的康复医疗机构,其康复医学多学科团队不可能也没必要分科过细,宜大量配备一专多能的康复治疗师(士)(multipurpose rehabilitation therapist)。这类治疗师主要是按物理治疗师(士)的要求培养,兼进行作业治疗和语言治疗的培训，毕业后成为康复医学治疗的一专多能人才，既能从事运动治疗、理疗，也能做一些作业治疗和语言治疗工作。

近来卫生部发布一系列文件，对综合医院康复医学多学科团队的人员配备做了如下规定：二级综合医院的康复医学科，至少应有 1 名专职或兼职的康复医师、2 名专职的康复治疗技师（士）[注：亦即康复治疗师（士），下同]；三级综合医院的康复医学科，至少应有 2 名专职或兼职的康复医师、4 名专职的康复治疗技师（士）。设置康复病床的康复医学科，应根据收治病种，参照有关临床科室，配置与康复病床数量相适应的专职康复医师、康复治疗技师（士）和护士。以躯体运动功能障碍康复为主的三级综合医院，根据需求和条件，可设置专职或兼职的临床假肢与矫形器技师（士）。

（三）呼吸康复多学科人员职责

目前，我国康复医学多学科团队的建设已经起步，各类康复医院人员的职责（岗位责任）正在逐步明确，现参考我国一些康复中心（医院）和综合医院康复科建立的岗位责任制度，结合国外经验，综合介绍康复医疗人员的职责。

1. 康复医师 康复医师（rehabilitation physician、physiatrist）是从医学院校毕业后再通过康复医师住院医师规范化员培训后的住院医师的方式接受康复医学专业培训并取得国家认可相关从业资格的执业医师，在加入呼吸康复多学科团队后参加专业的呼吸康复继续教育以及进修，是康复治疗小组的组织者和协调者。其职责主要有：

(1) 接诊患者，收集病史及行必要的体格检查以及辅助检查，同时对患者进行初步功能评定。经功能评定后，列出患者有待康复的问题，制订进一步检查、观察及康复治疗计划。

(2) 对住院患者负责日常三级查房以及会诊，及时开出临床医嘱、康复医嘱或作康复处理。还要对门诊患者进行复查及处理。

(3) 组织、指导、监督、协调各部门以及各学科的康复治疗工作。

(4) 主持病例讨论会、出院前病例分析总结会（决定能否出院及出院后的康复计划）。

(5) 高年资医师主持康复治疗组，负责领导本专业分科领域的康复医疗、科研、教学工作。

2. 康复护士 康复护士（rehabilitation nurse）是受过专业康复医学护理培训的护士。康复护士的主要工作地点是康复病区，主要负责住院患者的临床日常康复护理，其职责主要有：

(1) 执行基本的日常护理任务。

(2) 执行专业的康复护理任务：①体位护理。②膀胱护理。③肠道护理(控制排便训练等)。④压疮护理。⑤康复心理护理。⑥配合康复治疗部门，在病区为患者进行床边物理治疗、作业治疗(尤其日常生活活动训练)、语言治疗。⑦指导患者使用轮椅、假肢、矫形器、自助器具。⑧协助患者作体位转移。

(3) 对患者及其家属进行康复知识教育。

(4) 进行医学社会工作。作为患者与其家庭之间、患者与其工作单位之间、患者与其社区之间的桥梁，体察和反映患者的思想情绪、困难和要求。

(5) 保持病区整齐、清洁、安静、有秩序，保证患者有良好的生理、心理康复环境。

3. 物理治疗师 物理治疗师（physical therapist，physiotherapist，PT）是高考后进入院校接受 3~4 年康复治疗专业教育，并取得国家认可资格的康复治疗师，其加入康复医学多学科团队后职业主攻方向为物理治疗学，经受专业的物理治疗继续教育以及进修学习。主要负责肢体运动功能的评定和训练，特别是对神经肌肉、骨关节和心肺功能的评定与训练。经评定后制订和执行物理治疗计划。

(1) 进行运动功能评定。如对肌力、关节运动范围(ROM)、平衡能力(坐位、立位)、体位转移(transfer)能力、步行能力及步态的评定。

(2) 指导及训练患者进行增强肌力、耐力的练习。

(3) 指导及训练患者进行增加关节运动范围的体操。

(4) 指导及训练患者进行步行训练,提高步行能力,纠正错误步态。

(5) 指导及训练患者进行各种矫正体操、医疗体操,提高神经肌肉、骨关节等的运动功能。并调整内脏功能和心理精神状态。

(6) 为患者进行牵引治疗、手法治疗和按摩推拿治疗。

(7) 指导患者进行医疗运动,如健身跑、太极拳、八段锦、医疗气功等,以增强体质、调整内脏功能,促进康复。

(8) 为患者进行电疗、光疗、水疗、超声治疗、热疗、冷疗、磁疗等物理因子治疗,以及生物反馈等治疗。

(9) 对患者进行有关保持和发展运动功能的康复教育。

4. 作业治疗师 作业治疗师(occupational therapist,OT)是高考后进入相关院校接受3~4年康复治疗专业教育,并取得国家认可资格的康复治疗师,其加入康复医学多学科团队后职业主攻方向为作业治疗学,经受专业的作业治疗继续教育以及进修学习。在尚无作业治疗师的单位,可暂时由物理治疗师兼任。指导患者通过进行有目的的作业活动,恢复或改善生活自理、学习和职业工作能力。对永久性残障患者,则教会其使用各种器具,或调整家居和工作环境的条件,以弥补功能的不足。具体职责如下:

(1) 功能检查及评定:包括①日常生活活动能力;②感觉及知觉;③认知能力;④家务活动能力等。

(2) 指导及训练患者进行日常生活活动训练。

(3) 指导及训练患者进行感知觉训练。

(4) 指导及训练患者进行家务活动能力训练,包括简化操作、减少体力消耗、避免疲劳等。

(5) 指导及训练患者使用生活辅助器具、轮椅、假手和手部支具的制作或使用指导。

(6) 指导及训练患者进行工艺治疗,如编织,泥塑等。

(7) 指导及训练患者在职业治疗车间进行职业劳动训练(木工、纺织、机械等,此类指导训练项目,也可由康复机构认可的专业技工师傅进行)。

(8) 指导及训练患者进行认知功能训练。

(9) 单独或配合职业咨询师,对须改变职业的患者进行职业能力、兴趣的评估,并作职前咨询指导。

(10) 了解及评价患者家居房屋的建筑设施条件,如有对患者构成障碍之处,提出重新装修的意见。

5. 语言治疗师 语言治疗师(speech therapist,ST/speech pathologist)是高考后进入相关院校接受3~4年康复治疗专业教育,并取得国家认可资格的康复治疗师,其加入康复医学多学科团队后职业主攻方向为语言治疗学,经受专业的语言治疗继续教育以及进修学习。在尚无语言治疗师的单位,可暂时由受过语言治疗专业培训的物理治疗师、作业治疗师代替,对有语言障碍的患者进行训练,以改善其语言沟通能力。其主要职责如下:

(1) 对语言能力进行检查评定:如对构音能力、失语情况、听力、吞咽功能等进行评定。

(2) 对由神经系统病损、缺陷引起的语言交流障碍(如失语症、呐吃等)进行语言训练。

(3) 发音构音训练。

(4) 无喉语言训练(食管音、人工喉发音)。

(5) 喉切除、舌切除手术前有关语言功能的咨询指导。

(6) 对由口腔缺陷(舌切除后、愕切除后)引起的语言交流障碍进行训练,改善构音能力。

(7) 指导及训练患者使用非语音性语言沟通器具。

(8) 对有吞咽功能障碍者进行治疗和处理。

(9) 对患者及其家人进行有关语言交流及吞咽问题的康复教育。

6. 假肢及矫形器师 假肢及矫形器师(pmsthetist/orthotist)是受过假肢和矫形器培训的康复技师。在假肢及矫形器科(室)或专科门诊中工作,接受康复医师或矫形外科医师介绍来诊的患者。其主要职责有:

(1) 假肢 / 矫形器制作前,对患者进行肢体测量及功能检查,确定制作处方。

(2) 制作假肢或矫形器。

(3) 将做好的假肢或矫形器让患者试穿,并作检查,然后进一步修整,直至合适为止。

(4) 指导患者如何保养和使用假肢 / 矫形器。

(5) 根据穿戴使用情况复查的结果,如有不合适或破损,对假肢 / 矫形器进行修整或修补。

7. 心理治疗师(临床心理工作者) 心理治疗师(clinical psychologist)是大学心理系毕业的专业治疗人员,或执业心理医师。在尚无心理治疗师的单位,可暂时由康复科室所在医院的精神科医师、心理门诊医师担任。心理治疗师在康复协作组内配合其他人员为患者进行必要的临床心理测验,提供心理咨询及进行必要的,心理治疗,帮助治疗组和患者本人恰当地确定治疗目标,以便从心理康复上促进患者全面康复。其职责主要有:

(1) 进行临床心理测验和评定:如精神状态评定(焦虑症、抑郁症)、人格测验、智力测验、职业适应性测验等。

(2) 根据心理测验结果,从心理学角度对患者总的功能评估及治疗计划提供诊断及治疗意见。

(3) 对患者提供心理咨询服务,特别是对如何对待残疾,如何处理婚恋家庭问题和职业问题等提供咨询。

(4) 对患者进行心理治疗。

8. 社会工作者 社会工作人员(social worker)是大学社会学系毕业并受过康复医学基础培训的人员,一般宜在大型康复中心或康复医院设置,即使在大型康复中心,在尚无上述人员时可暂时由受过康复医学培训的管理人员代替。社会工作者作为促进患者社会康复的工作人员,其职责如下:

(1) 了解患者的生活方式、家庭情况、经济情况及在社会的处境,评估其在回归社会中有待解决的困难问题,并根据法规和政策帮助解决其实际困难。

(2) 向患者征询意见:了解其对社会康复的愿望和要求,共同探讨准备如何在出院后能适应家庭生活和回归社会,如家居和工作环境的无障碍设施的改造。遇有思想和态度障碍,向患者进行解释、鼓励和说服。同时,也应向患者的家属做同样的征询意见和解释说服工作。

(3) 帮助患者与其家庭、工作单位、街道、乡镇、政府福利部门和有关的社会团体联系,争取得到他们的支持,以解决一些困难问题,为患者回归社会创造条件。

9. 职业咨询师 职业咨询师(vocational counselor)作为促进患者职业康复的工作人员,其在康复中心(医院)里的职责如下:

(1) 了解和评估患者的职业兴趣、基础和能力。

(2) 对新就业或须改变职业的患者提供咨询。

(3) 组织集体的或个别的求职技能训练,如开设讲座、教患者如何写求职信和参加求职面试,并进行有关工作态度、工作纪律等的辅导。

(4) 帮助患者与职业培训中心、民政福利及劳动人事部门等联系,提供就业信息,沟通就业渠道。

10. 中医师 接受过康复医学培训并从事康复医学工作的中医师,其高考后在中医院校接受专业中医教育,并在加入康复医学多学科团队后,接受相应规范化培训以及康复医学继续教育。中医师参加康复治疗组能使康复医疗贯彻中西医结合的原则,更好地利用传统中医学的优势。其职责为:①参加康复治疗组病例讨论会,从中医观点对制订患者总的康复治疗计划提出建议。②负责院内或协作组内的中医会诊,及时对需使用中医方法以促进康复的患者开出中医中药的医嘱、处方。

11. 针灸师(acupuncturist) 在康复治疗组中或根据医师转诊要求,经诊察后对需要针灸镇痛、治疗瘫痪、麻木或其他症状的患者进行针灸,促进康复。

12. 推拿按摩师(masseur,manipulation therapist) 在康复治疗组中或根据医师转诊的要求,经诊察后对患者进行手法和推拿按摩治疗,以促进运动和感知觉功能的恢复,缓解疼痛,调整内脏功能,并预防继发性残疾。

13. 文体治疗师 文体治疗师(recreation therapist)通过组织患者(特别是老人、儿童残疾者)参加适当的文体活动,促进身心康复并重返社会。可由康复护士兼任。其主要职责是:

(1) 了解和评定患者的生活方式特点、业余爱好、兴趣、社交能力、情绪行为等特点。

(2) 根据诊断及上述评定,制订患者的文体活动治疗计划。

(3) 组织患者参加对身心功能有治疗意义的文娱活动,如游戏、文艺表演、音乐欣赏、电影欣赏、室内球类活动(台球、保龄球等)。

(4) 组织患者参加治疗性体育运动、残疾人适应性体育运动,如乒乓球、轮椅篮球、游泳、羽毛球、划船等。

(5) 组织患者走向社会到医院外参加有趣的或有意义的社交活动,如到购物中心或百货公司购物,旅行参观,参加夏令营活动、社区俱乐部活动,节日庆祝活动,促进患者与社会结合。

(6) 指导患者建立均衡的、健康的生活方式,在如何利用业余、闲暇时间,如何养成健康的休闲的消遣习惯上提供咨询。

14. 康复治疗师(士) 康复治疗师(士)(rehabilitation therapist)在基层单位工作,由于治疗人员少,无法按专科分工,故须配备一专多能的康复治疗师(士)。其职责为:

(1) 对患者进行基本的运动治疗、物理因子治疗、作业治疗,在需要时也可进行一些简单的语言治疗和心理治疗。

(2) 对患者进行简单的手法按摩、推拿治疗。

15. 营养师 凡是住院进行康复治疗的患者其康复评估与治疗都应该有营养师的参与。康复多学科团队的营养师,可由所在医院营养科医师兼任。

(四) 呼吸康复多学科团队人员队伍

呼吸康复多学科团队的康复住院医师须经规范化培训。在完成规范化培训中的转科培训后，在康复科上级医师指导下，重点培训康复优势病种、常见病种常见呼吸功能障碍的诊断标准、常用功能障碍的评定方法、本科主要病种的诊疗方案（规范、指南）和基本诊疗技能、康复科常用技术。除了熟练掌握本科室常见病种与功能障碍的诊疗方案、临床路径、临床指南和基本诊疗技能以外，还需经过呼吸康复专业继续教育、至上级呼吸康复机构进行专业的呼吸康复进修，能分析包括呼吸康复评定在内的康复评定结果并用于指导临床康复治疗，能掌握康复方法的适用范围，并根据疾病的病种和所处阶段开具相应的康复治疗处方，同时根据患者的呼吸功能障碍的程度和特点开具相应的呼吸康复处方。

呼吸康复多学科团队的康复医师在晋升主治医师后，主要通过参加进修、继续教育学习、参加学习班等方式，重点培训疑难病的诊疗技术方法、康复医学领域的新技术新方法、呼吸康复康复新进展等，明确个人专业发展方向，并具有一项以上康复科专病的诊疗专长。在达到住院医师基本要求基础上，对康复科常见功能障碍具有较高的诊疗水平，对常见的疑难病与难治性功能障碍形成系统的诊疗思路，积累相当的诊疗经验，对各种呼吸功能障碍具有相当的理论认识水平，对各种疾病引起的呼吸功能障碍具有相当的诊疗经验。能够及时发现诊疗中存在的问题，并能指导下级医师开展包括呼吸康复在内的康复医诊疗工作。

呼吸康复多学科团队的康复副主任医师以上医师主要通过参加高级研修班、学术会议等方式，重点培训疑难重病症的诊疗技术方法，掌握国内外包括呼吸康复在内的康复学新进展。在达到主治医师基本要求基础上，具有较高的康复理论素养与丰富的实践经验，具备对少见疑难病的诊断和康复治疗应用的能力，具备对本科室重要疾病的诊断和治疗方案作出最终决策的能力，同时对各种呼吸功能障碍具有较高的理论认识水平，对各种疾病引起的呼吸功能障碍具有丰富的诊疗经验，对疑难呼吸功能障碍的康复方案具有最终决策能力。并能结合本学科的发展进行临床科研设计，领导下级医师进行包括呼吸康复在内的康复医学科的科研工作发展。

康复科治疗师应系统接受包括呼吸康复治疗技能在内的康复治疗技能的培训，具备康复治疗师执业资格。在医师指导下，负责具体的康复评定和康复治疗工作的实施。

康复科主任应有从事康复相关专业 5 年以上工作经历并具有一定的行政管理能力。二级医院康复科主任应由具备中级以上专业技术职务任职资格的执业医师担任，三级中医医院康复科主任应由具备高级专业技术职务任职资格的执业医师担任。

康复医学多学科团队中执业医师人数在 10 人以上的，可建立学术带头人制度。学术带头人作为本科室的学术权威，应具有正高级以上专业技术职务任职资格，从事康复相关专业临床工作 10 年以上，在专业领域有一定学术地位。学术带头人负责本科室包括呼吸康复在内的康复诊断、医疗及技术创新，组织研究确定本科室发展方向与发展规划，指导重点项目的制定和实施。

呼吸康复多学科团队中护理人员应系统接受康复护理基础知识与技能培训，在护理人员培训中，要注重呼吸康复技能的培训，培养符合科室需要的呼吸康复专科护理人才结构队伍。

康复医学多学科团队的护士应熟悉康复科常见病的基本知识，掌握康复科常见病与不同功能障碍的基本护理和方法以及不同呼吸功能障碍的基本护理方法。应经过康复科规范化培训合格，掌握本科疾病常用护理技术；基本了解康复科特色技术操作的基础知识并掌握相关护理措施，能够为患者提优质的护理服务和健康指导。

康复医学多学科团队的护士长是康复科护理质量的第一责任人，除了熟练掌握康复科常见病与不同功能障碍的基本护理和方法以及不同呼吸功能障碍的基本护理方法以外，还需对各种康复科疑难、重症的包括呼吸障碍在内的各种功能障碍的护理具有丰富经验。二级医院康复科护士长应具备护师以上专业技术职务任职资格、具有 2 年以上康复科临床护理工作经验，三级医院康复科护士长应具备主管护师以上专业技术职务任职资格、具有 3 年以上康复科临床护理工作经验。

（五）呼吸康复多学科合作团队工作方案

1. 入院康复评估阶段 入院康复评估是对呼吸康复患者实施呼吸康复多学科团队管理的第一步。

患者入院后的康复评估，在患者入院 24~48 小时内，由康复医师、康复治疗师、营养师及心理咨询师共同完成。评估内容包括患者的一般资料、疾病情况、生活质量、运动耐力、营养状况及心理状态等（具体评估方式见相应章节）。通过入院康复评估后，对患者进一步实施呼吸康复多学科团队化管理（图 8-2-1）。

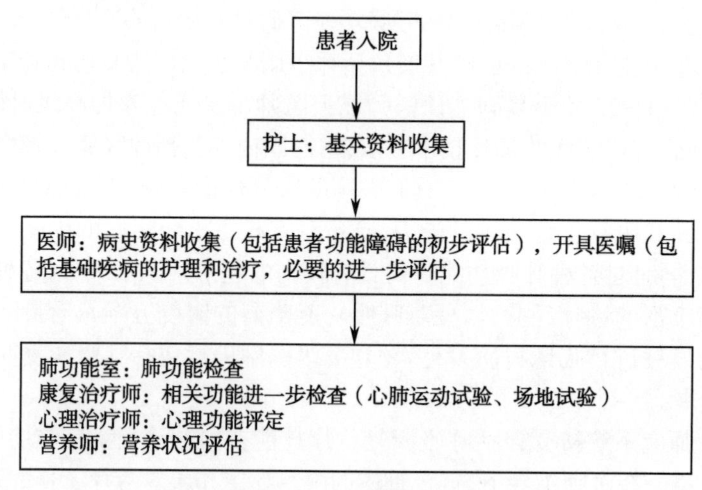

图 8-2-1 入院康复评估阶段

2. 患者住院期间治疗阶段 患者住院期间康复干预由护士、康复治疗师、营养师、心理咨询师等根据团队工作流程及路径共同完成。在入院康复评估后，医师组织组内治疗师、护士实施入院评定会，制订康复目标和康复计划并由多学科团队成员实施，患者住院中期由医师组织组内成员进行中期评定会，评估疗效，维持或调整康复方案，在患者出院之前，医师组织出院功能评定会，评估是否达到康复目标（图 8-2-2）。

住院康复训练的项目有：

（1）呼吸功能训练：通过指导患者学会呼吸控制并运用有效呼吸模式，使吸气时胸腔扩大，呼气时胸腔缩小，促进胸腔运动，改善通气功能，达到呼吸康复的目的。呼吸功能训练可以改善和增进横膈膜及胸廓运动，形成有效呼吸模式；改善通气功能，增加肺活量；改善呼吸协调控制，学会将呼吸与日常活动相协调；建立“控制呼吸”的自信心，有助于精神放松；帮助相关呼吸肌群放松，提高呼吸效率；增加咳嗽技巧的有效性；辅助呼吸道分泌物的清除；防止肺不张。对于入院需要呼吸康复的患者来说，具有很好的针对性。具体呼吸功能训练项目以及具体操作参见前章相关内容。

（2）运动疗法：运动疗法除了可以针对患者原有功能障碍进行康复治疗以外，还可以促

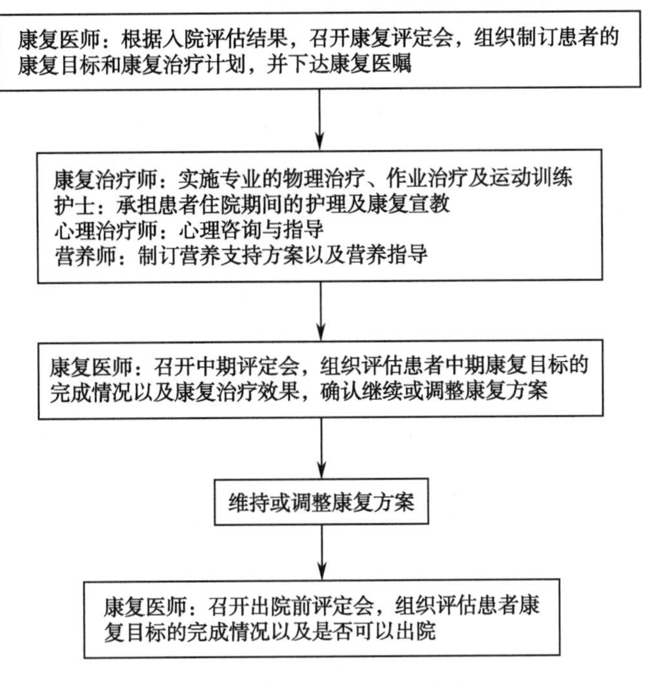

图 8-2-2　患者住院期间治疗阶段

进患者呼吸功能的恢复，从而达到呼吸康复的效果。运动疗法的原则以适合患者自身条件的运动方式和速度为宜，从少量开始，量力而行，不能操之过急，逐渐增加运动的耐受量，锻炼时以出现轻度呼吸气促并在停止运动后 10 分钟内完全恢复平静为限。具体呼吸康复运动疗法项目以及具体操作参见前章相关内容。

(3) 气道廓清技术和排痰：肺部痰液不能及时排出，会导致肺部反复感染。循证显示，反复性的肺部感染会导致肺功能下降。如果不能清除肺部的痰液，会引发持续性的炎症反应，使得肺部进一步受损。导致咳嗽的次数增加，让患者感觉更容易疲劳和呼吸更困难；运用气道廓清技术以及鼓励患者主动排痰，有助于提高呼吸康复的效果。

(4) 营养指导：根据患者病情及体质指数（BMI）的评估结果，结合患者的饮食习惯、家庭成员支持力度及经济能力，由营养师为其制订营养支持方案，根据患者的病理、生理特点对三大营养物质成分配备比例进行调整。

(5) 心理咨询及指导：根据患者入院时的心理评估（SAS、SDS 等）结果及病情，对 SAS 及 SDS 评分结果在中度及以上的患者由专业的心理咨询师对其进行专业心理咨询和疏导，对轻度及以下的患者由护士进行心理疏导即可。通常采用支持、疏导、安慰、鼓励等自我认知干预方法、放松练习、情感转移和行为调整、事件松弛、移位互换心理干预等措施来缓解患者的焦虑、抑郁心理，纠正患者的某些错误认知，学会正确应对不良生活事件和改善负性情绪的方式和技巧。

(6) 健康教育：健康教育的内容包括疾病的病状、危险因素及处理、药物使用、氧疗知识、劝导戒烟、自我管理技巧、呼吸控制方法、情绪控制技巧、改善生活质量的方法等。健康教育的形式有：①集体教育：可以每周开展 2 次，每次时间为 1 小时，由研究者及责任护士共同执行，采用视频（肺康复光碟或幻灯）教育与现场指导相结合的方法开展。首先让患者观看视频资料，再由培训人根据视频播放的内容让患者进行实地演练，观察他们吸收视频知识的效果、对患者作出的不标准或错误的康复动作予以纠正，并向他们发放 COPD 健康宣传手册。集体培训的主要内容有疾病相关知识、戒烟的益处、有氧训练、运动指导、疾病的预防保健知识、社区康复指导、营养指导等。②个别指导：根据患者病情及文化程度，采用“一对一”的个性化方式进行指导。对参加过集体培训患者再次进行 2~3 次个案康复强化训练，以后每天监督患者加强练习，定期进行评价，对患者作出的错误康复训练动作予以纠正，正确的给予表扬。对某些康复训练动作标准，症状改善明显的患者可说服他们在本病房及进行集体培训时进行示范，以激励更多的患者能自觉与加强康复训练。

3. 患者出院及康复指导 患者出院时，由护士对其进行社区康复训练指导及预防保健知识再次进行讲解，同时对患者家属也进行健康宣教。宣教内容包括出院注意事项，继续康复地点以及复诊时间等（图 8-2-3）。

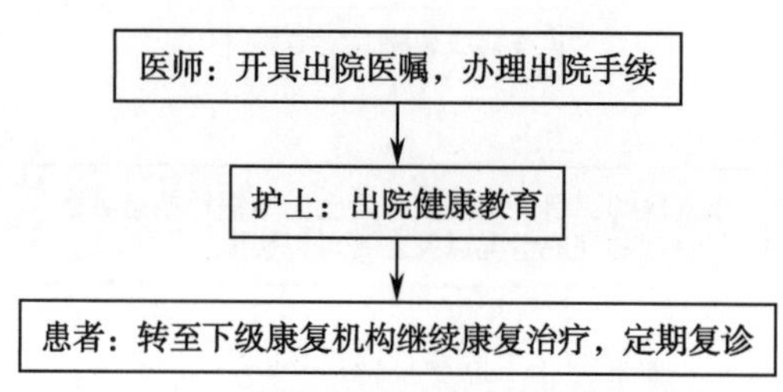

图 8-2-3 患者出院及康复指导

（六）呼吸康复机构诊疗场所及设备

总的来说，二级综合医院的康复医学科一般应有 150~300 平方米建筑面积的业务用房，三级综合医院康复医学科至少应有 300~500 平方米建筑面积的业务用房。如设有康复病床，应配置适当面积的康复病房，病房每床净使用面积 5~7 平方米。康复医学科应设在方便功能障碍患者抵离的处所。根据需求和条件，既可采取门诊、住院共用的设置方式，也可把门诊部、住院部分别设置。康复医学科的通行区域和患者经常使用的主要公用设施，应体现无障碍设计、地面防滑；如设有康复病房，其走廊的墙壁应有扶手装置。康复医学科的地板、墙壁、天花板及有关管线应方便康复设备、器械的牢固安装、正常使用和经常检修。康复医学科应有良好的室温调节措施，地处夏季酷热天气持续时间过长地区的医院，如有条件，可考虑为运动治疗室、作业治疗室安装空调装置。以少年儿童为诊疗对象的康复诊疗室，色彩设计、装饰应适合少年儿童患者的心理特点。

1. 基本条件 康复科应具备与其医院级别、科室功能相适应的场所、设备设施和技术力量，以保证康复诊疗工作有效开展。

根据相关要求，在三级医院应开设康复病房，床位数不低于 30 张，并应根据医院的科室设置和学术特点，设置相应的康复单元（如呼吸单元、脑病单元、骨关节病康复单元、儿童康复单元、老年康复单元、疼痛康复单元等），根据医疗需要及其工作量，每个康复单元合理配备不同类别与数量的专业技术人员。二级医院应设置康复门诊，有条件的可设置病房，床位数不低于 15 张。开设康复病床的，病房每床净使用面积以 8~10 平方米为宜。

康复科开设有独立的康复门诊，根据诊疗工作情况，可开设相应的多学科康复功能治疗区，如呼吸康复治疗区、传统康复方法治疗区、物理治疗区、作业疗法区等，根据医疗需要及其工作量,每个康复治疗区合理配备不同类别与数量的专业技术人员。多学科治疗区应进行分区建设,统一管理。医院康复科门诊应设置候诊区、康复诊室、康复治疗区。各区域布局合理,就诊流程便捷,治疗区域应有保护患者隐私的设置。建筑格局和设施应符合医院感染管理规范要求。

康复科设备设施配置,应与医院级别、科室功能相适应。在配备基本评定工具的同时,有条件的可以配备康复测评系统;并可在现代康复治疗仪器设备的基础上,配备中药浸浴设备、熏蒸(洗)设备、低频治疗设备、电针治疗设备、微波治疗设备等有助于提高中医疗效水平的设备,有条件可配备手功能治疗设备、运动训练器等设备。

2. 各康复治疗室(区) 康复评定室(区):评价是康复的基础,贯穿于康复的始终,没有评价就不可能有科学合理的治疗方案的制订,无法判断训练的科学性及各种训练方案的优劣,无法确定训练目标和达到的程度。康复评价的工作应该由经过系统培训的康复医生组织,康复医生是整个康复小组的组织者,协调者,他的工作决定着整个康复的质量。康复评定室,房间面积30平方米以上,日常生活活动能力(ADL)的评定应另设一室,部分评定项目可以在运动疗法室和作业疗法室进行,常用主要物品有:平衡功能训练检测系统、功率自行车、各种关节角度测量器、皮尺、钢卷尺、体重计、握力计、背力计、秒表、叩诊锤、用于评价日常生活能力的生活用具、肺功能仪及肺量计、失语症成套评价设备、用于焦虑、抑郁、感知、认知评定的相应量表。可先开展肌力评定、关节活动度的评定、平衡能力的评定、认知评定、言语评定等项目,以后逐步开展步态评定、电诊断检查、骨密度测量、心肺功能评定等,康复评定室由康复医生和各科治疗人员共同应用,以后考虑分成几室,固定人员从事评定工作。

ADL评定室(区):主要设有浴池、水池、洗刷用具、一张物理治疗床、坐便器等,房间面积20平方米左右、其他同运动疗法室。

运动疗法室(区):面积为60~80平方米以上,科室内应备有常用的各种康复器材。门的设计要求要充分考虑到轮椅和运动障碍者的出入自如,室内采光良好,室内物品摆放整洁有序,一切设施应充分考虑患者的安全,可抓扶的物品必须牢固坚实,暖气、管道、水池的设计应妥善,地板最好采用木质地板。运动疗法室旁设两个小单间,一个为患者暴露身体的特殊检查和评价时使用,另一间为工作人员办公室,室内应有空调设备,以控制冬夏季适于训练的室温。

作业疗法室(区):作业疗法,也叫职业疗法,是指导患者针对性的进行有目的的作业活动,以恢复或改善其自理生活、学习、职业工作能力。就目前来看,作业疗法还不被重视,但随着人们对健康要求的提高,职业疗法将会越来越重要。

职业治疗师应具有分析能力、组织能力、工作主动、对人需要的敏感、富有创意、善于与人交往、工作富弹性。在选择职业疗法师培训时,一定要充分考虑其是否具备上述潜质。

作业疗法室的物品一部分可以向康复产品厂家购买,部分物品可自制或到本地商场购置。房间要求60平方米以上,采光好,便于出入,其他同运动疗法室,另配有摆放物品的柜子及作业训练台。

言语治疗室(区):言语康复在我国开展工作不是很普及,一是重视不够,二是语言康复对治疗人员的要求较高,言语疗法师要有一定的语言病理学知识、掌握现代汉语的发音机制、具备较高的心理学知识和沟通技巧。应让有一定工作经验的人员经培训后开展言语疗法的工作。可先以成人失语症、构音障碍的康复为重点,以后逐渐开展听觉障碍、语言发育迟缓、发声障碍、口吃等的康复。言语训练室不易过于宽敞，只要能进去轮椅，能放开教材柜子，能放置一面穿衣镜，有训练桌，有几把椅子即可，训练室要具有隔音性及吸音性，室内尽量避免过多的视觉刺激，要简洁、安静、井井有条。人员配备暂时定1~2人，言语训练器材相对简单，可购买成套的言语训练卡片，也可以自制或去商场购买一些实用的训练用品。

呼吸康复治疗室（区）：呼吸康复治疗室针对各种呼吸康复适应证患者进行呼吸功能评估，包括心肺运动试验及场地运动试验，需要具备相应面积的运动场地以及评估仪器放置场地，可同时进行呼吸功能测定和呼吸功能康复训练，由呼吸康复治疗师进行管理。

心理康复室（区）：心理治疗暂时可由从事临床心理的人员承担。以后要培养专门心理治疗师进行心理测验、提供心理咨询、进行心理治疗。康复科应预留出心理治疗室。

康复宣教室（区）：康复医学服务的一个重要特点是宣教，康复科应该有一个适当的场所为康复技术人员开展工作，房间可设计成多用途功能厅，即可以作为针对患者的训练班场地、文体疗法室，也可以作为小型的学术交流的场所。可以做成多媒体教室的形式，为便于示教和轮椅出入，桌椅不要固定，还应备有一些宣教资料（例如小册子、录像资料），工作人员有针对性的不定期开展宣教班（例如偏瘫操学习班），劳动效率提高了，又为医患之间及患者之间搭建起一个交流平台，患者通过交流，清楚了自己的病情，利于提高训练的积极性，从同类患者身上看到了康复的希望，树立了信心。

日间病房（区）：从节约医疗资源的角度考虑，可开设日间病房。部分患者可以走诊，上午训练完，住日间病房，经济实惠，下午训练后回家（因部分患者一天训练两次，或参与几项训练）。方便了患者，科室增加了收入，不用安排医护人员值夜班，节约了医疗资源，一举三得。

康复工程产品商店（区）：随着业务量的增加，还有必要开设一间康复工程产品商店，更好地为残疾人服务，一些康复器械要到外地购买既不方便，也不利于技术人员现场指导患者选购，可以出租给患者、增加业务收入。也可以向社会招标，科室没有人员工资负担，风险小，但是医院要作好监管，以防假冒伪劣商品坑害患者。

（七）呼吸康复机构设备

二级综合医院

康复医学科应根据需求和医院等级，通过购置、自制等适宜方式，配置物理治疗、作业治疗和功能测评类的基本康复设备与器材，酌情配置其他类康复设备与器材：

1. 物理治疗

(1) 运动治疗：训练用垫和床，肋木，姿势矫正镜，常用规格的训练用棍和球，常用规格的砂袋和哑铃，墙拉力器，划船器，手指肌训练器，股四头肌训练器，前臂旋转训练器，滑轮吊环，常用规格的拐杖，常用规格的助行器，助力平行木。

(2) 其他物理治疗：中频治疗仪，低频脉冲电疗机，音频电疗机，超短波治疗机，红外线治疗机，磁疗机；颈椎牵引设备，腰椎牵引设备。

2. 作业治疗 沙磨板，插板，螺栓，训练用球类，日常生活训练用具。

3. 功能测评 关节功能评定装置，肌力计，其他常用功能测评设备。

4. 传统康复治疗 针灸用具，人体、经络穴位示意图或模型，按摩用品（如本院中医科或邻近中医医疗机构开展此类治疗，康复医学科可不配备）。

5. 呼吸康复 呼吸功能测定可由所在医院呼吸科进行，可在康复治疗区设置运动耐力测试及肺功能测试区域，并用作呼吸康复治疗。

三级综合医院

康复医学科应按前条规定的原则，在基本配备二级综合医院康复医学科有关设备、器材的基础上，酌情增加如下设备、器材：

1. 物理治疗

(1) 运动治疗：训练用功率自行车，功能牵引网架，肩、肘、腕、指、膝、踝等关节被动训练器，轮椅，训练用扶梯。

(2) 其他物理治疗：超声波治疗机，蜡疗设备，电动按摩治疗机，紫外线治疗机，制冰设备。

2. 作业治疗 认知功能习训练用具，拼板，积木，橡皮泥，上肢悬吊带，木工、金工用基本工具，编织用具。

3. 语言治疗 录音机或语言治疗机，语言测评和治疗用具(实物、图片、卡片、记录本)，非语言交流用字画板。

4. 功能测评 心肺功能及代谢功能测评设备，肌电图及其他常用电诊断设备。

5. 康复工程 制作临床常用矫形器的设备、器材、材料(以躯体运动功能障碍康复为主的综合医院，根据需求和条件酌情配备)。

6. 呼吸康复 具有专门的肺功能评定区域，内设专门的肺功能评定设备，可在此进行肺功能康复治疗。

(八) 呼吸康复机构服务项目管理

二级综合医院康复医学科应具有开展以下康复诊疗服务的能力：

1. 功能测定 运动功能测定、日常生活活动能力检查。

2. 物理治疗

(1) 运动治疗：耐力运动训练，肌力训练，关节活动度训练，步行训练，牵引疗法。

(2) 其他物理治疗：电疗、透热治疗、光疗。

3. 作业治疗 日常生活活动训练。

4. 传统康复治疗 针灸、按摩。

5. 康复工程 家庭康复的环境改造指导，简易运动治疗和作业治疗器具、矫形、助行器、自助具的制作指导和训练指导(地处已经广泛开展社区康复工作地区的县综合医院康复医学科，应视当地群众的需求开展相应的指导，具有此项技术能力，其他二级综合医院的康复医学科酌情提供此类服务)。

三级综合医院康复医学科应在二级综合医院康复医学科诊疗能力的基础上，根据本院康复需求的特点，增加相应的康复诊疗服务：

1. 功能测定 电诊断，感觉功能测定，作业及语言能力测定，临床心理测定，心肺功能测定，偏瘫患者的运动功能测定。

2. 物理治疗

(1) 运动治疗：矫正体操，促通治疗手法，中国传统运动疗法。

(2) 其他物理治疗：冷疗、蜡疗、水疗。

3. 作业治疗 工艺疗法，认知功能训练，手功能训练，手夹板与自助具制作和应用。

4. 语言治疗 常见语言交流障碍的治疗。

5. 心理治疗。

6. 康复工程(以躯体运动功能障碍康复为主的综合医院,根据需求与条件酌情提供相应的服务):

(1) 假肢、矫形器处方及训练。

(2) 临床常用矫形器的制作。

(九) 呼吸康复机构管理注意事项

1. 关于整体康复 整体康复,是各级各类康复医疗机构从事康复医疗业务中应遵循的基本原则之一。所谓整体康复,就是从躯体上、精神心理上、职业教育上和社会交往能力等方面,对残疾患者进行全面而综合性的康复,康复的着眼点不仅是遭受损害和功能障碍的器官或肢体,更重要的是将残疾患者作为与健全人平等看待的整体“人”,应能进行正常的家庭和社会生活,从事适宜的工作和劳动。从这一认识出发,对残疾患者的康复不能只是医院康复、肢体功能训练等专项康复,而应该从适应社会存在的“人”来实施康复医疗,即从躯体、心理、职业、社交等多方面进行评估和实施功能康复训练。

2. 创造有利于回归家庭和社会的康复训练环境 开展康复治疗比较早的发达国家的康复医疗机构多以残疾人回归社会作为康复的目标,并以此作为设立各项康复内容的重要依据。据统计,在日本国立残疾人康复中心住院治疗的残疾人 80% 可以回归社会从事自食其力的工作,其原因与注重残疾人的家庭生活训练和有利于回归社会的职业康复训练环境有关。

许多国家的康复训练内容不是模式化的,而是根据每个残疾患者的不同需要制订不同的训练内容,但内容的选择必须以残疾患者的生活自理需要为出发点。澳大利亚康复工作者认为残疾人做些接近生活的训练,比功能假想性的训练要好得多。他们在康复病房中训练偏瘫康复对象如何认识时钟,如何养金鱼、养花,如何认识照片中的家庭成员;在 OT 室训练患者如何喝咖啡,将喝咖啡的过程分解为十几个动作,然后一步步地训练,最后连贯起来,使残疾人掌握一定生活技能。康复医生强调,要让患者感到训练环境就像自己家中一样,所以医生、护士和 PT、OT 训练人员不穿工作服,病房环境的布置生活化,有日历、患者的名字,家中的照片、花、金鱼、装饰品。患者可以自己准备早餐或午餐,也可以到附近买东西。

我国康复机构设置的康复训练内容,大多以物理疗法、作业疗法、语言治疗和社会康复为主,使残疾人在康复机构中经过一段康复训练后功能得到不同程度的恢复和改善。此外,我国一些康复机构中 OT 训练室设置了家庭生活设施,但应注意结合中国不同地区和不同文化层次的残疾人的需要,设置中国家庭所用的设备用于残疾人的家庭生活训练。例如:如何使用煤气灶、脸盆,如何在木板床上移位,把家庭生活训练区按中国国情设置起来并发挥作用。大型的康复医疗机构要创造条件,加强职业康复训练,使每位住院残疾人掌握一种职业技能,以利于其更好回归社会,从而实现残疾人平等参与和共享的目标。

3. 强化功能训练 康复医学与临床医学不同,处理的问题主要不是症状,而是功能障碍。因此,其着眼点首先是为克服机体的功能障碍而进行的功能训练。这种功能障碍的康复训练是相当繁杂、艰苦的过程,而且需要相当长的时间,并应精选练习项目。

国外的经验是在康复中心住院的残疾患者每天进行 OT、PT、ST 等强化训练,每天训练 1~2 小时,ST 也要 1 小时以上,有的还要加上水中运动、认知、呼吸康复等项目的训练,患者一般白天很少时间在病床上休息,而是按医嘱强化功能训练 4~5 小时。

中国康复研究中心也强调对残疾患者的强化训练,除在专门的 PT、OT 训练场所训练外,还在康复病房设立小型的康复训练室,进行区域功能训练,据观察,对偏瘫患者进行这样的强化训练,取得明显的康复效果。

要建立社区康复指导中心,指导社区康复站或患者家庭开展康复训练。这样就可从中央到地方、从医院到社区逐级形成康复医疗的指导网络。

(张 冲)